TRAITÉ

DE

L'AUSCULTATION

MÉDIATE.

TOME II.

TRAITÉ

DE

L'AUSCULTATION

MÉDIATE

ET DES MALADIES

DES POUMONS ET DU COEUR,

Par R.-T.-H. LAENNEC,

Médecin de S. A. R. Madame duchesse de Berry, Lecteur et Professeur royal en Médecine au Collége de France, Professeur de Clinique à la Faculté de Médecine de Paris, Membre de l'Académie royale de Médecine, des Sociétés de Médecine de Stockholm, Bonn, Liége, et de plusieurs autres Sociétés savantes nationales et étrangères, Chevalier de l'ordre royal de la Légion-d'Honneur, etc.

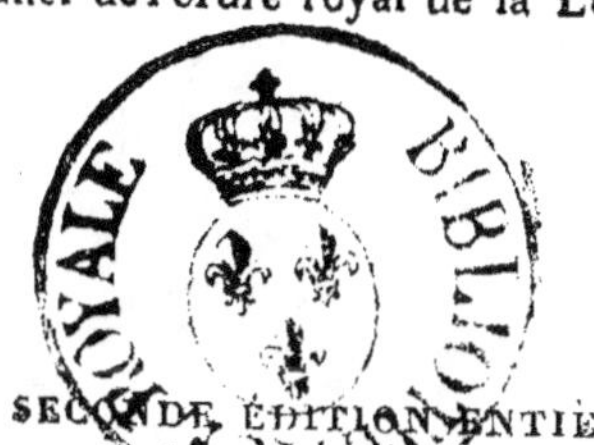

Μέγα δὲ μέρος ἡγεῦμαι τῆς τέχνης εἶναι τὸ δύνασθαι σκοπεῖν.

Pouvoir explorer est, à mon avis, une grande partie de l'art. Hipp., *Epid.* III.

SECONDE ÉDITION ENTIÈREMENT REFONDUE.

TOME SECOND.

Paris,

J.-S. CHAUDÉ, LIBRAIRE-ÉDITEUR,

RUE DE LA HARPE, N° 56.

1826.

DE L'AUSCULTATION

MÉDIATE.

SUITE DE LA TROISIÈME SECTION.

DES PRODUCTIONS ACCIDENTELLES DÉVELOPPÉES DANS LES POUMONS.

CHAPITRE II.

DES KYSTES DÉVELOPPÉS DANS LES POUMONS.

J'ENTENDS par *kystes*, avec la plupart des anatomistes modernes, une membrane accidentelle formant une sorte de sac sans ouverture, ordinairement obrond, quelquefois cependant irrégulier et anfractueux, et contenant une matière liquide ou demiliquide, sécrétée par la membrane même qui forme le kyste.

Il est encore une autre espèce de kystes : ce sont ceux qui renferment des substances plus solides et étrangères à l'économie animale saine, comme la matière tuberculeuse et les diverses espèces de cancers, auxquelles ils servent seulement d'enveloppe. Je n'entends parler dans cet article que des kystes de la première espèce. Ces kystes sont toujours

II.   I

formés par un tissu naturel, c'est-à-dire semblable à quelques-uns de ceux qui existent naturellement chez l'homme sain. Le plus ordinairement la membrane qui les constitue ressemble tout-à-fait aux membranes séreuses, telles que la plèvre et le péritoine, ainsi que l'a observé Bichat ; quelquefois cependant elle se rapproche davantage des membranes muqueuses, telles que celles de la vessie ou des intestins. Assez souvent une couche de tissu fibreux ou de tissu cellulaire condensé, plus ou moins épaisse et ordinairement incomplète, enveloppe extérieurement les kystes et les unit aux parties voisines.

Quelquefois même on trouve des kystes uniquement formés par un mélange de ces deux derniers tissus, auxquels se joignent alors assez ordinairement le tissu cartilagineux et même des lames osseuses plus ou moins grandes. La surface interne de ces kystes composés n'offre presque jamais l'aspect lisse et poli des kystes séreux et muqueux ; elle est au contraire inégale, raboteuse, et souvent tapissée çà et là par une matière albumineuse ou fibrineuse, demi-concrète, qui fait corps avec les parois mêmes du kyste et se confond insensiblement avec elles.

Les kystes sont, de toutes les productions accidentelles, celle qui se développe le plus rarement dans le poumon de l'homme : Morgagni n'en donne qu'un seul exemple (1). Mais il n'est pas rare d'en trouver dans celui de certains animaux, et par-

_____

(1) *Epist. LXIX*, n° 18.

ticulièrement chez les bœufs et les moutons. Ces derniers sont ordinairement séreux, contiennent un liquide ténu et très-limpide, et sont formés par une membrane mince. Chez l'homme, au contraire, je n'ai jamais trouvé dans le poumon que des kystes composés, de l'espèce de ceux que j'ai décrits ci-dessus, et j'en ai rencontré tout au plus trois ou quatre. Je suis porté à croire qu'ils avaient contenu autrefois des vers vésiculaires comme ceux dont nous parlerons dans le chapitre suivant. Dans l'un de ces cas seulement, j'ai soupçonné que le kyste était développé sur les parois de la cavité laissée par une eschare gangréneuse du poumon. Quoi qu'il en soit, le kyste le plus volumineux que j'aie vu dans le poumon eût été capable de contenir une pomme : il était situé dans le lobe inférieur du poumon droit. Sa forme était très-irrégulière ; ses parois, inégalement épaisses de deux à quatre lignes, étaient revêtues intérieurement par une substance d'un blanc jaunâtre, albumineuse ou fibrineuse, qui se rapprochait beaucoup, pour l'aspect, de la tunique moyenne des artères, et dont la surface inégale semblait en quelques points tomber en détritus. Plus extérieurement, ce kyste présentait une texture parfaitement fibreuse et semblable à celle d'un tendon. Par endroits, il avait la consistance et l'aspect des cartilages. On y voyait aussi plusieurs plaques ou pointes osseuses, de longueur variable, dont les unes étaient parallèles à la direction de ses parois, d'autres la traversaient presque perpendiculairement, et venaient faire saillie, d'une part dans le kyste, de l'autre dans le tissu pulmonaire, dont elles étaient sépa-

rées par une couche fibreuse épaisse qui adhérait
très-fermement à l'ossification, et qu'il était également difficile de désunir du tissu pulmonaire ,
quoique la ligne de séparation entre ces deux tissus
fût très-marquée. Toutes les plaques osseuses avaient
une gaîne semblable lorsqu'elles étaient dans le
tissu du kyste ou du poumon ; mais les pointes
qui pénétraient dans la cavité du kyste étaient à
nu. Ce kyste contenait un liquide jaunâtre puriforme.

Il n'est pas douteux qu'un kyste de ce volume ne
dût produire l'absence ou une diminution très-notable du bruit de la respiration dans les points correspondans de la poitrine.

CHAPITRE III.

DES VERS VÉSICULAIRES DÉVELOPPÉS DANS LES POUMONS.

La seule espèce de vers vésiculaires que j'aie trouvée dans les poumons appartient au genre auquel
j'ai donné le nom d'*acéphalocystes* (1). Ces vers,
désignés par les observateurs anciens sous le nom
d'*hydatides* et long-temps confondus avec les kystes, se présentent sous la forme d'une simple vessie
d'un volume très-variable, molle, d'une consistance

______

(1) Ces vers se trouvent décrits dans un Mémoire qui fait
partie de ceux de la Faculté de Médecine, imprimés en 1806,
mais que des circonstances particulières ont forcé de laisser
inédits jusqu'à ce jour. On trouve dans le Bulletin de la même
Faculté (an XIII, 1804, n° 10) un extrait du Mémoire dont il
s'agit.

et d'un aspect tout-à-fait analogues à ceux du blanc d'œuf à demi cuit et de forme sphéroïde ou ovoïde. Leurs parois sont diaphanes ou demi-transparentes, incolores ou d'une couleur laiteuse, un peu rougeâtre, jaunâtre, verdâtre ou grisâtre. Quelquefois elles présentent des épaississemens irréguliers ; mais souvent elles sont d'une épaisseur uniforme.

La cavité de ces vessies renferme un liquide plus ou moins abondant, ordinairement séreux et limpide, quelquefois trouble et souillé de jaune ou d'une teinte sanguinolente.

Quelquefois une grande acéphalocyste en renferme dans sa cavité plusieurs petites ; d'autres fois on en trouve de plus petites encore adhérentes à la surface externe ou interne de leur mère, dont elles ne paraissent se détacher que lorsqu'elles ont acquis une certaine grosseur.

Les acéphalocystes n'ont d'ailleurs aucun organe distinct, et présentent le type de l'animal le plus simple que l'on puisse imaginer : c'est sans doute ce qui a porté M. Rudolphi à leur refuser cette qualité, et à penser que je m'étais trompé en la leur accordant (1).

Il serait trop long d'exposer toutes les raisons par lesquelles je pourrais soutenir ma manière de voir, et ce n'est pas ici le lieu. Je me contenterai seulement de dire que le professeur Percy a vu des hydatides de ce genre se mouvoir d'une ma-

____

(1) *Entozoorum sive vermium intestinalium historia naturalis, auctore Car. Asmundo Rudolphi.* Amstel. , in-8°, 1810, *vol. II, pars II, pag.* 567, *in addit.*

nière très-distincte, et que j'ai observé tous les degrés de la reproduction de ces vers, qui se fait, comme chez certains polypes, par des espèces de bourgeons qui, nés dans l'épaisseur des parois du ver, se prononcent à l'une ou à l'autre de ses surfaces, deviennent creux, prennent une forme arrondie en grossissant, et finissent, comme je viens de le dire, par se détacher de leur mère. Quelquefois ces bourgeons, sphéroïdes dans l'origine, nombreux, contigus et plus opaques que leur mère, ressemblent parfaitement à des œufs.

Les acéphalocystes sont toujours renfermés dans un kyste qui les sépare entièrement des parties environnantes. Ces kystes sont ordinairement fibreux; mais assez souvent on y trouve en outre des points cartilagineux ou osseux. Leur surface interne est rarement lisse; souvent même elle est tellement inégale qu'elle paraît comme déchirée. Quelquefois elle est tapissée par une matière albumineuse opaque, demi-concrète, d'un jaune d'ocre un peu fauve, et en partie réduite en détritus.

Quand il y a plusieurs acéphalocystes dans un même kyste, on y trouve en outre un liquide tantôt limpide, tantôt trouble, jaunâtre ou sanguinolent, dans lequel nagent les vers; mais lorsque le kyste n'en renferme qu'une seule, elle le remplit quelquefois en entier et tapisse immédiatement ses parois.

Les acéphalocystes peuvent se développer dans presque tous les organes du corps humain. On les a rencontrés souvent dans le poumon; ou au moins toutes les observations d'*hydatides* trouvées dans cet organe me paraissent devoir se rapporter à ce genre de vers. Les plus remarquables sont celles qui ont été publiées par Johnson (1), Collet (2), Malloët (3), M. Baumes (4) et M. Geoffroy (5).

Je crois devoir donner ici un extrait de cette dernière, parce qu'on pourra reconnaître clairement qu'il eût été facile de suivre les progrès de la maladie à l'aide du cylindre, et qu'il eût peut-être même été possible d'arriver à un diagnostic assez exact pour se déterminer à tenter la guérison par l'ouverture de la poitrine.

Un jeune homme né de parens sains avait eu à dix-huit ans une péripneumonie qui avait été guérie parfaitement. Les deux années suivantes, sa santé avait été notablement dérangée par des excès vénériens, par les fatigues de la guerre, et par plusieurs affections syphilitiques négligées. A vingt-quatre ans, il avait éprouvé un rhume très-violent et très-opiniâtre, accompagné de vives douleurs au côté gauche qui l'empêchaient de pouvoir se coucher sur ce côté. Ces douleurs cessèrent avec le rhume ; mais la cause la plus légère les faisait reparaître.

Au mois de juillet 1800, ce jeune homme fut affecté d'un ictère qui se dissipa au bout de trois mois. A cette époque, il rendit de très-petits morceaux de ténia. Quelque temps après, la douleur de côté et

---

(1) *Abrégé des Transact. philosoph.*, part. VII, pag. 180.

(2) *Commentarii de rebus in scient. natural.*, vol. XIX, pag. 222.

(3) *Mémoires de l'Académie des Sciences*, ann. 1782.

(4) *Annales de Montpellier*, tom. I.

(5) *Bulletin de l'Ecole de Médecine*, an XIII, n° 12, 1805.

une toux sèche reparurent, et avec tant de violence que le malade ne pouvait faire le moindre mouvement. Bientôt cette douleur et cette toux diminuèrent ; mais, peu de temps après, le malade se plaignit d'une petite tumeur dont le siége était, selon lui, dans l'hypochondre droit. Cette tumeur, peu sensible d'abord, le devint bientôt davantage et fut parfaitement reconnue. A cette époque, la toux sèche reparut accompagnée d'étouffemens momentanés.

Au rapport du malade, il y eut déplacement de la tumeur, qui, à mesure qu'elle augmentait de volume, se rapprochait de la région ombilicale : le point de côté disparut, et fut remplacé par de violentes coliques et des maux de tête très-fréquens. Au mois de mai 1803, le malade se présenta à M. Andry et à M. Geoffroy, qui le trouvèrent dans l'état suivant : il était fort maigre ; il avait le *facies* des personnes sujettes aux obstructions : s'étant couché pour faire palper sa tumeur, elle parut d'un volume si considérable que la main pouvait à peine en embrasser la moitié ; sa dureté était telle qu'elle ne cédait point sous le doigt ; sa surface semblait être très-lisse. Elle était mobile, et pouvait être facilement déplacée d'un pouce, soit à droite soit à gauche. La peau qui la recouvrait ne présentait aucun changement de couleur. Les muscles droits paraissaient dans un état de contraction spasmodique. Les battemens du cœur étaient si violens dans la région épigastrique qu'ils étaient sensibles même à l'œil.

Le malade se plaignait d'un étouffement continuel

et d'une espèce d'étranglement lorsqu'il montait un escalier. Cet étouffement lui occasionait un mouvement des mâchoires qui ressemblait assez à un bâillement répété. Il éprouvait des faiblesses assez fréquentes, toussait de temps en temps, crachait parfois un peu de sang, et avait un tremblement presque continuel. Ces symptômes étaient plus prononcés dans les temps froids; ils diminuaient notablement lorsque la température était douce. Cependant l'appétit était toujours resté assez bon; quelquefois même il était excessif. Le sommeil, quoiqu'agité, avait toujours procuré un peu de repos. Le pouls n'offrait point de dérangement notable. Les urines étaient peu chargées, et les selles avaient besoin d'être provoquées par des lavemens.

Cet état fut à-peu-près le même jusqu'au mois de janvier 1804, époque à laquelle la gêne de la respiration augmenta considérablement, ainsi que tous les autres symptômes déjà détaillés. Il eut encore quelques alternatives de mieux jusqu'au mois de mai; enfin, vers le commencement de juin, il éprouva deux accès très-violens, à un jour de distance, qui faillirent le suffoquer. Il revint à Paris pour consulter M. Geoffroy. Il avait fait dix lieues en voiture. Rendu chez lui, il se trouva assez bien, et soupa légèrement. Quelques heures après, il fut pris d'un nouvel accès de strangulation dans lequel il périt.

L'ouverture fut faite par MM. Dupuytren et Geoffroy. Ils trouvèrent dans le lobe gauche du foie un kyste en partie caché dans la substance de ce viscère, en partie saillant dans la cavité abdominale, et semblable à une vessie qu'on pouvait mouvoir et déplacer à volonté. Les parois du kyste étaient minces et cependant fibreuses ; elles semblaient retirées sur elles-mêmes et comme racornies. Sa cavité contenait, 1°. une certaine quantité d'un liquide de couleur brune ; 2°. un grand nombre de petites hydatides, la plupart de la grosseur d'un pois : on en remarquait une ou deux qui pouvaient avoir celle d'un jaune d'œuf.

La partie du kyste hydatique qui était placée hors du foie adhérait fortement à la petite courbure de l'estomac, et cependant il n'existait aucune trace de cicatrice sur la membrane interne de cet organe.

La poitrine avait une dimension considérable, et était si exactement remplie, que le cœur, repoussé en bas, correspondait, comme M. Geoffroy l'avait remarqué sur le vivant, à la partie supérieure de l'épigastre. Les deux poumons, comprimés, aplatis et réduits à un feuillet très-mince, étaient refoulés vers la partie antérieure de la poitrine, derrière les cartilages des côtes. Le reste des cavités des plèvres était occupé par deux tumeurs très-volumineuses, étendues l'une et l'autre depuis le sommet de la poitrine jusqu'au diaphragme : elles adhéraient intimement aux côtes et à la totalité du médiastin, et avaient repoussé le cœur hors de la cavité de la poitrine. Les deux tumeurs, également tendues et fluctuantes, avaient une enveloppe blanche, fibreuse, assez mince, quoique fort résistante, et renfermaient chacune une énorme hydatide. Ces hydatides remplissaient exactement chaque kyste et semblaient y adhérer à l'aide d'une matière glutineuse. Le liquide parfaitement limpide qu'elles contenaient fut évalué à cinq pintes et demie pour chacune. Leur longueur était d'environ onze pouces.

La description des rapports des kystes n'est pas assez détaillée dans cette observation pour qu'on puisse assurer absolument qu'ils fussent situés dans le tissu pulmonaire, plutôt que sous l'un ou l'autre feuillet de la plèvre. Cependant il me paraît probable qu'ils s'étaient développés primitivement dans le poumon, et qu'en se développant ils se sont portés à sa partie externe, et l'ont refoulé contre le médiastin.

Une considération plus importante paraît avoir frappé l'auteur : il demande, à la suite de son observation, si, dans un cas de cette nature, en supposant que, par un grand nombre d'observations, on pût trouver des signes propres à l'indiquer, on ne pourrait pas tenter la ponction. Je pense que l'auscultation médiate résoudrait facilement la première partie de cette question : car l'augmentation progressive de la surface dans laquelle on n'entendrait pas la respiration indiquerait parfaitement le lieu et le développement du kyste. Mais comme on ne pourrait jamais savoir si la tumeur qui comprime le poumon est un corps solide ou liquide, je pense qu'on devrait préférer l'opération de l'empyème (qui, dans tous les cas, ne peut avoir un grand inconvénient) à la simple ponction, qui pourrait en avoir si la tumeur était un corps solide placé dans la plèvre ou dans le poumon.

M. Cayol a présenté depuis à la Société de la Faculté de Médecine, une observation à-peu-près semblable à celle de M. Geoffroy; mais elle n'a point encore été publiée. Dans le cas observé par M. Cayol, le kyste hydatique était situé entre la plèvre et les côtes.

On trouve dans le *Journal de Médecine* par MM. Corvisart, Leroux et Boyer (1), l'histoire d'un homme qui a rendu pendant plusieurs mois, par l'expectoration, des pellicules obrondes, qu'il est facile de reconnaître pour des débris d'acéphalocystes, et dont quelques-unes paraissent être des acéphalocystes entières, mais affaissées.

J'ai vu un cas semblable à l'Hôtel-Dieu de Nantes, en 1798; et M. Ribes m'en a fait voir un second il y a quelques années. Ces deux malades ont guéri, ainsi que le sujet de l'observation insérée dans le *Journal de Médecine*, et, par conséquent, on n'a pas pu vérifier quel était le siége des acéphalocystes; mais il n'est guère probable qu'il fût ailleurs que dans le poumon.

Il serait cependant possible qu'un kyste hydatique développé dans le foie se fît jour à travers le diaphragme dans les bronches, puisque des abcès du foie se sont quelquefois vidés de cette manière. Dans ce cas, je pense que tous les phénomènes des excavations pulmonaires, c'est-à-dire le râle caverneux, la respiration et la toux caverneuses, et même la transmission de la voix à travers le tube

---

(1) Tom. II, cahier de prairial an IX, 1801.

du stéthoscope pourraient se manifester à la région du foie.

J'ai été consulté, il y a environ quinze ans, pour une jeune personne qui éprouvait une grande dyspnée, avec toux, expectoration abondante et amaigrissement notable. L'ensemble des symptômes qu'elle présentait annonçait, en un mot, la phthisie pulmonaire. Un jour, elle éprouva des douleurs très-vives dans la région épigastrique, et, quelques heures après, elle rendit par les selles une quantité considérable d'acéphalocystes, dont la grosseur variait depuis celle d'une aveline jusqu'à celle d'un œuf de pigeon. Dès ce moment, la fièvre hectique, le catarrhe et la dyspnée cessèrent, et peu de temps après la malade avait repris son embonpoint et ses forces. Ne peut-on pas penser que, chez cette malade, un kyste placé dans le poumon gauche se sera ouvert, à travers le diaphragme, dans l'estomac ou le colon transverse? Quoi qu'il en soit, dans ce cas, comme dans celui des hydatides crachées, le cylindre donnerait certainement des lumières que l'on ne pourrait obtenir par aucun autre moyen.

Le siége de la maladie serait reconnu par des phénomènes analogues à ceux que présentent les excavations pulmonaires. On mesurerait d'une manière certaine l'étendue du kyste hydatique, et peut-être même serait-il possible de reconnaître sa nature avant qu'il fût ouvert dans les bronches. L'un de mes anciens élèves, M. le docteur Beaugendre, aujourd'hui médecin à Quimperlé, m'y a fait voir en 1821 une dame convalescente d'une affection de poitrine, dans laquelle elle avait craché un grand nombre d'acéphalocystes. On reconnaissait encore un reste de rhonchus caverneux dans le point occupé par le kyste, et M. Beaugendre me dit y avoir entendu plusieurs fois un léger gargouillement indépendant des mouvemens respiratoires, et qui paraissait dû à la contraction automatique des vers vésiculaires.

Traitement. Les signes d'un vaste kyste hydatique situé près de la surface du poumon, ou entre la plèvre costale et les parois thoraciques, étant les mêmes que ceux de l'empyème, l'opération de l'empyème serait nécessairement indiquée, et elle offrirait peut-être plus de chances de succès que celle qui se fait pour vider un épanchement pleurétique. Nous donnerons quelques vues sur cette opération en parlant de la pleurésie, et par conséquent nous ne nous étendrons pas davantage ici sur ce sujet.

Lorsque l'expectoration des hydatides vient à attester leur existence dans le poumon, ou dans une cavité quelconque qui s'est mise en communication avec lui, et dans le cas même où les signes donnés par le stéthoscope et la percussion permettent seuls de soupçonner la présence de ces vers, de tous les moyens par lesquels on a tenté jusqu'ici de les détruire, le sel commun (hydro-chlorate de soude) est celui dont les bons effets semblent le plus confirmés par l'expérience. La *pourriture* et le *tournis* des moutons sont dûs au développement de deux espèces de vers vésiculaires, le cysticerque fibreux (*cysticercus lineatus , cyst. tenuicollis ,* Rudolph.) et le polycéphale granuleux (*cœnurus cerebra-*

lis, Rudolph.), qui se développent, l'un dans le foie et les autres organes abdominaux, l'autre dans les ventricules du cerveau. Les moutons qui paissent dans des prés salés sont exempts de ces maladies ; et en conduisant les moutons malades dans les mêmes pâturages, on les guérit le plus souvent. J'ai employé plusieurs fois avec succès les bains salés chez des personnes qui avaient rendu des acéphalocystes ou qui portaient des tumeurs qu'on pouvait soupçonner être dues à ces vers. J'ai vu plusieurs fois des tumeurs volumineuses s'affaisser, et disparaître sous l'influence de ce moyen. Dans un de ces cas, un kyste hydatique se fit jour dans les intestins, et la malade, qui présentait des symptômes propres à faire craindre une mort prochaine, rendit par les selles un grand nombre d'acéphalocystes, après avoir pris trois ou quatre bains qui contenaient chacun six livres d'hydro-chlorate de soude. Cette évacuation fut suivie de la guérison de la maladie.

La guérison, au reste, peut avoir lieu sans que les acéphalocystes soient expulsées au dehors : il suffit que ces vers meurent. Le liquide qu'ils contiennent, et celui dans lequel ils nagent quelquefois, sont alors absorbés ; le kyste se resserre sur lui-même, et se réduit à une très-petite masse, dans laquelle on trouve, en l'incisant, les hydatides tout-à-fait aplaties, pressées les unes sur les autres, et quelquefois stratifiées avec des couches de la matière albumineuse jaunâtre et plus ou moins friable dont j'ai parlé ci-dessus. Dans cet état, les tumeurs hydatiques ne paraissent plus avoir aucune influence fâcheuse sur l'économie, et c'est sans doute à ce cas qu'il faut rapporter les exemples rares de tumeurs externes ou internes regardées comme squirrheuses, et que l'on voit, contre toute espérance, disparaître spontanément.

CHAPITRE IV.

DES CONCRÉTIONS CARTILAGINEUSES, OSSEUSES, PÉTRÉES ET CRÉTACÉES DU POUMON.

Des concrétions cartilagineuses, osseuses, pétrées ou crétacées se voient assez fréquemment dans les poumons, et elles y ont été rencontrées par presque tous les anatomistes qui se sont livrés à l'examen des altérations pathologiques, depuis le 16e siècle. Pour mettre quelque ordre dans ce que nous avons à en dire, nous décrirons d'abord les formes assez variées sous lesquelles elles peuvent sè présenter ; nous parlerons ensuite des accidens qu'on leur a attribués, et de leur origine.

Nous avons déjà parlé de diverses productions fibreuses ou cartilagineuses accidentelles qui peuvent se développer dans le poumon, et entre autres de celles qui accompagnent quelquefois la dilatation des bronches, de celles qui forment des kystes renfermant des tubercules, des vers vésiculaires, ou des liquides de nature variable, et de celles qui constituent les fistules et les cicatrices pulmonaires qui succèdent aux tubercules.

Ontrouve encore quelquefois dans le poumon des

kystes cartilagineux qui renferment des concrétions osseuses ou crétacées de l'espèce de celles qui seront décrites plus bas, et des productions cartilagineuses informes, ordinairement d'un médiocre volume, et qui présentent souvent çà et là quelques points d'ossification commençante.

L'ossification accidentelle qui se développe, soit dans ces cartilages, soit sans leur formation préalable, et dans le tissu pulmonaire lui-même, n'est jamais parfaite, ou au moins je n'ai jamais vu dans le poumon de productions de ce genre qui présentassent la texture fibreuse et la cohérence solide de la partie moyenne des os longs, et encore moins la substance spongieuse qui remplit l'extrémité de ces os ou le centre des os courts. Il semble que, dans le développement de ces ossifications accidentelles, la nature emploie une plus grande quantité de phosphate calcaire et une quantité beaucoup moindre de gélatine que dans celui des os; d'où il résulte que ces ossifications présentent plus souvent l'aspect d'une petite pierre que celui d'un os, et c'est sans doute pour cette raison qu'elles ont été nommées *calculeuses* ou *tophacées* par plusieurs auteurs.

Quelquefois même il semble qu'aucun atome de gélatine ne s'y trouve mêlé, et alors le phosphate calcaire se présente sous l'apparence de craie à demi sèche ou fortement imbibée d'eau.

Nous décrirons successivement ces diverses variétés sous les noms d'*ossifications imparfaites* ou *pétrées*, et de *concrétions crétacées*.

Les ossifications imparfaites sont enkystées ou

non enkystées. Les premières sont fort rares dans le poumon ; elles forment de petites masses rondes, dont le volume varie depuis celui d'un grain de chenevis jusqu'à celui d'une noisette, et qui sont enveloppées d'un kyste cartilagineux, d'une demi-ligne à une ligne d'épaisseur, qui leur adhère intimement.

Les productions osseuses non enkystées du poumon sont d'une forme extrêmement irrégulière. Leur surface est anfractueuse et hérissée d'aspérités, à-peu-près comme celle de la pierre meulière. Leur centre est blanc, opaque, d'une apparence tout-à-fait calculeuse, et il est facile à réduire en poussière par la trituration. Leurs parties les plus extérieures, au contraire, sont un peu jaunâtres, offrent une demi-transparence légère et comme cornée, sont plus difficiles à réduire en poudre sous le marteau, et paraissent être dans un état d'ossification un peu plus parfaite.

Ces ossifications se trouvent quelquefois plongées dans le tissu pulmonaire, auquel elles adhèrent intimement ; d'autres fois elles se développent, comme nous l'avons dit, au milieu d'une masse cartilagineuse. Enfin on les trouve très-fréquemment au centre d'une masse tuberculeuse, et particulièrement de celles qui se développent dans les glandes bronchiques. Dans ce dernier cas, lorsque le tubercule vient à se ramollir, la concrétion osseuse reste libre et flottante au milieu de l'excavation qui lui succède (Obs. xix) ; et, lorsque son volume ne s'y oppose pas, elle passe dans les bronches qui communiquent avec l'excavation tuberculeuse, et est rejetée au dehors par l'expectoration.

Les concrétions crétacées se présentent, comme nous l'avons dit, sous l'apparence de la craie légèrement humide ou mêlée d'une assez grande quantité d'eau pour la délayer entièrement. Dans ce dernier état, elles sont toujours enkystées; dans le premier, elles peuvent ne pas l'être, quoiqu'elles le soient ordinairement. Lorsqu'on écrase entre les doigts cette matière crétacée, elle paraît quelquefois réduite en poudre impalpable ; mais assez souvent elle contient quelques petits fragmens d'ossification pétrée, qui donnent la même sensation que des grains de sable mêlés à de la craie plus ou moins mouillée.

Les kystes qui renferment la matière crétacée sont ordinairement cartilagineux. Ils sont sphéroïdes ou informes : j'en ai vu un qui présentait assez exactement la forme d'une pyramide à quatre pans inégaux.

Les kystes arrondis sont quelquefois osseux, mais d'une ossification imparfaite, ou tout-à-fait semblable à la croûte extérieure et demi-transparente des concrétions osséo-terreuses décrites ci-dessus. J'ai trouvé assez souvent des concrétions de ce genre formées par plusieurs kystes osseux ou cartilagineux concentriques, s'enveloppant les uns et les autres, et séparés par des couches de matière crétacée humide.

Il est beaucoup plus commun de trouver la matière crétacée à demi liquide placée au centre d'un tubercule, et particulièrement de ceux qui se développent dans les glandes bronchiques. Quoiqu'aussi humide que la matière tuberculeuse elle-même, il est facile de l'en distinguer à son opacité plus grande, et à sa blancheur, qui contraste avec la couleur jaune pâle des tubercules. Si on laisse sécher cette matière crétacée, elle devient plus blanche que lorsqu'elle était humide, et acquiert une cohésion qui ne permet pas de la réduire en poudre en la pressant entre les doigts.

Les concrétions osseuses ou crétacées du poumon sont ordinairement fort petites. Je n'en ai jamais trouvé de plus grosses qu'une amande.

Je n'ai jamais vu non plus la transformation complète d'une portion du poumon en une substance osséo-pétrée; j'ai seulement trouvé quelquefois, autour des cicatrices pulmonaires imparfaites, une petite quantité de matière crétacée disséminée et comme infiltrée dans le tissu pulmonaire.

On trouve dans la plupart des pathologistes des opinions assez singulières sur la cause et l'origine des concrétions osseuses et crétacées du poumon. J'examinerai seulement celles qui sont le plus spécieuses, ou qui ont été émises par des hommes dont le nom fait le plus autorité. *Cullen*, après beaucoup d'autres, les regarde comme une cause fréquente de l'asthme, et pense qu'elles peuvent être dues aux émanations pulvérulentes mêlées dans l'air et que respirent habituellement les hommes voués à certaines professions, comme les amidonniers, les lapidaires, les chaufourniers, les voituriers, etc.

La nature chimique des concrétions dont il s'agit, mieux connue depuis les belles analyses de Schéele, rend aujourd'hui, comme nous l'avons déjà dit (tome 1, page 270), cette étiologie ridicule, quoiqu'elle ait été long-temps universellement adoptée, et dispense de la réfuter.

Je n'entends pas nier, d'ailleurs, qu'une certaine quantité de poussière introduite chaque jour dans les bronches avec l'air que l'on respire ne puisse occasioner une dyspnée momentanée, et à la longue, peut-être, devenir la cause occasionelle d'une maladie quelconque du poumon ; mais le séjour de cette espèce de corps étrangers dans les bronches n'est jamais très-long ; et il suffit d'examiner l'expectoration d'un homme qui a passé la nuit dans une atmosphère épaissie par la fumée d'une lampe, ou la journée sur une grande route couverte de tourbillons de poussière, pour se convaincre que dans l'espace de vingt-quatre heures ces corps étrangers sont expulsés à l'aide du mucus bronchique qui les enveloppe.

Si, d'ailleurs, ils pouvaient séjourner dans le poumon, ce serait sans doute dans les bronches qu'ils s'accumuleraient, et on y trouverait un amas considérable de matières diverses suivant la nature des émanations au milieu desquelles vivrait le malade : or, cela ne s'est jamais vu, que je sache ; et, pour mon compte, je n'ai rencontré rien de semblable.

Je n'affirmerai pas non plus que l'existence d'un grand nombre de concrétions osseuses dans les poumons ne puisse produire une dyspnée habituelle et d'une certaine intensité ; mais je puis assurer que j'ai trouvé des concrétions osseuses ou terreuses assez nombreuses chez des sujets qui

avaient la respiration parfaitement libre; et surtout, d'après les ouvertures de cadavres contenues
dans les recueils des observateurs, ainsi que d'après
celles que j'ai faites moi-même, il me paraît certain qu'on n'a jamais trouvé dans le poumon des
concrétions osseuses ou crétacées d'un assez grand
volume, ou assez nombreuses et assez rapprochées
pour qu'on pût, en aucun cas, leur attribuer un
degré de dyspnée aussi intense que celui qui caractérise l'*asthme* des praticiens.

Bayle a émis sur les effets de ces concrétions une
opinion d'autant plus extraordinaire qu'il n'a pas
même cherché à l'établir par l'exposition de quelques raisonnemens ou de quelques analogies, et
que les faits qu'il apporte à l'appui sont plutôt propres à la renverser qu'à la confirmer. Il a rangé les
productions osseuses parmi les causes de la phthisie
pulmonaire, et il décrit leurs symptômes de la manière suivante : « La plupart des sujets affectés de
» cette maladie rendent par l'expectoration de petits
» débris calculeux blanchâtres ou grisâtres, souvent
» fort nombreux; la plupart d'entre eux ont eu
» pendant fort long-temps une toux sèche » (1).

Il est à remarquer que Bayle ne met ni l'expectoration, ni la gêne de la respiration, ni l'amaigrissement, ni la fièvre hectique au nombre des symptômes de la maladie; et par conséquent on ne conçoit pas quel motif a pu le porter à la classer parmi
les espèces de la phthisie. Les deux exemples qu'il
en donne n'éclaircissent pas davantage cette ques-

_____

(1) BAYLE, *Recherches sur la Phthisie pulmonaire*, p. 34.

tion. Le premier (1) est un homme attaqué d'une toux avec expectoration glaireuse, mêlée de crachats puriformes, et dans lesquels se trouvaient quelquefois de petits calculs crétacés. Au bout de neuf mois, la fièvre hectique se joignit à ces symptômes; et, dans l'espace de six semaines, le malade fut réduit au marasme et succomba. A l'ouverture du corps, on trouva dans les poumons un grand nombre de petites concrétions crétacées, sèches ou humides, enkystées ou non enkystées. Le tissu pulmonaire, légèrement durci autour de ces concrétions, était d'ailleurs sain.

Il est évident que dans ce cas la consomption et la mort ont été dues à un catarrhe chronique; et je ne vois aucune raison d'attribuer ce dernier aux concrétions existantes dans les poumons, puisqu'on en trouve souvent en aussi grand nombre sans qu'il en résulte rien de semblable.

La seconde observation de Bayle (2) est celle d'un homme mort d'une fièvre essentielle avec pleuropéripneumonie. Cet homme éprouvait depuis un an de la dyspnée, une toux fréquente, suivie de crachats muqueux; il n'avait presque pas maigri. Ce fait ne me paraît pas beaucoup plus propre à établir l'opinion de l'auteur, car on ne voit ici presque rien de ce qui caractérise, à proprement parler, la phthisie.

En comparant les observations de concrétions osseuses ou crétacées du poumon contenues dans

---

(1) *Op. cit.*, obs. XXXIII.
(2) *Idem*, obs. XXXIV.

Morgagni, dans le *Sepulchretum* de Bonet, et dans divers autres recueils, il est facile de voir que, dans le plus grand nombre des cas, l'existence de ces productions n'était accompagnée d'aucun symptôme grave qu'on pût lui attribuer; et que, quoiqu'on ait observé assez souvent chez ces sujets une toux sèche ou avec une expectoration glaireuse ou filante, ces symptômes, très-vagues d'ailleurs de leur nature, ne peuvent être regardés comme constans.

Les ouvertures de cadavres que j'ai faites moi-même me donnent un résultat semblable. J'ai trouvé souvent des concrétions de l'espèce de celles dont il s'agit chez des sujets qui n'avaient présenté aucun signe de gêne ni d'embarras dans les organes respiratoires. D'autres avaient éprouvé une toux sèche ou accompagnée d'une expectoration de nature variable, avec ou sans dyspnée; mais ces derniers avaient presque tous quelqu'autre altération du tissu pulmonaire à laquelle on pouvait attribuer, avec autant ou plus de fondement, les symptômes existans.

Il est surtout très-commun de rencontrer en même temps que les concrétions osseuses ou crétacées, les indices intérieurs et extérieurs de cicatrices qui ont été décrites dans le chapitre des tubercules pulmonaires (t. 1, p. 607 et suiv.), et de trouver en outre le tissu du poumon flasque, durci et infiltré d'une grande quantité de matière noire pulmonaire autour des concrétions et dans les interstices qui les séparent des cicatrices cellulaires fibreuses ou cartilagineuses.

D'après ces faits, je suis porté à croire que, dans le plus grand nombre des cas, les concrétions osseuses et crétacées du poumon se développent à la suite d'une affection tuberculeuse guérie, et sont le produit des efforts de la nature, qui, cherchant à cicatriser les excavations pulmonaires, a déposé avec trop d'exubérance le phosphate calcaire nécessaire à la formation des cartilages accidentels qui constituent le plus souvent les fistules et les cicatrices pulmonaires.

Plusieurs des observations que j'ai rapportées (Obs. xix et xxii) présentent des faits propres à appuyer cette opinion, et l'on en trouvera quelques autres dans le cours de cet ouvrage.

Je ne veux pas nier cependant qu'il ne puisse se développer primitivement et indépendamment de l'existence antérieure des tubercules, des concrétions osseuses ou crétacées dans le poumon ; mais je regarde ce cas comme très-rare ; et il me paraît à-peu-près certain que c'est surtout alors que l'existence de ces concrétions ne produit aucune espèce de trouble dans les fonctions.

Les concrétions osseuses et crétacées des poumons n'ayant jamais un grand volume, leur existence ne peut être ni connue ni même soupçonnée par le cylindre, à moins qu'elles ne se trouvent dans une portion du poumon devenue flasque et imperméable à l'air par l'effet de la cicatrisation d'une excavation tuberculeuse.

CHAPITRE V.

DES MÉLANOSES DU POUMON.

Les anciens chirurgiens et, à leur imitation, les anatomistes modernes ont confondu sous les noms de *squirrhe*, de *cancer* ou de *carcinôme*, des productions accidentelles qui n'ont aucun caractère commun entre elles, si ce n'est de n'avoir aucun analogue dans les tissus *naturels*, ou dans ceux de l'économie animale saine, de naître dans un état de dureté ou de *crudité*, et de tendre à se détruire en se ramollissant (1).

Convaincu que cette confusion est une des causes qui ont le plus nui aux progrès de l'anatomie pathologique, dès le moment où j'ai commencé à me livrer à l'étude de cette science, je me suis attaché à rechercher les caractères distinctifs des diverses espèces de productions dont il s'agit, afin d'arriver ensuite à une connaissance plus exacte de leurs effets.

J'ai réussi à en distinguer plusieurs espèces très-tranchées : celle dont je vais parler est la plus facile à reconnaître dans tous les organes, excepté dans le poumon, où, par la ressemblance de sa couleur, elle est quelquefois très-difficile à distinguer de la matière noire pulmonaire, comme nous le dirons plus bas.

---

(1) Voyez *Dictionnaire des Sciences médicales*, au mot *Anatomie pathologique;* et *Journ. de Méd.* de MM. Corvisart, Le Roux et Boyer, t. IX, p. 360, janvier 1805.

J'ai décrit les mélanoses dans un Mémoire lu il y a plusieurs années à la Société de la Faculté de Médecine (1) ; mais comme il est resté inédit, il est nécessaire de donner ici une description abrégée de ces productions.

Dans l'état de *crudité*, les mélanoses offrent une consistance égale à celle des glandes lymphatiques, une couleur noire foncée, un tissu homogène. un peu humide, opaque, d'un aspect fort semblable à celui du tissu des glandes bronchiques chez l'adulte. Lorsque ce tissu commence à tendre au ramollissement qui est ordinaire aux substances morbifiques de cette classe, il laisse suinter par la pression un liquide roussâtre, ténu, mêlé de petits grumeaux noirâtres, quelquefois assez fermes, d'autres fois friables ; mais qui, lors même qu'ils sont friables, présentent encore quelque chose de flasque au toucher. A une époque plus avancée du ramollissement, ces grumeaux, et bientôt tout le reste de la masse dont ils font partie, deviennent tout-à-fait friables, et ne tardent pas à se convertir en une sorte de bouillie noire.

Les mélanoses peuvent exister sous quatre formes différentes, savoir : 1°. sous celle de masses renfermées dans des kystes; 2°. sous celle de masses non enkystées; 3°. sous celle de matière infiltrée dans le tissu d'un organe; 4°. sous celle de matière déposée à la surface d'un organe.

Ire Sorte. *Mélanoses enkystées.* — Les kystes

<hr>

(1) *Bulletin de la Faculté de Médecine de Paris*, 1806, n° II.

qui renferment des mélanoses sont assez réguliè-rement arrondis ; leur volume varie depuis celui d'une petite aveline jusqu'à celui d'une noix : au moins n'en ai-je pas vu de plus petits ni de plus volumineux. Ils ont une épaisseur assez égale, mais peu considérable, et qui ne va guère au-delà d'une demi-ligne. Le tissu cellulaire paraît être le seul élément qui entre dans leur composition. Ils adhèrent, au moyen d'un tissu cellulaire très-fin, à l'organe dans lequel ils se développent, et l'on peut les en séparer facilement par la dissection. Leur face interne est assez lisse ; mais elle adhère cependant à la matière morbifique qu'elle revêt. Le moyen de cette union m'a paru être un tissu cellulaire imparfait, et tellement fin qu'on ne le dis-tingue pas toujours, surtout quand les mélanoses sont un peu ramollies.

Je n'ai trouvé jusqu'à présent de mélanoses en-kystées que dans le foie et dans le poumon : encore n'ai-je rencontré dans ce dernier organe qu'une seule masse de cette sorte.

2e SORTE. *Mélanoses non enkystées.* — Cette sorte de mélanoses est beaucoup moins rare que la précédente. Je l'ai rencontrée dans le poumon, dans le foie, dans la glande pituitaire et dans les nerfs. On l'a trouvée depuis dans presque tous les or-ganes.

Le volume des mélanoses non enkystées n'offre rien de constant ; il varie depuis celui d'un grain de millet jusqu'à celui d'un œuf, et peut même quelquefois être plus considérable. Leur figure est aussi fort irrégulière. Elles adhèrent ordinairement très-étroitement aux parties dans lesquelles elles se sont développées ; quelquefois cependant elles leur sont unies par un tissu cellulaire visible quoique fin, et qui permet de les détacher sans rien rompre. Dans ce dernier cas, elles ont ordinairement une forme arrondie.

3ᵉ SORTE. *Infiltration des organes par la matière des mélanoses.* — Il arrive assez souvent que la matière des mélanoses, au lieu d'être rassemblée en masses plus ou moins considérables, se trouve disséminée dans le tissu d'un organe et placée dans les interstices de ses molécules intégrantes. L'aspect et la couleur des parties attaquées de cette sorte d'infiltration peuvent présenter un assez grand nombre de variétés qui dépendent de la texture de l'organe affecté, de la quantité de matière morbifique déposée, et de l'état de ramollissement ou de crudité dans lequel se trouve cette matière.

Lorsque l'infiltration a commencé depuis peu, et que la matière morbifique n'est pas encore très-abondante, l'aspect de la partie altérée ne diffère de celui qui lui est naturel que par de petits points ou des stries noires qui s'y trouvent mêlées, et dans les intervalles desquelles le tissu de l'organe affecté présente encore son aspect naturel ; mais à mesure que la maladie fait des progrès, les stries formées par la matière des mélanoses augmentent en nombre et en volume ; le tissu naturel intermédiaire s'amoindrit, au contraire, chaque jour, et bientôt il disparaît entièrement.

Ce n'est ordinairement qu'à cette époque que la matière infiltrée commence à se ramollir ; mais si le ramollissement commence avant que la destruction et l'absorption de l'ancien tissu de l'organe soient complètes, il arrive assez souvent que ce tissu lui-même se ramollit et se mêle à la matière des mélanoses, dont il change alors la couleur noire en une couleur brunâtre, jaunâtre ou grisâtre.

Les mélanoses, comme toutes les matières accidentelles qui n'ont point d'analogues dans les tissus et les liquides de l'économie animale, produisent des effets généraux et des effets locaux. Parmi les premiers, le plus constant est la diminution graduelle des forces vitales, et une altération très-marquée dans la nutrition, d'où résultent un amaigrissement considérable et l'hydropisie du tissu cellulaire, quelquefois même celle des membranes séreuses. Les sujets que j'ai vu mourir par suite du développement de mélanoses dans un organe quelconque, et ceux même chez lesquels cette matière occupait une grande partie du poumon, n'avaient pas de fièvre continue et bien marquée : les deux observations de mélanoses du poumon sans complication contenues dans l'ouvrage de Bayle (1) donnent le même résultat. Si ce caractère est constant, comme je suis très-porté à le croire, il pourra servir à faire distinguer pendant la vie la consomption produite par les mélanoses du poumon, de la phthisie tuberculeuse, qui, comme l'on sait, est constamment accompagnée pendant presque toute

---

(1) Voy. *Recherches sur la Phthisie pulmonaire*, obs. xx et xxi.

sa durée d'une fièvre hectique assez ordinairement caractérisée par deux exacerbations, dont l'une a lieu vers le milieu du jour et l'autre dans la nuit.

Les effets locaux les plus constans des mélanoses développées dans le tissu du poumon sont une dyspnée proportionnée à l'étendue de l'affection, et une toux souvent sèche, quelquefois accompagnée d'une expectoration pituiteuse, mêlée assez ordinairement de quelques crachats puriformes.

Les mélanoses du poumon peuvent se ramollir quelquefois complètement, et, après avoir versé dans les bronches la matière qui les formait, donner lieu à des excavations semblables à celles que produit le ramollissement des tubercules. Je n'ai jamais trouvé moi-même, dans le poumon, d'excavations occasionées par ce genre de productions; mais j'en ai trouvé dans le foie, et l'ouvrage de Bayle contient deux observations qui prouvent incontestablement la possibilité de leur formation dans le poumon (1). Dans ces deux cas, le tissu pulmonaire, infiltré par la matière des mélanoses au point d'avoir acquis une densité égale ou supérieure à celle du foie, et de crier sous le scalpel, présentait une multitude de petites cavités évidemment formées par le ramollissement de quelques portions de la même matière.

Il est évident que, dans des cas de cette nature, la pectoriloquie existerait du moment où une semblable cavité viendrait à communiquer avec les bronches.

---

(1) Voy. *Rech. sur la Phthisie pulmon.*, obs. XX et XXI.

Il est également clair que le cylindre ferait reconnaître l'imperméabilité du poumon dans l'infiltration de ce viscère par la matière des mélanoses, mais qu'il ne pourrait faire distinguer ce cas de la péripneumonie chronique.

Les mélanoses sont une des espèces de cancer les moins communes, et il est extrêmement rare surtout d'en rencontrer dans le tissu pulmonaire. Cette assertion pourra paraître singulière, d'après l'assertion contraire de Bayle (1), et les observations rapportées dans son ouvrage sous le nom de *phthisies avec mélanoses*. Quelque défiance que j'aie de moi-même toutes les fois que je me trouve en contradiction avec cet excellent observateur, dont j'ai été à portée plus que personne de connaître l'extrême exactitude, je ne puis m'empêcher de penser qu'il s'est trompé sur le point dont il s'agit, et qu'il a quelquefois confondu avec les mélanoses la matière noire pulmonaire. J'avoue que ces deux substances se ressemblent beaucoup par leurs caractères extérieurs, et que je ne sais pas trop si l'œil le plus exercé pourrait distinguer une mélanose détachée du tissu du foie ou de tout autre organe, et une glande bronchique tout-à-fait noire, comme on en trouve souvent dans des poumons très-sains. On pourrait tout au plus soupçonner quelque différence entre les deux substances dont il s'agit d'après les caractères suivans :

Les mélanoses ramollies, et même la matière qui

____

(1) *Op. cit.*, pag. 28.

suinte par la pression de celles qui sont encore fermes, teignent la peau en noir; mais cette couleur tient peu et s'enlève très-facilement en lavant, caractère par lequel les mélanoses diffèrent beaucoup des glandes bronchiques; car la matière que l'on exprime de ces dernières tient tellement à la peau qu'elle y reste attachée pendant plusieurs jours si on la laisse sécher avant d'essayer de l'enlever. L'analyse chimique indique aussi des différences très - essentielles entre ces glandes et les mélanoses. Les glandes bronchiques contiennent, ainsi que l'a dit Fourcroy, une grande quantité de carbone et d'hydrogène, principes qui ne se rencontrent point dans les mélanoses : ces dernières sont presque entièrement composées d'albumine, et leur matière colorante est d'une nature particulière (1).

Les mélanoses, au reste, malgré leur ressemblance presque exacte avec une glande bronchique noire, sont évidemment une production morbifique et très-délétère; car elles produisent tous les effets locaux et généraux des autres cancers, lors-

---

(1) Mon ami M. Clarion, professeur à la Faculté de Médecine et à l'Ecole de Pharmacie de Paris, a fait, il y a quelques années, à ma prière, l'analyse de ce genre de productions morbifiques ; mais les notes qu'il en avait prises ayant été perdues, je ne puis donner ici que ce qu'il m'en a dit verbalement. M. le docteur Breschet a fait faire depuis une autre analyse de mélanoses trouvées en grande quantité dans plusieurs organes, et il a paru résulter de cet examen que les principes constituans des mélanoses ont beaucoup d'analogie avec ceux du sang.

qu'elles sont développées en certain nombre dans nos organes; et on les trouve souvent réunies à une ou plusieurs autres espèces de productions morbifiques dans les tumeurs cancéreuses composées.

Lorsque les mélanoses forment des masses un peu volumineuses, ou lorsqu'elles infiltrent le tissu pulmonaire assez fortement pour lui donner une couleur d'un noir foncé et une consistance égale à celle du foie, il est difficile de ne pas reconnaître cette espèce de production accidentelle; mais lorsqu'elle existe sous la forme d'infiltration commençante et est trop peu abondante pour durcir notablement le tissu du poumon, on peut difficilement la distinguer de la matière noire pulmonaire.

Nous avons déjà parlé plusieurs fois de cette dernière matière à laquelle les anatomistes ont fait peu d'attention, mais qui existe si communément dans les poumons, et dans ceux même des hommes les mieux portans, qu'il est difficile de ne pas la regarder comme naturelle. On la trouve plus ou moins abondamment dans les poumons de presque tous les adultes, et elle paraît devenir plus abondante à mesure que l'on avance en âge. Dans la première enfance, au contraire, on n'en aperçoit ordinairement aucune trace, et les poumons sont d'une couleur rose aussi pure que les poumons des bœufs et de plusieurs autres animaux. Peut-être la matière noire n'existe-t-elle que chez l'homme et les animaux carnivores; mais je me suis trop peu livré à l'anatomie comparée pour pouvoir rien assurer à cet égard. J'ai quelquefois soupçonné que cette matière noire pouvait provenir, au moins en partie, de la fumée des lampes et des corps combustibles dont nous nous servons pour nous chauffer et nous éclairer; car on rencontre quelques vieillards dont les poumons contiennent très-peu de matière noire, et dont les glandes bronchiques ne sont qu'incomplètement teintes de cette couleur, et il m'a semblé que j'ai fait surtout cette rencontre chez des villageois qui n'avaient jamais eu l'habitude de veiller. Cependant je dois avouer que la même chose se voit quelquefois chez d'autres sujets qui ont eu probablement cette habitude, et on en verra un exemple dans l'une des observations rapportées à la fin de ce chapitre.

Lorsque cette matière existe en petite quantité, elle donne seulement au poumon une teinte légèrement grise. A la surface du poumon, elle est disséminée sous la forme de petits points noirs qui, plus nombreux et plus rapprochés le long des intersections des lobules pulmonaires, y forment des stries, de petites taches ou des lignes ponctuées. Ces points, plus rapprochés encore çà et là, soit à la surface, soit dans l'intérieur du poumon, forment des taches plus ou moins nombreuses et étendues : quelquefois elles le sont assez pour donner une teinte noire à des portions très-grandes du poumon; mais elles n'altèrent en rien la souplesse et la perméabilité de son tissu; et c'est en quoi elles diffèrent de l'infiltration produite par la matière des mélanoses.

C'est surtout dans les glandes bronchiques que se trouve en grande abondance la matière noire pul-

monaire. On sait que chez l'adulte, et particulièrement chez les vieillards, ces glandes sont, comme
nous l'avons dit plus haut, souvent teintes en totalité d'un noir d'encre; et que, chez d'autres sujets, elles sont teintes en partie seulement de la
même couleur, qui semble alors avoir été appliquée irrégulièrement avec un pinceau. Un état
aussi commun ne peut être regardé comme une
disposition morbifique, d'autant qu'il existe chez
une foule de sujets qui n'ont jamais éprouvé ni
toux, ni dyspnée, ni aucun accident qu'on pût y
rapporter. Cette couleur des glandes bronchiques
paraît seulement être la cause de la couleur grise
du mucus bronchique qu'expectorent beaucoup
d'individus sains d'ailleurs, et des petits points
noirs qui se trouvent souvent dans cette matière
transparente.

Ce caractère du mucus bronchique établit encore
une différence entre la matière noire pulmonaire
et celle des mélanoses; car le développement de
cette dernière dans le poumon, même à un haut
degré, ne donne pas lieu à une expectoration
noire (1), si ce n'est au moment où la matière des
mélanoses, ramollie, s'évacue dans les bronches.

Le développement des tubercules dans le poumon et surtout la cicatrisation des excavations tuberculeuses, donnent souvent lieu, comme nous
l'avons dit, à une sécrétion plus abondante de la
matière noire pulmonaire. Quelquefois cette abon-

____

(1) *Recherches sur la Phthisie pulmonaire*, par M. Bayle,
obs. xx et xxi.

dance est telle que, jointe à l'état de compression
dans lequel se trouve le tissu pulmonaire par suite
du développement des tubercules et par celui des
cicatrices cartilagineuses et de la matière crétacée
qui les accompagne, il en résulte l'imperméabilité
à l'air de la partie affectée du poumon, et une flaccidité de son tissu jointe à une dureté bien marquée,
mais due plutôt au mélange des productions cartilagineuses et osseuses accidentelles qu'à la matière noire.
Cependant j'avoue que, dans les cas extrêmes de ce
genre, il est difficile de reconnaître si la couleur et
la densité de la partie affectée sont dues à l'infiltration de la matière noire pulmonaire ou à celle de
la matière des mélanoses; mais dans la plupart des
cas, cette distinction est facile à faire, et la règle
que l'on doit suivre à cet égard est la suivante :

On ne doit admettre l'existence des mélanoses
dans le tissu pulmonaire que lorsqu'on y rencontre
des masses de cette nature d'un certain volume et
déjà ramollies, ou au moins placées et configurées
de telle manière qu'on ne puisse nullement les
confondre avec les glandes bronchiques.

On ne doit admettre l'infiltration du tissu pulmonaire par la matière des mélanoses que lorsqu'elle est portée au point de donner à ce tissu une
densité égale à celle du foie et dure; mais lorsque
cette densité est flasque et que la dureté qui s'y
mêle est due à des points osseux ou cartilagineux,
on doit regarder la couleur noire comme produite
par la matière noire pulmonaire.

Pour rendre cette distinction plus facile, je joins
ici deux observations. La première est un exemple

de mélanoses développées dans les poumons et dans plusieurs autres parties du corps. Je la choisis parce qu'elle montre la maladie dans un grand degré de développement, et parce qu'elle n'a été recueillie ni par moi ni sous mes yeux : je l'ai extraite des registres d'observations des élèves des hôpitaux de Paris, pour l'année 1816, conservés dans les archives de l'Administration. La seconde observation est un exemple d'un des cas dans lesquels il est le plus difficile de distinguer des mélanoses la matière noire pulmonaire.

Obs. XXX. *Mélanoses développées dans un grand nombre d'organes* (1). Alexandrine Gautier, cuisinière, âgée de cinquante-neuf ans, d'une assez bonne constitution, entra à l'hôpital Saint-Louis le 27 août 1816, pour une affection qui s'était manifestée deux mois auparavant, à la suite de chagrins violens. La maladie avait débuté par une lassitude universelle, tellement forte que la malade ne pouvait se soutenir sur ses jambes ; elle éprouvait en même temps une sorte d'engourdissement dans presque tous les muscles, et, quelques jours après, elle fut obligée de s'aliter : bientôt elle perdit l'appétit et le sommeil : il survint une diarrhée accompagnée de vomissemens, et de petites tumeurs noires se développèrent dans l'épaisseur de la peau en diverses parties du corps.

Au moment de son entrée, elle était dans l'état

____

(1) Recueillie par M. Janin, élève interne à l'hôpital Saint-Louis.

suivant. Un grand nombre de tumeurs de la grosseur, de la forme et surtout de la couleur d'un grain de cassis, occupaient la partie antérieure du thorax, où quelques-uns des espaces qui existaient entre elles étaient remplis de petites taches ressemblant assez bien à des piqûres de puces. Ces tumeurs étaient tellement rapprochées sur les seins, qu'elles y formaient une large plaque. On en voyait aussi quelques-unes sur l'abdomen, et la plus large de celles-ci avait deux pouces de circonférence. Les bras et les cuisses en présentaient également, surtout à leur partie interne ; les avant-bras et les jambes n'en offraient pas. La malade était dans un état de faiblesse extrême, avait tout-à-fait perdu l'appétit et le sommeil, et vomissait le peu d'alimens qu'elle prenait ; la diarrhée continuait ; la respiration était difficile ; il y avait une toux fréquente ; le pouls était extrêmement mou, et disparaissait facilement sous les doigts.

Les jours suivans, ces symptômes continuèrent en augmentant progressivement d'intensité. Ils furent bientôt aggravés par un œdème général qui donnait à la peau une teinte blanche, luisante, sur laquelle ressortait encore davantage la couleur noire des tumeurs. La malade succomba le 25 septembre sans avoir éprouvé d'agonie.

Ouverture. — Les tumeurs dont la peau était parsemée offraient, à l'incision, une substance homogène, d'un noir plus ou moins foncé et d'une densité tantôt très-considérable, tantôt comme pulpeuse. Cette substance, toujours renfermée dans un kyste celluleux, nous parut être évidemment

celle qui a été décrite sous le nom de *mélanoses* (1).

Dans presque toutes les parties du tissu cellulaire
sous-cutané, on trouvait de ces mêmes tumeurs,
mais beaucoup moins aux membres qu'au tronc, et
surtout qu'au-dessous des parois abdominales : elles
étaient moins régulièrement arrondies et plus molles.
Le tissu cellulaire qui entoure les vaisseaux et les
glandes lymphatiques en était, pour ainsi dire,
surchargé ; elles y formaient, par leur agglomération,
des paquets de la grosseur du poing, qui enveloppaient les nerfs et les vaisseaux qui se rendent aux
extrémités. Les nerfs étaient encore sains ; mais les
vaisseaux se confondaient déjà avec les masses
noires, dont ils ne pouvaient être séparés sans rupture.

Dans le parenchyme même de la glande thy-
roïde, on trouvait également de pareilles tumeurs
parfaitement distinctes des lobules de la glande.

Les poumons, dont la couleur était rosée, présentaient quelques petites tumeurs de même nature ; mais vers leur base et autour des glandes
bronchiques, on en trouvait un grand nombre et
de beaucoup plus grosses : les glandes elles-mêmes
n'étaient pas noires. Dans l'épaisseur du médiastin
et au-dessous des plèvres costales, on voyait également des mélanoses dont le volume variait depuis
celui d'une aveline jusqu'à celui d'une noix.

Dans les épiploons et le mésentère, ces tumeurs

______

(1) *Bulletin de la Faculté de Médecine de Paris*, 1806,
n° 11.

étaient accumulées en grand nombre. Les duplicatures de ces membranes en étaient comme far-
cies : elles y étaient plus petites que partout ailleurs,
et les plus grosses n'avaient guère que le volume
d'un noyau de cerise. On en rencontrait encore autour de tous les organes renfermés dans l'abdomen, dont aucun n'était altéré, excepté le foie, qui
était graisseux, et la vésicule du fiel, qui contenait, dans l'épaisseur de ses parois, cinq à six des
mêmes tumeurs.

Le cœur et le cerveau étaient sains.

Les os n'étaient pas plus cassans que ceux des cadavres d'individus morts de maladies aiguës qui se
trouvaient dans l'amphithéâtre.

Obs. XXXI. *Cicatrices imparfaites dans les poumons, mêlées de productions cartilagineuses et
crétacées, avec accumulation de matière noire pulmonaire.* — Un homme de soixante ans entra à l'hôpital Necker le 29 octobre 1817, dans un état cachectique assez prononcé. Il avait une légère toux,
et expectorait des crachats gris, demi-transparens
et un peu filans, ce qui fit croire d'abord que ses
poumons pouvaient contenir des tubercules miliaires. Examiné à cette époque au moyen du cylindre, il offrit les phénomènes suivans : la contraction des ventricules était assez sonore et tout
aussi courte que celle des oreillettes. On sentait quelqu'impulsion à la région précordiale. Les battemens du cœur s'entendaient dans le dos assez bien à
gauche et un peu à droite. On porta en conséquence
le diagnostic suivant : *cœur assez volumineux, à*

cavités un peu dilatées, avec une légère hypertrophie de ses parois.

Le malade resta dans le même état jusqu'au 28 janvier 1818, époque à laquelle la toux parut augmenter un peu, et où la poitrine, percutée, parut ne pas résonner très-bien en avant et en haut à gauche. L'inspiration s'entendant aussi moins bien dans ce point que partout ailleurs, l'idée que cet homme était affecté de phthisie, et que ses poumons contenaient des tubercules miliaires, dut se réveiller, et on ajouta au diagnostic précédent : *tubercules commençans.*

Le 20 mars, la toux avait cessé depuis quelque temps ; la poitrine résonnait bien de toutes parts ; mais l'abdomen était météorisé, et il était survenu une légère tympanite. L'abdomen resta ainsi distendu pendant quelques jours sans que le malade y ressentît aucune douleur, et sans que la pression y en développât. Le 24 mars, on sentit assez évidemment de la fluctuation dans l'abdomen. Le malade n'éprouvait aucune douleur, et voyait seulement avec chagrin *son ventre enfler* de jour en jour. L'amaigrissement, déjà assez considérable, devint plus marqué encore ; les extrémités inférieures s'œdématièrent, et le malade mourut le 13 avril.

Ouverture. — Cadavre bien conformé ; muscles peu volumineux et légèrement infiltrés.

La plèvre droite contenait une pinte d'une sérosité fauve et limpide. Le poumon, libre dans presque toute son étendue, adhérait en un seul point, vers son sommet, à la plèvre costale par un faisceau de tissu cellulaire accidentel formant une membrane irrégulièrement plissée sur elle-même dans le sens de sa longueur, et dont la consistance très-forte se rapprochait par endroits, et surtout vers ses attaches, de celle du tissu fibreux. Ce faisceau, fixé par une extrémité à la plèvre costale, à la hauteur de la seconde côte, venait de l'autre se rendre à la partie antérieure externe du sommet du poumon. Au point même où il était implanté, la surface du poumon était fortement déprimée, et de cet enfoncement partaient sept ou huit sillons irréguliers et tortueux qui présentaient tout-à-fait l'aspect de cicatrices profondes venant se réunir à un centre commun. Les intervalles de ces sillons formaient des espèces de nodosités irrégulières.

La partie de la surface pulmonaire qui présentait cet aspect était à-peu-près de la grandeur d'une pièce de cinq francs; elle était déprimée et très-dure au toucher, et la partie voisine du bord antérieur du poumon, parfaitement crépitante et attirée en haut par le froncement de cette partie dure et déprimée, arrivait jusqu'au niveau du sommet du poumon. On sentait évidemment en cet endroit, dans l'épaisseur du lobe supérieur, une tumeur très-dure, irrégulière, ayant à-peu-près la grosseur d'un œuf de pigeon. Le lobe moyen et le lobe supérieur étaient intimement unis entre eux par un tissu cellulaire très-court et très-ferme.

Le poumon ayant été incisé dans le sens de sa longueur, on vit que la tumeur sentie extérieurement dépendait d'un endurcissement non circonscrit de son tissu. Le lobe supérieur, d'un quart moins volumineux que dans l'état naturel, était partout infiltré d'une telle quantité de matière noire, qu'à l'exception de son bord antérieur, qui était seulement grisâtre, les portions crépitantes même offraient une couleur aussi foncée que l'ardoise, et par endroits que l'encre la plus noire. Tout le centre et les parties postérieure et supérieure du lobe supérieur étaient compris dans l'endurcissement dont nous avons parlé. Cet endurcissement dépendait du développement d'une matière grise, demi-transparente, ayant la consistance et la texture des cartilages, et qui ne formait pas une masse pleine, car elle était presque partout irrégulièrement entre-mêlée de tissu pulmonaire flasque et très-noir. On y trouvait aussi par endroits de petites excavations entièrement remplies d'une matière terreuse blanche et humide, semblable à de la craie délayée dans un peu d'eau. La même matière était évidemment infiltrée, dans quelques points peu étendus, dans le tissu pulmonaire, et alors plus ou moins souillée par la matière noire. Les productions accidentelles et la grande quantité de matière noire infiltrée dans le tissu du poumon donnaient au lobe supérieur de cet organe un aspect assez semblable à celui d'un morceau de savon noir.

On trouvait aussi, dans les interstices que laissaient entre elles les masses de substance cartilagineuse, quelques petites excavations tout-à-fait vides et capables de contenir un grain de chenevis.

Plusieurs tuyaux bronchiques venaient aboutir à cette partie endurcie du poumon. Ils étaient remarquables par leur grand développement; un, entre autres, avait la grosseur d'une plume d'oie immédiatement avant de pénétrer dans la tumeur. En y entrant, il se rétrécissait tout-à-coup de manière à égaler seulement le diamètre d'une plume de corbeau ; et , après un trajet d'environ un demi-pouce dirigé vers le centre du froncement observé à l'extérieur du poumon , il se terminait tout-à-coup en cul-de-sac sans fournir aucune branche. La portion ainsi endurcie n'allait jusqu'à la surface du poumon que dans le point où existait la dépression extérieure ; partout ailleurs elle était entourée d'un tissu pulmonaire très-crépitant, quoique fortement imprégné de matière noire.

Les lobes moyen et inférieur du poumon étaient sains , mais un peu flasques et médiocrement crépitans. Ils étaient assez peu marbrés de matière noire tant intérieurement qu'extérieurement , surtout comparativement au lobe supérieur. Quelques tubercules miliaires d'un gris presque incolore, transparens et plus petits que des grains de millet, se trouvaient disséminés de loin en loin dans le tissu pulmonaire.

Le sommet du poumon gauche offrait le même aspect que celui du poumon droit, mais à un degré bien plus marqué. Il présentait un enfoncement de plusieurs lignes de profondeur et d'un pouce carré de surface, inégal et sillonné comme celui du poumon droit. Le bord postérieur du poumon, parfaitement crépitant, dépassait de plusieurs lignes le niveau de cet enfoncement, et se portant en avant, en recouvrait une petite partie. Le reste était presque entièrement recouvert par le bord antérieur du poumon, également crépitant, entraîné en haut et en arrière par suite du froncement de cette espèce de cicatrice, et se recourbant sur elle de manière à imiter le cimier d'un casque. Du centre de cette dépression partait un lien membraneux moins large que celui du poumon droit, mais plus long, plus épais, plus ferme et d'une consistance presque fibreuse : il allait adhérer à la plèvre costale vers la partie moyenne de la première côte. La surface de la portion déprimée présentait çà et là quelques petites plaques cartilagineuses et d'une couleur gris de perle due à leur transparence et à la couleur noire du tissu pulmonaire subjacent.

Cette dépression de la surface du poumon répondait également à un endurcissement de la substance pulmonaire qui occupait tout le sommet de l'organe, jusqu'à la hauteur du troisième espace intercostal. Cette partie endurcie présentait absolument le même aspect que du côté droit. On y trouvait seulement un peu plus de matière crétacée ou osséo-terreuse, et quelques petites ossifications de la grosseur d'un noyau de cerise, enchatonées dans la substance du poumon. Dans le reste de son étendue et autour même de l'endurcissement, le tissu pulmonaire était crépitant et seulement un peu infiltré d'une sérosité sanguinolente. On y remarquait aussi quelques tubercules miliaires, et un ou deux un peu plus gros déjà opaques et en partie ramollis. Les bronches, à leur entrée dans le poumon, étaient ossifiées.

Le péricarde adhérait au cœur, dans presque toute son étendue, au moyen d'un tissu cellulaire bien organisé et assez ferme, ayant une longueur de deux ou trois lignes à la face postérieure du cœur, où l'adhérence était interrompue par endroits ; mais très-court et très-serré sur la face antérieure, où l'adhérence était complète.

Le cœur avait un volume un peu supérieur à celui du poing du sujet. Son ventricule droit offrait une cavité très-vaste, et des parois médiocrement épaisses et très-flasques. Son ventricule gauche offrait également une cavité assez vaste, des parois minces et un peu flasques. La chair de ces deux cavités était peu vermeille, et sa couleur tirait un peu sur celle de feuille morte.

L'origine des gros vaisseaux et l'aorte pectorale étaient entourées d'un tissu cellulaire assez fortement infiltré de sérosité.

La cavité abdominale contenait une très-grande quantité de liquide d'un jaune verdâtre, assez limpide. Le péritoine offrait dans toute son étendue un aspect fort remarquable : il était d'une couleur grise sale, et parsemé d'une quantité innombrable de petits points rouges, gris ou noirs. Les points rouges, rassemblés par plaques de grandeur variable, présentaient tous les caractères d'une inflammation chronique. Les autres formaient sur la surface du péritoine de petites tumeurs dont quelques-unes avaient le volume d'un gros grain de chenevis, et paraissaient être de petits tubercules encore gris et demi-transparens. Ceux qui étaient noirs et opaques étaient évidemment formés par la matière des mélanoses. Ces deux sortes de granulations étaient plus répandues sur la partie du péritoine qui enveloppe le tube intestinal. La piqueture en rouge était plus marquée, au contraire, sur les mésentères et sur l'épiploon. Ce dernier était froncé sur lui-même, et formait une sorte de tumeur dure et irrégulière dans l'hypochondre gauche. Le péritoine semblait plus épais et beaucoup plus mou que dans l'état naturel : ce qui provenait d'une exsudation albumineuse molle et comme glutineuse, interposée entre les granulations, et formant une couche mince sur toute la surface de cette membrane.

La face convexe du foie était recouverte par une fausse membrane mince, jaunâtre, et si molle qu'elle offrait un aspect presque semblable à celui d'une couche de pus. La muqueuse de l'estomac présentait quelques piquetures d'un rouge assez foncé. Les intestins étaient distendus par des gaz, et contenaient des matières extrêmement liquides et jaunes. Dans quelques endroits des intestins grêles, la couleur des matières fécales avait transsudé à travers les parois du tube intestinal, dans une étendue assez grande.

La rate était fort petite et saine. Le foie, très-petit aussi, était d'une couleur plus pâle que dans l'état naturel.

Les muscles abdominaux étaient infiltrés de sérosité.

Dans la première de ces observations, il ne peut exister aucun doute sur la nature des tumeurs noires observées dans le poumon. La co-existence de tumeurs semblables dans diverses parties du corps, et l'absence de la couleur noire dans les glandes bronchiques elles-mêmes, lèvent à cet égard toute espèce de difficulté. Mais dans la seconde observation, au contraire, plusieurs circonstances se réunissent pour qu'il soit difficile de décider si la couleur noire de la portion endurcie du poumon dépendait de l'accumulation de la matière noire pulmonaire ou de l'infiltration de la matière des mélanoses.

On peut dire, en faveur de la première opinion, que le développement des productions fibreuses, cartilagineuses, osséo-pétrées et crétacées, dans le poumon, ainsi que les enfoncemens en forme de cicatrices observés à la surface de cet organe, annoncent la préexistence de tubercules, qui, après s'être excavés, ont été remplacés par des cicatrices cartilagineuses dont le propre est, comme nous l'avons vu, de déterminer autour d'elles une sécrétion considérable de matière noire pulmonaire. Quelques tubercules crus restés encore dans les poumons, et une péritonite tuberculeuse servent en quelque sorte de témoins de l'existence antérieure de l'excavation tuberculeuse ; et, d'un autre côté, on peut remarquer que l'endurcissement du tissu pulmonaire autour des cicatrices et entre elles était dû principalement aux productions osséo-terreuses ou crétacées ; car, dans les points où il n'y en avait pas, le tissu pulmonaire, quoique fortement noirci et privé d'air, était simplement flasque et non pas durci.

On peut dire, en faveur de la seconde opinion, qu'il y avait quelques mélanoses mêlées aux tubercules développés sur le péritoine, et que, par conséquent, la couleur noire du tissu pulmonaire pouvait bien être due à l'infiltration de la même matière. Je crois que les motifs qui appuient la première opinion sont beaucoup plus forts que ceux dont pourrait s'étayer la seconde. Cependant j'avoue que le cas est un peu douteux de sa nature; mais il est très-rare de trouver des cas où le doute puisse être aussi bien fondé que dans celui que je viens de rapporter; et il n'en reste pas moins constant que, quoique difficile à distinguer de la matière noire du poumon, dans quelques cas particuliers, les mélanoses ne sont pas moins des productions tout-à-fait différentes de cette matière.

D'après plusieurs des observations contenues dans son ouvrage, Bayle paraît n'avoir pas toujours bien distingué ces deux matières. Il a fait une espèce particulière de phthisie des cas dans lesquels on rencontre dans le poumon des mélanoses en masses distinctes, ou l'infiltration du tissu pulmonaire par la même matière morbifique, et il me paraît évidemment avoir confondu avec ce dernier cas celui où il y a simplement accumulation de matière noire pulmonaire.

La classification des mélanoses parmi les espèces de la phthisie me paraît aussi mal fondée sous le rapport pratique que sous celui de l'anatomie pathologique. En effet, au lieu de l'amaigrissement progressif et de la fièvre hectique, qui sont les symptômes les plus constans des tubercules développés dans le poumon, les mélanoses ont pour effets principaux la tendance à la cachexie et à l'anasarque, et le plus souvent elles donnent la mort avant d'avoir déterminé un amaigrissement bien notable.

Si l'on se déterminait à classer les maladies d'après d'aussi faibles analogies, il faudrait également ranger parmi les espèces de phthisie, les pleurésies, péripneumonies et catarrhes chroniques, plusieurs espèces de maladies du cœur, ou plutôt toutes les maladies qui peuvent quelquefois produire de la dyspnée et de l'amaigrissement.

On trouve dans les recueils des observateurs très-peu de cas que l'on puisse rapporter aux mélanoses; cela prouve sans doute la rareté de cette espèce de production accidentelle, car ses caractères sont si tranchés, surtout hors des poumons, qu'il est impossible de la confondre avec aucune autre.

Haller est l'auteur dans lequel on trouve les faits les plus reconnaissables à cet égard. « J'ai vu, dit-il (1), une horrible espèce de phthisie pulmo-
» naire. Un homme avait un des poumons rempli
» non pas de pus, mais d'une matière noire comme
» de l'encre. J'ai trouvé depuis, chez un autre su-
» jet, une matière semblable dans la cavité de la
» poitrine. »

Quelque abrégées que soient ces observations, on ne peut guère méconnaître dans la première l'infiltration du tissu pulmonaire par la matière des mélanoses portée jusqu'au ramollissement; et dans la seconde, une sécrétion de même nature dans la plèvre.

---

(1) *Opusc. pathol.*, obs. XVII.

CHAPITRE VI.

DES ENCÉPHALOÏDES DU POUMON.

Cette espèce de production accidentelle, qui a été décrite pour la première fois dans le Dictionnaire des Sciences médicales (1), est encore une de celles que l'on a confondues sous les noms de *squirrhes* et de *cancers*, et c'est même une des plus communes. J'ai cru devoir lui donner ce nom à raison de la ressemblance frappante qu'elle présente avec la substance du cerveau. C'est la seule espèce de cancer que Bayle et moi ayons trouvée dans le poumon.

Bayle a encore fait de cette maladie une espèce de phthisie, sous le nom de *phthisie cancéreuse*. Je ne répéterai pas ici les raisons qui me portent à rejeter cette espèce ; elles sont à-peu-près les mêmes que celles que j'ai données en parlant de la *phthisie avec mélanoses* du même auteur. Je puis ajouter que, dans tous les cas dans lesquels j'ai trouvé des encéphaloïdes dans le poumon, la mort est arrivée par suffocation ou par une autre affection avant l'époque où ces productions auraient probablement pu produire la mort par suite de consomption. Les observations particulières de cancers du poumon sans complication de tubercules, contenues dans l'ouvrage de Bayle, et la description générale même qu'il donne de cette affec-

----

(1) Art. *Encéphaloïdes.*

tion, se rapportent également à ce que nous venons de dire.

La matière cérébriforme peut exister sous trois formes différentes : elle est enkystée, rassemblée en masses irrégulières et sans kyste, ou infiltrée dans le tissu de l'organe. Quel que soit celui de ces trois états sous lequel la matière cérébriforme existe, elle présente dans son développement trois périodes distinctes : celle de sa formation ou de *crudité* (1); celle de son état, dans lequel surtout elle offre la ressemblance avec le tissu cérébral, qui la caractérise spécialement; et celle de son ramollissement.

Je vais exposer d'abord les caractères qu'elle présente au point de son entier développement. Cette époque est celle où les trois sortes d'encéphaloïdes que nous venons d'indiquer ont le plus de ressemblance entre elles : avant et après ce temps elles présentent souvent des caractères très-variés.

La matière cérébriforme, parvenue à son entier développement, est homogène, d'un blanc laiteux, à-peu-près semblable à la substance médullaire du cerveau ; elle offre ordinairement, par endroits, une légère teinte rosée ; coupée par tranches minces, elle a une légère demi-transparence; elle est opaque quand on en examine une masse un peu épaisse. Sa consistance est analogue à celle du cerveau humain; mais son tissu est or-

----

(1) Voy. *Dictionn. des Scienc. médic.,* au mot *Anatomie pathologique.*

dinairement moins liant; il se rompt et s'écrase plus facilement entre les doigts. Suivant que cette matière morbifique est plus ou moins ramollie, elle présente une ressemblance plus exacte avec telle partie du cerveau qu'avec telle autre. Le plus souvent elle offre l'aspect et la consistance de la substance médullaire d'un cerveau un peu mou, comme celui d'un enfant (1). Lorsque la matière cérébriforme est réunie en masses plus ou moins volumineuses, ces masses présentent ordinairement un assez grand nombre de vaisseaux sanguins, dont les troncs parcourent leur superficie et s'enfoncent dans leurs scissures, tandis que leurs ramifications pénètrent le tissu même de la matière morbifique. Les tuniques de ces vaisseaux sont très-minces et peu consistantes : aussi sont-elles fort sujettes à se rompre. Le sang qui s'extravase alors forme des caillots, souvent assez volumineux, au milieu de la matière cérébriforme, qui, dans ces cas, retrace quelquefois d'une manière frappante les lésions que l'on observe dans le cerveau d'un homme mort d'apoplexie sanguine.

Ces épanchemens peuvent quelquefois être très-considérables, et envahir la totalité de la masse cérébriforme, dont quelques points restés intacts indiquent seuls alors la nature. Cet accident sur-

____

(1) C'est sans doute cette ressemblance qui a fait donner par les médecins anglais le nom de *medullary tumor* à cette espèce de productions qu'ils avaient aussi distinguée des autres productions accidentelles, à une époque où il n'existait aucune communication entre eux et la France.

venu dans les tumeurs cancéreuses placées à la surface du corps me paraît avoir donné lieu à la dénomination de *fongus hœmatodes* par laquelle quelques chirurgiens modernes ont désigné des cancers qui, après s'être ulcérés, présentent une surface boursoufflée et répandent une grande quantité de sang ; mais il me paraît également qu'ils ont confondu sous le même nom des tumeurs d'espèces différentes, particulièrement celles que l'on nomme communément *variqueuses*, et qui consistent dans le développement d'un tissu accidentel fort analogue à celui des corps caverneux de la verge.

Je n'ai pas aperçu de vaisseaux lymphatiques dans les tumeurs formées par la matière cérébriforme ; mais il est probable que le système de la circulation y est complet, car j'ai vu ces tumeurs fortement teintes en jaune chez des sujets affectés d'ictère.

La matière cérébriforme ne reste pas long-temps dans l'état que je viens de décrire ; elle tend sans cesse à se ramollir, et bientôt sa consistance égale à peine celle d'une bouillie un peu épaisse. Alors commence la troisième période : bientôt les progrès du ramollissement deviennent plus prompts et la matière cérébriforme arrive peu à peu à un état de liquidité semblable à celle d'un pus épais ; mais elle conserve toujours sa teinte blanchâtre ou d'un blanc rosé. Quelquefois, à cette époque du ramollissement, ou même un peu avant, le sang extravasé des vaisseaux qui parcourent la masse cérébriforme se mêle à cette matière, et lui donne une couleur d'un rouge noir et un aspect semblable à celui des caillots de sang pur. Bientôt le sang ainsi extravasé se décompose ; la fibrine se concrète, et se combine, ainsi que la partie colorante, avec la matière cérébriforme, tandis que la partie séreuse est absorbée. Cette matière cérébriforme ainsi mêlée de sang n'a plus aucune ressemblance avec la substance cérébrale ; elle présente une couleur rougeâtre ou noirâtre, et une consistance analogue à celle d'une pâte un peu sèche et friable. Quelquefois le mélange est si intime que l'on pourrait être tenté de regarder les masses cérébriformes ainsi infiltrées de sang comme des matières morbifiques d'une espèce particulière ; mais ordinairement quelques portions de la tumeur exemptes de l'infiltration sanguine indiquent, comme je l'ai dit, sa nature. Dans d'autres cas, il existe en même temps, chez le sujet qui offre une tumeur ainsi altérée, d'autres masses de matière cérébriforme pure ; de sorte qu'il est rare qu'avec un peu d'habitude on ne reconnaisse pas, au premier coup-d'œil, l'espèce d'altération de la matière cérébriforme que nous venons de décrire.

Tels sont les caractères que présente la matière cérébriforme dans les deux dernières périodes de son développement. Ces caractères étant absolument les mêmes dans les trois variétés ci-dessus, je vais maintenant décrire ceux que chacune de ces variétés présente dans sa première période.

1re SORTE. *Masses cérébriformes enkystées.* — La grosseur des masses cérébriformes enkystées est très-variable. J'en ai vu d'aussi petites qu'une aveline et de plus volumineuses qu'une pomme de moyenne grosseur. J'en ai trouvé de ce volume dans le poumon.

Les kystes dans lesquels elles sont contenues ont des parois assez égales et dont l'épaisseur n'est guère de plus d'une demi-ligne; leur couleur est d'un blanc grisâtre, argenté ou laiteux; ils ont une demi-transparence plus ou moins marquée suivant leur épaisseur. Leur texture ressemble absolument à celle des cartilages, et n'a le plus souvent rien de fibreux; mais elle est beaucoup plus molle et ne se rompt pas comme ces derniers lorsqu'on les plie. On doit par conséquent ranger ces kystes parmi les cartilages imparfaits (1).

La matière cérébriforme contenue dans ces kystes n'y adhère pas tellement qu'on ne puisse l'en détacher avec assez de facilité. Elle est ordinairement séparée en plusieurs lobes par un tissu cellulaire très-fin, et qui, sous ce rapport, pourrait être comparé à la pie-mère, à laquelle il ressemblerait encore beaucoup par le grand nombre de vaisseaux sanguins qui le parcourent. Ces vaisseaux, dont les parois sont, comme nous l'avons dit, très-minces eu égard à leur volume, pénètrent dans l'intérieur de la matière cérébriforme même, et s'y divisent en ramuscules déliés qui lui donnent l'aspect rosé ou légèrement violacé qu'elle offre par endroits. Ce sont eux qui forment, en se rompant, les caillots de sang dont il a été parlé. Quel-

---

(1) Voy. *Dictionn. des Sciences médicales,* art. *Cartilages accidentels.*

quefois les troncs situés dans les intervalles des lobes de la tumeur se rompent eux-mêmes, le sang qu'ils contiennent s'épanche dans le tissu cellulaire délié qui les accompagne, et lui donne, en le refoulant et le détachant de la tumeur, la forme d'une membrane.

C'est principalement dans leur première période, ou période de crudité, que les tumeurs cérébriformes enkystées présentent des lobes très-marqués. Ces lobes sont surtout prononcés à la surface extérieure de la tumeur, où leurs divisions représentent quelquefois assez bien les circonvolutions du cerveau. La membrane du kyste ne s'insinue pas dans leurs interstices, qui sont, en général, très-étroits. Elle ne laisse pas même paraître à l'extérieur les bosselures que forment ces lobes réunis et rapprochés les uns des autres.

Dans cette même période, la matière cérébriforme, d'une fermeté assez grande, et souvent même supérieure à celle de la couenne du lard, coupée en tranches minces, offre une légère demi-transparence; sa couleur est d'un blanc terne, gris de perle ou même jaunâtre. Si on incise en deux parties une tumeur cérébriforme à cette époque de son développement, son tissu paraît subdivisé en lobules beaucoup plus petits que ceux que l'on voit à sa surface extérieure. Ces lobules, intimement appliqués les uns aux autres, ne laissent aucun intervalle entre eux. Leurs divisions sont seulement indiquées par des lignes rougeâtres, traces du tissu cellulaire injecté de petits vaisseaux qui les sépare. Ces lignes s'entre-croisent rarement ; elles se suivent plutôt en traçant des espèces de volutes et d'autres courbes irrégulières.

Lorsque les tumeurs cérébriformes enkystées ont passé à leur second état, ou à celui dans lequel elles présentent la plus grande analogie avec le tissu du cerveau, leur texture devient plus homogène ; on n'y voit plus de traces des lobules que l'on y distinguait dans le premier état ; mais les divisions des grands lobes sont toujours très-marquées, surtout à la surface des tumeurs. Les vaisseaux qui se trouvent dans les scissures que laissent entre eux ces lobes, et dans le tissu cellulaire ténu qui revêt la tumeur, sont beaucoup plus développés que dans le premier état : ce n'est que dans cette période, ou même à l'époque où elle approche de la troisième, que les épanchemens sanguins ont lieu.

La troisième période commence, ainsi que nous l'avons dit plus haut, quand la matière cérébriforme a acquis une consistance analogue à celle de la bouillie ou d'un cerveau extrêmement humide et ramolli par un commencement de putréfaction. Dans cet état elle présente encore souvent beaucoup d'analogie avec la substance cérébrale. Je n'ai pas observé que les tumeurs cérébriformes enkystées ou non enkystées se ramollissent beaucoup davantage, et que la matière qu'elles contiennent soit absorbée ou évacuée de manière à laisser à leur place un kyste vide ou une excavation, comme il arrive pour les tubercules ; et par conséquent il n'est pas probable que, dans aucun cas, on puisse trouver la pectoriloquie par suite d'un cancer cérébriforme du poumon.

Je n'ai rencontré, jusqu'à présent, de tumeurs cérébriformes enkystées que dans les poumons, dans le foie et dans le tissu cellulaire du médiastin.

2° Sorte. *Masses cérébriformes non enkystées.* — On rencontre très-souvent les encéphaloïdes sous cette forme. Le volume des masses cérébriformes non enkystées est extrêmement variable : j'en ai vu d'aussi grosses que la tête d'un fœtus à terme, et d'aussi petites qu'un grain de chenevis. Leur forme, ordinairement sphéroïde, est quelquefois aplatie, ovoïde, ou tout-à-fait irrégulière ; leur surface extérieure, divisée en lobes que séparent des scissures plus ou moins profondes, est cependant moins régulièrement bosselée que celle des tumeurs enkystées de même nature ; leur structure intérieure est d'ailleurs absolument la même dans les deux dernières périodes ; la membrane cellulaire qui les enveloppe est plus ou moins marquée, suivant qu'elles sont placées dans un tissu cellulaire lâche, ou dans la substance d'un organe dont la texture est serrée : dans le dernier cas, la membrane dont il s'agit est beaucoup plus mince et moins prononcée.

Dans leur premier état, ou dans leur période de crudité, les masses cérébriformes non enkystées présentent un tissu plus demi-transparent que par la suite, presque incolore, et offrant d'une manière très-légère *un œil bleuâtre ;* il est assez dur et divisé en lobules nombreux ; son aspect est alors gras et assez semblable à celui du lard. Mais dans cet état même, la matière cérébriforme ne graisse pas le scalpel, et elle se coagule par l'action de la chaleur sans donner un atôme de graisse. Quelquefois aussi elle présente un aspect plutôt humide que gras, ce qui me paraît avoir lieu lorsque les tumeurs cérébriformes commencent déjà à passer à leur second état. Ce passage se fait de la manière suivante : le tissu de la tumeur devient plus opaque, plus mou ; il blanchit ; la plupart des intersections qui indiquaient sa division en lobules s'effacent ; les parties voisines des grandes intersections où se trouvent les gros vaisseaux de la tumeur sont celles qui conservent le plus long-temps leur texture primitive. J'ai trouvé en ces endroits des portions encore dures et *lardacées* dans des tumeurs déjà passées à leur troisième période.

Toutes les observations que j'ai pu faire jusqu'à présent me portent à croire que les tumeurs cérébriformes enkystées ne diffèrent pas, dans leur première période et dans leur mode de développement, de celles qui viennent d'être décrites.

Les tumeurs cérébriformes non enkystées peuvent se développer dans toutes les parties du corps humain ; mais c'est surtout dans le tissu cellulaire lâche et abondant des membres et des grandes cavités que l'on en rencontre plus communément. J'en ai trouvé dans le tissu cellulaire de l'avant-bras, de la cuisse, du cou et du médiastin ; on en rencontre plus souvent encore au milieu du tissu cellulaire qui entoure les reins et la partie antérieure de la colonne vertébrale, dans l'abdomen ; et assez ordinairement les tumeurs cérébriformes situées dans ces parties acquièrent un volume énorme.

Quoiqu'on trouve aussi assez fréquemment des tumeurs cérébriformes dans les organes intérieurs, elles y sont cependant plus rares que dans le tissu cellulaire.

3ᵉ Sorte. *Infiltration des organes par la matière cérébriforme.* — Je n'ai jamais trouvé l'infiltration cérébriforme dans les poumons : c'est pourquoi je ne la décrirai point ici. Je me contenterai de dire qu'on la distingue des encéphaloïdes non enkystées en ce qu'elle forme des masses non circonscrites, et dans lesquelles la matière cérébriforme se montre d'autant plus voisine de l'état de crudité, qu'on l'examine plus loin du centre de ces masses. Elle présente en outre un aspect très-varié par son mélange en diverses proportions avec les différens tissus organiques dans lesquels elle se développe.

Pendant la plus grande partie de l'existence des encéphaloïdes, il n'y a pas de fièvre sensible ; et, dans beaucoup de cas même, la mort arrive sans que le pouls du malade ait jamais présenté d'altération notable. Quand il existe un mouvement fébrile bien marqué, il paraît ordinairement dû à des circonstances accidentelles, plutôt qu'au développement des encéphaloïdes en lui-même. Ainsi, lorsque ces tumeurs, à raison de leur position, gênent des organes essentiels, ou occasionent une inflammation locale plus ou moins étendue ; lorsque l'irritation produite par leur présence détermine un flux abondant d'un liquide quelconque, la fièvre se développe assez souvent, et peut même devenir continue et très-forte. Mais ce n'est guère qu'aux approches de la mort que l'on voit paraître la fièvre, sans qu'on puisse l'attribuer à autre chose qu'à l'action délétère de la matière morbifique sur l'économie animale.

Les encéphaloïdes peuvent exister pendant long-temps sans produire un amaigrissement notable. Mais ce symptôme est constant vers l'époque de la terminaison de la maladie, et il marche alors d'une manière très-rapide. Les seuls cas où la mort arrive sans qu'il y ait eu d'amaigrissement sont ceux où elle est déterminée par la situation même des tumeurs morbifiques, et par la pression qu'elles exercent sur des organes essentiels, comme le cerveau ou le poumon. Les cas, au contraire, où l'amaigrissement commence de bonne heure et presque dès l'origine de la maladie sont ceux où la matière morbifique, à raison du lieu où elle s'est développée, occasione un flux colliquatif, propre par lui-même à causer l'amaigrissement, comme il arrive dans les squirrhes de la matrice.

L'hydropisie n'est point un effet nécessaire du développement de la matière morbifique dont il s'agit; mais elle survient cependant assez fréquemment aux approches de la mort, surtout lorsque la matière cérébriforme s'est développée dans le foie ou dans la matrice.

De ce qui précède, comparé à ce qui a été dit plus haut (p. 53o), il résulte que le cylindre doit indiquer l'existence des encéphaloïdes du poumon lorsqu'elles forment des masses volumineuses, ce qui est assez ordinaire à cette espèce de production accidentelle. L'ouvrage de Bayle contient une observation de ce genre que je lui avais communiquée (1) : je n'en donnerai point ici d'autres, parce que les encéphaloïdes sont très-faciles à distinguer de toute autre espèce de cancer.

CHAPITRE VII.

AFFECTIONS DES VAISSEAUX ET DES NERFS DU POUMON.

Les altérations organiques des vaisseaux du poumon sont extrêmement rares. La texture molle et élastique des rameaux de l'artère pulmonaire est sans doute ce qui les préserve de l'anévrysme ; je n'y ai jamais trouvé d'ossification, et je n'en connais aucun exemple. Il en est de même des artères bronchiques, qui, par leur petit diamètre, paraissent d'ailleurs à l'abri de l'une et l'autre lésion.

Les veines pulmonaires sont également peu sujettes à des lésions organiques au moins notables ; je ne les ai jamais rencontrées dans l'état variqueux observé par Riolan (2) et par deux ou trois autres observateurs.

La seule lésion organique que j'aie rencontrée dans les veines pulmonaires, et cela très-rarement, est un infarctus produit par la concrétion du sang,

---

(1) *Recherches sur la Phthisie, etc.*, obs. XXXVI.

(2) *Sepulchretum*, tom. II, sect. III, obs. VII. — CALDANI, *Memorie di Fisica della Societa ital. in Modena*, tom. XII, part. secund. — HARLES, cité par PLOUCQUET.

et dont je parlerai en traitant des maladies des organes de la circulation.

Nous avons déjà remarqué que les vaisseaux de différens ordres qui parcourent le poumon, et particulièrement les vaisseaux sanguins, sont souvent comprimés et entièrement aplatis au voisinage et dans les interstices des masses tuberculeuses. Cette remarque doit s'étendre à tous les engorgemens pulmonaires, quelle qu'en soit la nature. Dans la péripneumonie arrivée au degré d'hépatisation, dans l'engorgement hémoptoïque même, lorsqu'il est devenu tout-à-fait dur, en quelque sens que l'on incise la partie engorgée, on n'y aperçoit qu'un très-petit nombre de vaisseaux sanguins, et quelquefois même on ne voit à la surface d'incisions étendues de plusieurs pouces carrés aucun vaisseau béant. Les injections faites dans l'artère ou les veines pulmonaires ne pénètrent que très-incomplètement dans les parties hépatisées, et un peu seulement dans les plus gros troncs, ainsi que l'a remarqué M. Cruveilhier. Nous avons vu que la compression des vaisseaux produite par l'infarctus tuberculeux du poumon amenait souvent l'oblitération complète, ou la destruction des artères et des veines comprises dans les masses tuberculeuses ou dans les parois des excavations qui leur succèdent. Il doit en être de même à la suite de la péripneumonie chronique, et particulièrement de celle qui succède aux eschares gangréneuses du poumon. L'oblitération du plus grand nombre des vaisseaux pulmonaires est évidente dans ce cas, et nous avons remarqué que la sécheresse ou le défaut d'humidité du tissu engorgé était un des caractères essentiels de cette altération organique.

Les vaisseaux sanguins pulmonaires sont aussi plus ou moins complètement comprimés et aplatis toutes les fois que le poumon est fortement refoulé vers la colonne vertébrale par un épanchement pleurétique ; mais dans ce cas, de même que dans celui de péripneumonie aiguë ou d'infarctus hémoptoïque de même nature, lorsque la cause de compression a cessé, le sang pénètre de nouveau dans les vaisseaux comprimés dont les parois n'ont pas eu le temps de s'agglutiner entre elles, et la circulation se rétablit.

La connaissance de cet état de compression des vaisseaux pulmonaires, dans tous les cas où il existe un engorgement quelconque du poumon, doit encourager à pratiquer avec plus de hardiesse qu'on ne le fait communément l'opération de l'empyème. On sait que plusieurs fois d'habiles chirurgiens, après avoir incisé les muscles intercostaux, n'ont osé pénétrer plus loin, arrêtés par un corps dense qui le plus souvent n'était qu'une fausse membrane épaisse qu'ils ont craint d'inciser de peur que ce ne fût le poumon lui-même. Un pareil doute ne peut plus avoir lieu aujourd'hui que dans quelques circonstances très-rares, comme nous le montrerons en traitant des signes de la pleurésie. Mais à part même ces signes, on peut être assuré que dans tous les cas où le bruit respiratoire et la résonnance thoracique manquent tout-à-fait, et depuis un certain temps, dans un des côtés de la poitrine, il n'y a aucun inconvénient grave à redouter d'une ponction explorative ; car lorsque ces deux signes existent, on a nécessairement affaire ou à un épanchement pleurétique, ou à un engorgement chronique du poumon ; et dans ce dernier cas même, il n'y a pas d'hémorrhagie dangereuse à craindre, à raison de la compression des vaisseaux pulmonaires.

ARTICLE II.

Affections des Nerfs du poumon.

Quoique le poumon reçoive un grand nombre de filets nerveux du pneumo-gastrique, la sensibilité de relation y est très-peu développée, même dans l'état pathologique. Dans la péripneumonie la plus aiguë, dans l'engorgement hémoptoïque, la douleur est obtuse et souvent nulle, à moins que la plèvre ne soit en même temps enflammée. Nous avons vu que les phthisiques et les sujets affectés de catarrhes sentent bien rarement le point de départ des crachats.

Mais, d'un autre côté, il n'est pas rare de trouver des sujets qui, sans présenter aucun signe physique ou autre d'une maladie organique quelconque du poumon, et souvent avec une santé florissante d'ailleurs, éprouvent dans l'intérieur de la poitrine des douleurs vives, quelquefois même très-aiguës, passagères ou de longue durée, intermittentes ou continues. La douleur est tantôt bornée à un point, tantôt étendue, tantôt fixe, tantôt mobile ; quelquefois elle se répand par momens sur les parois de la poitrine et les parties environnantes en suivant le trajet des nerfs intercostaux, des nerfs thoraciques antérieurs, du plexus brachial et des diverses branches qui en naissent. Assez souvent ces douleurs se fixent profondément entre la colonne épinière et l'omoplate, et s'irradient de manière à faire croire qu'elles ont leur siége dans le grand sympathique. J'ai été consulté par des personnes qui éprouvaient de semblables douleurs depuis plusieurs années. J'ai vu, dans des cas où elles étaient récentes, des médecins, qui ne manquaient pas d'ailleurs d'instruction, en concevoir trop d'inquiétude, craindre le développement d'une péripneumonie ou de tubercules pulmonaires, et fatiguer leurs malades par des saignées qui les affaiblissaient plus qu'elles ne les soulageaient.

Il me semble qu'aux caractères de ces douleurs, on ne peut guère méconnaître des névralgies, affections dont le siége est bien certainement dans les nerfs, puisqu'elles en suivent le trajet, mais dont l'anatomie pathologique ne nous a point encore révélé la nature, puisque l'autopsie a donné jusqu'ici des résultats variables. Souvent l'on n'a trouvé aucune lésion notable du nerf affecté; quelquefois on l'a trouvé atrophié, d'autres fois plus volumineux que dans l'état naturel. Dans quelques cas rares on a vu le névrilème rougi par l'injection de ses vaisseaux; on l'a trouvé entouré d'une matière gélatiniforme transparente, sans aucun caractère d'inflammation; et enfin quelquefois, mais très-rarement, on l'a vu infiltré de pus. Des lésions aussi variables doivent, ce me semble, faire soupçonner qu'elles sont dues à l'affection douloureuse qui constitue la névralgie, loin d'en être la cause.

Les moyens qui m'ont le mieux réussi contre les affections douloureuses de la poitrine que je viens de décrire sont diverses préparations mercurielles, et particulièrement les frictions faites sur une partie quelconque du corps, que l'on varie à chaque fois, avec le sublimé corrosif (deuto-chlorure de mercure) à la dose de quatre à neuf grains incorporés dans un demi-gros d'axonge, et faites tous les deux jours, en continuant quelquefois plusieurs mois de suite. Lorsqu'il y a lieu de craindre l'action trop irritante du sublimé sur les organes de la digestion ou de la respiration, je lui substitue le calomel (proto-chlorure de mercure) à la même dose.

J'ai tenté aussi quelquefois l'usage des balsamiques, et particulièrement le baume de Copahu et la térébenthine aromatisés avec le baume de Tolu, d'après les observations qui prouvent que ces médicamens employés à une dose un peu forte sont utiles dans d'autres névralgies, et particulièrement dans la goutte sciatique. Ce moyen a l'inconvénient de purger avec une sorte d'angoisse, et les malades s'en dégoûtent promptement, s'ils n'en éprouvent pas sur-le-champ du soulagement.

Lorsque la névralgie pulmonaire est fixe, j'ai souvent réussi à la calmer ou au moins à la modérer par l'application long-temps continuée de deux plaques aimantées disposées de manière à ce que le courant magnétique existe entre elles, et traverse la partie affectée. Je reviendrai sur ce moyen en traitant de l'*angina pectoris*. Quand la douleur se jette sur les nerfs intercostaux, et plus encore quand elle envahit les rameaux qui, nés des plexus brachial et cervical, vont se répandre à la face antérieure de la poitrine, l'application d'un vésicatoire, dont on entretient longuement la suppuration, au-dessous du sein ou sur la partie inférieure du sternum, m'a souvent paru utile.

On ne doit pas confondre les douleurs névralgiques dont nous venons de parler avec d'autres douleurs dont le caractère est évidemment sympathique : telles sont les douleurs du dos si communes chez les femmes délicates attaquées de leucorrhée, et qui souvent leur font croire qu'elles deviennent phthisiques ; telles sont encore les sensations de douleur âcre, brûlante, et quelquefois aiguë, que déterminent dans divers points de la poitrine des digestions pénibles, l'ingestion de certains alimens nuisibles pour l'individu qui les a pris, ou le développement d'une grande quantité de gaz dans les diverses parties du canal intestinal. On peut encore ranger dans la même catégorie les sensations d'âpreté, d'une chaleur brûlante ou d'un poids incommode sous le sternum, qui ont lieu dans certains catarrhes.

CHAPITRE VIII.

DES AFFECTIONS NERVEUSES DU POUMON.

ARTICLE PREMIER.

Des Dyspnées nerveuses.

Corvisart a remarqué avec raison que les anciens confondaient sous le nom d'*asthme*, et regardaient à tort comme des affections nerveuses des dyspnées dues à diverses affections organiques. Les dyspnées produites par les maladies organiques du cœur et des gros vaisseaux avaient surtout fixé son attention. Nous avons fait remarquer nous-même que la cause la plus commune de la dyspnée portée au degré qui caractérise l'asthme, est un catarrhe sec latent ou manifeste, et l'emphysème du poumon qui en est la suite.

L'œdème pulmonaire peut quelquefois, mais rarement, avoir une marche assez chronique pour que ses symptômes présentent le même caractère.

Les épanchemens thoraciques peuvent à peine être comptés au nombre des causes qui peuvent produire l'asthme ; ou au moins la dyspnée, souvent extrême, qui en résulte ne pourrait être confondue avec l'asthme spasmodique des pathologistes que par un observateur aussi peu attentif que peu éclairé ; car, outre les signes physiques de l'épanchement, la marche de la maladie, qui commence d'une manière plus ou moins brusque et dure au plus quelques mois, n'a presque rien de commun avec le développement insensible et la longue chronicité des asthmes nerveux.

On peut regarder encore souvent comme due à un trouble organique l'anhélation qui accompagne souvent les attaques d'apoplexie, d'épilepsie, d'hystérie et de syncope ; car, dans la plupart de ces cas, il est évident que le trouble de la circulation est la cause de celui de la respiration, et que ce dernier n'est que l'effet de la congestion sanguine momentanée qui a lieu dans les vaisseaux du poumon. Mais assez souvent aucun signe d'une semblable congestion n'existe dans les affections dont il s'agit, et cependant elles sont accompagnées d'une dyspnée extrême et d'une oppression évidente. Il me semble que, dans ces cas au moins, on ne peut se refuser à reconnaître que la gêne de la respiration dépend du trouble de l'influence nerveuse.

La même proposition me paraît encore plus incontestable pour un grand nombre d'autres cas.

Beaucoup de personnes d'une constitution délicate et mobile, et qui d'ailleurs ne sont sujettes à aucune des affections nerveuses caractérisées que nous venons d'indiquer, ne peuvent éprouver une émotion physique ou morale un peu vive sans qu'il survienne sur-le-champ une dyspnée intense et avec anhélation ; et c'est même en cela, et en cela seul, que consiste chez beaucoup de femmes ce qu'elles appellent une *attaque de nerfs*. Or, dans ce cas, la circulation souvent ne semble nullement altérée.

La dyspnée qui a si facilement lieu par le moindre exercice chez les sujets surchargés d'embonpoint est encore en grande partie nerveuse, et doit être attribuée principalement à la dépense d'action nerveuse nécessaire pour mouvoir une masse énorme relativement à la puissance ordinaire des organes destinés à la mouvoir. Il est vrai qu'ici une cause accessoire, je veux dire l'accélération de la circulation sanguine par le mouvement, contribue sans doute à augmenter la dyspnée.

Il est très-probable que, dans quelques cas rares, une paralysie incomplète du diaphragme et des autres muscles inspirateurs est la cause de dyspnées plus ou moins graves. Cela est même incontestable pour les paralysies dont la cause est la compression de la moelle épinière au-dessus de la quatrième vertèbre cervicale. On voit en outre certaines douleurs dites *rhumatismales* des parois thoraciques qui dégénèrent en torpeur, comme celles des hémiplégiques, et qui dans l'un et l'autre état produisent une grande oppression.

J'ai vu souvent la gêne de la respiration, quelle qu'en fût la cause, diminuer notablement dans l'obscurité , ou lorsque le malade fermait les yeux : plus rarement j'ai vu l'effet contraire. J'ai fait la même remarque dans un grand nombre d'autres affections de diverses parties du corps, et entre autres dans beaucoup de cas de douleurs d'estomac ou des intestins que l'on eût facilement prises pour des gastrites ou des entérites, et que les malades faisaient cesser ou reparaître à volonté en fermant ou en ouvrant les yeux, en fixant une lumière vive ou en en détournant la vue. Il est évident que ces effets ne peuvent dépendre que de la stimulation que le cerveau reçoit de la lumière ou de la privation de ce stimulus ; et que par conséquent un trouble dans l'influence nerveuse peut, à part toute lésion organique, produire les effets dont il s'agit, et en particulier la dyspnée.

Parmi les dyspnées assez graves et assez durables pour mériter le nom d'*asthme*, nous en distinguerons de deux sortes auxquelles on ne peut assigner pour cause aucune altération évidente dans les organes, et que nous regardons en conséquence comme nerveuses : nous désignerons la première sous le nom d'*asthme avec respiration puérile ;* la seconde est l'*asthme spasmodique* des praticiens.

ARTICLE II.

De l'Asthme avec respiration puérile.

Le besoin de respirer peut être mesuré exactement par l'intensité du bruit respiratoire. Nous avons dit, en parlant de l'exploration de la respiration (tom. 1er, p. 48), que ce besoin, variable suivant une multitude de circonstances, l'était particulièrement suivant les âges, et qu'il était beaucoup plus grand dans l'enfance que dans l'âge adulte. Un homme étranger à la connaissance des phénomènes stéthoscopiques pourrait peut-être douter de l'exactitude de cette proposition, en pensant que les enfans courent plus volontiers que les adultes.

Le fait est certain, et l'on peut en donner plusieurs raisons : les enfans inspirent plus vite et avec moins d'efforts ; l'inspiration puérile se fait en un clin-d'œil et avec une dilatation peu apparente des parois thoraciques ; à cet âge, les articulations sont souples, et les muscles prennent facilement toutes sortes d'habitudes ; les enfans sont d'ailleurs spécifiquement moins pesans que l'adulte, et ont, en général, une moindre quantité de graisse, et un volume relativement moindre des parties propres à retarder le mouvement par leur poids. D'un autre côté, il est vrai qu'un enfant de douze à quatorze ans, dispos et vigoureux, court mieux qu'un homme de quarante-cinq obèse et inexercé ; mais il court beaucoup moins bien qu'un jeune homme de vingt à trente ans, qui a conservé l'habitude de cet exercice. On peut remarquer, en outre, que jusqu'à l'âge que nous venons d'indiquer, les enfans courent assez mal et ne soutiennent pas long-temps cet exercice ; et c'est aussi vers cette époque que le bruit respiratoire commence à perdre chez eux quelque chose de cette énergie, qui est d'autant plus marquée que l'enfant est en plus bas âge.

Aucun cas pathologique ne se présente avec des caractères plus évidens d'une affection due au simple trouble de l'influence nerveuse que la dyspnée avec respiration puérile dont nous avons déjà parlé (tom. 1er, pag. 5o). Le bruit respiratoire a repris toute l'intensité qu'il avait dans la première enfance ; on entend manifestement sous le stéthoscope l'expansion pulmonaire se faire avec cette égale perfection et avec la *promptitude puérile* dans toutes les vésicules aériennes , et cependant le malade est oppressé, ou, en d'autres termes , il éprouve continuellement le besoin d'une respiration plus ample encore. Ses poumons, dilatés d'une manière extraordinaire pour l'adulte, n'ont pas la capacité nécessaire pour contenir tout l'air dont il aurait besoin. Cette affection est assez commune chez les personnes attaquées de catarrhes chroniques muqueux avec expectoration abondante et facile. La dyspnée chez eux est souvent très-intense ; elle augmente quelquefois tellement au moindre exercice, que le malade , quoique d'ailleurs assez bien portant , se trouve condamné à une vie inactive ou même à une immobilité presque absolue. Cependant les attaques d'asthme sont plus rares chez ces sujets que chez ceux qui sont affectés de catarrhes secs. Chez ces derniers, l'imperfection et le peu d'étendue de la respiration expliquent parfaitement l'oppression; mais chez les premiers, lorsqu'on explore la respiration dans les momens mêmes où ils souffrent le plus , on est étonné de la perfection avec laquelle cette fonction s'exécute ; le bruit respiratoire est tout-à-fait puéril ; et, de même que chez un enfant sain et vigoureux , on sent les cellules pulmonaires se dilater de toute leur capacité et dans tous les points du poumon. Cependant le malade étouffe, et comme nous venons de le dire, il aurait besoin d'une respiration plus étendue que celle que permet son organisation ; ou, en d'autres termes , la respiration est très-parfaite , le besoin seul de respirer est augmenté. Ce n'est pas dans le poumon qu'il faut chercher la cause de la maladie ; et lors même qu'adoptant en entier la théorie chimique de la respiration, on voudrait supposer qu'un besoin extraordinaire d'oxygénation du sang est la cause de la dyspnée, il faudrait encore remonter plus haut et reconnaître que le mal est dans l'innervation même.

Si, par momens, un peu de mucosité accumulée dans les bronches nuit à la pénétration de l'air dans une partie même assez peu étendue du poumon, le malade éprouve une oppression extrême; mais cet accident est rare et ordinairement de courte durée, parce que, comme nous l'avons dit, l'expectoration est ordinairement très-facile chez les asthmatiques à respiration puérile. Je n'ai jamais rencontré cette espèce d'asthme que chez des sujets attaqués de catarrhe muqueux chronique, et je ne crois pas même que la dyspnée qui résulte d'une simple augmentation du besoin de respirer puisse jamais, sans complication d'un catarrhe, arriver au degré qui constitue l'asthme. J'ai déjà dit que le besoin de respirer varie suivant les âges, et même dans les individus du même âge. Les adultes et les vieillards qui conservent la respiration puérile sans avoir de catarrhe ne sont pas, à proprement parler, asthmatiques ; mais ils ont l'haleine courte, et l'anhélation est facilement déterminée chez eux par un léger exercice ; dans l'état de repos, au contraire, ils n'éprouvent souvent aucune gêne dans la respiration.

La dyspnée qui a lieu dans plusieurs espèces d'affections nerveuses, et en particulier dans les attaques d'hystérie, a souvent le caractère dont nous parlons, c'est-à-dire, celui de l'asthme avec respiration puérile.

L'augmentation du besoin de respirer n'a pas lieu seulement dans les cas dont nous venons de parler ; elle survient aussi quelquefois chez des sujets asthmatiques par une ou plusieurs autres causes. Ainsi l'on voit souvent commencer et cesser une attaque d'asthme chez un sujet affecté de catarrhe sec, sans que la respiration, examinée à l'aide du stéthoscope, présente aucune différence avant, pendant et après l'attaque ; elle est également faible et imparfaite dans ces divers temps, et quand l'attaque n'est pas déterminée par une congestion sanguine vers le poumon, ou par la survenance d'un nouveau catarrhe, il me semble qu'on ne peut alors y voir autre chose qu'une augmentation du besoin de respirer, due probablement à des modifications inconnues de l'innervation.

ARTICLE III.

Asthme spasmodique.

Dans l'enfance de l'anatomie pathologique, toutes les dyspnées qui n'étaient pas liées à un état inflammatoire évident des organes thoraciques, étaient regardées comme des asthmes spasmodiques. Les nosologistes du dernier siècle qui tentèrent de diviser les maladies en espèces caractérisées par l'aggrégation de leurs symptômes, et en particulier Sauvages et Cullen, définirent l'asthme spasmodique une dyspnée revenant par attaques, dans l'intervalle desquelles la respiration est quelquefois tout-à-fait libre. Chaque attaque présente des redoublemens quotidiens, qui commencent ordinairement vers le soir ou dans la nuit, et diminuent le matin à l'aide d'une expectoration plus ou moins forte.

Aujourd'hui beaucoup de médecins, parmi ceux qui ont le plus cultivé l'anatomie pathologique, nient formellement la possibilité de l'existence d'une dyspnée spasmodique, et la plupart des autres sont assez disposés à embrasser la même opinion.

Il est certain que les symptômes que nous venons de décrire se rencontrent dans beaucoup de dyspnées dues évidemment à des affections organiques, et en particulier dans celles qui dépendent de catarrhes chroniques secs, pituiteux ou muqueux, de l'hypertrophie ou de la dilatation du cœur. Quelquefois même l'oppression qui accompagne les épanchemens thoraciques présente un redoublement nocturne bien marqué. Pour éclaircir la question dont il s'agit, nous l'examinerons d'abord sous les rapports d'anatomie et de physiologie, et nous exposerons ensuite les faits pathologiques qui peuvent servir à la décider.

Tout spasme suppose au moins contraction d'un organe contractile : c'est là le spasme tonique. Le spasme clonique suppose contraction et relâchement alternatifs. Plusieurs physiologistes admettent, en outre, que, pour certains organes, et les organes creux en particulier, la contraction alterne non point avec un véritable relâchement, résultat d'une intermission de l'action contractile, mais avec une expansion active. Examinons si les bronches et les vésicules pulmonaires paraissent jouir de l'une et l'autre propriété.

M. Reisseissen a reconnu, comme nous l'avons dit, un plan de fibres circulaires complètes autour des ramifications bronchiques, à commencer du point où les cerceaux cartilagineux disparaissent (1). Nous avons nous-même vérifié son observation sur des rameaux bronchiques de moins d'une ligne de diamètre ; et quoiqu'il nous ait paru difficile de suivre plus loin les fibres musculaires, l'analogie doit porter à croire qu'elles existent également dans les petites ramifications, et peut-être dans les vésicules elles-mêmes.

Or, on conçoit très-bien que la contraction spasmodique de ces fibres puisse être portée assez loin pour étrangler les conduits aériens et empêcher la pénétration de l'air dans une grande partie du poumon.

Le spasme tonique des bronches, et peut-être même des vésicules pulmonaires, ne peut par conséquent être regardé, d'après l'organisation du poumon, comme impossible ; car tous les muscles sont susceptibles de spasme, et il n'est pas d'ailleurs démontré que la fibre musculaire soit le seul tissu contractile de l'économie ; on peut même affirmer la proposition contraire, puisque des animaux presque mucilagineux se contractent d'une manière évidente. Quant à l'expansion, phénomène évident dans plusieurs organes, et entre autres, dans le pénis et le mamelon, et plus ou moins ma-

---

(1) *De Fabricâ pulmonum.*

nifeste dans le cœur, la rétine, l'utérus, et peut-être même dans le tissu cellulaire et le cerveau, le mécanisme de ce phénomène est si peu connu que les physiologistes dont il a le plus fixé l'attention admettent pour l'expliquer une propriété vitale à laquelle ils ont donné le nom d'*expansibilité* ou de *force d'expansion* (1). Sans rechercher ce que cette théorie a de probable, nous nous contenterons d'examiner en fait si le poumon est capable d'une expansion active et indépendante de celle qu'il subit en suivant, par l'effet de la pression atmosphérique, la dilatation des parois thoraciques dans l'inspiration.

Si l'on ouvre chez un chien un des côtés de la poitrine, et que l'on soulève le sternum en écartant les côtes, le poumon s'affaisse d'abord de manière à ne plus occuper qu'un quart au plus de l'espace qu'il remplissait auparavant ; mais, dans cet état même, on le voit encore se gonfler et se resserrer

---

(1) Dans un opuscule remarquable par l'exactitude du raisonnement, et par des rapprochemens ingénieux de faits, M. le docteur Prus a attribué cette propriété à beaucoup d'autres tissus ou organes, et en particulier aux bronches. Quoique nous soyons très-porté, comme on le verra, à partager son opinion, nous ne pouvons regarder tous les faits qu'il apporte à l'appui comme probables ; et la dilatation des bronches en particulier, qu'il cherche à expliquer par l'expansibilité augmentée de ces canaux, nous paraît au contraire, ainsi que nous l'avons dit, une affection passive et due à des causes en partie mécaniques. (*de l'Irritation et de la Phlegmasie*, par Victor Prus, D. M. *Paris*, 1825, pag. 34 et suiv.)

alternativement, ainsi que l'a observé M. le professeur Roux (1), qui remarque, en outre, qu'on ne peut concevoir que par une expansion active l'issue d'une portion du poumon à travers une plaie pénétrante de la poitrine. J'ajouterai que, dans le cas pathologique dont il s'agit, on a vu la portion du poumon formant hernie se dilater dans l'inspiration, et alors on ne peut plus attribuer cette dilatation à la pression atmosphérique.

On peut remarquer encore, en faveur de la probabilité de l'existence d'une expansion et d'une contraction pulmonaire actives, que chez les vieillards dont les côtes sont soudées aux vertèbres et les cartilages ossifiés, la respiration ne laisse pas que de se faire, et que souvent même il n'y a pas de dyspnée notable. Il n'est pas probable que le diaphragme soit, dans ces cas, la seule puissance inspiratrice et expiratrice.

L'étude de la respiration par l'auscultation présente en outre, soit dans l'état normal, soit dans divers cas pathologiques, une foule de phénomènes qui ne permettent guère de douter que le poumon ne jouisse d'une action propre et indépendante des autres puissances inspiratrices et expiratrices. Nous avons déjà dit que, par aucun effort inspiratoire, un adulte sain ne peut rendre à sa respiration le caractère puéril; que ce caractère reparaît, au contraire, même dans les inspirations les plus faibles, quand une grande partie du poumon est devenue imperméable à l'air par une lésion orga-

____

(1) *Mélanges de Chirurgie et de Physiologie*, page 87.

nique (tom. 1ᵉʳ, pag. 51) ; que l'inspiration commandée, surtout lorsque le malade s'imagine qu'on lui demande quelque chose d'extraordinaire, ne donne presqu'aucun bruit respiratoire, et est par conséquent très-incomplète (tom. 1ᵉʳ, pag. 44); que l'inspiration convulsive et sifflante qui a lieu dans les quintes de la coqueluche n'est accompagnée d'aucun bruit d'expansion pulmonaire, et qu'il paraît qu'elle ne fait point pénétrer l'air dans les vésicules aériennes (tom. 1ᵉʳ, pag. 188). J'ai remarqué la même chose, mais non pas constamment, dans le sanglot et le bâillement. Je n'ai pas eu occasion d'examiner le bruit respiratoire dans le soupir. Une inspiration faite volontairement à plusieurs reprises et sans expiration intermédiaire, ne donne que très-peu de bruit respiratoire ou n'en donne point du tout. Il me semble que tous ces faits sont inexplicables autrement que par l'action propre du poumon. Ainsi le retour de la respiration puérile dans une partie du poumon ne peut se comprendre qu'autant qu'on admet une expansion active de cet organe ; car il n'est pas accompagné, au moins constamment, d'une inspiration plus étendue qu'à l'ordinaire, et souvent même la respiration, presque nulle dans des inspirations énormes, devient immédiatement après puérile dans une inspiration beaucoup plus faible, ainsi qu'on peut s'en assurer par une expérience dont nous parlerons tout-à-l'heure.

D'un autre côté, les grandes inspirations qui ne font point pénétrer l'air dans les vésicules aériennes ne peuvent (sauf les cas d'infarctus pulmonaire quelconque , dont il ne s'agit point ici) être attribuées qu'à un spasme des vésicules pulmonaires elles-mêmes, ou au moins des petits rameaux bronchiques. L'expérience m'ayant amené à reconnaître que l'inspiration qui précède et celle qui suit la toux font souvent pénétrer l'air dans les vésicules aériennes, et donnent un bruit respiratoire assez fort , tandis que les autres , quelque étendues qu'elles soient , n'en donnent qu'un peu sensible (tom. 1er, p. 92), je pensais d'abord que la toux, dans ces cas, déplaçait quelques globules de mucosité ; mais ayant observé depuis la même chose chez des sujets qui ne toussaient pas, et qui , dans l'intervalle des attaques d'asthme, ne présentaient aucun signe de catarrhe sec , je commençai à soupçonner que le spasme des bronches pouvait être la cause de ces phénomènes ; je cherchai à produire les mêmes effets en augmentant artificiellement le besoin de respirer , et j'y suis parvenu également. Ainsi, lorsque je rencontre un sujet dont le bruit respiratoire est très-faible ou même nul dans des points donnés du poumon, sans signes de catarrhe sec et d'aucune autre affection organique qui puisse produire cet effet, je lui fais lire quelques phrases à haute voix , en lui recommandant de soutenir la lecture autant qu'il le pourra sans respirer, de s'arrêter seulement quand le besoin deviendra extrême, et de faire alors posément une grande inspiration. Cette inspiration détermine toujours un bruit respiratoire marqué, et quelquefois très-énergique. Bien plus, il arrive souvent que le malade , oubliant la recommandation qui lui est faite, cède sans s'en apercevoir au besoin de respirer dès qu'il se fait sentir, et fait une petite inspiration au milieu de la période. Fort souvent cette inspiration, quoique très-brève, en quelque sorte furtive, et qui n'est accompagnée d'aucune dilatation apercevable des parois thoraciques et abdominales, fait reparaître pour un instant le bruit respiratoire puéril, là où des inspirations forcées n'en faisaient entendre aucun. Chez les personnes qui ne savent pas lire, on peut faire la même expérience en leur faisant réciter à haute voix quelque chose qu'elles savent par cœur, comme des prières; ou même en leur recommandant de retenir leur respiration le plus long-temps qu'elles peuvent, et de respirer ensuite à leur aise. Ces faits me paraissent inexplicables autrement que par un spasme des vésicules aériennes et des petits rameaux bronchiques, qui cède momentanément à l'augmentation du besoin de respirer.

J'ai exploré quelquefois la respiration d'hommes obèses qui arrivaient haletant au haut d'un escalier, et celle de jeunes-gens sains, vigoureux, et de diverses constitutions, au moment où ils venaient de courir jusqu'à en perdre haleine. Le bruit respiratoire est très-peu marqué dans cette circonstance, et souvent il est insensible dans la plus grande partie du poumon. Il ne redevient bien manifeste que lorsque le sujet est reposé et que les inspirations sont revenues à leur fréquence naturelle. Sans doute la congestion sanguine qui se fait alors vers le poumon contribue pour quelque chose à ces effets ; mais elle n'en est pas la principale cause, puisque la poitrine reste parfaitement sonore.

En faisant ces expériences et celles dont j'ai parlé ailleurs (art. *de l'Exploration de la Respiration*), je suis resté convaincu non-seulement que les vésicules pulmonaires et les ramifications bronchiques peuvent se contracter spasmodiquement, mais même que la volonté a un certain empire sur cette contraction, puisque les hommes sains même peuvent faire des inspirations qui ne donnent aucun bruit respiratoire ; ils n'y manquent même presque jamais, comme je l'ai déjà dit , lorsqu'ils s'imaginent qu'on leur demande une inspiration extraordinaire et beaucoup plus forte que de coutume.

Je n'ai rencontré que chez un très-petit nombre d'asthmatiques les signes du spasme pulmonaire sans aucune complication de catarrhe; mais je puis cependant affirmer que le fait existe.

D'un autre côté, j'ai rencontré un grand nombre d'asthmatiques avec catarrhe sec, pituiteux ou muqueux, trop léger ou trop peu étendu pour qu'on pût regarder ces affections comme la véritable cause de l'asthme. Chez plusieurs d'entre eux , le son donné par la percussion était très-médiocre, quoiqu'il n'y eût aucun signe d'*infarctus* pulmonaire quelconque ; et je suis très - porté à croire que la longue habitude d'une médiocre distension des vésicules aériennes rendant le tissu pulmonaire plus compacte , peut produire cet effet.

Il est difficile d'éclairer par l'anatomie pathologique la question qui nous occupe. Une attaque d'asthme purement nerveux donne rarement la mort, et surtout ne l'amène presque jamais sans avoir déterminé des congestions sanguines et d'autres effets du trouble de la respiration et de la circulation, dans lesquels des esprits prévenus pourraient chercher la cause de la maladie, en les supposant antérieurs à la dyspnée. Cependant on trouve quelques observations dont il serait déraisonnable de ne pas conclure la possibilité d'un asthme purement nerveux. Je ne parlerai point de celles qui ont été recueillies à une époque où cette possibilité était généralement regardée comme un fait incontestable, et l'asthme spasmodique comme une maladie très-commune et très-bien connue. Mais actuellement même que l'attention des médecins est très-éveillée sur ce point, et où beaucoup d'hommes instruits doutent qu'il puisse exister une affection grave qui dépende du simple trouble de l'influence nerveuse, sans lésions primitives et graves des organes, j'ai vu bien des cas où il m'a été impossible, malgré les recherches les plus minutieuses, de trouver une lésion organique à laquelle on pût attribuer l'asthme.

On trouve un cas semblable dans le recueil publié par M. Andral (1) : c'est celui d'une suffocation mortelle survenue à la suite de la suppression de la suppuration d'un ulcère de la jambe. Les poumons étaient sains, excepté dans un point hépatisé, qui n'équivalait pas à la dixième partie du lobe inférieur gauche, où il était situé (*pneumonie*

---

(1) *Clinique médicale*, etc., t. II, obs. XX.

des agonisans, suivant toutes les apparences). Le cœur et les autres organes étaient également sains.

M. Guersent a vu aussi deux enfans succomber en peu de jours à une dyspnée rémittente avec toux sèche et anxiété précordiale. A l'ouverture des corps, il ne trouva aucune lésion notable (1).

Je suis convaincu que chez le plus grand nombre des asthmatiques par catarrhe sec et emphysème du poumon , l'attaque d'asthme peut être également déterminée, soit par un nouveau catarrhe latent ou manifeste qui survient , soit par un trouble de l'influence nerveuse qui détermine le spasme pulmonaire ou l'augmentation du besoin de respirer , et quelquefois les deux choses à la fois. En somme, il y a peu d'asthmes dus à une seule de ces causes ; et souvent, chez les vieillards surtout, plusieurs autres y concourent encore. Telles sont l'affaiblissement , l'ossification des cartilages et la soudure des côtes , des rhumatismes occupant les parois de la poitrine , et peut-être même la ténuité qu'acquièrent les parois des vésicules et de tous les ordres de vaisseaux pulmonaires à cet âge.

Si l'on en excepte les diverses sortes de catarrhes, les causes occasionelles des attaques d'asthme et de dyspnée sont presque toutes de telle nature que leur effet immédiat est évidemment un trouble subit dans l'influence nerveuse. Tels sont les émotions vives de l'âme , les excès vénériens , l'influence de la lumière ou de l'obscurité , la rétrocession de

____

(1) *Dictionnaire de Médecine* , par MM. Adelon , Béclard , etc., t. III, pag. 126.

la goutte, affection que sa mobilité et la variété de ses
effets ne permettent guère de considérer que comme
une affection nerveuse ; certaines odeurs, comme
celles de la tubéreuse, de l'héliotrope, des pommes
entassées, etc. ; les variations de l'électricité atmosphérique, certaines dispositions moins appréciables encore de l'atmosphère. Ainsi la plupart
des asthmatiques ne peuvent rester impunément
dans un appartement bas et bien fermé, malgré qu'il
contienne beaucoup plus d'air qu'ils n'en consom-
meraient en vingt-quatre heures, et que le renou-
vellement par les cheminées et les portes en soit
continuel, quoique presque insensible. Plusieurs
ne peuvent souffrir, sans éprouver un sentiment de
suffocation, que l'on passe·devant eux ou que l'on
approche un corps quelconque de leur figure ;
d'autres, au contraire, ne sont jamais plus disposés à l'oppression que lorsqu'ils se trouvent au
milieu d'une vaste plaine. Le fait suivant, qui m'a
été communiqué par un de mes confrères, offre un
exemple curieux d'une affection nerveuse semblable chez un sujet qui d'ailleurs n'était pas asthmatique. Un homme de quarante ans, légèrement hypochondriaque, mais d'ailleurs bien portant, monte
à cheval avec le dessein d'aller faire une visite à
quelques lieues de chez lui. En sortant de la ville
située au milieu d'une vaste plaine, la première
impression du grand air lui occasione une oppression qui augmente peu à peu. Il méprise d'abord
cet accident ; mais la dyspnée redouble, un sentiment de défaillance s'y joint, et il se détermine
à revenir chez lui. A peine a-t-il tourné bride qu'il

se sent mieux ; quelques instans après, il reprend haleine et sent renaître ses forces. Ne soupçonnant aucun rapport entre cette incommodité passagère et son voyage , il se détermine à le poursuivre ; mais bientôt la dyspnée et la défaillance reparaissent. Il se tourne vers la ville, et les accidens cessent encore. Après plusieurs essais successifs, qui eurent toujours le même résultat, il rentra chez lui , et y arriva aussi bien portant qu'il en était parti. J'ai eu occasion de voir dernièrement un cas qui a beaucoup d'analogie avec le précédent, à cela près de la gravité plus grande des accidens et de la cause, qui est évidemment la privation de la lumière et de la libre circulation de l'air. M. le comte d'H......, âgé de quatre-vingt-deux ans, homme d'une constitution robuste et doué encore d'une vigueur peu commune chez un homme de soixante ans, est sujet depuis sa première jeunesse à des attaques d'asthme , et a habituellement la respiration un peu courte. Depuis l'âge de cinquante ans seulement, il tousse habituellement un peu et expectore au matin une matière pituiteuse mêlée, par momens, de quelques crachats jaunes. Les attaques d'asthme ont toujours été très-rares chez lui ; mais elles n'ont jamais manqué d'avoir lieu quand quelqu'un vient à fermer par hasard la porte de la chambre où il couche , ou quand la lampe qui y brûle toute la nuit vient à s'éteindre. Dès que l'un ou l'autre accident arrive, il se réveille avec une oppression suffocante, et au bout de quelques minutes, il perd connaissance. J'ai exploré sa poitrine , et je n'y ai trouvé d'autres signes que ceux d'un léger catarrhe pituiteux ; le bruit respiratoire médiocre, comme il doit l'être chez l'adulte, n'est mêlé que dans quelques points peu étendus d'un léger rhonchus sibilant ou muqueux. Lorsque l'accident que je viens de décrire arrive, on le fait cesser en ouvrant les fenêtres et les portes, rallumant les lumières, et portant le malade au grand air; mais il conserve encore de l'oppression pendant quelques heures.

Les oxydes de plomb volatilisés, dont les effets sur le système nerveux sont incontestables, produisent assez souvent l'asthme, ainsi que plusieurs auteurs anciens et modernes l'ont observé (1). On peut remarquer, en outre, que la plupart des attaques d'asthme sont accompagnées d'un développement extraordinaire de gaz dans les intestins, circonstance qui a également lieu dans d'autres affections nerveuses. D'autres symptômes nerveux, plus ou moins graves, se joignent aussi fréquemment à l'asthme, et, en particulier, des mouvemens convulsifs des diverses parties du corps.

Enfin, si l'on étudie avec attention et pendant un certain temps les catarrhes secs, latens ou manifestes, qui accompagnent presque constamment l'hypochondrie et les fièvres continues, on ne peut s'empêcher de reconnaître que le catarrhe, affection organique, est sous l'influence directe de l'affection nerveuse, et n'a probablement pas d'autre cause; car il acquiert plus d'intensité toutes les fois que, par suite d'une émotion vive ou de toute autre

______

(1) *Voy*. PLOUCQUET, art. *Dyspnœa*.

circonstance, le trouble de l'influence nerveuse augmente.

De ces faits et de ces rapprochemens je crois pouvoir conclure que la plupart des attaques d'asthme, quoique dues à plusieurs causes réunies, le sont principalement à une altération primitive et momentanée de l'influence nerveuse.

Traitement de l'Asthme nerveux. — Puisque, comme nous venons de le dire, l'asthme périodique dépend ordinairement de plusieurs affections organiques et nerveuses réunies, il faut dans chaque cas étudier avec soin tous les élémens de la maladie, et le résultat de cette étude donnera les indications les plus rationnelles que l'on puisse obtenir. Nous ne répéterons point ici ce que nous avons déjà dit du traitement des catarrhes : c'est à l'indication que leur existence fournit que se rapporte l'usage des vomitifs répétés, du savon médicinal, des sels avec prédominance alcaline, du kermès, de la scille, de l'ipécacuanha à doses insuffisantes pour produire le vomissement, et vers la fin de l'accès, des aromatiques, des anti-scorbutiques et des spiritueux, tous moyens qui ont été vantés d'une manière trop vague contre l'asthme en général, et qui ne sont réellement applicables qu'autant que l'asthme est accompagné de catarrhe.

Beaucoup de moyens peuvent être opposés aux troubles de l'influence nerveuse qui constituent principalement l'asthme ; mais ici, comme dans toutes les affections nerveuses, rien n'est si variable que l'action des médicamens : les remèdes qui réussissent le mieux chez un grand nombre de sujets sont sans efficacité pour beaucoup d'autres; et chez le même individu, tel moyen qui avait produit d'abord des effets héroïques et d'une promptitude surprenante, devient tout-à-fait inefficace au bout d'un petit nombre de jours. Il faut successivement en essayer plusieurs, et souvent de très-disparates: nous allons, en conséquence, parcourir les diverses séries de moyens dont on a tiré le plus d'avantages dans l'asthme.

Nous avons déjà parlé des narcotiques comme moyens de diminuer le besoin de respirer (tom. 1er, pag. 161), et de l'influence du sommeil sur la dyspnée. A ce que nous avons dit à ce sujet, on peut ajouter que chez les animaux qui passent l'hiver dans l'état d'engourdissement léthargique, la quantité d'air qu'ils respirent en cet état est à-peu-près cent fois moindre que dans l'état de réveil (comme 14 est à 1500), ainsi qu'on peut s'en assurer par l'expérience de *Mangili*, qui consiste à placer une marmotte sous une cloche de verre que l'on entoure ensuite d'eau (1). Cette observation, qui se lie à celles que nous venons de rappeler, rend facilement raison de l'état de santé assez parfait, et de l'absence même de toute dyspnée, chez une multitude d'individus dont la respiration, examinée au stéthoscope, est trois ou quatre fois moindre que dans l'état naturel. Il suffit en effet que ces sujets soient habituellement dans un état qui se rapproche un peu des conditions dans lesquelles vivent les animaux dormeurs. Cette théorie me paraît d'au-

______

(1) V.-J. Mueller, *de Respirat. fœtûs Comm. physiolog. in Acad. Borrussico-Rhenanâ præmio ornata.* Lipsiæ, in-8°, 1823.

tant plus sûre qu'elle consiste dans le rapprochement et l'analogie parfaite de plusieurs faits trouvés isolément par des observations presque toutes fortuites, et qui semblaient d'abord très-disparates; savoir la cessation du sentiment d'oppression pendant le sommeil, et quelques minutes après le réveil chez la plupart des asthmatiques (t. 1, p. 178); la diminution au moins momentanée de la gêne de la respiration à quelque cause qu'elle soit due, par l'usage des narcotiques et les effets même du repos et de l'obscurité. Je peux ajouter que la plupart des sujets attaqués de catarrhes secs étendus, que j'ai trouvés sans gêne habituelle de la respiration, mangent peu et dorment beaucoup. Au reste, nous ne pouvons nous étonner qu'il existe une grande différence dans le besoin de respirer entre un homme et un autre, puisque nous voyons tous les jours que de deux hommes vivant à-peu-près dans les mêmes conditions, l'un mange quatre fois plus que l'autre. La différence dans l'usage des boissons est souvent bien plus grande encore.

Les narcotiques peuvent être également utiles comme moyen de diminuer le besoin de respirer, et comme propres à vaincre le spasme pulmonaire, et l'on doit, en conséquence, les tenter toutes les fois que l'exploration de la poitrine fait reconnaître l'une ou l'autre de ces altérations de l'innervation. L'expérience a depuis long-temps conduit les médecins à faire un grand usage de cet ordre de médicamens dans le traitement de l'asthme, et l'on a vanté surtout l'opium, la belladone, la pomme épineuse (*datura stramonium*), le *phellandrium aqua-*

ticum, l'aconit-napel, le colchique (*colchicum autumnale*), le tabac fumé ou même pris intérieurement, la ciguë (*conium maculatum*), la douce-amère (*solanum dulcamara*), la jusquiame (*hyoscyamus niger*). Tous ces moyens peuvent être utiles. On est quelquefois obligé de les tenter tour-à-tour, et les meilleures règles à suivre pour leur emploi sont de commencer par une faible dose, et d'augmenter graduellement, d'employer les plantes en substance, bien conservées et pulvérisées extemporanément. Si l'on emploie les extraits, il faut qu'ils aient été préparés récemment et conservés avec beaucoup de soin.

Aucun moyen ne semblerait plus propre à combattre la dyspnée qui provient d'une augmentation du besoin de respirer, que la respiration de l'oxygène pur. Je ne l'ai jamais employé. La difficulté de se procurer en temps utile un appareil convenable m'a empêché d'y avoir recours. On sait d'ailleurs que, malgré les éloges donnés à ce moyen par Fourcroy et Beddoës (1), il n'a pas répondu aux espérances qu'on en avait conçues. Outre les narcotiques, plusieurs auteurs ont vanté des substances végétales qui ont une action tout aussi énergique sur le système nerveux, et entre autres l'eau distillée de laurier-cerise, la noix vomique (2), la fève de Saint-Ignace (3), le *boletus suaveolens* (4), et le narcisse des prés (*narcissus pseudo-narcissus*).

---

(1) *Annales de Chimie*, tom. IV.

(2) HANHEMANN, *Journal de Hufeland*, B. IV, pag. 755.

(3) HEIN., *Dissert. de Fabâ Sancti-Ignatii.* Erlang. 1793.

(4) ESLIN, *de Boleto suaveolente.* Manheim, 1785.

On a même tenté des substances également irritantes pour l'estomac et pour le système nerveux, et entre autres la teinture de cantharides à l'intérieur (1), la teinture arsenicale de Fowler et l'arsenic en vapeur (2), le sulfate de zinc (3) et le muriate de baryte (4).

De ces divers moyens, les seuls dont j'aie fait l'expérience sont l'eau distillée de laurier-cerise et l'acide hydro-cyanique étendu. Ils calment assez souvent la gêne de la respiration; mais moins constamment cependant que les narcotiques. Il en est de même des éthers nitrique, sulfurique et acétique.

Après les narcotiques, aucun ordre de médicamens n'a été plus recommandé, et n'est plus constamment utile contre les dyspnées nerveuses, que les résines et les gommes-résines fétides. Le musc et le castoréum surtout produisent fréquemment un soulagement très-prompt; la gomme ammoniaque, l'assa-fœtida, le camphre seul ou dissous dans l'huile de pétrole, la myrrhe, diminuent aussi assez souvent la dyspnée, et favorisent en outre l'expectoration, quand il y a complication de catarrhe. L'odeur même de ces substances, et en général des substances fétides ou très-odorantes, produit souvent un soulagement momentané; quelquefois cependant elle nuit.

Quand les attaques d'asthme ont une périodicité

---

(1) Brisbane, *Select. cases*, pag. 13.
(2) *Voyez* Ploucquet, *Dyspnœa*.
(3) *Journal de Hufeland*, liv. iv, pag. 114.
(4) *Ibid.*, pag. 719.

très-marquée, le quinquina en diminue souvent l'intensité, et les arrête quelquefois entièrement.

Un médecin anglais, le docteur Bree, a vanté dernièrement le sous-carbonate de fer (safran de mars apéritif) et le café, comme propres, non-seulement à dissiper une attaque d'asthme actuelle, mais à en prévenir le retour. Le dernier moyen avait déjà été proposé par un de ses compatriotes (1). J'ai vu plusieurs asthmatiques auxquels le café a été réellement utile. Le sous-carbonate de fer, donné à des doses graduées, depuis un scrupule jusqu'à un gros, m'a paru aussi avoir une efficacité réelle pour éloigner les attaques et en diminuer l'intensité chez les sujets blafards et lymphatiques, et chez ceux dont la constitution était amollie par une longue habitude d'oisiveté. Ce moyen m'a réussi également dans des cas où l'asthme avait pour élément principal un catarrhe sec, et dans d'autres où il était presque entièrement nerveux; mais plus souvent dans cette dernière circonstance.

L'électricité, vantée autrefois par Sigaud de Lafond (2), a été tentée de nouveau, et particulièrement à l'aide de la pile galvanique, dans ces derniers temps. On a assez souvent réussi à modérer ainsi l'intensité de la dyspnée. Dans d'autres cas, au contraire, elle a augmenté sous l'influence du galvanisme. J'ai obtenu des effets analogues, mais en général moins rapides, de l'application de l'aimant.

---

(1) PERCIVAL, *Essays* I., pag. 269.
(2) *De l'Electricité médicale*, pag. 250.

II.

Les vomitifs paraissent agir assez souvent dans les attaques d'asthme, non-seulement comme évacuans dérivatifs et à raison de leur influence sur l'expectoration, mais encore par une action directe sur le système nerveux; car leur effet est souvent suivi d'un soulagement immédiat.

Quelles que soient les causes occasionelles ou les élémens de l'asthme, on ne doit pas négliger de tirer du sang toutes les fois que la lividité de la face, la force de la constitution du malade, et l'énergie trop grande des mouvemens du cœur, annoncent qu'il y a congestion sanguine vers le poumon; mais il ne faut pas abuser de ce moyen, qui ne produit, en général, dans cette affection, non plus que les autres, qu'un soulagement momentané. La saignée est rarement utile dans les attaques d'asthme après les premiers jours; et, si on la répète trop souvent, on court risque, en affaiblissant trop le malade, de compromettre sa vie, ou de prolonger de beaucoup l'attaque.

SECTION QUATRIÈME.

AFFECTIONS DE LA PLÈVRE.

Les affections de la plèvre consistent presque toutes dans des altérations variées de la sérosité qu'elle sécrète dans l'état naturel. Nous en commencerons la description par la pleurésie, comme l'affection la plus commune et la mieux connue de toutes.

CHAPITRE PREMIER.

DE LA PLEURÉSIE.

La pleurésie, ou l'inflammation de la plèvre, tire son nom de la douleur de côté qui en est ordinairement le symptôme principal, Le mot πλευριτις, dans le sens que lui donne Hippocrate, signifie même, à proprement parler, toute espèce de douleurs de côté, et surtout celles qui sont un peu fortes, persistantes, et accompagnées de fièvre aiguë. Cette circonstance, et le peu de progrès qu'avait fait l'anatomie pathologique jusqu'à la fin du dernier siècle, ont permis beaucoup de controverses sur les caractères propres et le siége de la pleurésie. On s'est long-temps demandé si la pleurésie avait pour cause l'inflammation de la plèvre ou celle du poumon, si ces deux organes étaient affectés à la fois dans cette maladie, ou si elle était placée tantôt dans l'un et tantôt dans l'autre ; on a même cherché la cause de la pleurésie dans les adhérences cellulaires qui unissent si fréquemment la plèvre et le poumon. A une époque très-rapprochée de nous, on trouve encore ces questions longuement discutées et assez mal résolues par Morgagni (1), que l'on peut regarder comme le créateur de l'anatomie pathologique, et par Sarcone (2), qui fut peut-être le praticien le plus remarquable du dernier siècle. Plus récemment encore, un des plus anciens et des plus célèbres praticiens de nos jours les a traitées en partant du même point de vue (3).

Ces questions sont aujourd'hui oiseuses, au moins en France, où, depuis la publication de l'ouvrage de M. Pinel, les médecins n'emploient plus le mot *pleurésie* que pour indiquer l'inflammation de la plèvre. Il est certain, au reste, que très-souvent la pleurésie et la péripneumonie existent simultanément; que, dans des cas où la plèvre seule est enflammée, le point de côté, qui fait le caractère principal de la πλευριτις des anciens et de la plupart des praticiens modernes, est à peine marqué, et par momens seulement; que quelquefois même il ne se manifeste à aucune époque de la maladie; que dans d'autres cas, au contraire, où il y a à la fois une péripneumonie très-forte et une pleurésie très-légère et très-peu étendue, il peut y

---

(1) *Epist.* **XX**, n° 38; *Epist.* **XXI**, n°s 37 *et seq.*

(2) *Istoria ragionata de mali osservati in Napoli, nell' intero Corso dell' anno* 1764, *scritta da Michele Sarcone. Napoli,* 1765, *in-8°, parte secunda,* § 131 *et seq.*

(3) *Mém. de l'Acad. des Sciences* pour 1789. *Observation qui prouve que la pleurésie n'est pas une maladie essentiellement différente de la péripneumonie*, par M. Portal.

avoir un point de côté des plus violens; mais il est également constant que l'inflammation de la plèvre peut exister sans celle du poumon, *et vice versâ* : il y a même des constitutions épidémiques dans lesquelles on les trouve communément isolées.

Dans tous les cas, notre nomenclature, basée sur la différence des organes, et non sur celle des symptômes, ne peut permettre aucune confusion. Le mot *pleurésie* signifiera toujours pour nous l'inflammation de la plèvre, lors même qu'elle existerait sans douleur ; le mot *péripneumonie* ou *pneumonie* désignera l'inflammation du poumon, même avec douleur de côté aiguë, et le mot *pleuro-pneumonie* l'inflammation des deux organes à la fois.

Nous diviserons de la manière suivante les principaux cas d'anatomie pathologique et de médecine pratique que présente l'étude de la pleurésie, et nous décrirons successivement :

1°. La pleurésie aiguë, franche ou légitime.

2°. La pleurésie hémorrhagique aiguë.

3°. Les pleurésies chroniques.

4°. Les rétrécissemens de la poitrine à la suite de la pleurésie.

5°. Les pleurésies *circonscrites* ou *partielles*.

6°. Les pleurésies latentes.

7°. Les pleuro-pneumonies.

8°. L'empyème des chirurgiens.

ARTICLE PREMIER.

De la Pleurésie franche ou légitime.

Les caractères anatomiques de la pleurésie se tirent de l'état de la plèvre elle‑même, et du produit de la sécrétion augmentée et altérée qui accompagne toujours l'inflammation de cette membrane et de toutes les membranes séreuses.

La plèvre, dans l'état d'inflammation aiguë, présente une rougeur ponctuée; et il semble que l'on ait formé avec un pinceau, à la surface de cette membrane, un grand nombre de petites taches de sang très‑irrégulières et très‑rapprochées les unes des autres. Ces points rouges pénètrent toute l'épaisseur de la membrane, et laissent entre eux des espaces dans lesquels on distingue encore très‑bien la couleur blanche de la plèvre. Ils forment par leur réunion des groupes dans l'intervalle desquels la plus grande partie de la plèvre paraît saine. Il n'y a pas de doute que, pendant la vie, la rougeur ne doive être uniforme, et que les intervalles que l'on y observe après la mort, et qui la rendent ponctuée, ainsi que l'absence de toute coloration contre nature dans la plus grande partie de la membrane, ne doivent être comparés, ainsi que le faisait Bichat pour des dispositions anatomiques analogues, à la disparition presque totale de la rougeur que l'on observe souvent dans les cadavres des sujets morts d'érysipèle.

Outre cette rougeur ponctuée, et lors même qu'elle

est très-peu considérable, on trouve toujours les vaisseaux sanguins qui rampent à la surface de la plèvre beaucoup plus rouges et plus apparens que dans l'état naturel, et comme injectés.

Quelques médecins regardent l'épaississement de la plèvre comme un effet assez ordinaire de son inflammation. Ce caractère ne m'a jamais paru bien évident, et il est certain que, dans la plupart des cas où l'on a cru trouver cette disposition, on a pris pour un épaississement des tubercules miliaires très-nombreux développés à la surface interne ou externe de la plèvre, des incrustations cartilagineuses placées entre cette membrane et les parties qu'elle revêt, ou de fausses membranes plus ou moins denses, intimement adhérentes à sa surface interne.

L'inflammation de la plèvre est toujours accompagnée d'une exhalation à sa surface interne ; cette exhalation, qui est, à proprement parler, le mode de suppuration propre des membranes séreuses, paraît commencer dès les premiers instans de l'inflammation, et produit, au moins ordinairement, et à mon avis toujours, deux matières de nature différente, l'une demi-concrète, l'autre aqueuse et très-liquide. La première est connue sous le nom de *fausse membrane* ; la seconde sous celui de *sérosité* ou d'*épanchement séro-purulent*. L'une et l'autre présentent beaucoup de variétés.

Les *fausses membranes* sont formées par une matière d'un blanc plus ou moins jaune, opaque ou demi-transparente, dont la consistance, quelquefois à peine supérieure à celle du pus, est ;

dans d'autres cas, égale à celle du blanc d'œuf cuit, ou de la couenne inflammatoire du sang, à laquelle les fausses membranes ressemblent beaucoup par tous leurs caractères physiques. Cette matière, étendue sous forme de nappe sur toute la partie enflammée de la plèvre, en suit, quand cette inflammation est générale, tous les contours, tant sur les poumons que sur les parois externes du thorax, et lui forme une sorte de doublure intérieure et complète. Dans les cas où l'inflammation est bornée à la plèvre pulmonaire ou à la plèvre costale, la partie enflammée est seule recouverte d'une fausse membrane.

Lorsque l'inflammation est générale, assez souvent les portions de la fausse membrane qui revêtent le poumon et la plèvre costale sont réunies entre elles par des lames de même nature qui se rendent de l'une à l'autre, en traversant le liquide séreux épanché dans l'espèce de sac formé par l'exsudation pseudo-membraneuse. Dans cet état, les fausses membranes adhèrent très-peu à la plèvre, et on peut aisément les enlever en raclant avec le manche du scalpel.

L'épaisseur ordinaire des fausses membranes varie d'une demi-ligne à deux lignes ; elle est, en général, assez uniforme ; quelquefois cependant elle est plus considérable dans certains points, et surtout à la face inférieure du poumon et sur la partie correspondante du diaphragme. Quelquefois la fausse membrane présente dans toute son étendue des épaississemens répandus çà et là sous forme de lignes qui s'entre-croisent et forment une sorte de réseau irrégulier ; d'autres fois, au contraire , ces épaississemens , très-rapprochés les uns des autres , forment des espèces de petites tubérosités irrégulières qui donnent à la fausse membrane un aspect granulé. Dans l'un et l'autre cas, les portions intermédiaires étant ordinairement fort minces , et paraissant transparentes et incolores , par opposition aux parties plus épaisses qui conservent leur couleur et leur opacité , les fausses membranes présentent alors un aspect fort analogue à celui d'un épiploon un peu chargé de graisse. Cette ressemblance est surtout frappante quand déjà il s'est développé des vaisseaux sanguins dans la fausse membrane.

Quelquefois, et surtout quand la sérosité épanchée est abondante, les fausses membranes se détachent de la plèvre en tout ou en partie et flottent librement dans la sérosité. Il arrive même de trouver dans le liquide des masses assez considérables d'exsudation albumineuse concrète , dont la forme globuleuse et irrégulièrement ovoïde semblerait annoncer qu'elles n'ont jamais été adhérentes à la plèvre , ce qui me paraît cependant impossible à concevoir. Il est probable que ces sortes de masses se forment dans les parties anguleuses que présente la cavité de la plèvre vers les attaches du diaphragme et la racine des poumons ; et qu'en nageant ensuite dans le liquide, elles se roulent en quelque sorte sur elles-mêmes.

L'épanchement séreux qui accompagne la formation des fausses membranes se présente ordinairement sous la forme d'une sérosité de couleur citrine ou légèrement fauve, dont la transparence n'est troublée que par de petits fragmens du pus concret ou pseudo-membraneux, ou par quelques filamens de même nature. Elle ressemble alors assez bien à du petit-lait non clarifié, et cette ressemblance est même telle qu'elle a fait tomber dans une erreur grossière quelques praticiens qui ont cru reconnaître le lait dans l'épanchement séro-purulent de la péritonite des femmes en couches ; et effectivement l'erreur serait pardonnable si la même chose ne s'observait pas dans l'inflammation de toutes les membranes séreuses, et chez les hommes comme chez les femmes.

L'épanchement pleurétique est communément inodore dans la pleurésie aiguë. Je ne l'ai trouvé fétide que chez un homme mort de pleuro-péripneumonie à la suite d'un empoisonnement par l'opium. Chez ce sujet, l'épanchement séreux et les fausses membranes exhalaient une odeur vineuse aigrelette extrêmement nauséabonde.

Les proportions relatives de la sérosité épanchée et de l'exsudation albumineuse n'ont rien de constant. Quelquefois on trouve une quantité énorme de sérosité et peu de fausses membranes ; dans d'autres cas, le contraire a lieu. Plus le caractère inflammatoire de la maladie est prononcé, et plus les fausses membranes sont épaisses et étendues. Chez les sujets faibles et lymphatiques, au contraire, on trouve, à la suite des pleurésies, une grande quantité de sérosité limpide et des fausses membranes peu épaisses, souvent flottantes dans la sérosité. La pleurésie semble alors se confondre, par des degrés insensibles, avec l'hydro-thorax, ainsi que nous aurons lieu de le montrer en parlant de cette dernière maladie. En général, dans l'épanchement pleurétique, la sérosité est d'autant plus limpide qu'il y a moins de fausses membranes; et cela se conçoit facilement, puisque les petits fragmens d'albumine concrète qui la troublent proviennent de cette exsudation.

Dans quelques cas rares, on trouve une exsudation pseudo-membraneuse unissant les surfaces contiguës de la plèvre sans épanchement séreux. Ce cas serait fort commun si on rangeait dans la même catégorie les pleurésies dont la guérison commence à s'opérer, et dans lesquelles, comme nous le verrons tout-à-l'heure, le premier effort de la nature pour le rétablissement de l'état naturel des parties consiste dans l'absorption de la partie séreuse de l'épanchement. Dans le cas dont je veux parler, on trouve à la suite d'une pleurésie peu intense et ordinairement partielle qui compliquait une maladie plus grave à laquelle le malade a succombé, une exsudation d'un blanc presqu'incolore et presque transparente, qui, quand elle est encore récente, permet de séparer les parties qu'elle réunit, et reste sur la surface de chacune d'elles absolument comme de la colle de farine un peu épaisse et encore humide qui réunirait deux feuilles de papier.

Dans les péripneumonies, et même dans celles qui sont légères et partielles, on trouve aussi quelquefois la plèvre pulmonaire, au voisinage de la partie enflammée, recouverte dans une petite étendue par une fausse membrane qui, suivant qu'elle est plus ou moins récente, est jaune, opaque, et peu adhérente aux parties contiguës, ou ferme, demi-transparente, rougie par un grand nombre de petits vaisseaux, et déjà divisée en feuillets membraniformes. Dans certains cas, on ne trouve en même temps aucun épanchement séreux ; et j'ai observé des pleurésies partielles de ce genre dans lesquelles le stéthoscope n'avait donné aucun signe d'épanchement, quoiqu'il fasse reconnaître d'une manière évidente des quantités de sérosité très-peu considérables épanchées dans la plèvre.

La même chose s'observe aussi assez fréquemment chez les phthisiques ; et il paraît que les adhérences intimes, soit celluleuses, soit cartilagineuses, du sommet du poumon, que l'on rencontre si souvent chez ces sujets, se forment ordinairement de cette manière.

Au reste, ces pleurésies partielles, et qu'on pourrait appeler *sèches,* par opposition à celles qui sont accompagnées d'épanchement séro-purulent, sont ordinairement des complications très-peu considérables qui se joignent à une maladie beaucoup plus grave. Souvent le médecin et le malade lui-même ne s'en aperçoivent à aucun symptôme bien caractéristique : une sensation locale d'ardeur ou quelques douleurs pongitives légères et fugaces, sont ordinairement le seul qu'elles présentent chez les phthisiques.

Depuis la publication de la première édition de cet ouvrage, il me semble qu'on a donné trop d'importance à ces *pleurésies sèches,* dans quelques ouvrages récens, recueils périodiques, ou dissertations soutenues par les élèves de la Faculté de Paris. Je doute même qu'il existe des pleurésies *sèches* de leur nature, c'est-à-dire dans lesquelles il y ait simple sécrétion d'une fausse membrane sans tendance simultanée à l'exhalation d'un liquide séreux. Tous les cas que nous venons d'examiner peuvent se réduire à deux, celui où la sérosité épanchée a été complètement absorbée avant la mort, et celui où l'exhalation de la sérosité a été empêchée totalement ou en partie par l'obstacle mécanique qu'opposait à son épanchement dans la plèvre le tissu pulmonaire durci.

Pour le premier, on sait avec quelle rapidité se fait l'absorption dans certaines circonstances. M. Guersent m'a dit avoir trouvé plus fréquemment chez les enfans qu'on ne le trouve chez l'adulte, des fausses membranes pleurétiques sans épanchement notable; et cela se conçoit encore par la facilité plus grande de l'absorption à cet âge.

Pour le second cas, on sait que la compression est un des meilleurs moyens de rendre l'absorption plus active, et quand, dans une péripneumonie qui a déjà *hépatisé* la presque totalité du poumon, l'inflammation vient à gagner la plèvre, une fausse membrane légère se forme en ce point; une augmentation de l'exhalation aqueuse accompagne probablement sa formation; mais le liquide ne pouvant comprimer le poumon durci, est absorbé immédiatement. Il en est de même quand le tissu pulmonaire est durci par des tubercules, et même lorsque les plèvres costale et pulmonaire sont unies par des adhérences anciennes et un peu courtes.

Dans toutes ces circonstances, si l'on trouve, outre les fausses membranes, de la sérosité, elle est toujours en petite quantité.

MM. Lerminier et Andral rapportent trois cas dans lesquels ils pensent qu'il existait une pleurésie sèche; mais ces sujets ayant tous guéri, on ne peut être certain qu'ils n'aient pas été affectés d'une simple pleurodynie (1).

M. Andral pense que l'on pourrait reconnaître la pleurésie sèche à une moindre énergie du bruit respiratoire, à cause de l'obstacle que la douleur met à la dilatation du thorax. Mais outre que cet obstacle n'aurait pas lieu si la pleurésie existait sans point de côté, il se rencontrerait également dans la pleurodynie rhumatismale, et de plus, nous avons rapporté beaucoup de faits dont il résulte que l'intensité du bruit respiratoire n'est pas toujours, à beaucoup près, proportionnée à l'intensité de la dilatation du thorax.

Je crois devoir relever ici une erreur assez répandue relativement à l'époque à laquelle se fait l'épanchement dans la pleurésie. Beaucoup de médecins pensent qu'il n'a lieu qu'au bout d'un certain temps et même de plusieurs jours. De cette opinion est née l'expression assez commune parmi les praticiens, de *pleurésie terminée par épanchement.* J'ai plusieurs fois rencontré tous les signes physiques de l'épanchement, c'est-à-dire l'égophonie et l'absence de la respiration et de la résonnance thoracique, une

____

(1) *Clinique médicale*, t. II.

heure après l'apparition du point pleurétique et l'invasion de la maladie; j'ai vu le côté manifestement dilaté au bout de trois heures. D'un autre côté, je ne me rappelle pas avoir vu de cas où l'épanchement fût douteux (sous le stéthoscope) le premier et le second jour, et manifeste les jours suivans. Il est seulement vrai de dire que pendant quelques jours l'épanchement s'accroît, et que ce n'est qu'au bout de ce temps qu'il devient manifeste pour tous les yeux par la dilatation de la poitrine et la nullité absolue de la résonnance. Mais il me paraît certain que l'épanchement séreux commence dans toutes les membranes séreuses en même temps que l'inflammation.

Les fausses membranes pleurétiques tendent essentiellement, et toutes les fois que le travail de la nature n'est pas troublé par une cause quelconque, à se convertir en tissu cellulaire, ou plutôt en un véritable tissu séreux analogue à celui de la plèvre. Cette conversion s'opère de la manière suivante : le liquide séreux qui accompagnait l'exsudation pseudo-membraneuse est absorbé ; le poumon comprimé par l'épanchement se développe, et n'est plus séparé des parois thoraciques que par les fausses membranes, qui s'unissent alors entre elles et ne forment plus qu'une seule masse. Bientôt cette couche informe se divise en feuillets assez épais et encore opaques, séparés par une très-petite quantité de sérosité.

C'est à cette époque que l'on commence ordinairement à y apercevoir des vaisseaux sanguins. Les rudimens de ces vaisseaux se présentent d'abord sous la forme d'une traînée de sang tout-à-fait irrégulière, et beaucoup plus volumineuse que les vaisseaux qui doivent lui succéder. Ce sang semble avoir pénétré dans le tissu de la fausse membrane, comme s'il y eût été poussé par une forte injection ; et si l'on examine les points de la plèvre correspondans à l'origine de cette traînée, on les trouve plus rouges que partout ailleurs et comme maculés de sang. Bientôt les feuillets pseudo-membraneux deviennent plus minces et moins opaques ; les traînées de sang prennent une forme cylindrique, et se ramifient à la manière des vaisseaux sanguins, mais en conservant toujours un diamètre considérable. Si on les examine à cette époque, on trouve que ces vaisseaux, très-rouges, présentent une couche extérieure molle et formée de sang à peine concrété à laquelle ils doivent leur couleur. Après avoir incisé cette couche, on en retire une sorte de moule ou de faisceau arrondi, blanchâtre, fibrineux, formé évidemment par de la fibrine concrète, et dont le centre paraît perforé et perméable au sang, que l'on y reconnaît à sa couleur. Quelque petit que soit le canal, c'est ce faisceau fibrineux qui doit, en s'amincissant, former les tuniques des vaisseaux sanguins.

Plus tard, les feuillets de la fausse membrane deviennent tout-à-fait transparens et à-peu-près aussi minces que des lames de tissu cellulaire. Leurs vaisseaux deviennent absolument semblables à ceux qui rampent à la surface interne de la plèvre. Mais ce tissu accidentel n'a pas encore le même degré de consistance que le tissu cellulaire naturel ; il est souvent même assez mou pour pouvoir être rompu lorsqu'on veut le soulever avec le doigt pour l'examiner ; ses vaisseaux, plus volumineux encore jusque dans leurs plus petites ramifications, présentent l'aspect d'une injection anatomique très-fine. Ce n'est qu'au bout d'un certain temps que les lames qui le composent ont entièrement la consistance et les caractères du tissu cellulaire ou plutôt du tissu séreux : car ces lames ne sont jamais uniques ; elles sont toujours continues et repliées sur elles-mêmes, ou adossées l'une à l'autre, de manière qu'elles présentent, comme la plèvre même à laquelle elles adhèrent par leurs extrémités, une surface exhalante, lisse et lubrifiée par une légère humidité, et une surface extérieure ou adhérente, par laquelle elles se réunissent entre elles, et sur laquelle rampent les vaisseaux sanguins dont nous venons de parler.

J'ai trouvé quelquefois des lobules de graisse développés dans les duplicatures de ces lames; mais cela est fort rare.

Ces lames accidentelles sont ordinairement dirigées perpendiculairement à la direction de la plèvre, de manière qu'une de leurs extrémités étant fixée à un point quelconque de la plèvre costale, diaphragmatique ou médiastine, l'autre va s'insérer au point opposé du poumon en faisant un angle à-peu-près droit.

Parvenues à cet état, les lames séreuses accidentelles, quelque nombreuses qu'elles soient, ne nuisent plus en aucune manière à la santé; la respiration même ne se ressent nullement de leur existence, excepté dans quelques cas particuliers dont nous aurons occasion de parler plus bas. Ces lames jouissent de toutes les propriétés du tissu séreux naturel : elles sont, comme lui, susceptibles d'exhalation et d'absorption ; et, chez les hydropiques, on trouve souvent une assez grande quantité de sérosité épanchée entre elles.

Quelquefois même elles s'enflamment, et alors leur surface est recouverte de fausses membranes tout-à-fait semblables à celles qui leur ont donné naissance , et leurs intervalles sont remplis de sérosité ; mais ce cas est très-rare , et il semble qu'une forte pleurésie qui s'est terminée par des adhérences nombreuses rende le retour d'une semblable maladie beaucoup plus difficile que dans l'état naturel des parties. Je n'ai pas vu plus de huit ou dix fois l'inflammation des lames séreuses accidentelles que je viens de décrire , quoiqu'il n'y ait rien de plus commun que de voir des poumons adhérens de toutes parts à la plèvre costale. Il est même à remarquer que, lorsqu'il survient une pleurésie chez un sujet dont le poumon adhère, dans une certaine étendue, à la plèvre costale par suite d'une pleurésie antérieure, l'inflammation, l'exsudation albumineuse et l'épanchement séro-purulent s'arrêtent au point où commence l'adhérence, en sorte que l'on pourrait poser en principe que plus une pleurésie a été grave , et moins son retour est à craindre dans la suite de la vie.

La conversion du pus concret ou pseudo-membraneux en tissu cellulaire n'a été connue que fort tard, et l'on a long-temps entrevu cette vérité avant d'en acquérir une pleine connaissance. Hippocrate

avait déjà vu les adhérences du poumon (1); Die-
merbroeck avait soupçonné qu'elles ne pouvaient
avoir lieu que par inflammation et ulcération (2);
Boerhaave les regardait comme une suite de la
pleurésie (3). Quelques observations de Stoll (4)
indiquent une connaissance plus positive de la transformation des fausses membranes. Cependant, vers
la même époque, Morgagni, après avoir recueilli
les témoignages et pesé les opinions, est encore
incertain, et semble pencher pour l'opinion ridicule de Vernojus, qui attribue les adhérences du
poumon au rire (5). A une époque plus récente,
l'un des professeurs les plus distingués de la Faculté
de Médecine de Paris pensait encore que les adhérences du poumon étaient le produit d'une sorte de
destruction de la plèvre (6).

Les nombreuses recherches d'anatomie pathologiques faites dans toute l'Europe, et particulièrement en France, depuis une trentaine d'années,
rendent aujourd'hui la question très-claire, et quoique plusieurs des faits exposés ci-dessus puissent
encore passer pour nouveaux, il n'est plus aucun
médecin instruit qui doute de l'origine des adhérences contre nature qui se forment non-seulement

____

(1) Voyez *de Morbis*, *lib.* II *; Pulmo ad latus prolapsus*,
et au livre *de Locis*.

(2) *Anatom.*, *lib.* II, *cap.* XIII.

(3) *Prælect. ad instit.*, § 606.

(4) *Ratio medendi*, *pars* V, pag. 5, 16, 228, *et seq.*
243, 255, 261, 397; *pars* VII, pag. 210.

(5) *Epist.* XV, *lib.* II, § 16.

(6) *Journal général de Médecine*, tom. XX, p. 68.

entre les plèvres costale et pulmonaire, mais encore entre beaucoup d'autres organes.

Un fait très-remarquable, c'est que le pus concret, quoique identique en apparence sur quelque organe qu'il se forme, prend toujours en se transformant, la texture de la membrane qui l'a sécrété: ainsi, dans une capsule synoviale, le pus concret se transforme en membranes qui ont absolument la texture des membranes synoviales naturelles; à la surface des membranes muqueuses, il se transforme en lames de même nature; sur les membranes séreuses, il se forme de petites membranes séreuses accidentelles; et dans le tissu cellulaire seul, il prend réellement le caractère de ce tissu.

Les portions de pus concret isolées au milieu de la sérosité, et sans contact avec la membrane qui les a sécrétées, ne sont peut-être pas toujours pour cela privées de la vie. J'ai trouvé quelquefois, dans des cas qui tenaient le milieu entre la pleurésie franche et l'hydro-thorax aigu, de longs filamens de lymphe coagulée qui déjà avaient commencé à subir la transformation en tissu séreux accidentel, quoiqu'ils flottassent librement et sans aucune adhérence au milieu d'une grande quantité de sérosité, et que rien n'indiquât qu'ils eussent été primitivement adhérens. Au reste, les liquides vivent comme les solides, ainsi qu'on peut le conclure de ces faits et de beaucoup d'autres; et en particulier, il me semble difficile de ne pas voir une grande analogie entre le développement de l'œuf et celui qui du pus concret forme un organe de même nature que celui qui a sécrété ce pus.

Refoulement du poumon dans la pleurésie. —
Lorsque la pleurésie est simple, on ne trouve aucun signe d'inflammation dans le tissu du poumon,
même au voisinage des points où la plèvre pulmonaire est le plus violemment enflammée : seulement,
à raison de la compression que ce tissu a éprouvée
par l'épanchement, il devient plus dense et moins
crépitant que dans l'état naturel. Si l'épanchement
a été très-considérable, le poumon s'aplatit et devient tout-à-fait flasque ; il ne contient plus du tout
d'air, et par conséquent ne crépite plus sous la pression ; ses vaisseaux sont aplatis et presque entièrement exsangues ; ses bronches, et quelquefois même
les plus gros troncs, sont évidemment rétrécis ; mais
sa texture est encore très-reconnaissable ; il ne présente aucune trace d'engorgement analogue à celui qui a lieu dans la péripneumonie ; et si on in-
suffle de l'air dans les bronches, on voit le tissu
pulmonaire se développer plus ou moins parfaitement.

Lorsque la plèvre est saine et libre de toute ancienne adhérence au moment où se forme l'épanchement pleurétique, le liquide se répand d'une
manière régulière sur toute la surface du poumon,
mais reste toujours en plus grande quantité en bas
et sur le côté. A mesure que l'épanchement augmente, le poumon est refoulé de dehors en dedans,
et un peu d'avant en arrière et de bas en haut sur
la colonne vertébrale et le médiastin, où il finit par
s'aplatir de manière à occuper moins d'espace que
la main du sujet, si l'épanchement devient très-
considérable. Des adhérences anciennes seules, et

un autre cas dont nous parlerons en traitant des pleurésies partielles, peuvent changer cette marche du refoulement. Ainsi s'il existe des adhérences dans la partie supérieure du poumon seulement, ce qui est assez commun, le refoulement se fera de bas en haut; s'il n'en existe qu'à la partie inférieure, ce qui est rare, le poumon sera refoulé en bas; si le poumon est adhérent aux côtes et libre du côté du médiastin, ce qui est plus rare encore, le refoulement se fera de dedans en dehors et d'avant en arrière. Les pleurésies partielles présentent souvent, comme nous le verrons, des dispositions plus bizarres encore.

ARTICLE II.

Pleurésie hémorrhagique aiguë.

J'appelle *pleurésie hémorrhagique aiguë* la réunion d'une hémorrhagie ordinairement légère à l'inflammation de la même membrane. Ce cas, qui n'est pas très-rare, diffère de la pleurésie aiguë franche, non-seulement sous le rapport de l'anatomie pathologique, mais même, comme nous le verrons, sous ceux de la marche et du traitement de la maladie. Dans ce cas, la sérosité épanchée est plus ou moins teinte de sang; ordinairement elle n'en contient qu'une petite quantité, et quelquefois l'on trouve en outre quelques petits caillots. Rarement il y a assez de sang pour que le liquide épanché ressemble plutôt à un sang très-liquide qu'à un mélange de sang et de sérosité. Il est également rare de trouver des caillots volumineux ou en grande quantité (1). Dans ce cas, où l'hémorrhagie prédomine évidemment sur l'inflammation, ce qui constitue *l'empyème de sang* des anciens chirurgiens, le pus concret est sécrété en beaucoup moindre quantité que dans une pleurésie légitime, et les fausses membranes, peu épaisses, ne recouvrent quelquefois qu'une partie de la plèvre.

Dans les cas les plus ordinaires, c'est-à-dire, dans ceux où la sérosité épanchée est seulement teinte de sang, les fausses membranes qui revêtent la plèvre restent ordinairement blanches, jaunâtres ou incolores dans une grande partie de leur étendue, à leur face adhérente : seulement elles sont souvent fortement imprégnées de sang çà et là, ainsi que les points correspondans de la plèvre, qui, en général, est partout beaucoup plus rouge que dans une pleurésie franche. Il est très-rare que les taches de sang dont nous venons de parler pénètrent au-delà de la surface externe ou adhérente de la fausse membrane ; quelquefois cependant elle est teinte dans toute son épaisseur, mais non pas dans une grande étendue.

Il est beaucoup plus commun, et dans des cas même où la sérosité épanchée est à peine teinte de sang, de trouver toute la surface interne de la fausse membrane colorée d'un rouge écarlate ou tirant sur le violet, quoiqu'il y ait comparativement peu de points rouges à la surface adhérente, et que le milieu de l'épaisseur de la fausse mem-

---

(1) On peut voir un exemple de ce genre dans le recueil de MM. Lerminier et Andral. *Clinique méd.*, t. II, obs. XV.

brane ait conservé sa blancheur naturelle. Nous devons, au reste, faire remarquer relativement à l'intensité de ces teintes, et surtout de celles qui se remarquent à la surface interne des fausses membranes, qu'elle est certainement augmentée par la transsudation cadavérique du sang, dont nous parlerons en traitant des maladies de l'aorte.

Il me paraît certain, d'après le rapprochement d'un grand nombre d'observations particulières qu'il serait trop long de mentionner ici, que la pleurésie hémorrhagique, qui souvent est telle dès le premier jour, peut aussi quelquefois ne le devenir qu'au bout d'un certain temps, et particulièrement à l'époque où les vaisseaux sanguins commencent à se développer dans les fausses membranes : alors l'hémorrhagie n'est que l'aberration ou l'excès du travail de la nature médicatrice. Ces deux cas peuvent quelquefois être distingués d'après la marche de la maladie, la pleurésie hémorrhagique primitive étant remarquable dès les premiers jours par l'intensité des signes de l'épanchement, tandis que celle dont nous parlons en ce moment présente plus ou moins subitement une augmentation de ces signes après une fausse convalescence.

En général, le liquide épanché dans la pleurésie hémorrhagique est toujours plus abondant que dans la pleurésie franchement inflammatoire ; la tendance à l'absorption, au contraire, est beaucoup moindre, et la guérison, quand elle a lieu, se fait long-temps attendre : ce cas est celui qui constitue le plus souvent l'empyème aigu dont nous parlerons plus bas.

C'est principalement, et peut-être uniquement

après la pleurésie hémorrhagique que se rencontre une transformation particulière des fausses membranes toute différente de celle que j'ai décrite précédemment. Dans ces cas, et peut-être dans quelques autres où l'épanchement a également duré très-long-temps, les fausses membranes qui recouvraient la plèvre et le poumon acquièrent une dureté particulière, une demi-transparence bleuâtre, et un commencement d'organisation fibreuse ou analogue, à la souplesse près, à celle des cartilages. Dès-lors elles ne sont plus susceptibles de se transformer en tissu séreux accidentel. Lorsque l'épanchement vient enfin à être résorbé, le poumon, depuis long-temps comprimé, et maintenu d'ailleurs dans cet état par la membrane épaisse que nous venons de décrire et qui l'enveloppe de toutes parts, ne peut se dilater assez promptement pour suivre les progrès de la résorption du liquide épanché ; les côtes se rapprochent alors et la poitrine se resserre ; la partie costale et la partie pulmonaire de l'exsudation pseudo-membraneuse se trouvent en contact, et ne tardent pas à contracter ensemble une adhérence tout-à-fait intime, et telle que l'on croirait qu'elles ne forment qu'une seule et même membrane, dont le tissu devient de jour en jour plus ferme, et finit, au bout de quelques mois, par acquérir la consistance et tous les caractères d'une membrane fibreuse ou fibro-cartilagineuse.

Dans cet état, si on dissèque avec attention la membrane accidentelle, ou même si on l'incise dans toute son épaisseur, on voit qu'elle adhère intimement à la plèvre costale et à la plèvre pulmonaire, mais qu'on peut cependant la séparer presque partout, et surtout la distinguer très-clairement de l'une et de l'autre.

Dans cette coupe transversale, on reconnaît également que la membrane accidentelle présente trois couches distinctes : deux sont extérieures, opaques, blanches, et presqu'entièrement fibreuses, quelquefois cartilagineuses, et même osseuses dans certains points; elles sont réunies par une couche moyenne, demi-transparente, qui ressemble parfaitement aux parties centrales et les plus transparentes des cartilages inter-vertébraux.

Cette lame intermédiaire est évidemment le moyen d'union employé par la nature pour souder en quelque sorte et réunir en une seule membrane la couche costale et la couche pulmonaire de l'exsudation albumineuse. Quoiqu'elle soit certainement le produit d'un travail secondaire qui ne peut avoir lieu qu'à une époque où l'organisation des fausses membranes est déjà très-avancée, je ne crois pas que ce travail soit, à proprement parler, une inflammation : je le comparerais plutôt à l'exsudation gélatiniforme et demi-transparente par laquelle commence la réunion dans les fractures des os et des tendons. Un fait assez remarquable vient à l'appui de cette opinion : j'ai trouvé, chez un sujet mort quelque temps après la guérison d'une pleurésie chronique, le poumon gauche adhérent dans toute son étendue, au moyen d'une fausse membrane semblable à celle que je viens de décrire. Cette fausse membrane avait une épaisseur assez uniforme, de trois ou quatre lignes dans toute son étendue; mais, à la hauteur des cinquième et sixième côtes sternales, elle présentait un renflement qui lui donnait en cet endroit environ huit lignes de largeur. Cet épaississement était dû à une matière transparente, presqu'incolore, mais de consistance un peu plus ferme que la gelée de viande. Cette matière était beaucoup plus consistante à sa circonférence, et acquérait insensiblement l'aspect et la fermeté des fibro-cartilages dans les points par lesquels elle se continuait avec la couche moyenne ou intermédiaire de la membrane accidentelle. Les couches costale et pulmonaire de cette membrane étaient tout-à-fait fibreuses et opaques, et n'avaient qu'une épaisseur d'environ une ligne ou une ligne et demie au point du renflement.

L'épaisseur ordinaire de ces fausses membranes fibro-cartilagineuses varie de deux à cinq lignes. Elle est d'autant moindre qu'on les examine à une époque plus éloignée de leur formation : elle doit être nécessairement proportionnée à celle de la couche albumineuse qui leur a donné naissance, et elle est toujours beaucoup moins considérable.

Quelques faits me portent à croire que, dans certains cas de pleurésie chronique partielle, il peut se former sur la plèvre une exsudation albumineuse assez étendue, d'un à six pouces carrés, par exemple, sans épanchement séreux notable. J'ai rencontré de semblables exsudations qui étaient évidemment assez récentes, car elles avaient encore une couleur très-jaune et une consistance à peine égale à celle du blanc d'œuf durci. Cette exsudation unissait les plèvres costale et pulmonaire, et il n'existait en même temps aucune trace d'épanchement séreux : par endroits seulement, quelques gouttes de sérosité séparaient en feuillets une portion de l'exsudation. Il se peut cependant que, dans ces cas, il ait existé un épanchement séreux qui ait été promptement absorbé. Quoi qu'il en soit, une exsudation aussi épaisse suffisant pour comprimer le poumon et l'empêcher de se développer facilement de nouveau, il me semble probable qu'alors l'exsudation albumineuse doit avoir une plus grande tendance à se changer en une membrane dense qu'en tissu cellulaire ; et c'est peut-être de cette manière que se forment certaines fausses membranes fibrocartilagineuses ou cartilagineuses, rares il est vrai, qui n'offrent pas d'une manière bien évidente la distinction en trois lames décrites ci-dessus, et qui souvent sont incomplètes, de manière que le poumon, quoiqu'adhérent de toutes parts, l'est dans certains points d'une manière intime : ce sont ceux où cette adhérence a lieu au moyen de la fausse membrane fibro-cartilagineuse ; tandis que, dans d'autres points, l'adhérence a lieu seulement au moyen d'un tissu lamineux très-condensé, mais que l'on peut encore déchirer avec le doigt.

Il est encore possible que ces sortes de calottes cartilagineuses qui embrassent quelquefois le sommet du poumon et l'unissent à la plèvre costale, dans les cas d'excavation tuberculeuse ou de fistule pulmonaire, soient formées de la même matière.

Je pense cependant que ce n'est pas là le mode de formation le plus commun des membranes fibrocartilagineuses, et particulièrement de celles qui présentent d'une manière très-évidente la division en trois couches dont nous venons de parler. Il me paraît certain qu'elles sont le produit d'une pleurésie hémorrhagique ou d'une irrégularité dans le travail de la nature lors du développement des vaisseaux sanguins dans la fausse membrane. C'est ce même travail irrégulier qui, comme nous l'avons vu, produit la rougeur uniforme et intense de la surface interne de cette fausse membrane, et qui en même temps mêle du sang liquide ou caillé à la sérosité qu'elle renferme. Il paraît qu'au moment où se fait cette exhalation de sang nécessaire au développement des vaisseaux accidentels, une certaine quantité de fibrine se mêle à l'albumine qui composait primitivement la fausse membrane, et la dispose par là à se changer en un tissu fibreux ou cartilagineux.

Cette origine des fausses membranes fibro-cartilagineuses est démontrée pour moi par le rapprochement de beaucoup de cas dans lesquels je les ai trouvées à tous les degrés de consistance. Dans toutes les pleurésies aiguës devenues chroniques par suite de l'exhalation sanguine et de la rubéfaction de la fausse membrane, que j'ai eu occasion de voir, j'ai trouvé la couche profonde ou adhérente des fausses membranes beaucoup plus dense que leurs couches superficielles, et dans un état plus ou moins avancé de transformation en fibro-cartilage. Lors même que cette couche profonde était plus molle, elle présentait un aspect en quelque sorte moyen entre celui de la fibrine du sang, de la tunique fibrineuse des artères, et des fausses membranes ordinaires ou albumineuses.

La possibilité de ce mélange de la fibrine du sang ou du sang lui-même à l'albumine pseudo-membraneuse, pour la formation des membranes accidentelles dont il s'agit, me paraît d'ailleurs démontrée par plusieurs analogies. On rencontre, non-seulement sur la plèvre, mais encore sur d'autres membranes séreuses, des exsudations pseudo-membraneuses fortement souillées de sang ou même formées par une stratification d'albumine demi-concrète et de sang caillé. Les fausses membranes souillées de violet, de brun, de jaune d'ochre, que l'on trouve quelquefois à la suite des péritonites chroniques, ne me paraissent pas avoir une autre origine ; et, si l'on rapproche la nature de l'exsudation qui détermine la formation du cal dans les fractures de plusieurs faits analogues d'anatomie pathologique, il paraîtra très-probable que l'exhalation de la fibrine est aussi nécessaire à la formation d'un tissu osseux, fibreux ou cartilagineux accidentel, que celle de l'albumine au développement du tissu séreux qui forme les adhérences *séreuses* à la suite de la pleurésie ou des autres inflammations des membranes séreuses.

Les fausses membranes fibro-cartilagineuses ont été communément désignées, par les observateurs qui en ont rencontré, sous le nom d'*épaississemens de la plèvre*. Il est, en effet, facile de commettre cette erreur, si l'on s'en tient aux apparences que présentent au premier coup-d'œil ces membranes accidentelles ; mais en disséquant avec soin, on parvient toujours, comme nous l'avons dit, à séparer la plèvre, qui n'a que son épaisseur naturelle.

On ne doit pas confondre les membranes accidentelles fibro-cartilagineuses avec les incrustations de même nature qui se forment quelquefois à la surface extérieure ou adhérente de la plèvre, et dont nous avons donné ailleurs la description (1).

ARTICLE III.

Gangrène de la plèvre et des fausses membranes pleurétiques. — Perforations de la plèvre.

La gangrène de la plèvre est une altération très-rare; presque jamais elle n'est générale ou même un peu étendue. Il est également rare qu'elle soit primitive, et je n'ai vu aucun cas dans lequel elle parût être un effet de la violence d'une inflammation aiguë. Le plus souvent elle n'a lieu qu'à la suite de la rupture dans la plèvre d'un abcès gangréneux du poumon; quelquefois aussi elle survient dans les pleurésies chroniques, et lorsque la maladie a déjà eu une certaine durée.

La gangrène de la plèvre se reconnaît à des taches d'un vert brunâtre ou noirâtre, tantôt rondes, tantôt irrégulières, qui souvent ne comprennent que l'épaisseur de la membrane. Les points ainsi affectés sont ramollis et tombent facilement en détritus. Lors même que, par suite de ce ramollissement, la tache gangréneuse a été entièrement détruite, le contour de l'ulcération qu'elle laisse à sa place reste

---

(1) *Dictionnaire des Sciences médicales*, art. *Cartilages accidentels.*

encore noirâtre pendant fort long-temps. Quelque.
fois les parties subjacentes sont également frappées
de gangrène , mais à une petite profondeur ; et
même, dans presque tous les cas , le tissu cellulaire
qui environne la plèvre est d'un vert ou d'un brun
noirâtre plus ou moins marqué, et infiltré de sérosité jusqu'à une certaine distance de l'eschare.
Quelquefois les muscles intercostaux ou le tissu pulmonaire participent à cette affection , et les côtes,
dénudées dans une petite étendue par l'infiltration
séreuse, présentent çà et là quelques points de carie.
Les parties ainsi affectées exhalent toujours l'odeur
propre à la gangrène.

Une inflammation générale de la plèvre , et par
suite la formation de fausses membranes étendues
et d'un épanchement abondant, suivent toujours le
développement des eschares gangréneuses de la
plèvre, lorsqu'elles ne sont pas consécutives elles-
mêmes à une pleurésie déjà ancienne. Dans tous les
cas, les fausses membranes anciennes ou nouvelles
contractent ordinairement l'odeur propre de la gangrène , et quelquefois même elles prennent une
teinte grisâtre , brunâtre ou verdâtre sale, et une
consistance putrilagineuse , qui annoncent qu'elles
sont elles-mêmes frappées de gangrène. Cela se voit
surtout quand un abcès gangréneux du poumon
s'est ouvert dans la cavité de la plèvre. Une seule
fois , j'ai vu une affection semblable des fausses
membranes pleurétiques, chez un sujet qui avait en
même temps dans le poumon trois excavations gangréneuses à demi pleines d'un putrilage grisâtre et
horriblement fétide. Aucune de ces excavations ne

communiquait avec la plèvre, et cependant la cavité de cette membrane contenait environ une demi-
pinte d'un liquide absolument semblable et seulement un peu plus ténu. Ce liquide était rassemblé
dans la partie inférieure de la cavité droite de la
poitrine, et renfermé dans une fausse membrane
molle presque putrilagineuse, d'un gris brunâtre
et d'une odeur gangréneuse très-fétide. La plèvre
elle-même était intacte au-dessous de cette fausse
membrane. Il est évident que, dans ce cas, la gangrène de la fausse membrane était l'effet d'une diathèse générale.

Lorsqu'à la suite d'une pleurésie chronique il se
forme une eschare gangréneuse sur la plèvre, il
peut arriver que l'épanchement s'infiltre par ce
point à travers les muscles intercostaux, et vienne
former sous la peau un abcès dont l'ouverture, naturelle ou artificielle, a procuré quelquefois la
guérison de l'empyème. Ces abcès, connus dès
l'origine de l'art, ont été observés de temps en
temps par les chirurgiens, et leur ouverture constitue ce que l'on appelle communément l'*empyème
de nécessité*. Ce cas est fort rare : mon ami M. Récamier m'a dit l'avoir observé deux fois ; je ne l'ai
rencontré qu'une seule.

La gangrène de la plèvre n'est pas le seul moyen
que la nature emploie pour porter à l'extérieur le
liquide séro-purulent épanché dans la plèvre ; elle
atteint quelquefois le même but par le développement d'un abcès qui, formé entre les deux couches
des muscles intercostaux, ou entre ces muscles et la
peau, s'ouvre à la fois à l'extérieur du corps et dans

la plèvre. Je n'ai vu encore ce cas qu'une seule fois. MM. Lerminier et Andral en rapportent deux exemples, un d'après leur propre observation (1), l'autre observé en Angleterre et extrait des *Archives de Médecine* (2). La guérison a peut-être plus souvent suivi l'ouverture de ces sortes d'abcès que l'opération de l'empyème ; mais elle n'est pas toujours parfaite : souvent l'abcès dégénère en fistule incurable, et cela se conçoit d'autant plus facilement, que les côtes sont ordinairement cariées, dans ce cas comme dans le précédent.

Les épanchemens pleurétiques s'évacuent encore plus rarement dans les bronches qu'à l'extérieur. Les médecins Asclépiades regardaient l'ouverture d'un abcès du poumon dans la plèvre comme une cause commune de l'empyème, et ne paraissent pas avoir soupçonné la possibilité du cas contraire. Je crois que Bayle est le premier qui l'ait constaté d'une manière positive. Il n'a guère lieu que dans des pleurésies chroniques : cependant MM. Lerminier et Andral en rapportent un exemple remarquable (3) dans une pleurésie aiguë. Le malade, atteint d'abord d'un rhumatisme aigu, fut pris bientôt après d'une pleurésie. Au bout de peu de jours, l'épanchement s'ouvrit à la fois dans les bronches et dans un espace intercostal, et versa une grande quantité de pus semblable à celui des phlegmons. Le malade ayant succombé, on trouva,

---

(1) *Clinique médicale, etc.*, tom. II, obs. XVII.
(2) t. III, p. 3i6.
(3) *Op. cit.*, t. II, obs. XXXVI.

outre l'épanchement pleurétique, une péritonite semblable, c'est-à-dire avec épanchement purulent et fausses membranes à la fois. On trouva en outre, en plusieurs endroits et sous la peau, une suppuration mêlée d'infiltration séreuse, et dans les environs, les muscles présentaient *un commencement de ramollissement pultacé.*

ARTICLE IV.

Des Signes et des Symptômes de la Pleurésie aiguë.

Signes physiques de la pleurésie aiguë. — Dès que l'épanchement est formé, la résonnance que devrait donner la poitrine percutée manque dans toutes les parties de cet organe où il existe. On ne pourrait, il est vrai, affirmer, d'après ce seul signe, si l'absence du son est due à une pleurésie ou à une péripneumonie ; mais les symptômes locaux et généraux peuvent déjà aider à faire cette distinction. J'ai vu quelques médecins essayer d'obtenir un signe distinctif entre ces deux maladies, en plaçant le malade dans différentes positions ; j'ai répété moi-même cette expérience sans obtenir aucun résultat satisfaisant, et cela est facile à concevoir : les liquides ne changent de place par la position que dans un vase vide, et la poitrine est pleine dans l'état naturel ; le liquide épanché ne se fait place qu'en comprimant le poumon. Il est vrai que, quand l'épanchement est peu considérable, le liquide, comme plus pesant que le poumon, tend à occuper les parties postérieure et inférieure de la poitrine, si le malade est couché sur le dos ; et le poumon comme plus léger, tend, au contraire, à se porter en avant et en haut. Mais pour peu que l'épanchement soit considérable, le liquide se répand sur toute la surface du poumon, et l'écarte des parois thoraciques, à moins qu'il n'y ait des adhérences anciennes dans quelques points.

A ces considérations il faut ajouter que le poumon comprimé par l'épanchement devient beaucoup moins mobile ; que les adhérences anciennes ou les fausses membranes récentes le fixent le plus souvent d'une manière invariable dans la même position ; et qu'en supposant même qu'il en pût changer ou qu'il y eût quelque vide dans la poitrine, ce qui ne peut être (hors le cas de pneumo-thorax, dans lequel la percussion ne dirait plus rien de sûr), la péripneumonie qui accompagne souvent la pleurésie empêcherait encore d'obtenir des résultats de la méthode dont il s'agit.

La grande étendue dans laquelle le son manque est un indice plus sûr et plus pratique ; car assez souvent, au bout de peu d'heures de maladie, le son est mat dans tout le côté affecté ou dans sa moitié inférieure, ce qui n'arrive jamais ou presque jamais dans la péripneumonie.

L'auscultation médiate donne des moyens de distinguer d'une manière plus certaine encore ces deux maladies, et fait reconnaître sûrement, non-seulement l'existence de l'épanchement pleurétique, mais même son abondance plus ou moins grande.

Une grande diminution ou l'absence totale du bruit de la respiration, l'apparition, la disparition et le retour de l'égophonie, sont les signes par lesquels le cylindre annonce l'existence de l'épanchement pleurétique et en indique la mesure. Nous allons examiner successivement ces deux espèces de signes.

Lorsque, comme il arrive souvent, l'épanchement pleurétique est très-abondant dès les premiers instans de sa formation, l'absence de la respiration est dès-lors totale, et on ne l'entend plus du tout dans tout le côté affecté, excepté le long de la colonne vertébrale, où elle s'entend encore dans une largeur d'environ trois doigts, quoiqu'avec moins de force que du côté opposé. Cette absence totale de la respiration après quelques heures de maladie est un signe tout-à-fait pathognomonique de la pleurésie avec épanchement abondant, lors même que le point pleurétique n'existe pas : on peut dans ce cas prononcer, sans crainte de se tromper, qu'il existe un épanchement dans la plèvre ; car, comme nous l'avons dit, l'absence de la respiration dans la péripneumonie est en quelque sorte graduelle ; elle est plus ou moins forte dans divers points de la poitrine ; elle n'existe presque jamais sous la clavicule ; et, dans ce cas même, les parties supérieures du poumon ne sont envahies qu'au bout de plusieurs jours ou même de plusieurs semaines de maladie. L'absence totale du bruit de la respiration dans la péripneumonie est d'ailleurs toujours précédée, pendant vingt-quatre ou trente-six heures, par l'apparition d'un râle *crépitant* et tout-à-fait caractéristique. Dans la pleurésie avec épanchement abondant, au contraire, l'absence de la respiration est non-seulement subite, mais égale, uniforme, et si complète que l'on n'entend absolument rien, quelle que soit la force avec laquelle les efforts de l'inspiration soulèvent les parois du thorax.

La persistance de la respiration dans une étendue d'environ trois travers de doigt tout le long de la colonne vertébrale, vers la racine du poumon, n'est pas un signe moins constant de la pleurésie. Il existe même dans les pleurésies chroniques dans lesquelles l'épanchement est le plus considérable, et le poumon tellement comprimé contre la partie postérieure des côtes et la colonne vertébrale, qu'à l'ouverture de la poitrine il faut le chercher pour le trouver. Ce signe s'explique, au reste, très-bien par le refoulement du poumon vers sa racine par l'effet de l'épanchement.

Chez beaucoup de sujets, la respiration s'entend encore assez bien immédiatement au-dessous de la clavicule, quoique tous les autres signes annoncent un épanchement considérable et formé tout-à-coup, comme nous venons de le dire. On peut, dans ces cas, être certain que le sommet du poumon est uni à la plèvre costale par des adhérences d'ancienne date. Mais dans les épanchemens médiocres, on doit seulement inférer de ce signe que l'épanchement ne monte pas jusque là, ou ne forme qu'une couche très-mince sur le lobe supérieur.

Cette cessation totale et subite du bruit de la respiration dans les épanchemens abondans et formés tout-à-coup ne doit pas faire croire que, dans ces cas, l'épanchement soit sur-le-champ aussi considérable qu'il l'est dans les pleurésies chroniques ou devenues telles, dans lesquelles la respiration est également nulle, et où l'on trouve, à l'ouverture de la poitrine, le poumon tout-à-fait aplati contre le médiastin. Il paraît que, lorsque, dès le premier instant de la maladie, l'épanchement devient tout-à-coup aussi abondant, le poumon est d'abord suffoqué en quelque sorte, et cesse d'admettre l'air et de se dilater, quoiqu'il ait à peine perdu un quart de son volume, et que la compression qu'il éprouve ne soit pas très-forte. Souvent alors, au bout de quelques jours, le poumon s'habitue à ce degré de compression ; et quoique l'épanchement n'ait point diminué, et qu'il ait même quelquefois un peu augmenté, on recommence à entendre ou au moins à soupçonner le bruit de la respiration dans plusieurs points. J'ai constaté plusieurs fois ce fait par l'autopsie, et par la comparaison des signes donnés par l'auscultation médiate, et du résultat de la *mensuration* de la poitrine dont il sera parlé tout-à-l'heure.

L'épanchement abondant et subit que nous venons de décrire a surtout lieu dans les pleurésies qui attaquent les vieillards ou les adultes disposés à la cachexie séreuse, ainsi que dans les pleurésies hémorrhagiques ; et, lorsque la cessation du bruit de la respiration est totale, absolue et subite, le pronostic doit, en général, être fâcheux. On peut être assuré d'avance que la transformation des fausses membranes en tissu cellulaire et la résorption de l'épanchement ne se feront pas ou se feront mal, et que la pleurésie passera promptement à l'état chronique.

Chez les enfans et chez les sujets doués d'une bonne constitution, l'épanchement n'est presque jamais aussi promptement abondant. Après quelques heures ou même quelques jours de maladie, la respiration s'entend encore dans tout le côté affecté, et même mieux que le peu de son donné par la percussion ne le ferait espérer. Cependant le bruit de la respiration est beaucoup moindre que du côté sain; il est d'ailleurs sans mélange de râle, à moins qu'il n'y ait en même temps un catarrhe pulmonaire, ce qui est rare. Dans ce cas, comme dans le précédent, la respiration s'entend toujours mieux vers la racine du poumon que partout ailleurs.

Si l'épanchement augmente, le bruit de la respiration devient moins fort encore; le frémissement qui l'accompagne cesse d'avoir lieu; il semble qu'on n'entende plus la respiration que de loin; bientôt on ne fait plus que la soupçonner, et enfin on ne l'entend plus du tout, si ce n'est vers la racine du poumon, où elle existe toujours un peu, lors même qu'on n'en trouve plus de trace autre part.

La diminution du son donné par la percussion ne suit pas à beaucoup près cette progression croissante, et ordinairement même le son est tout aussi mat à l'époque où l'on entend encore assez bien la respiration, qu'à celle où l'on cesse de pouvoir la distinguer.

Lorsque l'épanchement pleurétique est un peu considérable, la respiration devient ordinairement *puérile* dans le côté sain. Il arrive même quelquefois que le bruit de cette respiration puérile se transmet à travers l'épanchement dans toute l'étendue du côté affecté, de manière que l'on pourrait croire que la respiration s'y fait encore. Pour éviter cette illusion, il faut écouter le bruit respiratoire dans toute l'étendue du côté affecté, et l'on verra qu'il devient d'autant plus intense que l'on se rapproche plus du côté sain. La qualité du bruit respiratoire, sa profondeur et sa pureté, peuvent aussi servir à le faire reconnaître pour celui que donne le poumon sain. On peut quelquefois le faire cesser en comprimant momentanément le côté sain de manière à y borner l'inspiration. Les autres signes donnés par l'égophonie, la percussion et la dilatation de la poitrine ne permettent pas d'ailleurs de méconnaître l'épanchement. Ce cas, au reste, est assez rare et n'a guère lieu que quand l'épanchement est devenu chronique. Mon confrère M. Cayol m'a fait voir un sujet chez lequel la même transmission du bruit respiratoire puérile avait eu lieu à travers un épanchement aériforme assez considérable.

Lorsque l'épanchement commence à diminuer par l'effet de l'absorption, on s'en aperçoit d'abord à l'intensité plus grande du bruit de la respiration dans la partie du dos où il n'avait jamais cessé entièrement de se faire entendre; bientôt on commence à l'entendre également à la partie antérieure-supérieure de la poitrine et sur le sommet de l'épaule; quelques jours après, on l'entend sous l'omoplate, et enfin il reparaît peu à peu et successi-vement dans le côté et les parties inférieure-anté-rieure et postérieure-inférieure de la poitrine.

Cet ordre successif est quelquefois dérangé par des adhérences anciennes existant vers le bord an-térieur du poumon ou dans toute autre partie. Dans tous les cas, les points où une adhérence un peu étendue a lieu font toujours entendre plus ou moins la respiration, au plus fort même de l'épanchement; et c'est toujours dans ces points, ainsi que dans les parties du sommet et du bord antérieur du pou-mon qui n'ont été que peu ou point atteintes par l'épanchement, que la respiration commence à se faire entendre avec plus de force quand l'épanche-ment diminue.

Le retour du bruit de la respiration est beaucoup plus long dans la pleurésie que dans la péripneu-monie; et chez les sujets cachectiques surtout il se passe quelquefois des semaines et même des mois entre le moment où l'on a commencé à entendre de nouveau la respiration sous la clavicule, et celui où l'on peut commencer à l'entendre dans les parties inférieures de la poitrine. Souvent, plusieurs mois après la convalescence du malade, la respiration a encore une intensité de moitié moindre dans le côté affecté que dans le côté sain. Je pense que ce phénomène est dû à une conversion très-lente des fausses membranes en tissu cellulaire, et en même temps à une diminution de l'action propre du pou-mon, par suite de la longue compression qu'il a éprouvée.

La résonnance thoracique reparaît plus lentement encore, et même, dans beaucoup de cas, ne redevient jamais ce qu'elle était avant la maladie, à raison du rétrécissement de la poitrine qui succède à l'absorption de l'épanchement. Cependant on voit quelquefois le son reparaître avant le bruit respiratoire, quand la pleurésie est survenue après un catarrhe chronique, la mucosité qui engoue les bronches empêchant alors pendant long-temps l'air d'y pénétrer. La percussion, dans ces cas, donne encore un son tout-à-fait mat très-long-temps après l'époque à laquelle le cylindre a recommencé à faire entendre la respiration.

L'augmentation et la diminution successives de la quantité de l'épanchement sont encore indiquées par un signe beaucoup moins sensible, moins constant et moins sûr, mais qui ne laisse pas cependant que d'être assez souvent utile : si on fait déshabiller un malade attaqué de pleurésie avec épanchement abondant, on reconnaît facilement, dans la plupart des cas, que le côté affecté est plus dilaté que le côté sain. Cette remarque a déjà été faite par tous les auteurs qui ont traité de l'empyème, depuis Hippocrate jusqu'à nous ; mais je puis assurer que la même chose a lieu dans les épanchemens pleurétiques même récens. J'ai trouvé souvent cette dilatation très-marquée après deux jours de maladie; elle l'est beaucoup plus chez les sujets maigres que chez ceux qui ont beaucoup d'embonpoint; elle l'est fort peu chez les femmes dont les mamelles sont volumineuses. Si l'on mesure avec un ruban le côté dilaté, on trouve sa circonférence plus grande que celle du côté sain ; mais la différence n'est jamais aussi grande qu'elle le paraît à l'œil : une différence d'un demi-pouce dans la mesure de la circonférence est extrêmement sensible à la vue de la poitrine. A mesure que l'épanchement diminue, la dilatation de la poitrine disparaît insensiblement ; et quelquefois même, après la guérison, le côté affecté devient plus étroit qu'il ne l'était avant la maladie, ainsi que nous le verrons tout-à-l'heure.

A ces signes il faut encore joindre, comme nous l'avons dit, l'*égophonie*, signe tout-à-fait pathognomonique lorsqu'il existe, et qui indique constamment un épanchement d'une médiocre abondance. Nous ne répéterons point ici ce que nous en avons dit (tom. 1, pag. 69) ; nous nous contenterons de rappeler que l'égophonie paraît vers l'époque où l'épanchement commence à devenir un peu notable , le son mat, et la respiration moins sensible dans le côté affecté ; qu'elle disparaît quand l'épanchement devient très-abondant ; qu'elle peut persister pendant plusieurs mois quand l'épanchement reste long-temps au même point ; qu'elle reparaît de nouveau quand il commence à diminuer ; et que, lorsqu'il est réduit à très-peu de chose , elle disparaît entièrement et pour toujours. Nous rappellerons également qu'elle paraît indiquer la partie supérieure de l'épanchement, ou celle où il a le moins d'épaisseur ; que, dans les points où elle a lieu, on obtient souvent le phénomène de la respiration trachéale ou bronchique (c'est-à-dire que le malade semble respirer par le tube du stéthoscope) et celui de la bronchophonie ; enfin, que quand elle existe dans toute ou presque toute l'étendue d'un côté de la poitrine, on peut affirmer que l'épanchement est médiocre et uniformément répandu sur toute la surface du poumon. Dans ce cas, on entend encore presque partout un reste de respiration, parce que la couche de liquide ne comprime pas assez le poumon pour empêcher l'air d'y pénétrer : et si les choses restent en cet état pendant toute la durée de la maladie, on peut affirmer que le poumon est maintenu à une petite distance des côtes par des adhérences disposées çà et là sur sa surface.

L'égophonie ne manque jamais à l'apparition de la pleurésie chez un sujet dont la plèvre était jusque là intacte. La seule circonstance qui la fasse quelquefois manquer sont des adhérences anciennes d'une grande partie du poumon. Elle ne manque jamais de reparaître, quand la maladie marche rapidement, lorsque l'épanchement diminue, et elle est alors d'autant plus marquée qu'il a duré moins long-temps. Mais dans les pleurésies chroniques et dans les aiguës dont l'épanchement se résout très-lentement, cette *égophonie de retour* (*ægophonia redux*) est beaucoup moins sensible et quelquefois nulle, ce qui se conçoit facilement d'après la théorie que nous avons donnée de l'égophonie (*voy*. tom. 1, pag. 69); car ce phénomène dépendant de plusieurs causes, dont la principale est un état de demi-compression des bronches, on conçoit que la compression très-forte, la perte de ressort qui s'ensuit et la difficulté longuement persistante de l'introduction de l'air dans ces canaux, doit annuller ce phénomène. Aucun signe, au reste, n'est plus caractéristique : aussi a-t-il été facilement distingué par tous les médecins qui se sont occupés de vérifier mes recherches. M. Andral a noté l'égophonie dans la plupart de ses observations de pleurésie, quoique beaucoup d'entre elles aient été recueillies à une époque où il avait évidemment peu de connaissance et d'expérience de l'auscultation (1); il a observé également plusieurs fois le retour de l'égophonie au moment où l'épanchement diminue (2).

Quand l'épanchement est excessivement abondant, aux signes physiques exposés ci-dessus, il faut ajouter l'abaissement du foie, par suite de la distension de la poitrine. Stoll a même vu un cas dans lequel la rate avait été sensiblement abaissée par un épanchement semblable du côté gauche; mais pour que son abaissement soit sensible à la main, il faut que cet organe soit plus volumineux que dans l'état naturel.

Pleurésie double. — Il arrive quelquefois que les deux plèvres sont enflammées à la fois, cas rare si l'on met de côté les pleurésies doubles légères qui se forment peu d'heures avant la mort et dans l'agonie de toutes les maladies aiguës et chroniques, dans les temps où règne une constitution inflammatoire. Il n'est point rare alors de rencontrer de légers épanchemens pleurétiques doubles accompagnés de quelques fausses membranes minces, molles et évidemment récentes. Il ne l'est

---

(1) *Clinique médicale; etc.*, t. II, obs. IV, V, VII, VIII, IX, XII, XV, XVI, XXI, XXVI, XXX, XXXII, XXXIII.

(2) Obs. V, VII, XV, XVI.

pas beaucoup non plus de voir une légère pleurésie envahir dans les dernières heures de la maladie le côté resté jusque là sain dans une pleurésie ou pleuro-pneumonie grave ; mais il l'est beaucoup de voir les deux plèvres prises à la fois d'une inflammation aiguë intense, accompagnée de fausses membranes nombreuses et d'un épanchement abondant ; et ce cas est presque toujours promptement mortel. Il l'est même presque toujours quand l'épanchement est abondant d'un côté et peu considérable de l'autre, et même lorsqu'il est médiocre des deux côtés. Si quelquefois l'on voit des pleurésies doubles durer un certain temps ou même exister sous la forme chronique, ces pleurésies sont partielles et peu étendues, au moins d'un côté, et le plus souvent même l'une des deux n'est antérieure à la mort que de très-peu de temps.

Les pleurésies doubles se reconnaissent par les mêmes signes que les autres : seulement la percussion et l'inspection de la poitrine ne donnent presque jamais aucun résultat. L'égophonie et l'examen de la respiration peuvent, au contraire, les faire facilement reconnaître quand elles ne sont pas des accidens d'agonie qu'on n'a aucun intérêt à étudier.

Symptômes locaux et généraux de la pleurésie aiguë. — Les symptômes locaux de la pleurésie sont le point pleurétique, la dyspnée, la toux et le coucher sur le côté affecté. Ces symptômes sont plus ou moins variables. La douleur pongitive dans le côté affecté est le plus constant ; mais il manque quelquefois dans des pleurésies même très-aiguës. Le point pleurétique peut se fixer dans quelque partie que ce soit des parois thoraciques ; mais le plus souvent il l'est au-dessous du mamelon ou à la même hauteur dans le côté. Quelquefois il change de place : il n'est même pas très-rare de le voir passer à l'autre côté de la poitrine , sans qu'il y ait pour cela transport de l'inflammation ; et quelquefois même , dès l'origine de la maladie , le point pleurétique est à droite et la pleurésie à gauche. Cette douleur pongitive augmente par l'inspiration, qu'elle contribue à borner ; la toux la rend excessive ; la pression, même dans les espaces intercostaux, la détermine rarement, et seulement quand il y a complication de rhumatisme des muscles qui recouvrent le thorax.

La dyspnée est très-variable quant à l'intensité. Quelquefois le malade n'en a pas la conscience, quoiqu'elle soit sensible pour les assistans ; quelquefois même ces derniers ne s'en aperçoivent pas davantage ; d'autres fois elle est extrême et arrive promptement au degré de suffocation imminente. Lorsqu'elle est médiocre, elle paraît plutôt due à la douleur pleurétique qui *bride* l'inspiration , qu'à la compression du poumon par le liquide épanché ; car elle cesse ordinairement avec le point pleurétique et les autres symptômes d'inflammation aiguë au bout de quelques jours , quoique l'épanchement soit à cette époque plus abondant que dans le principe. Sans doute l'influence de l'habitude qui, pour beaucoup de choses, s'établit très-promptement , et le développement d'une respiration puérile dans le côté sain, contribuent aussi beaucoup à faire cesser la dyspnée.

Les circonstances qui contribuent le plus à rendre la dyspnée très-intense sont les suivantes : 1°. un catarrhe sec antérieur à la pleurésie, qui empêche la respiration de devenir puérile dans le côté sain ; 2°. un asthme spasmodique qui produit le même effet ; 3°. un épanchement excessivement abondant dès le principe, augmentant rapidement, et produisant au bout de peu de jours l'anasarque du côté affecté, et même de tout le corps. Ce cas est rare dans les pleurésies franches ; il est plus commun dans les pleurésies hémorrhagiques, et dans celles qui, dès l'origine, tendent à la chronicité ; il constitue l'empyème aigu.

La toux dans la pleurésie aiguë est ordinairement rare, sèche et peu forte ; quelquefois même il n'y en a pas du tout. S'il y a quelque expectoration, elle est très peu abondante, pituiteuse, ou formée de mucosités incolores, mêlées parfois de quelques filets de sang. Elle n'est muqueuse et abondante que quand la pleurésie est compliquée de catarrhe pulmonaire.

Le malade se couche, en général, de préférence sur le côté affecté ou sur le dos, et ne peut rester sur le côté sain sans éprouver de la suffocation. Cependant il n'est pas rare de voir le contraire, et beaucoup de pleurétiques ne se couchent que sur le côté sain. Tous les autres symptômes locaux énumérés jusqu'ici peuvent également manquer, et ce cas constitue la *pleurésie latente aiguë.*

Une fièvre intense accompagne la pleurésie à son début. Le plus souvent elle ne dure que peu de jours, surtout quand la maladie est promptement combattue par les évacuations sanguines ; elle tombe avec le point de côté , et le malade sentant son appétit et les forces renaître , se croit guéri quoiqu'il ait encore un épanchement abondant qui ne se dissipera qu'au bout d'un temps très-long, lors même qu'aucun accident ne viendrait troubler l'absorption. Le médecin doit partager la même erreur s'il n'explore pas la poitrine. J'ai vu la résonnance pectorale et le bruit respiratoire ne reparaître complètement qu'au bout de six mois chez des sujets qui, mesurant la durée de leur maladie sur celle de la douleur et de la fièvre , disaient n'avoir été malades que pendant quatre ou cinq jours. Il est très-rare, même dans les pleurésies aiguës les moins graves, et dans lesquelles l'orgasme inflammatoire s'arrête le plus promptement, que l'épanchement séreux , s'il a été un peu abondant , soit totalement absorbé et les fausses membranes converties en tissu cellulaire en moins d'un mois, et le plus souvent il en faut deux ou trois. Lorsque , par une cause quelconque , l'absorption vient à se ralentir, le pouls redevient fréquent, une petite fièvre lente se développe , et la pleurésie passe à l'état chronique, ou au moins l'absorption de l'épanchement est retardée de plusieurs semaines et même de plusieurs mois. J'ai vu des pleurésies , très-aiguës au début, dans lesquelles la poitrine n'a été complètement débarrassée de l'épanchement qu'au bout de deux ans.

En général, la pleurésie même franche et simple n'a la marche d'une maladie aiguë que dans les premiers jours : rarement elle donne la mort dans cette période ; mais elle tend essentiellement à la chronicité, et la période de résolution de la pleurésie la plus aiguë a tous les caractères d'une maladie chronique.

Le plus grand nombre des pleurésies se termine, au reste, au bout d'un temps plus ou moins long, par la guérison, ainsi qu'on en peut juger par l'extrême fréquence des adhérences pulmonaires.

La pleurésie double est assez ordinairement latente, non-seulement à cause de l'absence fréquente ou de l'obscurité du point de côté, mais encore parce qu'elle n'a guère lieu que comme accident ou épiphénomène dans une maladie plus grave, et surtout dans l'agonie.

Les causes occasionelles de la pleurésie sont, en général, celles des maladies inflammatoires : les hivers froids, l'impression du froid long-temps continuée après un exercice violent sont les plus communes. Le déplacement de la goutte, d'une affection rhumatismale, des dartres ou de tout autre exanthème, la suppression d'une évacuation habituelle, des causes purement mécaniques, comme un coup porté sur la poitrine, la fracture des côtes ou le décollement de leurs cartilages, ont quelquefois donné lieu à la pleurésie. Enfin, des observateurs dignes de foi ont cru qu'elle pouvait être contagieuse dans certaines épidémies (1), et on en peut dire autant de beaucoup de maladies inflammatoires et autres qui n'ont pas habituellement ce caractère.

---

(1) VALLERIOLA, lib. VI, obs. II. — MARET, *Nouv. Mém. de l'Acad. de Dijon*, 1784.

Parmi les causes prédisposantes, les plus évidentes sont une stature grêle, l'étroitesse de la poitrine, l'usage immodéré des boissons alcooliques, et les tubercules pulmonaires surtout, qui, même avant de se ramollir, paraissent être la cause de pleurésies qui se succèdent à plusieurs reprises et qui ont une grande tendance à devenir chroniques. Nous remarquerons cependant encore qu'ici, comme dans la pneumonie, les causes prédisposantes et occasionelles nous échappent souvent ou ne sont pas toujours suffisantes pour expliquer la maladie. Ainsi, dans la jeunesse ou dans la force de l'âge, la pléthore, un exercice violent, un excès de table ou l'impression du froid, déterminent fréquemment des pleurésies manifestes et en général faciles à guérir, quoique intenses : mais la pleurésie est plus commune encore chez les vieillards, chez les sujets délicats, valétudinaires et qui soignent beaucoup leur santé. Les pleurésies les plus graves sont celles des sujets les plus débiles, des cachectiques, des hommes affaiblis par des excès quelconques, par la syphilis, la goutte, le scorbut, le cancer, et surtout par l'âge.

ARTICLE V.

De la Pleurésie chronique.

On peut distinguer trois sortes de pleurésies chroniques : 1°. celles qui dès l'origine ont ce caractère ; 2°. les pleurésies aiguës passées à l'état chronique ; 3°. les pleurésies compliquées de productions organiques sur la surface de la plèvre, qui ont une ressemblance grossière avec les exanthèmes cutanés. Nous ne parlerons pas des dernières dans ce chapitre.

Caractères anatomiques de la pleurésie chronique. — La pleurésie chronique ne diffère pas essentiellement, sous le rapport anatomique, de la pleurésie aiguë. La plèvre est ordinairement plus fortement rougie que dans cette dernière. L'épanchement séreux, plus abondant, est presque toujours moins limpide et mêlé d'une grande quantité de très-petits flocons albumineux. Leur abondance et leur petitesse sont quelquefois telles que le liquide en paraît entièrement puriforme, même sans avoir été agité.

Plus communément la sérosité est citrine, quoique moins limpide que dans la pleurésie aiguë, et mêlée d'une très-grande quantité de fragmens pseudo-membraneux extrêmement petits, qui, semblables à une farine grossière délayée dans un liquide, se précipitent au fond par l'effet du repos. On trouve alors, à l'ouverture des cadavres, ces fragmens puriformes accumulés en grand nombre dans les points les plus déclives des parois thoraciques, et établissant une sorte de gradation de consistance entre l'épanchement séro-purulent et les fausses membranes. Ces dernières n'offrent presque jamais, comme dans la pleurésie aiguë, la consistance du blanc d'œuf cuit. On les rompt ou on les écrase avec la plus grande facilité lorsqu'on veut les détacher de la plèvre. Elles sont friables sous le doigt, et quelquefois les molécules qui les composent offrent si peu de cohésion entre elles qu'on pourrait prendre ces fausses membranes pour un dépôt formé à la surface de la plèvre par la partie la plus épaisse du pus.

Les épanchemens produits par la pleurésie chronique ne sont presque jamais aussi parfaitement inodores que ceux qui ont lieu dans la pleurésie aiguë; quelquefois même ils ont une odeur fade, plus désagréable que celle du pus de bonne qualité, ou une odeur forte, alliacée, et analogue à celle de la gangrène.

La pleurésie chronique, en bornant ce nom à celle que nous venons de décrire, et en ne comprenant pas sous cette dénomination les pleurésies aiguës qui se terminent lentement, tend rarement à la guérison; et dans des épanchemens qui durent depuis plusieurs mois, on ne distingue souvent aucun travail de la nature propre à procurer la conversion des fausses membranes en tissu cellulaire. La guérison a quelquefois lieu cependant d'une autre manière, ainsi que nous le montrerons plus bas.

L'épanchement produit par la pleurésie chronique tend le plus ordinairement à devenir de jour en jour plus considérable. Le côté affecté se dilate et devient manifestement plus volumineux que l'autre. Les espaces intercostaux s'écartent et s'élèvent au niveau des côtes, et quelquefois même au-dessus. Le poumon, refoulé vers le médiastin et la colonne vertébrale, et maintenu dans cette position par l'exsudation pseudo-membraneuse qui le recouvre en entier, est quelquefois réduit à un si petit volume qu'il offre à peine quatre à six lignes d'épaisseur, même vers sa partie moyenne, et, que si on ne le recherche avec soin, on pourrait le croire entièrement détruit. Son tissu, flasque, souple et dense comme un morceau de peau, ne crépite plus sous le doigt qui le presse ; il est plus pâle que dans l'état naturel, grisâtre et presqu'entièrement exsangue. Ses vaisseaux, aplatis, paraissent souvent tout-à-fait vides. Sa texture alvéolaire est cependant encore très-reconnaissable.

Ce cas constitue l'empyème le plus commun, *l'em-pyème de pus* des chirurgiens, ou au moins celui des modernes ; car je ne crois pas qu'il existe encore quelque homme de l'art qui pense que l'em-pyème soit le produit d'une vomique qui s'est ou-verte dans la plèvre, au lieu de s'ouvrir dans les bronches. Un tubercule ramolli peut s'ouvrir dans la plèvre, et devenir ainsi la cause d'un épanche-ment considérable, en excitant une pleurésie chro-nique ; mais, dans ce cas même, l'épanchement en-tier ou à-peu-près sera fourni par la plèvre en-flammée, et la petite quantité de matière tubercu-leuse qui s'y trouvera mêlée ne pourra être consi-dérée que comme l'agent mécanique ou chimique qui a déterminé l'inflammation.

C'est à cette espèce de pleurésie qu'il faut rap-porter les histoires de poumons *entièrement détruits par la suppuration,* que l'on trouve dans les recueils des anciens observateurs.

Il est encore une autre variété de l'épanchement pleurétique chronique, mais assez rare : la sérosité est verdâtre, le pus est jaunâtre, quelquefois avec une nuance de la même couleur ; il a une consistance assez semblable à celle des crachats. Cette variété se re-marque surtout lorsque l'épanchement n'a pas pu devenir très-abondant et occuper une grande étendue, à cause d'adhérences anciennes de la plèvre.

Ce pus demi-concret a plus de tendance que celui qui a été décrit plus haut à se transformer en tissu séreux accidentel ; et quelquefois même j'en ai trouvé les parties les plus concrètes déjà divisées en loges irrégulières, analogues à celles du tissu cellulaire.

On voit quelquefois, à la suite de la pleurésie chronique, comme après la pleurésie aiguë, le liquide se faire jour à l'extérieur ou dans les bronches.

Signes et symptômes de la pleurésie chronique. — Les signes physiques de la pleurésie chronique ne diffèrent en rien de ceux de la pleurésie aiguë : seulement on trouve rarement l'égophonie, parce que presque toujours l'épanchement est déjà devenu abondant lorsque le malade se décide à consulter un médecin. Car cette affection commence ordinairement d'une manière insidieuse : le point pleurétique n'existe pas, ou bien la douleur est obscure, fugace, et reparaît seulement de loin en loin ; une fièvre lente s'établit peu à peu, le malade tousse ; et, plus souvent que dans la pleurésie aiguë, la toux est suivie d'expectoration muqueuse, quelquefois même puriforme. L'amaigrissement marche avec plus ou moins de rapidité, les fonctions digestives languissent ou s'altèrent d'une manière quelconque ; assez souvent la susceptibilité de l'estomac s'accroît de temps en temps, au point que le malade a de la peine à supporter non-seulement les alimens les plus légers, mais même les boissons.

Quelquefois une expectoration puriforme se manifeste tout-à-coup, et avec une telle abondance qu'on serait tenté de croire que le pus s'est fait jour dans les bronches. Ce phénomène peut même se répéter plusieurs fois dans les vingt-quatre heures ; mais il a lieu dans beaucoup de cas où la communication dont il s'agit n'existe point : nous indiquerons ailleurs les signes plus certains auxquels on peut reconnaître qu'elle existe.

La pleurésie chronique constitue, comme nous l'avons dit, l'empyème de pus des chirurgiens. Quoiqu'elle annonce par elle-même un état général de l'économie animale plus fâcheux que celui qui existe dans la pleurésie aiguë, elle offre cependant des chances plus favorables pour le succès de l'opération de l'empyème, parce que le principal obstacle au succès de cette opération est la difficulté qu'a le poumon de se développer et de remplir de nouveau la poitrine, retenu, comme il l'est après une pleurésie aiguë, par une fausse membrane dense et couenneuse qui le comprime et le maintient aplati contre le médiastin, la colonne vertébrale et l'origine des côtes. Or, cet obstacle n'a pas lieu ici, puisqu'il n'y a point de fausses membranes, ou que, s'il en existe, elles sont molles, friables et semblent formées par un dépôt de la partie la plus épaisse du pus.

Le pleurésie chronique est telle de sa nature, ainsi que je l'ai déjà dit. A aucune époque de la maladie elle ne présente la fièvre intense, la vivacité de douleur et l'énergie de réaction qui caractérisent une maladie aiguë. Elle n'attaque guère que des sujets devenus cachectiques par une cause quelconque, et particulièrement par suite de l'affection tuberculeuse des poumons. Cette complication, autant que le peu d'intensité des symptômes généraux et locaux, contribuent à la rendre le plus souvent latente : aussi était-elle presque toujours méconnue ou confondue avec la phthisie pulmonaire.

La pleurésie aiguë passée à l'état chronique diffère du cas précédent sous des rapports très-essentiels : elle affecte cette marche toutes les fois qu'une cause quelconque s'oppose à la prompte absorption du liquide épanché, et à la conversion des fausses membranes en tissu séreux accidentel. Cette cause est aussi, en général, un état de débilité ou de cachexie dû à une complication antérieure à la pleurésie ou survenu depuis son apparition.

L'abondance extrême de l'épanchement est une des circonstances qui peuvent faire présager avec le plus de certitude que la maladie deviendra chronique, si elle n'enlève pas le malade par suffocation dans la période aiguë. La pleurésie hémorrhagique affecte, comme nous l'avons dit, presque constamment cette marche.

Le passage de l'état aigu à l'état chronique s'annonce par la chute de la fièvre, dont l'intensité diminue chaque jour. Quelquefois même elle cesse entièrement par momens, mais elle reparaît presque toujours vers le soir ; de temps en temps, à l'occasion d'un léger écart de régime, et même sans cause appréciable, elle redevient intense. La plupart des fonctions ne présentent d'ailleurs aucun trouble notable ; souvent même il n'y a pas de dyspnée dans l'état de repos. La digestion se fait souvent assez bien, et d'autant mieux qu'il y a moins de fièvre. Cependant l'estomac est plus susceptible que dans l'état de santé : il ne peut recevoir qu'une petite quantité d'alimens ; et lors même que le malade a un appétit assez vif, ce qui n'est pas rare, des douleurs d'estomac, des vomissemens, la diarrhée ou au moins une digestion pénible, le font repentir d'y avoir cédé.

Les signes physiques de l'épanchement varient d'ailleurs peu. L'égophonie a disparu depuis le moment où il est devenu considérable : rarement elle reparaît lorsque l'épanchement diminue, comme cela a lieu lorsque la résolution se fait rapidement ; et on conçoit que cela doit être, à raison de la longue compression du poumon, qui a détruit l'élasticité et la tonicité des bronches. Le retour du bruit respiratoire se fait aussi, par la même cause, très-long-temps attendre, surtout dans les parties inférieures du poumon. Dans les parties supérieures, au contraire, elle reparaît souvent avant que la diminution de la dilatation de la poitrine annonce celle de l'épanchement.

La guérison est assez rare ; et je ne crois pas qu'on puisse en établir la proportion à plus de moitié des malades. Ceux qui succombent ne le font assez ordinairement qu'après être arrivés à un assez grand degré d'amaigrissement. L'anasarque, des congestions sanguines ou séreuses du cerveau, ou de légères inflammations des organes thoraciques restés jusque là sains, hâtent le moment fatal. La leucophlegmatie, lors même qu'elle est universelle, est plus forte dans le bras, dans la jambe et dans la partie du tronc correspondant au côté affecté.

ARTICLE VI.

Du Rétrécissement de la poitrine à la suite de certaines pleurésies.

Il est des pleurésies dans lesquelles le côté affecté ne redevient jamais sonore, quoique la maladie se soit bien terminée et que l'épanchement ait été complètement absorbé. Ce cas, moins rare qu'on ne pourrait le penser, est encore du nombre de ceux qui n'ont pas fixé jusqu'ici l'attention des praticiens ; et la disposition anatomique qui l'occasione, quoiqu'elle ait été entrevue par plusieurs observateurs, n'a jamais été non plus ni complètement décrite, ni ralliée à son effet.

Les sujets qui présentent cette absence du son thoracique sont très-reconnaissables, même à leur conformation extérieure et à leur démarche. Ils ont l'air d'être penchés sur le côté affecté, lors même qu'ils cherchent à se tenir droits. La poitrine est manifestement plus étroite de ce côté ; et, si on le mesure avec un cordon, on trouve souvent plus d'un pouce de différence entre son contour et celui du côté sain. Son étendue en longueur est également diminuée ; les côtes sont plus rapprochées les unes des autres ; l'épaule est plus basse que du côté opposé ; les muscles, et particulièrement le grand pectoral, présentent un volume de moitié moindre que ceux du côté opposé. La différence des deux côtés est si frappante, qu'au premier coup-d'œil on la croirait beaucoup plus considérable qu'on ne la trouve en mesurant. La colonne vertébrale conserve ordinairement sa rectitude : cependant elle fléchit quelquefois un peu à la longue, par l'habitude que prend le malade de se pencher toujours du côté affecté. Cette habitude donne à sa démarche quelque chose d'analogue à la claudication. Les figures 1 et 2, pl. iv, offrent un exemple de ce cas.

La plupart des sujets chez lesquels j'ai observé cette disposition rapportaient l'origine de la déformation de leur poitrine à une maladie grave et longue, dont le siége était dans cette cavité, mais dont le caractère n'avait jamais pu être bien déterminé. Quelques-uns avaient eu des pleurésies ou pleuro-péripneumonies d'un caractère bien tranché, mais dont la guérison s'était fait long-temps attendre.

J'ai rencontré souvent cette déformation, et même à un très-haut degré, chez des hommes qui ne s'en étaient jamais aperçus eux-mêmes. Mais tous avaient éprouvé quelque maladie longue, et dont le siége principal paraissait avoir été dans la poitrine. Chez plusieurs cette maladie n'avait jamais eu un certain degré de gravité.

J'avais remarqué ce rétrécissement du thorax long-temps avant d'avoir eu l'occasion de reconnaître par l'autopsie la lésion qui le produit. J'ai donné des conseils pendant plusieurs années à un homme chez lequel il existait au plus haut degré depuis quinze ans, et avec absence complète de résonnance du côté affecté. Cet homme était attaqué d'un catarrhe chronique, et avait la respiration assez gênée pour pouvoir être rangé dans la classe des asthmatiques. La gêne de la respiration dépendait probablement chez lui beaucoup plus du catarrhe que de la déformation de la poitrine ; car la plupart des sujets chez lesquels j'ai observé cette déformation, quoiqu'ayant la respiration plus courte que la plupart des hommes, n'avaient pas cependant, à proprement parler, de dyspnée habituelle. Je puis même citer un exemple très-remarquable de ce genre.

M. ***, chirurgien très-distingué de Paris, a le côté gauche de la poitrine dans cet état de rétrécissement depuis une pleurésie qu'il a éprouvée dans sa jeunesse. Ce côté rend un son tout-à-fait mat dans les parties latérale et inférieure. La respiration s'y entend cependant bien, et seulement avec un peu moins de force que du côté droit. M. *** jouit, au reste, habituellement d'une très-bonne santé ; il a la voix forte et sonore ; il se livre avec beaucoup de succès à l'enseignement depuis plusieurs années, et il lui arrive souvent de faire chaque jour deux leçons d'une heure chacune sans se fatiguer. Il a éprouvé, il y a six ou sept ans, une fièvre essentielle des plus graves, dans le cours de laquelle la respiration n'a pas paru plus embarrassée que chez un autre malade.

Les cas de rétrécissement très-grand de la poitrine sont rares ; mais ceux où le rétrécissement est peu marqué et n'est accompagné que d'une légère diminution de l'intensité du son, sont assez communs; et je connaissais, depuis plusieurs années, la lésion qui se lie à ce rétrécissement de la poitrine, sans savoir que ce fût elle qui produisît cet effet. Depuis que je me sers du cylindre, de nouvelles observations m'ont mis à même de rapprocher ces deux ordres de faits, et de reconnaître leurs rapports.

Ce rétrécissement, lorsqu'il est très-marqué, coïncide toujours avec la formation des membranes accidentelles fibro-cartilagineuses que nous avons décrites plus haut, et c'est sans doute par cette raison que l'on n'a pas reconnu plus tôt la cause de cette sorte de déformation.

Les signes des pleurésies hémorrhagiques qui se terminent par la formation des fausses membranes fibro-cartilagineuses sont en effet souvent très-obscurs; leurs symptômes sont très-variables et leur marche très-irrégulière. Souvent leur début n'a rien qui ressemble aux symptômes de la pleurésie aiguë; et ce sont, sans contredit, celles qui méritent le plus le nom de *pleurésies latentes*. La douleur pleurétique est rare, fugace, et souvent si peu intense que les malades ne s'en plaignent pas, à moins qu'on ne les interroge. La gêne de la respiration est quelquefois très-peu marquée; la toux est rare et sèche. Quelquefois, au contraire, et particulièrement chez les asthmatiques et les personnes sujettes aux rhumes, il y a une oppression marquée et une expectoration plus ou moins abondante; mais l'ensemble de ces symptômes présente plutôt les caractères d'un catarrhe ou d'une attaque d'asthme que ceux d'une pleurésie. Enfin, dans beaucoup de cas, l'appareil des symptômes est tel qu'on serait porté à chercher partout ailleurs que dans la poitrine le siége de la maladie. Un état de langueur et de faiblesse extrême, un mouvement fébrile peu marqué, une anorexie disproportionnée au peu de gravité apparente de la maladie, sont souvent les seuls symptômes qu'elle présente. La toux est si peu de chose, que le malade et le médecin lui-même n'y font souvent aucune attention.

Le cylindre et la percussion sont les seuls moyens de reconnaître la nature de la maladie. La percussion seule et par elle-même ne permettrait cependant que de la soupçonner, sans qu'on pût assurer si l'absence du son dépend d'un engorgement du poumon ou d'un épanchement pleurétique : elle ne dirait rien d'ailleurs si le siége de la maladie était borné à la partie inférieure droite de la poitrine. Mais en y joignant l'auscultation médiate, l'absence de la respiration, partout ailleurs qu'à la racine du poumon, ne laisse aucun doute sur l'existence de l'épanchement.

Le rétrécissement de la poitrine, qui coïncide avec l'absorption de la partie séreuse de l'épanchement, commence de très-bonne heure ; mais il n'est souvent bien sensible qu'après plusieurs mois de maladie ; et quelquefois le malade est depuis long-temps dans un état de convalescence douteuse, avant que ce rétrécissement soit tout-à-fait manifeste. Enfin, au bout d'un temps plus ou moins long, mais toujours très-long, et dont la durée peut aller jusqu'à deux ou trois ans, les forces, l'appétit et le sentiment de la santé renaissent ; mais la poitrine rend toujours un son plus mat et souvent tout-à-fait mat dans le côté affecté, la respiration s'y entend ordinairement avec moins de force, et presque toujours elle ne s'entend plus, ou elle ne s'entend qu'à peine dans les parties inférieures de cette cavité. Cet état dure toute la vie, et s'allie souvent à une assez bonne santé.

A l'ouverture des sujets qui présentaient le rétrécissement de la poitrine à un aussi haut degré, j'ai toujours trouvé les adhérences fibro-cartilagineuses décrites ci-dessus, et le poumon dans cet état de compression et de flaccidité qui le fait ressembler à de la chair musculaire dont les fibres seraient tellement fines qu'on ne pourrait les distinguer. Son tissu en a quelquefois la rougeur ; d'autres fois, au contraire, il est d'un gris un peu plus foncé et moins transparent que celui des muscles des poissons. Je pense que cette dernière couleur est celle que doit présenter naturellement le tissu pulmonaire simplement comprimé ; et que la couleur rouge, quand elle existe, indique un léger engorgement sanguin de la nature de l'engorgement cadavérique : c'est au moins ce qui me paraît résulter de la comparaison des divers cas dans lesquels on observe la flaccidité ou la *carnification* du poumon.

L'absence de la respiration dans les cas de rétrécissement de la poitrine ne tient point, comme on pourrait être tenté de le croire, à l'épaisseur de la membrane accidentelle. Dans la pleurésie aiguë même, quelque considérable que soit l'épanchement, ce n'est point à la distance qu'il établit entre le poumon et la surface extérieure de la poitrine, qu'est due l'absence du bruit de la respiration. L'embonpoint le plus considérable, le volume du sein chez la femme, l'infiltration des parois thoraciques, des vêtemens épais, ne paraissent pas sensiblement diminuer ce bruit, lorsqu'il est énergique ; tandis qu'on ne l'entend presque point chez les sujets les plus maigres, lorsque naturellement, ou par l'espèce d'appréhension que cause à certains malades la première application du cylindre, ils retiennent leur respiration, et ne font qu'une inspiration peu complète. C'est donc à la dilatation incomplète des cellules aériennes, beaucoup plus qu'à l'épaisseur du corps comprimant, que sont dues la diminution ou l'absence du bruit respiratoire dans ces divers cas.

Dans les cas moins graves que celui que je viens de décrire, et quand le rétrécissement est médiocre, lorsque la conversion de la fausse membrane en membrane cartilagineuse est tout-à-fait terminée, la respiration s'entend un peu dans le côté affecté, quoiqu'avec moins de force que du côté opposé. On peut juger, d'après un exemple, combien de temps demande quelquefois cette conversion, et par conséquent la terminaison parfaite de la variété de la pleurésie dont il s'agit, qui est, comme nous l'avons dit, la pleurésie hémorrhagique : chez le malade d'après lequel ont été dessinées les figures 1 et 2, pl. iv, ce n'est qu'au bout de deux ans et demi à compter du début de la maladie, et d'un an à compter de la convalescence, que j'ai commencé à entendre un peu la respiration sous la clavicule et à la partie supérieure du dos.

Enfin, quelquefois la respiration revient bien dans les parties supérieures de la poitrine, et nullement dans les parties inférieures. Je pense que cela est dû assez souvent à ce que la membrane fibro-cartilagineuse n'occupe que les parties inférieures de la plèvre, et que les parties supérieures de cette membrane ont été préservées de l'inflammation par des adhérences d'ancienne date. Au reste, dans le cas même où la respiration s'entend un peu dans toute l'étendue de la poitrine, elle a toujours plus d'intensité vers la partie supérieure.

Quelque faible et imparfaite que soit la respiration dans un poumon ainsi comprimé, le rétrécissement de la poitrine n'en est pas moins une véritable guérison, puisque, lors même qu'il est porté au plus haut degré, il ne rend pas toujours valétudinaire le sujet chez lequel il existe, et qu'il peut s'allier encore à une certaine vigueur générale. Il ne laisse d'ailleurs après lui aucune crainte de récidive ; car si, comme nous l'avons dit, la pleurésie s'observe très-rarement dans les cas où les plèvres costale et pulmonaire sont unies par un tissu cellulaire abondant, elle doit être regardée comme à-peu-près impossible lorsque cette union a lieu au moyen d'un tissu aussi peu disposé à l'inflammation que l'est le tissu fibro-cartilagineux.

Quoique, toutes les fois que j'ai eu occasion d'ouvrir des sujets qui présentaient un rétrécissement très-prononcé d'un côté de la poitrine, j'aie trouvé le poumon adhérent par des membranes fibro-cartilagineuses, intimement soudées ou réunies au moyen d'un tissu cellulaire produit d'une inflammation secondaire , je pense que ce rétrécissement pourra se rencontrer à un degré égal dans des cas où une pleurésie se sera terminée très-lentement, quoique par des adhérences cellulaires. Toutes les fois que j'ai trouvé un seul poumon adhérent de toutes parts par un tissu cellulaire un peu abondant, ce côté de la poitrine m'a toujours paru plus étroit que l'autre. Cette disposition est constante , et il est étonnant que le rétrécissement de la poitrine à la suite des pleurésies n'ait pas frappé plus tôt les anatomistes. Il devient surtout très-facile à constater après l'enlèvement des deux poumons. J'avais fait cette remarque dans le cours même de mes études, et avant d'avoir constaté que le côté rétréci était toujours le côté adhérent ou le plus adhérent. J'en fis part à l'un de mes maîtres, qui me répondit que cette inégalité d'ampleur ne pouvait provenir que d'un vice de conformation originel.

Quand les deux poumons sont adhérens , la poitrine, en général , est très-étroite, et plus qu'elle ne l'était primitivement. Elle résonne peu lors même que le bruit respiratoire s'entend assez bien.

Au reste , on ne peut nier que, dans beaucoup de cas , des adhérences celluleuses même presque générales n'influent en rien sur la respiration et la santé : presque tous les cadavres des adultes en présentent , comme l'on sait, plus ou moins.

Les vastes abcès du poumon, les excavations tuberculeuses considérables ou nombreuses, commencent, peu de temps après l'évacuation de la matière qui y était contenue, à se resserrer sur eux-mêmes, et les parois du thorax suivent ce rétrécissement, qui devient très-manifeste à l'extérieur quand la cicatrisation complète a lieu. C'est à la partie antérieure-supérieure, dans ce cas, que la différence d'ampleur du thorax est manifeste. Bayle avait déjà remarqué que chez les phthisiques dont la maladie se prolongeait long-temps la poitrine semblait se rétrécir ; mais il ne paraît pas avoir connu la cause de ce phénomène, qui ici est double, puisqu'il dépend du resserrement des parois des excavations, d'une part, et de l'autre, des pleurésies latentes et manifestes qui ont lieu fréquemment chez les phthisiques.

Des faits que nous venons de rapporter, on peut conclure que ce ne sont pas les adhérences elles-mêmes qui rétrécissent la capacité de la poitrine, mais la manière plus ou moins lente dont elles se sont développées ; et que, dans une pleurésie, plus la résorption de l'épanchement séro-purulent aura été prompte, moins le rétrécissement de la poitrine sera à craindre.

En effet, plus le poumon a été long-temps comprimé, et moins il conserve de l'élasticité nécessaire pour revenir à son premier état. Il en est, dans ce cas, du poumon comme de tous les autres organes, et comme des muscles mêmes, lorsqu'ils ont été soumis pendant long-temps à une compression forte, à celle d'un bandage, par exemple. La cage osseuse de la poitrine revient sur elle-même et se resserre à mesure que l'épanchement diminue : cet effet est physiquement nécessaire, parce que le vide ne peut exister dans l'économie animale ;

et il faut que la poitrine se rétrécisse de tout ce dont le poumon ne peut se dilater.

Dans les pleurésies accompagnées d'un épanchement abondant, et dont la résolution se fait par conséquent lentement, le rétrécissement du côté affecté est presque toujours très-manifeste à l'œil et par la mensuration fort long-temps avant l'entière absorption de l'épanchement.

Le rétrécissement de la poitrine étant un cas fort peu connu, je crois devoir joindre ici les quatre observations suivantes. La première et la seconde présentent la maladie entièrement terminée ; dans la troisième, on verra sa marche, ainsi que l'état des organes à une époque assez voisine de sa terminaison ; la quatrième est un exemple d'une pleurésie hémorrhagique qui se fût terminée de la même manière si la guérison eût pu avoir lieu.

Obs. XXXII. *Rétrécissement de la poitrine chez une phthisique.* — Une femme âgée d'environ trente-sept ans entra à l'hôpital Necker le 10 mai 1818. Elle toussait, disait-elle, depuis plusieurs années ; mais sa toux était beaucoup plus forte depuis quatre mois. Elle était dans un état d'amaigrissement voisin du marasme ; sa peau était pâle et comme terreuse ; il y avait une fièvre hectique très-intense ; la voix résonnait fortement sous la clavicule et l'aisselle droites, mais ne paraissait pas passer par le tube du stéthoscope (*Bronchophonie déterminée par la présence de tubercules accumulés.*). On entendait, dans les mêmes points, un râle ou gargouillement très-fort, indice certain du passage de l'air à travers la matière tuberculeuse ramollie (*Rhonchus caverneux.*). Les crachats étaient jaunes, opaques, puriformes et un peu diffluens. Ces caractères suffisant pour constater une phthisie désespérée, et l'hôpital offrant dans le même temps beaucoup de sujets d'observation plus intéressans, cette malade ne fut pas examinée d'une manière particulière. Les jours suivans, l'amaigrissement fit des progrès rapides.

Le 19, la malade, examinée de nouveau, présenta la pectoriloquie d'une manière évidente sous l'aisselle droite. Deux ou trois jours après, elle tomba dans un état d'affaissement très-prononcé. Elle succomba enfin le 24 de mai.

A l'ouverture du corps, on reconnut une déformation dont on ne s'était pas aperçu pendant la vie, parce que la malade était toujours enveloppée de vêtemens nombreux : le côté gauche de la poitrine était manifestement rétréci dans toutes ses dimensions ; les espaces intercostaux étaient tellement resserrés que les côtes semblaient se toucher ; le côté droit, au contraire, était bien conformé et semblait de moitié plus vaste que le gauche.

Le poumon droit adhérait au diaphragme et au médiastin, dans toute son étendue, par un tissu cellulaire accidentel bien organisé, mais assez facile à détruire, excepté vers le diaphragme, où l'adhérence était plus intime et avait lieu au moyen d'un tissu cellulaire plus compacte et plus court. Vers le sommet du poumon, on trouva une cavité anfractueuse capable de loger un petit œuf de poule. Elle renfermait environ deux cuillerées de matière tuberculeuse un peu souillée de sang et ramollie à consistance de pus ; et elle était tapissée par une membrane molle , blanchâtre , interrompue par endroits , et facile à détruire en raclant avec le scalpel.

On remarquait , dans le lobe supérieur , plusieurs autres cavités plus petites , encore pleines de matière tuberculeuse ramollie à consistance de pus, et mêlée , comme dans la première excavation , de grumeaux friables et de consistance de fromage mou.

Ce lobe et le reste du poumon contenaient en outre un grand nombre de tubercules crus de différente grosseur. Les plus petits étaient grisâtres, demi-transparens ; et quelques-uns d'entre eux offraient au centre un point ou noyau jaune et opaque. Les plus gros étaient d'un blanc jaunâtre, opaques et plus ou moins ramollis. Le tissu du poumon était dur , grisâtre , infiltré de sérosité , et à peine crépitant, excepté vers la base , où il était encore perméable à l'air dans une assez petite étendue.

Le poumon gauche , refoulé vers la colonne vertébrale et les côtes , de manière que sa face interne était tournée en avant, était de moitié moins volumineux que le droit; il ne dépassait pas antérieurement l'origine des cartilages des côtes , et ne recouvrait nullement le cœur ; il adhérait tellement aux côtes qu'on ne put l'enlever sans le séparer de la plèvre pulmonaire.

Cette adhérence avait lieu au moyen d'une substance absolument semblable par sa texture , sa couleur et sa consistance , aux fibro-cartilages. Cette substance avait environ deux lignes d'épaisseur, et était divisée en deux lames ou couches séparées l'une de l'autre par une troisième beaucoup plus mince que les deux premières, et dont la couleur , d'un gris bleuâtre et demi-transparente , contrastait avec la blancheur et l'opacité des deux autres. Cette couche moyenne ressemblait parfaitement à la partie centrale et transparente des fibro-cartilages inter-vertébraux , et paraissait moins ferme que les deux couches qu'elle unissait , quoiqu'on y reconnût bien distinctement, comme dans ces dernières , la texture fibreuse. Les plèvres pulmonaire et costale , et surtout la première , se distinguaient parfaitement en dehors des deux couches extérieures , auxquelles elles étaient unies comme si elles y eussent été collées.

Le tissu du poumon, flasque et plus rouge que dans l'état sain , n'était nullement crépitant , et avait l'aspect et la consistance de la substance musculaire. On voyait, vers son sommet, une excavation tuberculeuse, qui aurait pu contenir une grosse noix. Cette cavité était, comme celle de l'autre poumon , tapissée par une membrane molle et blanchâtre. Le reste du poumon, et surtout le lobe supérieur, contenait plusieurs tubercules de différente grosseur.

Le cœur était sain. Le ventricule droit renfermait une concrétion polypiforme assez volumineuse.

Les intestins étaient pâles à l'extérieur et à l'intérieur. Environ une pinte de sérosité était épanchée dans la cavité abdominale. Cette sérosité contenait quelques flocons albumineux.

Les membres inférieurs étaient œdématiés.

Obs. XXXIII. *Rétrécissement de la poitrine à la suite d'une pleurésie chronique, chez un sujet atteint de diathèse tuberculeuse, et mort d'une pleurésie aiguë.* — Louis Coulon, maçon, âgé de dix-huit ans, ayant la peau blanche, les cheveux châtains, les muscles peu développés, était né de parens sains. Il fut affecté, dans l'hiver de 1816 à 1817, d'un rhume violent, avec douleur vive dans le côté gauche de la poitrine, toux forte et fréquente, et gêne très-grande de la respiration. Dans le cours de ce *rhume*, qui dura près de deux mois, il éprouva une hémorrhagie nasale très-abondante qui l'affaiblit sans le soulager. Depuis cette maladie, Coulon avait toujours conservé une gêne assez grande de la respiration, jointe à une faiblesse qui l'obligeait souvent à suspendre son travail.

Vers le milieu du mois de février 1818, il fut pris en outre d'une diarrhée très-forte. Le 24 mars, il entra à l'hôpital Necker, et présenta les symptômes suivans : maigreur assez marquée, joues un peu caves, pommettes légèrement colorées, pouls sans fréquence, ventre un peu tendu et sensible à la pression, selles liquides et fréquentes, appétit presque nul, sueurs nocturnes. Le côté gauche de la poitrine était évidemment plus étroit que le droit dans toutes ses dimensions ; en sorte que, l'épaule de ce côté étant moins haute que celle du côté droit, le malade avait, dans sa démarche, quelque chose de gêné et d'analogue à la claudication : il tendait la jambe gauche plus que la droite; et lorsqu'il se tenait droit, il avait l'air d'être appuyé sur la hanche gauche. Tout le côté gauche de la poitrine rendait un son mat par la percussion. La respiration ne s'y entendait nullement par le cylindre, si ce n'est un peu, mais très-faiblement, sous la seconde côte et vers la racine des poumons, le long de la colonne vertébrale. Le côté droit, au contraire, résonnait très-bien, et la respiration s'y entendait parfaitement.

D'après les signes que nous venons d'exposer, le diagnostic suivant fut écrit : *Diarrhée chez un sujet guéri d'une pleurésie par l'adhérence de la plèvre costale au poumon, au moyen d'une fausse membrane fibro-cartilagineuse.*

L'état du malade fut à-peu-près le même jusqu'au 24 avril. Le dévoiement continuait; le malade allait trois ou quatre fois à la selle dans les vingt-quatre heures. Il éprouvait de temps à autre une céphalalgie assez forte ; l'appétit et les forces ne revenaient point; la respiration était assez libre, et il n'y avait point ou presque point de toux.

La santé de Coulon parut ensuite s'améliorer pendant environ un mois. Le dévoiement diminua et finit par cesser entièrement; la toux cessa, les forces revinrent un peu, et l'appétit reparut. La respiration devint beaucoup plus sensible à la racine du poumon gauche et à la partie antérieure-supérieure du même côté, où on l'entendait très-bien depuis la clavicule jusqu'à la quatrième côte, quoique avec moins de force que du côté droit. Mais le 22 mai, le malade se donna une indigestion, à la suite de laquelle il éprouva quelques coliques, vomit beaucoup et fut repris du dévoiement. Quelques jours avant, il s'était plaint d'une légère douleur dans le côté droit de la poitrine, qui avait cédé à une application de sangsues sur le point douloureux.

Jusqu'au 17 juin, l'état du malade alla en empirant. Le dévoiement était continuel et assez abondant, l'appétit presque nul, les forces très-abattues. A ces symptômes se joignirent un léger météorisme de l'abdomen et une sensibilité très-grande de cette partie quand on la pressait avec la main. Le pouls était petit et un peu irrégulier; les traits de la face étaient tirés en haut. Ces derniers signes, joints à l'opiniâtreté du dévoiement, firent ajouter au diagnostic ce qui suit : *Péritonite chronique; peut-être des tubercules tant dans les poumons que sur le péritoine? peut-être des ulcères tuberculeux des intestins ?*

(*Quelques sangsues furent appliquées sur le ventre, et le malade fut mis à un régime plus sévère.*)

Même état jusqu'au 6 juillet. Le dévoiement était continuel, l'abdomen douloureux à la pression, surtout vers le cœcum; la langue un peu sèche et rouge aux bords, l'appétit nul, la faiblesse très-grande; la toux avait reparu et continuait, mais sans expectoration.

Le 6 juillet, le malade vomit deux fois pendant la nuit des matières très-liquides. Le ventre était tendu, douloureux à la pression; la langue rouge et sèche à sa circonférence, couverte d'un enduit blanchâtre au centre; appétit nul, céphalalgie, dévoiement, pouls fréquent et assez régulier, toux, faiblesse plus grande : le malade ne pouvait plus se lever.

(*Application de six sangsues.*)

Les quatre jours suivans, le malade fut un peu mieux ; mais le 11 juillet, la douleur de l'abdomen devint plus vive, les vomissemens reparurent, la langue devint plus rouge, la faiblesse plus grande.

(*Six sangsues au creux de l'estomac, deux grains d'extrait gommeux d'opium.*)

Le 12 juillet, aux symptômes précédens se joignit une douleur pongitive très-forte dans le côté droit, devenant aiguë par la toux et les fortes inspirations. La respiration devint dès-lors très-gênée : d'ailleurs, les autres symptômes persistaient. Le malade vomissait la soupe, ce qu'il n'avait presque jamais fait jusque là : cependant la douleur de l'abdomen était moins vive.

La poitrine, examinée de nouveau, présenta les phénomènes suivans : la respiration s'entendait bien et avec une force médiocre à gauche, depuis la clavicule jusqu'au quatrième espace intercostal antérieurement ; postérieurement, depuis le sommet de l'épaule jusqu'à la sixième côte. On commençait, en outre, à l'entendre un peu dans les parties inférieures de ce côté (1) ; mais elle ne s'entendait

____

(1) Ce retour du bruit respiratoire dans des parties du poumon gauche où il était auparavant insensible, est le même phénomène que le retour de la respiration puérile dans un poumon sain, à l'occasion d'une affection de l'organe congénère. Dans ce cas, il me semble confirmatif de

plus dans toute l'étendue du côté droit, excepté entre la clavicule et la seconde côte, et le long du bord antérieur du poumon, c'est-à-dire sous les cartilages sterno-costaux : encore s'entendait-elle beaucoup moins dans ces points que dans la partie supérieure du côté gauche.

On l'entendait un peu mieux dans la partie postérieure droite, mais avec mélange d'un léger râle. Tout-à-fait à la racine du poumon droit, elle s'entendait avec plus de force que dans aucun autre point de la poitrine. D'après ces signes, on ajouta à la feuille du diagnostic : *Pleuro-péripneumonie récente à droite. L'épanchement est encore peu considérable, et rassemblé en plus grande quantité dans la partie latérale de la cavité de la plèvre.*

(*Quatre sangsues sur le côté droit, deux grains d'opium.*)

Le 14 juillet, le point de côté était presque entièrement dissipé ; la toux était toujours forte et fréquente, les crachats jaunâtres, mêlés de bulles d'air, mais non adhérens au vase ; la peau était chaude, le pouls petit et faible ; le dévoiement continuait ; la respiration s'entendait un peu et assez également, mais avec un léger mélange de râle muqueux, dans tout le côté droit de la poitrine (1). Elle s'entendait plus fortement à la racine de ce poumon et

---

tout ce que nous avons dit précédemment (t. II, p. 80) sur la dilatation active du poumon.

(1) Ces signes, comparés à ceux de la veille, indiquaient que l'épanchement du côté droit était peu considérable, et s'étendait uniformément sur toute la surface du poumon.

dans tout le côté gauche, à l'exception des parties situées au-dessous de la sixième côte; la respiration était moins gênée; la douleur de côté avait presque entièrement cessé; mais, malgré cette légère amélioration, la persistance du dévoiement, celle des signes de la péritonite chronique et le développement d'une pleurésie nouvelle au côté droit d'un sujet dont le poumon gauche, quoique rétabli dans ses fonctions à la suite d'une affection semblable, n'avait point encore, à beaucoup près, une étendue de respiration naturelle, firent pronostiquer la mort prochaine du malade (1).

Le malade fut mieux pendant quelques jours; puis la faiblesse augmenta. Le dévoiement continuant toujours, Louis Coulon s'éteignit enfin le 12 août. J'étais absent à cette époque : l'ouverture fut recueillie par M. Rault, sous les yeux de M. le docteur Cayol, qui me remplaçait dans le service de l'hôpital.

Ouverture du corps. — Maigreur considérable, principalement de la face et des extrémités; thorax dans l'état décrit ci-dessus.

La pie-mère était un peu infiltrée de sérosité limpide; le cerveau était sain.

Le côté gauche de la poitrine était d'un tiers plus petit que le droit, et les espaces intercostaux étaient beaucoup moins larges. Le poumon de ce côté était

---

(1) Je ne distinguais pas bien encore à cette époque l'égophonie de la pectoriloquie, et je ne connaissais pas la cause du premier de ces phénomènes; en conséquence je ne l'ai point cherché chez ce malade. Il est indubitable que je l'y eusse trouvé.

intimement uni à la plèvre costale, dans toute son étendue, par une fausse membrane blanche, épaisse d'une ligne dans sa partie supérieure, et de deux lignes au moins dans sa partie inférieure. Sa consistance était presque égale à celle des fibro-cartilages, dont son organisation rappelait aussi la texture; car on y distinguait d'une manière évidente, surtout dans sa partie inférieure, des fibres longitudinales et transversales. Dans quelques endroits, la fausse membrane ne tenait à la plèvre que par un tissu cellulaire infiltré de sérosité; dans d'autres, elle lui était intimement unie, mais pourtant facile à en distinguer.

Le poumon était aplati contre le médiastin; son tissu était encore un peu crépitant, quoique flasque et infiltré de sérosité; il était, en outre, parsemé de tubercules pour la plupart miliaires.

Le poumon droit adhérait à la plèvre costale par des fausses membranes molles, qui offraient en quelques points une couleur rougeâtre due à des apparences de vaisseaux sanguins très-fins répandus sur leur surface. Les plèvres pulmonaire et diaphragmatique étaient recouvertes par une couche assez épaisse d'une matière albumineuse jaunâtre semblable, mais plus ferme et tachetée de petites plaques rouges dans lesquelles on ne pouvait apercevoir de vaisseaux distincts. La cavité de la plèvre contenait environ un verre d'une sérosité rougeâtre. Le tissu du poumon était crépitant; il laissait suinter une assez grande quantité de sérosité (1), et contenait

____

(1) Il est probable que cette infiltration, qui existait aussi

plusieurs tubercules miliaires, dont quelques-uns offraient à leur centre un point jaune et opaque.

Le médiastin antérieur était infiltré de sérosité ; le péricarde en contenait environ deux onces. Le cœur était du volume du poing du sujet, et ses cavités étaient bien proportionnées.

Tous les intestins étaient réunis entre eux et à la paroi antérieure de l'abdomen par un tissu cellulaire bien organisé, parsemé de petites masses de matière tuberculeuse jaune et sèche. On distinguait, en outre, plusieurs petits tubercules sur la tunique péritonéale de l'intestin grêle. Le foie était un peu ratatiné et graissait légèrement le scalpel ; il adhérait au diaphragme par sa face supérieure. La membrane muqueuse du cœcum et du colon offrait dans plusieurs endroits des ulcérations à bord inégaux, et dont le fond était noirâtre ; ces ulcérations intéressaient toute l'épaisseur de la membrane muqueuse.

Les autres viscères étaient sains.

OBS. XXXIV. *Pleurésie hémorrhagique. Rétrécissement commençant de la poitrine.* — Un maçon âgé de soixante-six ans, homme robuste et d'un tempérament sanguin, ayant toujours joui d'une bonne santé, était occupé, au mois d'octobre 1817,

---

à gauche comme on vient de le voir, n'a eu lieu que dans les derniers jours, ou dans les dernières heures ; car, pendant tout le temps que j'ai suivi le malade jusqu'au 10 août, il n'a jamais présenté le râle *crépitant*, indice de l'œdème du poumon.

à rouler des pierres dans une allée où passait un courant d'air très-froid. Quelques jours après, il fut pris d'une toux sèche et perdit l'appétit. Ces accidens persistèrent jusqu'au 1ᵉʳ janvier 1818, jour où le malade toussa plus que de coutume, et rendit, pour la première fois, une assez grande quantité de crachats mêlés de sang rouge et écumeux.

Les jours suivans, il éprouva de fortes douleurs dans la poitrine, qui cessèrent par l'apparition de quelques hémorrhagies nasales. Il toussait cependant toujours, et avait des sueurs abondantes toutes les nuits. Des pesanteurs de tête et des étourdissemens se manifestèrent; une oppression assez forte et des battemens de cœur incommodes se joignirent à ces symptômes; les digestions étaient pénibles; le malade ne crachait presque pas; lorsqu'il buvait du vin, la toux augmentait; enfin l'oppression devint telle qu'il ne pouvait plus monter ni même marcher un peu vite sans être presque suffoqué. La fièvre se déclara et reparut tous les soirs, avec des frissons qui duraient trois quarts d'heure, et auxquels succédait une chaleur ardente.

Il entra dans cet état à l'hôpital Necker, le 12 mars 1818. Observé le lendemain, il présenta les symptômes suivans : face rouge, anorexie, langue blanche, pouls dur et fréquent ; toux fréquente, crachats jaunâtres, demi-transparens, un peu spumeux, et d'une telle viscosité que l'on pouvait retourner le crachoir sans qu'ils tombassent à terre. La poitrine, percutée, résonnait bien dans toute l'étendue du côté gauche ; la respiration s'y entendait très-bien ; à droite, la poitrine résonnait moins bien dans toute sa partie antérieure, mal dans le dos. La respiration ne s'entendait pas dans la moitié inférieure du dos et du côté ; elle s'entendait médiocrement sous l'épaule et antérieurement. Les battemens du cœur étaient d'une force médiocre ; la contraction des ventricules était accompagnée de quelqu'impulsion et d'un son assez marqué quoiqu'obtus ; celui des oreillettes l'était aussi : il n'y avait pas de pectoriloquie.

On porta en conséquence le diagnostic suivant : *Pleurésie chronique à droite, avec légère péripneumonie aiguë* (1) ; *tubercules ; cœur d'un bon volume, à parois assez épaisses, à chair un peu molle.*

Le 15 et le 16, le malade fut saigné, et s'en trouva très-bien ; la fièvre cessa presqu'entièrement, et la toux diminua ; les crachats devinrent moins abondans, moins visqueux et plus transparens.

Le 20, une douleur assez vive au côté droit détermina à appliquer des sangsues : le malade s'en trouva bien.

Le 22, la poitrine résonnait un peu mieux sous la clavicule droite ; la respiration s'y entendait aussi un peu mieux, mais avec un léger râle.

Le 3 avril, le malade était assez bien ; il avait peu de fièvre ; la poitrine résonnait à-peu-près éga-

---

(1) La péripneumonie était indiquée par la nature des crachats. Je ne sais ce qui m'avait porté à soupçonner l'existence des tubercules : il est probable que c'était la marche de la maladie vers son début.

lement sous les deux clavicules ; la respiration cependant s'entendait toujours moins sous la droite ; elle ne s'entendait point dans le reste de ce côté.

Pendant une quinzaine de jours, la maladie sembla tendre vers une terminaison heureuse : le malade se couchait toujours sur le côté sain.

Le 22 avril, la poitrine, examinée de nouveau, résonnait évidemment moins dans sa partie postérieure droite ; elle résonnait beaucoup mieux que les premiers jours à la partie antérieure-supérieure ; la respiration cependant ne s'y entendait presque pas, et on ne l'entendait pas du tout plus bas que la deuxième côte ; sous l'aisselle, elle était accompagnée d'un léger râle ; postérieurement, on l'entendait un peu dans une largeur d'environ trois travers de doigt, le long de la colonne vertébrale ; dans tout le reste du côté droit, on n'entendait absolument rien.

Pendant les quinze premiers jours de mai, le malade éprouva des insomnies presque continuelles ; les jambes commencèrent à s'enfler ; vers la fin du mois, l'œdème gagna les cuisses et le scrotum. Le malade toussait toujours, et rendait des crachats jaunes et opaques qui quelquefois nageaient dans une grande quantité de salive ; il maigrissait et devenait plus pâle : cependant le son de la partie antérieure-supérieure droite de la poitrine devenait meilleur, et la respiration s'y entendait dans une plus grande étendue, surtout en dedans, sous les cartilages des fausses côtes ; on l'entendait un peu en cet endroit jusqu'à la cinquième ou sixième côte, mais toujours beaucoup moins que du côté opposé.

Le 6 juin, on s'aperçut que les espaces intercostaux du côté droit devenaient plus étroits, et que la poitrine semblait se rétrécir de ce côté.

Le 18 du même mois, ce rétrécissement était tout-à-fait évident, et l'on reconnut une fluctuation manifeste dans l'abdomen.

Le 20, le malade commença à avoir un peu de délire.

Les jours suivans, pouls faible, insensible par moment; abattement extrême, léger délire, traits de la face contractés de manière qu'ils semblaient tirés en haut (1).

Le 27, râle dans la trachée-artère et les gros troncs bronchiques.

Le 28, mort.

Ouverture faite dix-huit heures après la mort. — Cadavre d'environ cinq pieds cinq pouces; face colorée, maigreur assez grande ; le côté droit de la poitrine paraissait un peu plus étroit dans toutes ses dimensions que le gauche ; les extrémités inférieures étaient œdématiées, surtout du côté gauche.

A l'ouverture de la poitrine, on reconnut que le côté droit de cette cavité était plus étroit que le côté gauche d'environ un pouce dans le sens de la largeur. La même différence existait dans le diamètre antéro-postérieur des deux côtés. Les espaces intercostaux étaient évidemment plus étroits que du côté droit.

---

(1) Signe de péritonite (*Voy*. obs. xxii, tom. i*er*, pag. 615; et *Journal de Médecine*, par MM. Corvisart, Leroux et Boyer, tom. iv, pag. 503.)

Le poumon gauche, d'un bon volume, n'adhé-rait nulle part à la plèvre ; il était crépitant dans toute son étendue, quoiqu'assez fortement gorgé d'un sang noir, liquide et peu spumeux, qui s'en écoulait abondamment lorsqu'on incisait le tissu de l'organe. Cette infiltration sanguine était plus forte vers la racine et les parties postérieures du poumon, auxquelles elle donnait une couleur rouge-noirâtre. Vers les parties antérieure et inférieure, au con-traire, le parenchyme pulmonaire offrait une cou-leur d'un rose pâle, et le scalpel n'en exprimait qu'un peu de sérosité à peine sanguinolente ; quel-ques tubercules du volume d'un grain de chenevis ou plus petits se trouvaient disséminés çà et là dans ce poumon. Presque tous étaient gris et demi-trans-parens ; quelques – uns seulement étaient opaques et jaunes.

Le poumon droit, d'un tiers moins volumineux que le gauche, adhérait intimement à la plèvre cos-tale par toute la surface de son sommet, jusqu'à la hauteur des deuxième et troisième côtes. Cette ad-hérence avait lieu au moyen d'un tissu cellulaire abondant, mais à lames très-courtes, très-fermes, parfaitement organisées, et évidemment d'ancienne date.

Les plèvres costale et pulmonaire étaient encore intimement unies dans toute l'étendue de la base du poumon, et dans toute la partie de la face anté-rieure de cet organe qui correspond aux fausses côtes. Mais cette adhérence, évidemment récente, avait lieu au moyen d'une couche albumineuse con-crète et membraniforme d'environ trois lignes d'épaisseur, d'une couleur jaune et opaque, teinte de sang par endroits. Cette couche pouvait être enlevée par lames ou feuillets dont la consistance devenait de plus en plus forte à mesure qu'ils s'approchaient des plèvres et surtout de la plèvre pulmonaire , où ils avaient une fermeté fort voisine de celle des fibro-cartilages. La partie moyenne de cette couche albumineuse, au contraire, avait à peine le double de la consistance du blanc d'œuf cuit.

Arrivée au point de réunion des côtes à leurs cartilages, et en bas aux faces externe et antérieure du poumon, cette couche albumineuse se divisait en deux lames dont l'une se réfléchissait sur toute la surface du poumon restée libre, c'est-à-dire sur ses faces externe et postérieure, tandis que l'autre se réfléchissait sur la partie opposée de la plèvre costale, de manière que l'une et l'autre venant à se rencontrer et à se confondre, formaient une espèce de sac sans ouverture, dont la surface interne était presque partout d'un rouge vif, qui semblait appliqué comme avec un pinceau, et dans lequel on ne distinguait point de traces de vaisseaux. Cette couleur ne pénétrait point dans l'épaisseur de la couche albumineuse, qui offrait partout une teinte d'un blanc jaunâtre et une légère demi-transparence. Cette teinte devenait plus blanche et plus opaque dans les couches les plus fermes, c'est-à-dire les plus voisines des plèvres.

Ce sac contenait environ deux verres de sérosité sanguinolente, mais assez limpide. Cet épanchement refoulait le poumon vers le médiastin , de manière que vers sa partie moyenne il y avait environ un pouce et demi d'écartement entre les côtes et lui. Huit ou dix lames pseudo-membraneuses étaient tendues transversalement, dans cet écartement, de la fausse membrane pulmonaire à la fausse membrane costale, avec lesquelles elles se confondaient vers leurs extrémités. Ces lames, plus molles et beaucoup plus faciles à rompre que ne le sont les adhérences cellulaires parfaites, étaient très-minces, diaphanes et incolores vers leur milieu; à leurs extrémités, au contraire, elles acquéraient graduellement environ une ligne d'épaisseur, et prenaient l'opacité et la couleur rougeâtre à la surface, jaune à l'intérieur, des couches albumineuses avec lesquelles elles se confondaient.

Le poumon, enlevé, présenta vers son sommet un enfoncement irrégulier, peu profond, allongé de dedans en dehors et d'avant en arrière, situé au côté externe du lobe supérieur. Cet enfoncement répondait à une espèce de cicatrice fibro-cartilagineuse existant dans le tissu de l'organe, cicatrice dont la forme était celle d'une lame épaisse d'une demi-ligne à une ligne, large de deux lignes à un demi-pouce, qui se terminait à peu de distance de la surface du poumon par une sorte de cul-de-sac évasé et vide dont la surface interne était très-lisse, et qui aurait pu contenir un pois (1).

Le tissu pulmonaire présentait un aspect différent

______

(1) Voilà encore un exemple de la cicatrisation d'une fistule pulmonaire : celle-ci ne diffère de la disposition qui

dans les diverses parties de l'organe : dans les trois quarts inférieurs, il était flasque, non crépitant, d'une couleur absolument semblable à celle de la chair musculaire par endroits, d'un gris assez pâle dans d'autres, et il ne laissait rien suinter. La partie supérieure-antérieure, jusque vers la quatrième côte, était assez crépitante, d'une couleur rose, et laissait suinter un peu de sérosité spumeuse. Le centre du lobe supérieur était farci d'un très-grand nombre de tubercules de la grosseur d'un grain de chenevis, rassemblés par masses plus ou moins volumineuses, et presque tous jaunes et opaques, mais encore très-fermes. Dans cette partie du poumon, la matière noire pulmonaire était plus abondante qu'ailleurs, et donnait au tissu de l'organe une couleur ardoisée, marbrée par les tubercules : le reste du poumon n'offrait pas de tubercules. Les bronches ne paraissaient pas dilatées.

La plèvre, dans les parties correspondantes aux fausses membranes, était beaucoup plus rouge que dans l'état naturel.

Le cœur avait le volume du poing du sujet; ses cavités étaient bien proportionnées, ses parois d'une bonne épaisseur, et ses colonnes charnues très-fortes; la chair en était un peu jaune et flasque.

La cavité du péritoine contenait environ quatre pintes d'une sérosité rousse, médiocrement limpide. Toute l'étendue du péritoine, tant sur les parois ab-

---

existait chez le sujet de l'observation xxi (tom 1er, pag. 602), qu'en ce que la partie non recollée de la fistule ne contenait absolument rien.

dominales que sur le mésentère et les intestins, était hérissée d'une quantité innombrable de petits tubercules gris et demi-transparens. Ces tubercules, sur le mésentère et les intestins, offraient uniformément la grosseur d'un grain de millet ; ils formaient une saillie bien marquée à la surface du péritoine et étaient presque entièrement transparens. Sur les parois abdominales, au contraire, ils étaient, en gé-. néral, plus gris et moins diaphanes. Leur grosseur et leur forme offraient quelques variétés ; quelques-uns d'entre eux étaient déprimés, et formaient à la surface du péritoine de petites tubérosités aplaties en forme de lentille. Le péritoine offrait en outre çà et là, particulièrement vers la paroi antérieure de l'abdomen, des plaques rouges, ponctuées, dont la couleur, assez claire par endroits, était dans d'autres presque noirâtre.

En raclant en ces endroits avec le scalpel, on en enlevait une petite quantité d'une exsudation demi-transparente, grisâtre, mêlée de points ou petits grumeaux de sang. La consistance de cette matière était un peu plus forte que celle de la colle de farine, à laquelle elle ressemblait assez. Après l'avoir enlevée, le péritoine restait un peu moins rouge. Elle formait un enduit si peu épais à sa surface, qu'on ne pouvait l'apercevoir autrement qu'en grattant. Quelque fortement que l'on raclât avec le scalpel, on ne pouvait enlever les tubercules, qui paraissaient faire corps avec le péritoine. L'épaisseur de cette membrane n'était pas sensiblement augmentée.

Les tuniques musculeuse et muqueuse des intestins et de l'estomac étaient parfaitement saines. Cette dernière était très-pâle dans toute l'étendue du canal alimentaire.

Le foie, assez volumineux, était d'une couleur beaucoup plus jaune que dans l'état naturel : il graissait le scalpel. La vésicule biliaire était pleine d'une bile verdâtre. Les autres organes abdominaux étaient sains.

Obs. XXXV. *Pleurésie hémorrhagique du côté gauche avec ascite et maladie organique du foie.* — Jean Edme, âgé de quarante-sept ans, d'une assez haute taille, d'un embonpoint musculaire médiocre, ayant la peau brune, le visage marqueté de petites taches rougeâtres, les yeux roux, les cheveux et la barbe noirs, entra à l'hôpital Necker le 13 mars 1819.

Il avait eu la variole à huit ans, et avait conservé depuis cette époque un léger strabisme de l'œil gauche. A vingt-quatre ans, il eut une fluxion de poitrine du côté gauche : comme il servait alors dans l'armée de Dumourier, il entra à l'hôpital de Bruxelles, d'où il sortit parfaitement guéri au bout de trois semaines. Quatre ou cinq ans après cette fluxion de poitrine, il fut pris d'une fièvre tierce qui dura neuf mois. Dans sa trente-troisième année, il fit une chute de cheval d'où résulta une contusion de tout le côté externe du membre inférieur droit, compliquée de plaies, ce qui l'obligea de marcher pendant neuf mois avec des béquilles. L'année suivante, il quitta le service et vint habiter Paris, où il se mit à travailler dans une filature de coton. Il jouissait alors d'une santé fort bonne et qui ne cessa d'être telle que vers le mois de juillet 1818. A cette époque, il s'aperçut que ses jambes et ses avant-bras enflaient pendant le jour et reprenaient leur volume ordinaire par le repos de la nuit. Cette enflure augmenta pendant l'automne et l'hiver suivans, quoiqu'elle disparût toujours pendant la nuit. Vers le mois de décembre, il commença à tousser et à expectorer une petite quantité de crachats.

Au moment de son entrée à l'hôpital, il présentait les symptômes suivans : œdème médiocre des pieds et des jambes, expectoration peu abondante de matières spumeuses, blanchâtres, demi-transparentes, avec de petites portions d'un jaune opaque. La poitrine résonnait également dans toutes ses régions; et la respiration, explorée un peu rapidement, parut difficile à entendre des deux côtés.

Le 15 mars, l'enflure des jambes n'existait plus. Le 17, la poitrine, examinée avec plus de soin, présenta les signes suivans : la partie postérieure gauche parut résonner plus mal que la droite, les deux côtés rendaient l'un et l'autre un son presque mat; les parties antérieures-supérieures résonnaient mieux. La respiration s'entendait bien dans tout le côté droit. A gauche, au contraire, on ne l'entendait que très-peu au-dessous de la clavicule et à la racine du poumon, et on n'entendait rien dans le reste de ce côté. On porta alors le diagnostic suivant : *Pleurésie mal guérie à gauche, co-existant peut-être avec des tubercules.*

Sur la fin de mars, l'enflure reparut et gagna les cuisses, le ventre se météorisa, l'appétit diminua. L'exploration de la poitrine donnait alors le résultat suivant : la respiration s'entendait avec un râle fort et sonore antérieurement et sur le côté, à droite ; elle ne s'entendait presque pas en arrière du même côté, ainsi que dans tout le côté gauche, sur la partie latérale duquel on la soupçonnait à peine ; le son manquait dans tout ce côté, excepté à la partie antérieure-supérieure ; tout le côté droit résonnait bien.

L'égophonie avait lieu dans la fosse sus-épineuse gauche, d'une manière très-prononcée. La voix, très-chevrotante, semblait passer par le canal du cylindre, et était plus aiguë que celle du malade écoutée à l'oreille nue.

On modifia alors le diagnostic ainsi qu'il suit : *pleurésie chronique du côté gauche avec catarrhe pulmonaire* (1).

Du 30 mars au 15 avril, l'examen souvent renouvelé de la poitrine fit connaître que, du côté droit, le râle sonore avait cessé en grande partie, et que la respiration s'y entendait plus fortement que dans l'état naturel, et avec le bruit particulier qui caractérise la respiration puérile ; tandis que, du côté gauche, on la soupçonnait seulement le long du bord interne de l'omoplate et à la partie antérieure-supérieure, immédiatement au-dessous de la clavicule. Ce côté de la poitrine ne donnait un peu de son que dans ce dernier point.

---

(1) Cette dernière affection était caractérisée par le râle sonore qui existait à droite, et par la diminution du bruit respiratoire vers la racine du poumon droit, où la poitrine résonnait cependant bien.

L'égophonie s'entendait encore dans les premiers jours d'avril, le long de la marge interne de l'omoplate et dans la fosse sous-épineuse ; mais la voix chevrotante avait pris un son grave, et s'entendait mieux avec le cylindre évasé qu'avec le simple tube.

La respiration, écoutée à l'oreille nue, était courte et un peu bruyante, et le malade ne pouvait faire une grande inspiration.

L'égophonie disparut tout-à-fait du 4 au 5 d'avril.

Le malade était habituellement couché sur le côté gauche, quelquefois sur le dos ; il lui était impossible de rester quelque temps sur le côté droit ; il conservait toujours un peu d'appétit, quoiqu'il se contentât de deux soupes. L'expectoration était toujours la même. Le ventre était météorisé ; les selles et les urines étaient rares ; l'œdème des extrémités inférieures augmentait, tandis que les parties supérieures maigrissaient sensiblement.

Vers la mi-avril, la respiration sembla devenir un peu plus facile ; le malade pouvait quelquefois rester deux ou trois heures sur le côté droit ; les crachats devinrent filans et prirent une teinte grise-jaunâtre uniforme ; le volume du ventre augmenta, et la fluctuation devint très-manifeste dans sa moitié inférieure : l'œdème des extrémités inférieures resta stationnaire ; il augmentait seulement quand le malade se tenait debout pendant quelque temps, et les bourses acquiéraient alors presque sur-le-champ un volume prodigieux. La fièvre hectique se déclara. Presque tous les jours il y avait un paroxysme, irrégulier pour l'heure à laquelle il arrivait et pour celle où il finissait, précédé ou non, pendant une demi-heure ou trois quarts d'heure, d'un sentiment de froid, sans tremblement, dans les jambes, les genoux et le dos. Pendant la durée du paroxysme, la peau était brûlante, légèrement moite, le visage enluminé, le pouls fort et fréquent; il y avait insomnie ou léger assoupissement, et parfois des douleurs ou crampes légères dans les membres, et surtout dans l'avant-bras gauche. La bouche était toujours mauvaise et pâteuse sans soif ni sécheresse.

Du 7 au 14 mai, le son de la poitrine devint plus clair antérieurement et supérieurement à gauche; la respiration s'entendait aussi un peu mieux dans ce point; elle s'entendait également un peu sous l'aisselle, avec un râle muqueux assez fort; mais elle manquait toujours, ainsi que le son, dans tout le reste du côté gauche. Le malade fut pris d'une diarrhée assez forte, accompagnée de coliques passagères mais assez vives. Ce dévoiement sembla diminuer un peu le volume du ventre. Les urines étaient toujours rares. Une soif assez vive se joignit aux symptômes de la fièvre hectique, et le malade était presque constamment assoupi.

Du 14 au 17, le dévoiement s'arrêta; mais les autres symptômes persistèrent; le pouls devint plus fréquent et plus faible.

Le 17 au matin, les crachats étaient mêlés à un liquide un peu filant, d'un brun noir foncé, que le malade disait avoir vomi pendant la nuit; les cautères, qui, depuis plusieurs jours, ne fournissaient que du pus sanieux, ne donnèrent ce jour-là que de la sérosité rougeâtre; ils avaient une teinte brune livide. Dans le milieu de la journée, le malade se gorgea d'alimens ; à deux heures de l'après-midi, il eut un redoublement de fièvre, comme à l'ordinaire ; à huit heures du soir, râle, voix faible et altérée, réponses lentes ; mort à cinq heures du matin.

Ouverture du cadavre faite trente heures après la mort. — Des alimens liquides et solides s'écoulaient par la bouche ; le tissu cellulaire sous-cutané des extrémités inférieures, des parois abdominales, et du côté droit de la poitrine, était infiltré de sérosité qui en coulait par la pression comme d'une éponge. L'infiltration n'était pas assez considérable pour donner à la peau la tension et le luisant qui caractérisent le dernier degré de l'œdème. Le tissu cellulaire intermusculaire était très-peu infiltré ; le thorax paraissait plus large à sa partie supérieure gauche que du côté opposé ; tandis que, dans la moitié inférieure gauche, il était un peu plus aplati et plus rentré que du côté droit, et que les muscles intercostaux s'y trouvaient plissés (1).

La cavité de la plèvre gauche contenait au moins deux pintes d'une sérosité fortement sanguinolente ; le poumon était refoulé vers le médiastin et le sommet de la poitrine par cet épanchement, qui mettait un grand intervalle entre lui et les côtes. Cet intervalle allait en diminuant de bas en haut ; mais il était encore de plus d'un pouce à la hauteur de la partie moyenne de l'omoplate (2).

---

(1) Premières traces de rétrécissement de la poitrine.

(2) L'égophonie ne pouvait plus exister par cette raison et à cause de la compression des bronches. Il est probable qu'elle a cessé au moment où l'épanchement a augmenté, à raison

L'écartement des plèvres qui renfermait ce liquide était tapissé par une fausse membrane, dont la surface interne était uniformément teinte du rouge écarlate le plus vif. Une multitude de cloisons pseudo-membraneuses plus ou moins larges étaient tendues ou flottaient entre ses parois, comme des toiles d'araignées, dont elles avaient, pour la plupart, la ténuité; des lames semblables allaient çà et là de l'une à l'autre de ces cloisons.

Celles-ci, après avoir été lavées, étaient transparentes ou demi-transparentes : dans ce dernier cas, elles conservaient leur couleur rouge, mais beaucoup moins intense et nuancée d'une teinte jaunâtre ou grisâtre; leur tissu ressemblait à un réseau fin et irrégulier, ce qui dépendait de l'inégalité de leur épaisseur : elles revenaient sur elles-mêmes lorsqu'on les étendait, absolument comme un lambeau mince de tissu cellulaire, dont elles avaient presque la consistance. Parvenues sur les plèvres, ces membranes se réfléchissaient sur elles, et formaient ainsi la couche la plus interne de la fausse membrane dont la plèvre se trouvait recouverte dans toute son étendue.

Cette couche interne, dont on connaît déjà la couleur, pouvait facilement être divisée en plusieurs lamelles; son épaisseur, en général d'une demi-ligne, était beaucoup plus considérable là où plusieurs cloisons se réunissaient ensemble. On trouvait çà et là, mais principalement à l'endroit de ces

---

du travail de la nature, qui avait rendu la sérosité sanguinolente et rougi les fausses membranes.

réunions, du sang noir liquide, infiltré dans l'épaisseur des fausses membranes, ou épanché en caillots membraniformes souvent très-minces et très-étendus. On séparait très-facilement cette couche de sang de la fausse membrane, à laquelle elle paraissait cependant agglutinée par des filamens très-fins. Cette dernière, épaisse d'une à deux lignes, devait la plus grande partie de son épaisseur à la couche profonde ou adhérente à la plèvre. La couleur de cette couche était d'un gris jaunâtre; son tissu était homogène et assez analogue à celui des fibro-cartilages, dont il avait presque la consistance. Cette couche contenait dans son épaisseur une quantité innombrable de tubercules grisâtres, dont la grosseur variait depuis celle d'un grain de millet jusqu'à celle d'un grain de blé ou même d'un pois. Leur consistance était un peu plus grande que celle du tissu dans lequel ils étaient plongés, et où ils occupaient plus d'étendue que les intervalles qui les séparaient.

La fausse membrane, ainsi composée de deux couches distinctes, semblait être confondue avec la plèvre, soit pulmonaire, soit costale, tant elle lui adhérait à l'aide de nombreux filamens très-serrés; mais, par une dissection un peu attentive, on parvenait à isoler cette dernière, qui alors ne paraissait pas notablement épaissie.

Le poumon gauche, refoulé, comme je l'ai déjà dit, se trouvait réduit au quart à-peu-près de son volume; sa face interne, son sommet, et les deux tiers supérieurs de sa face externe adhéraient à la plèvre costale; il était libre dans le reste de son étendue, donnant cependant attache, dans plusieurs points, aux cloisons pseudo-membraneuses mentionnées plus haut.

Dépouillée de la fausse membrane qui la recouvrait, la surface externe de cet organe était lisse dans l'endroit de son adhérence, ridée là où elle était libre; elle présentait la même couleur que le tissu pulmonaire, qui était d'un gris foncé, un peu brunâtre, et irrégulièrement marbré d'une grande quantité de taches formées par la matière noire pulmonaire. Ce tissu était flasque et ne contenait point d'air; mais, dans sa moitié inférieure, il était un peu crépitant, élastique, et infiltré d'un peu de sérosité très-spumeuse.

Les vaisseaux sanguins de ce poumon étaient aplatis, et ne contenaient presque pas de sang. Les bronches elles-mêmes, à l'exception du tronc bronchique, étaient tellement resserrées, qu'elles semblaient être remplies par leur membrane interne revêtue d'un peu de mucosité.

Le poumon droit n'adhérait que dans quelques points par des liens celluleux parfaitement organisés; il était gorgé d'une grande quantité de sérosité spumeuse qui ruisselait à l'incision; son tissu, néanmoins, était par-tout plus ou moins mou et crépitant, d'un gris marbré de noir, livide à la partie postérieure, parce que, dans cet endroit, la sérosité était sanguinolente et en plus grande quantité.

La membrane interne de la trachée et des bronches avait sa couleur grise-jaunâtre ordinaire, quoique ses canaux fussent en partie remplis par une matière mucoso-séreuse d'une couleur sale et noirâtre.

L'estomac et les intestins étaient énormément distendus par des gaz, excepté le colon descendant et le rectum, qui étaient très-rétrécis, et dont la membrane muqueuse offrait sur ses replis une couleur rosée qui n'existait pas dans tout le reste du tube intestinal. La cavité du péritoine contenait cinq à six pintes de sérosité jaunâtre : cette membrane avait entièrement perdu sa transparence, et elle se trouvait tachée en noir dans plusieurs points peu étendus, qu'on remarquait surtout dans la région iliaque et sur le gros intestin.

Le foie, réduit au tiers de son volume ordinaire, se trouvait, pour ainsi dire, caché dans la région qu'il occupe ; sa surface externe, légèrement mamelonnée et ridée, offrait une teinte grise-jaunâtre ; incisé, il paraissait entièrement composé d'une multitude de petits grains de forme ronde ou ovoïde, dont la grosseur variait depuis celle d'un grain de millet jusqu'à celle d'un grain de chenevis. Ces grains, faciles à séparer les uns des autres, ne laissaient entre eux presqu'aucun intervalle dans lequel on pût distinguer encore quelque reste du tissu propre du foie ; leur couleur était fauve ou d'un jaune roux, tirant par endroits sur le verdâtre ; leur tissu, assez humide, opaque, était flasque au toucher plutôt que mou, et en pressant les grains entre les doigts, on n'en écrasait qu'une petite partie : le reste offrait au tact la sensation d'un morceau de cuir mou (1).

---

(1) Cette espèce de production est encore du nombre de celles que l'on confond sous le nom de *squirrhe*. Je crois devoir la désigner sous le nom de *cirrhose*, à cause de sa cou-

Une bile épaisse, noire, poisseuse, se trouvait en quantité médiocre dans la vésicule du fiel.

La rate avait trois à quatre pouces de longueur; son tissu était sain.

L'appareil circulatoire ne présentait rien de remarquable que l'extrême réplétion des divisions de la veine cave supérieure.

Le cerveau était mou; ses surfaces externe et interne étaient baignées par deux ou trois onces de sérosité transparente.

ARTICLE VII.

Des Pleurésies circonscrites ou partielles.

On rencontre quelquefois des épanchemens pleurétiques, la plupart de nature chronique, qui n'occupent qu'une partie de la plèvre, le reste de la cavité de cette membrane n'existant plus à raison des adhérences anciennes qui unissent partout ailleurs le poumon à la plèvre costale.

Nous avons déjà vu que l'inflammation se développe beaucoup plus difficilement et plus rarement dans une plèvre dont les lames adhèrent de toutes

---

leur. Son développement dans le foie est une des causes les plus communes de l'ascite, et a cela de particulier qu'à mesure que les cirrhoses se développent, le tissu du foie est absorbé, qu'il finit souvent, comme chez ce sujet, par disparaître entièrement; et que, dans tous les cas, un foie qui contient des cirrhoses perd de son volume au lieu de s'accroître d'autant. Cette espèce de production se développe aussi dans d'autres organes, et finit par se ramollir comme toutes les productions *morbifiques*.

parts entre elles par des membranes séreuses accidentelles, que dans la même membrane intacte jusque là de toute inflammation. C'est sans doute par
la même raison que, lorsqu'une pleurésie nouvelle
se manifeste et attaque la partie de la membrane
qui était restée saine dans une inflammation précédente, le travail inflammatoire, la formation de la
fausse membrane et l'épanchement sont circonscrits
exactement par les adhérences anciennes. Ces pleurésies circonscrites peuvent se rencontrer dans tous
les points de la surface du poumon, mais surtout en
trois endroits : 1°. dans les scissures des lobes des poumons ; 2°. dans l'espace compris entre la base du poumon et le diaphragme ; 3°. aux parties postérieure-inférieure ou latérale de la cavité de la poitrine. Dans tous
les cas, l'épanchement est renfermé dans une fausse
membrane qui tapisse exactement les parties environnantes. Le liquide qu'elle contient est ordinairement puriforme. Lorsque le siége de l'épanchement est dans les scissures des lobes du poumon, les
bords de ces scissures adhèrent entre eux par un
tissu cellulaire très-court et qui est évidemment de
date plus ancienne que la maladie ; les surfaces correspondantes des lobes, au contraire, sont écartées
l'une de l'autre par l'épanchement séro-purulent,
de manière que le poumon, refoulé sur lui-même,
semble creusé dans ces points. Bayle a fait connaître
le premier cette espèce de pleurésie partielle, qu'un
observateur peu attentif pourrait prendre facilement pour un abcès du poumon (1). Ce cas est rare,

____

(1) *Recherches sur la Phthisie*, etc., pag. 15.

et cela peut paraître étonnant, car il est fort commun de trouver, après les pneumonies accompagnées d'une pleurésie très-légère, les bords des scissures pulmonaires agglutinés par une fausse membrane qui ne pénètre pas dans leurs intervalles. Il
n'est pas rare non plus de trouver, dans des poumons d'ailleurs sains, et qui n'adhèrent que dans
quelques points à la plèvre costale, ces bords adhérens entre eux par des lames séreuses plus ou
moins abondantes, quoiqu'il n'en existe aucune sur
les surfaces mêmes des scissures. Il est évident que,
dans les cas de ce genre, les scissures des poumons
se trouvent transformées en une espèce de sacs sans
ouverture; et s'il survient par la suite une inflammation de la plèvre qui tapisse les scissures, il en ré-
sultera l'espèce d'épanchement, en quelque sorte
enkysté, que nous venons de décrire : et il n'est
pas besoin pour cela que les adhérences des bords
soient assez nombreuses et assez complètes pour in-
terdire tout passage à un liquide de l'intervalle des
scissures dans le reste de la plèvre ; des lames séreuses accidentelles très-ténues et un peu rapprochées les unes des autres, suffisent pour isoler l'inflammation dans la scissure. Il en est de même pour
toutes les autres pleurésies partielles circonscrites
par des adhérences anciennes, et il est très-rare que
l'exsudation pseudo-membraneuse les pénètre à
quelques lignes de profondeur, lors même qu'elles
sont fort lâches et isolées les unes des autres.

L'épanchement renfermé entre la base du poumon
et le diaphragme est ordinairement circonscrit par le
bord même du poumon adhérent d'ancienne date.

Quelquefois cependant il ne correspond qu'à une partie de la base du poumon, le reste étant adhérent. Les épanchemens circonscrits dans la partie latérale ou postérieure-inférieure de la poitrine sont plus communs que les deux précédens.

J'ai rencontré quelquefois des pleurésies circonscrites très-peu étendues, et dans lesquelles l'épanchement n'était que d'une ou deux cuillerées, vers le sommet d'un poumon adhérent partout ailleurs. J'en ai trouvé de semblables entre la face interne du poumon et le médiastin. M. Andral a rencontré un cas d'inflammation beaucoup plus étendue dans ce dernier point. Il est à regretter que cette observation ne renferme pas assez de détails pour que l'on puisse savoir quelle disposition s'opposait à ce que le pus se répandît dans le reste de la plèvre (1).

Une pleurésie circonscrite peut quelquefois se former d'une autre manière et sans qu'il y ait d'adhérences anciennes. Dans les pleurésies très-légères, et particulièrement dans celles qui accompagnent une pneumonie, il arrive souvent qu'il n'y a d'exsudation pseudo-membraneuse que sur les bords tranchans du poumon et de ses scissures; ou si la fausse membrane s'étend un peu au-delà elle est partout ailleurs d'une extrême ténuité, tandis que sur les bords mêmes elle forme une sorte de filet d'un blanc jaunâtre, plus ou moins opaque. Ces filets pseudo-membraneux venant à s'agglutiner aux parties opposées de la plèvre, parce que l'épanchement séreux est alors presque nul, si au bout de

____

(1) *Clinique médicale*, tom. II, obs. XXIV.

quelques jours il survient une récrudescence d'inflammation, cette inflammation et l'épanchement qui en résulte se circonscrivent quelquefois dans la partie de la plèvre cernée par l'agglutination dont nous venons de parler. J'ai vu quelques pleurésies diaphragmatiques et interlobaires de cette sorte, et par conséquent aiguës.

M. Andral rapporte trois observations de pleurésies diaphragmatiques (1) qui appartiennent peut-être à cette catégorie de pleurésies partielles ; mais on ne peut l'affirmer, à raison du peu de détails qu'elles contiennent. Une quatrième est plus positive : c'est un cas d'excavation gangréneuse multiloculaire qui s'ouvrait à la base du poumon. La matière qui découlait de cette cavité avait déterminé la formation de concrétions membraniformes qui la tenaient renfermée entre la face inférieure du poumon et le diaphragme.

En quelque point que soit situé un épanchement pleurétique partiel, lorsqu'il est un peu abondant, il refoule très-fortement le tissu du poumon, parce qu'il ne peut s'étendre autrement, et le creuse en quelque sorte, de manière qu'au premier aspect on serait tenté de croire qu'il est corrodé ; mais si, après avoir évacué le pus, on enlève la fausse membrane qui tapisse le foyer de l'épanchement, on reconnaît que le poumon est simplement refoulé, et que la plèvre même est intacte.

Les pleurésies partielles de la première espèce sont moins graves par elles-mêmes que parce qu'elles

______

(1) *Oper. citat.*, obs. XIX, XXXII.

compliquent presque toujours des affections beaucoup plus dangereuses, et, en particulier, la phthisie
pulmonaire. Celles de la seconde espèce, au contraire, sont en général un cas peu grave; et la
meilleure preuve que je puisse en apporter, c'est
qu'il est fort rare de rencontrer ce cas pathologique à l'ouverture des cadavres, tandis qu'il ne l'est
nullement de rencontrer les traces de la guérison
de ces pleurésies partielles. On trouve en effet
assez souvent des adhérences anciennes qui unissent le diaphragme au poumon, ses lobes entre eux,
ou sa face interne au médiastin, le reste de la plèvre étant tout-à-fait libre.

Le fait de l'existence de ces pleurésies partielles
aiguës et la manière dont elles se forment, semblent
prouver que l'exhalation pseudo-membraneuse précède un peu celle de la sérosité, et que cette matière, plus molle au moment de sa formation, est
refoulée sur les bords du poumon par un effet mécanique de la dilatation de cet organe.

Signes et Symptômes des Pleurésies partielles. —
Les épanchemens pleurétiques circonscrits peuvent assez facilement être reconnus par l'absence
de la respiration et du son, et quelquefois même
par l'égophonie, lorsqu'ils occupent une certaine
étendue. J'ai trouvé ce dernier phénomène très-
distinctement dans des cas où l'épanchement partiel n'était que de quelques onces de liquide.
M. Andral l'a rencontré à la partie antérieure de
la poitrine, dans un épanchement assez considérable renfermé entre le diaphragme, la base du
poumon et le médiastin, de manière à refouler en

arrière le poumon (1). Cependant quand l'égophonie n'existe pas, et qu'un point pleurétique n'a
pas paru au début de la maladie, il pourrait être
assez difficile de distinguer une pleurésie partielle
d'une tumeur volumineuse développée dans le tissu
pulmonaire.

ARTICLE VIII.

Des Pleurésies latentes.

Plusieurs médecins du dernier siècle, et Stoll surtout, avaient remarqué que dans beaucoup de pleurésies le point de côté, qui appelle ordinairement
l'attention sur la nature de cette maladie, ne se manifeste pas; et que la douceur insidieuse de leurs
symptômes, dans les premiers temps, ne permet
même pas de soupçonner toute la gravité du mal.
Malgré l'éveil donné sur ce point aux praticiens,
on ne peut nier qu'avant l'emploi de la percussion et de l'auscultation, beaucoup de pleurésies prises dans le commencement pour une affection légère étaient regardées plus tard comme
des phthisies pulmonaires, surtout par les médecins qui n'ont pas l'occasion de redresser leur
diagnostic par l'ouverture des cadavres. J'ai eu
moi - même l'occasion, il y a peu d'années, de
faire faire l'opération de l'empyème à un jeune
homme qui était dans ce cas, et qu'on m'avait présenté comme un phthisique *in extremis*. L'opération eut d'abord le plus heureux succès; au bout de

______

(1) *Op. cit.*, obs. XXXII.

quinze jours, le malade put se promener dans la ville; la marche de la guérison se ralentit ensuite, à raison des excès de table fréquens que faisait le malade : cependant l'embonpoint et les forces revinrent complètement. Au huitième mois, il n'avait plus qu'une petite fistule dans laquelle on pouvait à peine injecter une ou deux cuillerées de liquide. Il réunit alors ses amis pour célébrer sa convalescence ; et à la suite d'une orgie d'où il fut remporté ivre-mort, ainsi que tous les autres convives, il fut pris d'une fièvre aiguë avec délire phrénétique, pendant la durée de laquelle il ne voulut jamais laisser panser sa fistule. Au bout d'environ quinze jours, lorsqu'on put enlever l'emplâtre agglutinatif qui la recouvrait, on trouva qu'il s'était fait un décollement de la plèvre, et qu'elle pouvait recevoir une livre d'injection. La suppuration prit dès-lors un mauvais caractère ; l'amaigrissement reparut, et le malade succomba dans un état d'épuisement au bout de quelques mois. A l'ouverture de son corps, on ne trouva pas un seul tubercule dans les poumons.

La question des pleurésies latentes est déjà fort éclaircie par tout ce que nous avons dit jusqu'ici; et je ne crois pas aller trop loin en affirmant que, pour tout médecin qui saura employer la percussion et le stéthoscope, les pleurésies latentes se réduiront à un très-petit nombre de cas, à-peu-près inutiles à reconnaître sous le rapport pratique.

Ces cas se réduisent en effet aux suivans: 1°. quelques pleurésies partielles très-peu étendues; 2°. les pleurésies qui surviennent assez fréquemment dans l'agonie de presque toutes les maladies tant aiguës que chroniques, et particulièrement de la phthisie pulmonaire et des fièvres continues graves, surtout en hiver : celles-ci ne sont au reste difficiles à reconnaître que parce que la crainte de tourmenter inutilement un malade dans ses derniers momens empêche d'explorer sa poitrine complètement, et surtout à la partie postérieure-inférieure, où se manifestent en premier lieu les signes d'épanchement pleurétique ; 3°. les pleurésies sèches ou presque sans épanchement, qui, comme nous l'avons déjà dit, rentrent toutes dans le cas précédent ou dans celui de pleuro - pneumonie avec prédominance de la pneumonie.

ARTICLE IX.

Traitement de la Pleurésie.

Dans la pleurésie aiguë, lorsque le sujet est vigoureux et pléthorique, les meilleurs praticiens de tous les temps et de tous les pays ont toujours conseillé la saignée du bras, à moins que le sujet ne fût une femme, et que l'époque des règles ne fût proche : dans ce cas, on doit préférer la saignée du pied. Mais si le point de côté et la fièvre ne cèdent point à une ou deux saignées, il vaut mieux ensuite, dans la pleurésie comme dans toutes les inflammations des membranes séreuses, avoir recours aux saignées locales ; et, en général, on doit les répéter jusqu'à la cessation du point de côté et de la fièvre aiguë, et y revenir si ces symptômes reparaissent par la suite. Les ventouses scarifiées sont, à mon avis, préférables aux sangsues sous plusieurs rapports : l'opération est beaucoup plus prompte, moins douloureuse, si l'on se sert du scarificateur mécanique, et l'on peut tirer exactement la quantité de sang que l'on veut. Les sangsues, au contraire, longues et douloureuses dans leur action, tirent le sang d'une manière très-inégale. Quelquefois elles se remplissent à peine, d'autres fois les piqûres continuent à donner du sang plus de vingt-quatre heures après que la sangsue s'est détachée, et la cautérisation seule peut arrêter l'hémorrhagie. Je connais des exemples récens d'accidens de ce genre arrivés dans divers hôpitaux, et qui ont occasioné la mort d'hommes dont la maladie aurait pu sans inconvénient être abandonnée aux seuls efforts de la nature.

Dans les premiers jours, le malade doit être mis à une diète absolue, à moins que ce ne soit un enfant; mais au bout de trois ou quatre jours, il est bon de donner au moins quelques alimens liquides : c'est le meilleur moyen d'éviter des convalescences interminables, par le passage de la pleurésie à l'état chronique. Sydenham recommande avec raison de faire lever le malade lorsque cela est possible, et même de lui faire passer chaque jour quelques heures hors de son lit. Ce moyen m'a paru souvent contribuer puissamment à abattre l'orgasme inflammatoire.

Je ne dirai rien des divers topiques chauds ou tièdes, secs ou humides, qui ont été préconisés autrefois contre la pleurésie. Ces applications soulagent rarement le malade, et les épithèmes humides, en particulier, sont souvent plus nuisibles qu'utiles à cause de leur refroidissement.

Quelques praticiens ont l'habitude, lorsque le point de côté ne cède pas promptement aux saignées locales et générales, d'appliquer un vésicatoire sur le côté affecté, et quelquefois d'en entretenir la suppuration. J'ai cru quelquefois m'apercevoir que cette application, faite de très-bonne heure, était suivie immédiatement d'une augmentation de l'épanchement pleurétique; et cette pratique ne me paraît sûre que quand la douleur a cessé totalement depuis quelques jours, que l'absorption marche lentement, et que la maladie tend à devenir chronique.

Le tartre stibié à haute dose est ordinairement très-bien supporté par les pleurétiques, et je l'emploie habituellement chez eux comme chez les péripneumoniques. Il contribue puissamment, dans la plupart des cas, à faire tomber promptement l'orgasme inflammatoire, et fait éviter la nécessité de tirer une aussi grande quantité de sang. Mais lorsque le point pleurétique et la fièvre aiguë ont cessé, ce moyen perd presque toute son efficacité, ou au moins n'agit plus comme un médicament héroïque, lors même qu'il est très-bien supporté. Je l'ai donné souvent pendant plusieurs semaines de suite à la dose de neuf grains, sans qu'il parût hâter en rien la résorption de l'épanchement et produire un effet quelconque dans l'économie animale. Actuellement je n'en continue plus l'usage au-delà de la période aiguë. Les préparations antimoniales, au reste, sont un des moyens qui ont été le plus employés contre la pleurésie. Stoll et ses disciples donnaient presque constamment l'émétique à dose vomitive, au début de la maladie. Un grand nombre de praticiens ont vanté le kermès fréquemment répété.

Aux moyens que nous venons d'indiquer comme propres à combattre la pleurésie dans la période aiguë, on doit ajouter le calomel uni à l'opium préconisé par Robert Hamilton (1), à qui nous devons l'emploi du même moyen dans l'hépatite, la péritonite et la plupart des maladies inflammatoires. Je n'ai presque aucune expérience de ce médicament dans le traitement de la pleurésie; je lui préfère en général, dans les maladies inflammatoires, les frictions mercurielles à haute dose: il est évident pour moi que les préparations mercurielles favorisent la résolution dans les inflammations aiguës et même chroniques, et je les ai trouvées très-utiles pour favoriser l'absorption à la suite de la pleurésie.

Les moyens dont nous venons de parler suffisent le plus souvent pour faire tomber l'orgasme inflammatoire et la fièvre, et même pour amener la convalescence complète. La nature a, dans cette maladie, et en général dans les maladies aiguës, des ressources telles qu'il est probable que, quand on lui abandonnerait entièrement la disposition de l'événement, le plus grand nombre des pleurétiques guérirait encore; car il est certain que la guérison a souvent lieu quoique le traitement ait été

____

(1) *Comm. d'Edimbourg*, IX.

à-peu-près nul ou dirigé d'une manière aussi contraire à la raison qu'à l'expérience. Dans les cam-
pagnes surtout, il n'est point rare de rencontrer des
guérisseurs qui ne connaissent d'autre traitement
contre la pleurésie que la méthode sudorifique des disciples de Paracelse et de Vanhelmont, c'est-à-dire
le vin chaud ou l'eau-de-vie unis à des aromatiques
tels que le poivre, le gingembre, la cannelle, les
baies de genièvre ou de coriandre ; les excrémens
de cheval ou de mouton macérés dans du vin, etc.
Cependant tous les pleurétiques ne meurent pas
entre leurs mains, et des crises salutaires triomphent
quelquefois de la maladie et du traitement.

Les crises les plus communes, dans la pleurésie,
ont lieu par un dépôt dans les urines, par les sueurs
ou par une hémorrhagie ; la diarrhée est aussi assez
souvent critique ; les crachats plus rarement, et
seulement dans les cas de pleuro-pneumonie. On a vu
des pleurésies se juger par un érysipèle, une affection miliaire ou l'apparition de quelque autre
exanthème, et même par l'ictère. Une salivation ou
des parotides critiques ont été aussi quelquefois observées. En général, dans la pleurésie comme dans
la pneumonie et les autres affections franchement
inflammatoires, il ne faut ni mépriser et troubler
par un traitement trop actif une crise qui commence, ni perdre un temps précieux à l'attendre.

Dès que la fièvre aiguë et le point de côté ont
cessé, la pleurésie entre dans sa période de chronicité ou d'absorption, qui est rarement de moins
d'un mois, et qui peut quelquefois durer plus de
deux ans, ainsi qu'on peut le conclure d'après ce

que nous avons déjà dit à l'article du *Rétrécisse-ment de la poitrine*. C'est au commencement de cette période que les vésicatoires sur le côté affecté peuvent être employés utilement; plus tard, un séton dont on entretient longuement la suppuration est préférable. Il faut en même temps s'occuper de favoriser l'absorption par l'usage des purgatifs et des diurétiques. La pleurésie devenue chronique a une grande analogie avec les hydropisies; et l'hydropisie de poitrine n'a été regardée comme une chose commune par plusieurs médecins du siècle dernier que parce qu'ils confondaient ces deux affections.

Les purgatifs, pour être utiles, doivent être répétés à des intervalles un peu rapprochés. Ils sont surtout indiqués après la saignée, lorsque l'abondance de l'épanchement et la rapidité avec laquelle il s'est développé, ainsi que l'état général du malade, peuvent faire présumer que la pleurésie est hémorrhagique. Les purgatifs, ainsi que le remarque avec raison Sydenham, sont le meilleur moyen d'arrêter les hémorrhagies, après que l'on a désempli les vaisseaux par la saignée.

Les diurétiques ne favorisent évidemment l'absorption qu'autant qu'on en porte les doses plus haut que ne le font la plupart des praticiens. Je donne ordinairement l'acétate de potasse à la dose de six gros par jour, et je la porte souvent à deux onces. Je donne le sel de nitre graduellement de quarante grains à trois ou quatre gros, si les malades le supportent bien. J'associe quelquefois le sel ammoniac au nitre, suivant la méthode de Triller.

J'ai quelquefois donné utilement l'extrait de scille, suivant la méthode conseillée par Quarin dans l'hydropisie, c'est-à-dire en commençant par deux grains répétés toutes les trois heures. Quand l'épanchement dure depuis long-temps, et qu'il n'y a pas de fièvre hectique notable, il est souvent utile de joindre les amers aux diurétiques, et de leur donner le vin blanc pour véhicule, comme dans la préparation connue sous le nom de *vin diurétique et amer de la Charité*. Immédiatement après la période aiguë, je préfère aux autres diurétiques la digitale pourprée donnée en infusion aqueuse, en commençant à la dose de dix-huit grains pour une pinte d'eau, et allant graduellement jusqu'à celle d'un demi-gros et au-delà, lorsque les malades supportent bien ce médicament.

J'ai employé quelquefois avec succès l'urée à la dose de douze grains, que je portais graduellement à un gros et au-delà par jour.

Les diurétiques sont, en général, des médicamens infidèles, et l'on peut dire que cette voie d'évacuation est, après les sueurs, celle qui est le moins au pouvoir de la médecine. Cependant ils atteignent quelquefois merveilleusement le but qu'on se propose. J'ai vu, il y a environ deux ans, avec mes confrères MM. les professeurs Cayol et Marjolin, un enfant attaqué depuis plusieurs semaines d'une pleurésie avec épanchement tellement considérable que nous pensâmes d'abord unanimement qu'il n'y avait pas d'autre ressource que l'opération de l'empyème. Cependant je proposai de tenter le sel de nitre à haute dose : au bout de vingt-quatre heures, un flux d'urine abondant fit diminuer notablement l'étouffement ; les jours suivans, la dilatation du côté affecté diminua avec une assez grande rapidité, et l'enfant guérit sans opération.

Le traitement des pleurésies chroniques dès le début (j'emploie cette expression faute d'une meilleure, quoique je sente ce qu'elle a de vicieux) ne diffère pas essentiellement de celui des pleurésies aiguës devenues chroniques. Nous n'avons que les mêmes moyens à employer contre des maux bien inégalement graves. On peut quelquefois tirer du sang utilement dans les premiers temps de la maladie, lorsque le point de côté est manifeste par momens, et que la fièvre, quoique déjà du caractère des hectiques, est un peu intense. Mais il faut craindre de passer le but et de diminuer en pure perte une vitalité déjà trop faible. De petites saignées locales suffisent en général, et il vaut mieux les répéter de temps en temps que de les faire trop abondantes.

Les vésicatoires, les cautères, et surtout le séton, appliqués sur le côté affecté, sont encore plus indiqués dans les pleurésies chroniques que dans celles qui ont eu une période aiguë.

C'est surtout dans ce cas qu'il convient d'associer aux diurétiques quelques toniques, particulièrement les amers et les anti-scorbutiques.

De l'Empyème et de l'opération de l'empyème. — Le nom d'empyème, qui, chez les anciens, signifiait d'abord toutes sortes de collections purulentes, restreint ensuite aux épanchemens dans la plèvre et aux abcès du poumon, est devenu, pour les chirurgiens modernes, synonyme d'épanchement dans la plèvre : de là les noms d'empyème de pus, de sang, d'eau et d'air, par lesquels ils ont souvent désigné la pleurésie, l'hémorrhagie des plèvres, l'hydrothorax et le pneumo-thorax. Si l'on en excepte ce dernier cas, les trois autres donnent lieu à des symptômes fort semblables. Les signes d'après lesquels on se déterminait à faire l'opération de l'empyème sont principalement la dilatation du côté affecté, l'œdème du même côté et du bras ; ou, dans le cas d'une leucophlegmatie universelle, la tuméfaction plus grande du côté affecté, le refoulement du foie en bas, et celui du cœur du côté opposé à l'épanchement. Nous avons déjà remarqué que tous ces signes, qui dérivent, en dernière analyse, d'une seule cause, la dilatation du côté affecté, peuvent manquer ; et souvent même à l'époque où il faut opérer, le côté affecté, quoique plein de pus, est moins ample que le côté sain, par suite du travail d'absorption qui a déjà eu lieu, et du resserrement des parois thoraciques qui s'en est suivi. Au reste, dans ces cas même, les résultats de la percussion et de l'auscultation ne laissent aucun doute sur l'existence de l'épanchement.

Il est deux cas de pleurésie dans lesquels on doit se décider à faire l'opération de l'empyème. Le premier est celui où, dans une pleurésie aiguë, l'épanchement, très-abondant dès le début, augmente avec une telle rapidité qu'au bout de quelques jours il détermine un œdème général ou local, et peut faire craindre la suffocation. Je désignerai ce cas sous le nom d'*empyème aigu*. Je donnerai celui d'*empyème chronique* aux collections qui sont la suite d'une pleurésie dont la nature était telle dès l'origine, ou qui, quoique aiguës dans le principe, ont passé à l'état chronique. Dans ce dernier cas, on doit tenter comme une ressource extrême l'opération de l'empyème, lorsque l'œdème du côté affecté s'est manifesté, lorsque la longue durée de la maladie, l'amaigrissement et l'affaiblissement graduels du malade, et le défaut de succès de tous les moyens employés pour opérer la résorption du liquide épanché ne laissent plus aucun espoir à cet égard.

L'opération de l'empyème est rarement suivie de succès. Cela tient à plusieurs causes qui toutes n'ont pas été également appréciées.

La première est le mauvais état du poumon, qui trop souvent est rempli de tubercules. Cette circonstance est sans doute très-grave ; mais elle ne doit pas empêcher absolument l'opération de l'empyème, lors même qu'on aurait reconnu la pectoriloquie dans le sommet du poumon comprimé par l'épanchement, si d'ailleurs l'autre paraît sain. Ce que nous avons dit de la possibilité de la guérison de la phthisie pulmonaire, et plusieurs faits que nous rapporterons par la suite, prouvent qu'on ne doit pas perdre toute espérance, lors même qu'existe cette fâcheuse complication. L'irritation produite sur la surface de la plèvre par la pénétration de l'air dans la poitrine a fixé surtout l'attention des chirurgiens, qui lui attribuent principalement la suppuration abondante et de mauvaise nature qui succède trop souvent à l'ouverture de la poitrine et entraîne la perte du malade. La pénétration de l'air extérieur dans la poitrine modifie sans doute l'action des organes qui y sont contenus ; mais son impression immédiate ne se fait pas sur la plèvre, qui est revêtue d'une fausse membrane dans les pleurésies aiguës, ainsi que dans celles qui l'ont été au début. Dans les pleurésies chroniques, il y a au moins une couche de pus épais et pultacé qui préserve la plèvre du contact immédiat de l'air. Ce contact, d'ailleurs, ne pourrait que produire une inflammation plus aiguë, s'il n'existait aucune autre opposition à la guérison, et déterminer la formation de fausses membranes susceptibles de se transformer promptement en lames séreuses accidentelles, et de réunir ainsi les plèvres costale et pulmonaire.

La cause, à mon avis, qui s'oppose le plus au succès de l'opération de l'empyème, est l'aplatissement du poumon contre le médiastin et la colonne vertébrale, et la nature de la fausse membrane qui tapisse sa surface. Le poumon, refoulé depuis long-temps, a perdu son élasticité et sa force expansive ; il se laisse difficilement pénétrer par l'air qui entre dans la trachée, et ne reprend que très-lentement une ampleur suffisante pour remplir à-peu-près le même espace qu'avant la maladie. Il ne revient même jamais, comme nous l'avons dit, à son ampleur primitive. (Voy. *Rétrécissement de la poitrine.*) Si la fausse membrane qui le revêt est de nature *couenneuse,* c'est-à-dire avec tendance à se transformer en tissu fibreux (*voy.* t. II, p. 121), comme il arrive dans les pleurésies hémorrhagiques, la dilatation du poumon devient bien plus difficile encore, puisqu'elle ne peut avoir lieu sans que cette fausse membrane, très-dense, prête et s'étende, ce qui doit nécessairement être fort long. Dans l'intervalle, l'air atmosphérique irrite continuellement la surface exhalante de cette fausse membrane déjà en partie organisée, et l'abondance de la sécrétion purulente qu'il détermine épuise les forces du malade sans aucun fruit, puisque les surfaces sont encore trop éloignées pour pouvoir s'agglutiner.

Par cette raison, l'empyème aigu offre plus de chances de succès que les empyèmes chroniques ; et parmi ces derniers, celui qui a été tel dès l'origine en offre plus que celui qui résulte d'une pleurésie aiguë passée à l'état chronique, quoique le premier cas semble annoncer un état plus fâcheux des liquides que le second. Ce résultat me semble également conforme à l'expérience.

Le mode d'opération habituellement suivi aujourd'hui ne paraît pas susceptible de grands perfectionnemens. Je ne pense pas qu'on songe jamais à revenir à la térébration d'une côte, employée par les Asclépiades (1). Ce procédé, qui ne présente aucun avantage sur les autres, devait avoir des inconvéniens qu'ils n'ont pas, tels que l'emploi d'un instrument plus difficile à maîtriser qu'un bistouri, la carie de la côte perforée, les végétations osseuses qui doivent se former autour de l'ouverture, tant à l'intérieur qu'à l'extérieur, si l'on y maintient une canule ; sa prompte oblitération dans le cas contraire.

La ponction avec un trois-quarts dans un espace

____

(1) HIPPOCRATE.

intercostal a été tentée plusieurs fois. Morand, entre autres, y a eu recours sans succès. Mon ami M. le professeur Récamier l'a plusieurs fois employée, en se servant d'un très-petit trois-quarts. J'y ai eu moi-même recours assez souvent; mais je n'ai jamais obtenu aucun succès durable par ce moyen. Cette opération, au reste, est sans inconvénient, et soulage toujours momentanément le malade. Mais aussitôt que le trois-quarts est retiré, le parallélisme de l'ouverture de la peau et de celle des muscles intercostaux est détruit; rien ne suinte plus par la plaie, qui se cicatrise complètement au bout de trois ou quatre jours, et la poitrine se remplit de nouveau. Je pense que, si ce moyen peut réussir, c'est dans les cas d'empyème aigu, où plusieurs ponctions pratiquées successivement suffiraient peut-être pour aider l'absorption et favoriser la transformation des fausses membranes. Indépendamment de ce cas, il en est deux dans lesquels j'ai volontiers recours à la ponction : 1°. lorsque le malade est tellement affaibli qu'on puisse craindre une lipothymie dangereuse par l'évacuation totale du liquide contenu dans la poitrine; 2°. comme moyen de soulagement dans les empyèmes dont on ne peut nullement espérer la guérison, à cause de la coexistence de tubercules pulmonaires nombreux et excavés.

Lorsqu'il existe un œdème un peu intense du côté affecté, il est quelquefois impossible de recourir à la ponction, parce qu'on ne peut distinguer les espaces intercostaux.

Le lieu d'élection communément adopté par les chirurgiens pour faire l'opération de l'empyème consiste à l'établir dans le point le plus déclive de la partie antérieure-latérale du thorax. C'est une chose qui ne présente aucun avantage, pas même celui qu'on recherche ; car le point le plus déclive change suivant la position du sujet. Or, la situation naturelle à un homme atteint d'un épanchement thoracique n'est pas d'être debout, mais bien d'être couché sur le côté affecté. Dans cette position, le point le plus déclive est le milieu de l'espace compris entre les cinquième et sixième côtes sternales. D'un autre côté, l'observation prouve que le sommet du poumon adhère aux parois thoraciques plus souvent qu'aucune autre partie de cet organe ; que sa partie inférieure adhère très-souvent au diaphragme ; que du côté droit un foie volumineux refoule souvent le poumon et remonte quelquefois jusqu'au niveau de la sixième et même de la cinquième côte sternale, de manière que la plèvre diaphragmatique touche immédiatement jusqu'à cette hauteur à la plèvre costale ; que les fausses membranes les plus épaisses se rassemblent entre le diaphragme et la partie voisine des parois de la poitrine, et que les adhérences doivent par conséquent s'y former en premier lieu ; enfin que la partie latérale moyenne de la poitrine est celle où se trouve réunie la plus grande partie de l'épanchement liquide. D'après ces raisons, je pense que le lieu d'élection de l'empyème devrait être fixé au milieu du quatrième espace intercostal, c'est-à-dire entre la cinquième et sixième côte en comptant de haut en bas, un peu au-devant des digitations du muscle grand dentelé.

S'il existe en ce point quelque adhérence ancienne, on la reconnaîtrait facilement par un reste de bruit respiratoire qui s'y ferait entendre encore, de même qu'à la racine du poumon : ce signe est infaillible. Lors donc qu'on aura constaté à plusieurs reprises que le son est mat et qu'aucun bruit respiratoire ne se fait entendre dans ce point ou dans tout autre, on peut y faire pénétrer l'instrument tranchant, et avec moins de précaution et de lenteur qu'on ne le fait communément. J'ai déjà démontré d'ailleurs que la crainte de blesser un poumon adhérent et comprimé est exagérée.

Je suis persuadé que l'opération de l'empyème deviendra beaucoup plus commune et plus souvent utile, à mesure que l'usage de l'auscultation médiate se répandra. Cette méthode d'exploration, par elle-même et par sa réunion à la percussion, et, dans certains cas, à la succussion hippocratique, faisant reconnaître les épanchemens thoraciques dès leur origine, comme nous l'avons montré, on pourra plus souvent opérer de bonne heure et par conséquent avec plus de chance de succès. En effet, jusqu'ici l'empyème simple, l'hydrothorax idiopathique, n'ont guère été reconnus que dans les cas où la maladie était ancienne et arrivée à un très-haut degré : encore même beaucoup de cas qui présentent ces conditions échappent-ils à l'observation des plus habiles médecins ou chirurgiens, à plus forte raison les cas moins graves et qui donneraient le plus d'espérance de sauver le malade. Je pense que cette vérité paraîtra démontrée, si l'on rapproche les faits que nous avons exposés en parlant de la pleurésie latente et du pneumo-thorax, de ceux que nous venons de rapporter. Je ne crois pas trop hasarder en disant que, dans l'état où Avenbrugger et M. Corvisart ont laissé la science, on ne reconnaissait l'empyème que quand l'épanchement était devenu énorme, ou quand il avait été précédé des signes d'une pleurésie manifeste. Les moyens que j'indique permettant de reconnaître la maladie dans tous les cas, et d'opérer beaucoup plus tôt, sauveront certainement plusieurs malades que l'on eût sans eux abandonnés à une mort certaine.

J'ai pensé dernièrement, en observant les effets de la ventouse à pompe, que l'on parviendrait peut-être dans beaucoup de cas à vaincre, par l'emploi de cet instrument, le principal obstacle qui s'oppose, à mon avis, au succès de l'opération de l'empyème, c'est-à-dire la difficulté du développement du poumon ; et je me propose, à la première occasion qui se présentera de faire l'opération de l'empyème, d'appliquer la ventouse immédiatement après la sortie du liquide épanché, de faire le vide avec précaution et d'une manière plus ou moins complète ou continue, suivant les effets, en ayant soin d'interposer entre la ventouse et les parois thoraciques un cercle de peau de daim pour remédier aux inconvéniens de la pression des bords de la ventouse, et d'employer successivement, par la même raison, des ventouses dont l'ouverture soit d'un diamètre différent.

ARTICLE X.

De la Pleuro-Pneumonie.

La pleurésie est fréquemment jointe à la pneumonie, et c'est de là sans doute que vient la confusion que l'on a faite pendant long-temps de ces deux maladies : cependant, dans les cas même où elles sont réunies, l'une des deux l'emporte souvent tellement sur l'autre par sa gravité que cette dernière n'est réellement qu'une complication de peu d'importance. On peut par conséquent distinguer trois cas pratiques de pleuro-pneumonie, et qui présentent des différences réelles dans leur marche et le mode de traitement qu'ils réclament : la pneumonie compliquée d'une pleurésie légère, la pleurésie compliquée d'une pneumonie peu étendue, et la pleuro-pneumonie, dans laquelle les deux maladies ont une intensité à-peu-près égale.

Pneumonie compliquée d'une pleurésie légère. — Il y a peu de pneumonies simples si l'on ne veut ranger dans cette catégorie que celles dans lesquelles on ne trouve ni fausses membranes en aucun point de la plèvre costale ou pulmonaire, ni sérosité épanchée, même en petite quantité, dans cette membrane. Dans presque toutes les pneumonies, quand l'inflammation vient à gagner la surface du poumon dans quelque point, la partie contiguë de la plèvre s'enflamme et se revêt d'une fausse membrane albumineuse ordinairement mince, et souvent exactement bornée à la partie de la plèvre pulmonaire qui correspond au point où l'hépatisation a gagné la surface. L'inflammation, dans ce cas, semble avoir plus de tendance à se propager par contiguité que par continuité; car une fausse membrane semblable se développe souvent sur le côté opposé de la plèvre costale. Si l'hépatisation n'occupe qu'une partie du poumon, il se fait en même temps un peu d'épanchement séro - purulent; mais si la presque totalité du poumon est hépatisée et présente une masse ferme et incompressible, il n'y aura pas d'épanchement; mais on trouvera seulement sur sa surface une fausse membrane albumineuse très-mince, incomplète, plus épaisse le long des bords et des scissures, ainsi que dans quelques points qui sont évidemment ceux où l'inflammation a gagné en premier lieu la surface. Ce cas est le plus commun de ceux qui constituent les pleurésies sèches; mais ici la pleurésie est évidemment un accident consécutif, fort peu important en lui-même, et qui n'a rien changé à la marche de la pneumonie, ni presque rien ajouté à sa gravité.

Dans cet état, la pneumonie serait fort difficile à distinguer d'une pleurésie avec épanchement abondant, si l'on voyait pour la première fois le malade au moment où les choses sont arrivées à ce point; car la résonnance thoracique serait aussi nulle que dans une pleurésie où toute la surface du poumon est recouverte par un liquide abondant; et le point de côté qui se manifeste assez souvent au moment où l'inflammation gagne le poumon ferait encore croire à l'existence d'un épanchement pleurétique. Cependant, dans ces circonstances même, il y aurait encore un moyen d'obtenir un diagnostic plus exact. Lorsque le poumon est complètement hépatisé sans qu'il y ait en même temps d'épanchement pleurétique, il existe toujours une bronchophonie forte et éclatante, presque semblable à la pectoriloquie dans divers points, et particulièrement vers le sommet et la racine du poumon, chose qui n'a jamais lieu au même degré et dans la même étendue dans la pleurésie et la pleuro-pneumonie.

Si l'on a vu le malade dès l'origine, le diagnostic sera beaucoup plus facile, ou plutôt l'erreur deviendra tout-à-fait impossible; l'existence du râle crépitant avant la disparition totale du bruit respiratoire et la diminution graduelle de la résonnance thoracique ne permettront pas de croire à un épanchement pleurétique, cas dans lequel l'apparition du son mat est brusque ou presque sans gradation, et a lieu à la fois dans toute l'étendue du côté affecté, quand l'épanchement agissant sur un poumon sain et libre d'adhérence en recouvre dès l'origine toute la surface. L'égophonie d'ailleurs ne manque jamais de paraître dans ce cas, au moins pour un jour ou deux.

Pleurésie avec pneumonie légère. — Il n'est pas rare que, dans une pleurésie grave et accompagnée d'un épanchement assez abondant et assez rapide pour refouler sur-le-champ le poumon vers sa racine, il se développe en même temps une inflammation dans quelques points du poumon, et le plus ordinairement dans son lobe inférieur. Assez souvent ces points restent isolés et par cela même peu étendus, ce qui constitue l'un des cas qui ont été désignés par quelques observateurs de nos jours sous le nom de *pneumonie lobulaire*. (*Voyez* tom. 1er, pag. 403 et 427.)

La pneumonie qui se développe ainsi sous l'influence d'un épanchement pleurétique en reçoit une modification très-remarquable. La compression exercée par l'épanchement sur le tissu cellulaire modère évidemment l'orgasme inflammatoire, et c'est sans doute par cette raison que dans ce cas, plus souvent que dans tout autre, l'inflammation reste bornée à quelques lobules sans s'étendre plus loin, comme elle le fait ordinairement. Cette pneumonie arrive très-rarement à la période de suppuration; mais sa résolution est beaucoup plus lente que celle d'une pneumonie simple, et présente des caractères anatomiques tout-à-fait particuliers. L'induration hépatique, beaucoup moins ferme et plus flasque que dans la pneumonie simple, se change d'abord en un état où le tissu pulmonaire rouge ou violacé, quelquefois avec une teinte grisâtre, devient tout-à-fait flasque, et présente, quand on l'incise, au lieu de la surface granulée qui est un des caractères de l'hépatisation, un aspect et une consistance tout-à-fait semblables à ceux de la chair musculaire que l'on a battue pour l'attendrir. J'applique à cet état du poumon le nom de *carnification,* qui a été quelquefois donné mal à propos à l'hépatisation ordinaire. Je l'ai rencontré constamment dans le cas que je viens d'indiquer, et je n'ai trouvé rien de semblable dans aucun autre. Cependant quelques observations me portent à croire que la résolution imparfaite de l'engorgement hémoptoïque produit quelquefois le même effet lorsqu'elle s'opère sous l'influence d'un épanchement un peu abondant dans les plèvres. Le poumon ainsi carnifié présente une texture homogène, souple et compacte, dans laquelle on ne distingue plus de traces de cellules aériennes, mais seulement les vaisseaux et les rameaux bronchiques qui le parcourent. On ne peut en exprimer une bulle d'air, et il n'a que le degré d'humidité des muscles.

La résolution est beaucoup plus lente sous l'influence d'un épanchement pleurétique que sans cette circonstance, car j'ai trouvé quelquefois la carnification encore très-marquée, quoique les signes de pneumonie eussent cessé depuis plus de deux mois. A mesure que l'état de carnification se rapproche d'une résolution plus complète, la partie affectée devient moins rouge, passe au violet pâle, qui se change lui-même en une teinte gris de lin, et en même temps la texture vésiculaire du poumon reparaît.

J'ai eu très-rarement occasion de voir les traces de la résolution de la pneumonie arrivée au troisième degré ou au degré d'infiltration purulente, sous l'influence d'un épanchement pleurétique. Mais cependant dans des pleuro-pneumonies, et chez des sujets qui, pour la plupart, avaient succombé à d'autres affections concomitantes, une, deux et même trois semaines après la cessation complète de tout symptôme inflammatoire et de tout autre signe de pleurésie autre que ceux que donne un épanchement non encore résorbé, j'ai trouvé la partie du poumon qui avait été affectée, flasque comme dans l'état de carnification, à peine humide, d'un jaune plus ou moins clair ou cendré. Dans quelques points, la texture vésiculaire était cependant reconnaissable, de sorte que les vésicules paraissaient remplies d'un pus demi-concret dont il ne suintait presque rien, même en raclant fortement.

La complication d'une pneumonie, même légère, qui vient se joindre à un épanchement pleurétique abondant se reconnaît presque toujours par l'apparition du râle crépitant, qui se manifeste ordinairement vers la racine du poumon, sous l'omoplate, sous l'aisselle ou un peu au-dessous des clavicules, c'est-à-dire dans les points qui sont le moins facilement refoulés par l'épanchement.

Cette complication ne peut d'ailleurs guère avoir lieu qu'au début de la maladie et lorsque l'épanchement n'est pas encore excessif; car lorsque le poumon est complètement comprimé, il n'est plus guère susceptible d'inflammation. On sait que, dans des cas où le développement d'une inflammation très-intense est la conséquence nécessaire de divers accidens, comme dans les entorses, la luxation, la brûlure, l'application d'un bandage compressif est un moyen sûr de modérer beaucoup l'intensité et l'étendue de cette inflammation; dans l'érysipèle même, on a souvent obtenu un succès semblable.

Pleuro-pneumonie proprement dite. — La réunion d'une inflammation de la totalité ou d'une partie de la plèvre avec épanchement un peu abondant et d'une péripneumonie grave est beaucoup plus rare que les deux cas dont nous venons de parler. La pleurésie jointe à la péripneumonie n'augmente pas le danger de cette dernière; elle le diminue même, comme

nous venons de le dire, en modérant l'orgasme inflammatoire par la compression du poumon produite par le liquide épanché dans la plèvre. D'un
autre côté, dans cette combinaison d'affections locales, la péripneumonie jointe à la pleurésie augmente d'abord le danger de cette dernière, qui rarement menace la vie du malade dans la période
aiguë; mais elle rend la résorption du liquide plus
rapide en ne permettant pas autant d'épanchement
que la pleurésie simple. Car le liquide se trouve versé
entre deux corps qui cèdent aussi peu l'un que l'autre
à la pression qu'il tend à exercer sur eux, savoir : le
poumon durci d'une part, et les parois thoraciques de
l'autre. Donc, toutes choses égales d'ailleurs la pleuro-
pneumonie doit être regardée comme un cas moins
dangereux que la pleurésie ou la péripneumonie
simples, et ce résultat me paraît aussi bien fondé
sur l'expérience que sur le raisonnement.

La réunion des signes de la pleurésie et de la
péripneumonie fait aisément reconnaître la pleuro-
pneumonie. Plusieurs signes pathognomoniques sont
même plus durables dans cette complication que
dans chacune de ces affections simples; et cela
parce que, comme nous venons de le dire, elles se
gênent et se ralentissent réciproquement dans leur
développement: ainsi le râle crépitant d'un côté et
l'égophonie de l'autre persistent souvent jusqu'à la
convalescence. L'égophonie est rarement simple;
elle n'est guère manifeste qu'à la racine du poumon et aux environs de l'angle inférieur de l'omoplate; et à raison du voisinage des gros troncs bronchiques ainsi que de la densité du tissu pulmo-

naire, elle est ordinairement jointe à une broncho-phonie bruyante : c'est dans ce cas surtout que les deux phénomènes réunis imitent souvent parfaitement le bredouillement de Polichinelle.

Le traitement de la pleuro-pneumonie doit être réglé d'après la prédominance de l'une ou l'autre affection ; et nous nous contenterons en conséquence de renvoyer à ce que nous avons dit de chacune d'elles.

CHAPITRE II.

DE L'HYDROPISIE DES PLÈVRES.

ARTICLE PREMIER.

De l'Hydropisie idiopathique des plèvres.

Cette maladie, vulgairement connue sous le nom d'*hydrothorax* ou d'*hydropisie de poitrine*, passe, aux yeux de beaucoup de praticiens, comme à ceux du vulgaire, pour une maladie fort commune et pour une cause fréquente de mort. L'hydrothorax idiopathique, et porté à un degré tel qu'il puisse seul et par lui-même produire la mort, est cependant une des maladies les plus rares : je ne crois pas qu'on puisse en établir la proportion à plus d'un sur deux mille cadavres.

J'ai vu désigner sous ce nom par des praticiens peu instruits en anatomie pathologique, et par conséquent très-faibles en matière de diagnostic, des maladies qu'il était facile de reconnaître pour des accroisse-mens de nutrition du cœur, des anévrysmes de l'aorte, des phthisies pulmonaires à symptômes un peu irréguliers, et même des squirrhes de l'estomac ou du foie sans aucun épanchement dans les plèvres, autre au moins que celui qui se forme dans l'agonie. M. Corvisart avait déjà signalé ces méprises, surtout pour les deux premières affections.

Une des choses qui ont le plus contribué à faire regarder l'hydrothorax idiopathique comme beaucoup plus commun qu'il ne l'est réellement, c'est qu'on a souvent pris pour tel un épanchement séro-purulent, à raison de la transparence d'une partie de ce liquide. L'épanchement qui accompagne la pleurésie n'est bien connu que depuis un petit nombre d'années, et des hommes très-habiles sont tombés dans l'erreur dont il s'agit à une époque très-rapprochée de nous. Morand lui-même a donné, sous le nom d'*hydropisie de poitrine*, une observation de pleurésie guérie par l'opération de l'empyème (1).

L'hydropisie idiopathique des plèvres n'existe ordinairement que d'un seul côté. Ses caractères anatomiques consistent seulement dans l'accumulation d'une quantité plus ou moins considérable de sérosité dans la plèvre, qui d'ailleurs est tout-à-fait saine : le poumon, refoulé vers le médiastin, présente un tissu flasque et privé d'air comme dans les épanchemens pleurétiques.

-----

(1) *Mémoires de l'Académie royale de Chirurgie*, t. II, pag. 545.

Quand l'épanchement est très-considérable, le côté affecté est visiblement dilaté et beaucoup plus volumineux que l'autre. J'ai vu l'hydrothorax porté à ce degré sans qu'il existât ni épanchement dans aucune autre membrane séreuse, ni infiltration dans le tissu cellulaire, ni maladie organique d'aucun viscère à laquelle on pût l'attribuer. Dans un cas de cette nature, la plèvre droite contenait douze livres de sérosité incolore et limpide, et ne présentait d'ailleurs aucune altération visible.

Signes et Symptômes de l'hydrothorax. — Le symptôme principal et presque unique de cette maladie est la gêne de la respiration : la percussion y ajoute le son mat, et le cylindre l'absence de la respiration en tout autre lieu qu'à la racine du poumon. Je pensais, lors de la publication de la première édition de cet ouvrage, que l'égophonie devait aussi se joindre aux symptômes précédens. J'ai vérifié depuis plusieurs fois cette conjecture, et entre autres dans deux cas qui ne laissent lieu à aucun doute : l'un est celui d'une femme qui entra l'année dernière à la Clinique, présentant les signes d'une hypertrophie avec dilatation du cœur et d'un épanchement dans chaque côté de la poitrine. L'épanchement était surtout très-abondant à gauche : l'égophonie était manifeste des deux côtés. Comme il n'existait ni fièvre ni point de côté, je regardai ces épanchemens comme séreux, et je les combattis par l'acétate de potasse à la dose d'une once et ensuite d'une once et demie par jour, et le sel de nitre, dont la dose fut portée de vingt à quarante grains. Ce traitement eut un succès si heureux que tous les signes d'épanchement disparurent en huit jours de temps. Cette année, la même malade, atteinte d'une pleuro-pneumonie aiguë du côté droit, est rentrée à l'hôpital de clinique et y a succombé. Le poumon gauche a été trouvé parfaitement libre de toute adhérence.

Le second cas est celui d'une dame dont j'ai suivi la maladie, il y a deux ans, avec mes confrères MM. Récamier et Moreau de la Sarthe. Cette dame, atteinte depuis plusieurs années d'une hypertrophie avec dilatation du cœur, a présenté pendant les derniers mois de sa vie les signes d'un épanchement pleurétique du côté droit, et particulièrement une égophonie très-évidente qui existait constamment à la racine du poumon, dans tout le contour de l'angle inférieur de l'omoplate, et qui s'étendait quelquefois jusque sous l'aisselle. A l'ouverture du corps, on trouva environ une livre et demie de sérosité parfaitement limpide, remplissant les deux tiers inférieurs de la plèvre droite, qui en cet endroit était saine et tout-à-fait dans l'état naturel, sans fausses membranes anciennes ni récentes. Plus haut les lames costale et pulmonaire de cette membrane adhéraient entre elles, à l'aide d'un tissu cellulaire abondant, ferme et évidemment de très-ancienne date.

Les symptômes généraux et la marche de la maladie peuvent seuls faire distinguer cette affection de la pleurésie chronique. Il peut même se rencontrer des cas où cette distinction serait tout aussi difficile à faire sur le cadavre que sur le vivant. Quelque différence qu'il y ait, soit sous le rapport des symptômes, soit sous celui des caractères de la lésion organique, entre un hydrothorax et une pleurésie aiguë, entre une ascite par suite de débilité générale ou de maladie organique du cœur ou du foie et une péritonite bien franche, et, en général, entre une hydropisie et une inflammation, il n'en est pas moins vrai que ces deux espèces d'affections, si opposées dans leur plus grand degré de développement, se confondent pour ainsi dire dans l'autre extrémité. On voit souvent, parmi la sérosité accumulée dans le péritoine d'un hydropique, ou dans la plèvre d'un homme attaqué d'hydrothorax, des filamens demi-transparens, blancs-laiteux ou jaunâtres, formés par de l'albumine concrétée presque au même degré que dans les fausses membranes. J'ai trouvé, chez une vieille femme morte de péripneumonie, le poumon droit adhérent par un tissu cellulaire ancien infiltré d'une sérosité abondante, limpide, et mêlée de gros flocons d'albumine faiblement concrétée, transparente, fauve, tremblotante comme de la gelée, affectant une forme globuleuse, et enfin présentant le même aspect que les concrétions polypiformes les plus molles que l'on rencontre dans le cœur et les gros vaisseaux.

D'un autre côté, des faits analogues se remarquent dans d'autres espèces de maladies : ainsi l'œdème du poumon est quelquefois difficile à distinguer de la péripneumonie au premier degré ; on voit souvent régner dans le même temps des érysipèles accompagnés d'un œdème plus ou moins marqué des parties voisines, et des œdèmes occupant la plus grande partie du corps, accompagnés seulement d'un léger érythème : dans l'inflammation des membranes séreuses, muqueuses et synoviales, l'exhalation d'une sérosité abondante accompagne toujours celle du pus concret ou liquide ; la même chose a souvent lieu dans l'inflammation du tissu cellulaire.

Ces faits peuvent servir à expliquer pourquoi certains auteurs ont admis des hydropisies inflammatoires ; pourquoi la saignée est quelquefois utile dans des maladies de ce genre ; et pourquoi elle est souvent nuisible dans des affections dont le caractère inflammatoire n'est nullement équivoque, surtout lorsqu'on la pousse trop loin, et lorsque la maladie devient chronique, ou dépend d'une cause qui n'est pas de nature à céder aux seuls anti-phlogistiques. Les causes des maladies sont malheureusement le plus souvent au-dessus de notre portée ; mais l'expérience nous montre tous les jours qu'elles établissent des différences plus grandes entre elles, au moins sous le rapport curatif, que la nature même et l'espèce des lésions organiques locales. Beaucoup de pleurésies et de péritonites ne cèdent pas mieux à la saignée qu'un bubon ou un ulcère vénérien de la gorge, qu'une tumeur du genou produite par la goutte, ou que l'inflammation qui précède la gangrène d'hôpital.

Je suis loin de nier l'utilité de l'étude des espèces anatomiques des maladies. Je ne me suis guère occupé d'autre chose, et cet ouvrage même y est tout entier consacré. Je crois que cette étude est la seule base des connaissances positives en médecine, et qu'on ne doit jamais la perdre de vue dans les recherches étiologiques, sous peine de poursuivre des chimères et de se créer des fantômes pour les combattre. Il n'est pas donné à tous les hommes de s'élever comme Sydenham à ce degré de tact médical d'où l'on peut négliger avec quelque sécurité les détails du diagnostic, et se diriger dans la pratique de l'art à l'aide des seules indications. Je pense même que cet illustre praticien eût été plus étonnant encore s'il eût pu diriger sur les altérations des organes le talent d'observation qu'il a montré dans l'étude des symptômes et dans l'emploi des moyens de guérir. Mais je crois aussi qu'il est également dangereux d'apporter à l'étude des affections locales une attention tellement exclusive qu'elle fasse perdre de vue la différence des causes dont elles peuvent dépendre, ou, si l'on veut, de leur génie connu ou caché. L'inconvénient nécessaire d'une manière de voir aussi courte est de faire souvent prendre l'effet pour la cause, et de faire tomber dans la faute plus grave encore de considérer comme identiques et de traiter par les mêmes moyens les maladies dans lesquelles les seules altérations visibles sont des lésions semblables sous le rapport anatomique.

Cette erreur, qui paraît être celle de quelques praticiens de notre temps, me semble tout-à-fait inconcevable. Elle peut être la suite d'une application médiocre et superficielle à l'étude de l'anatomie pathologique. Mais je regarde comme impossible qu'un homme doué d'un esprit sage, qui s'occuperait d'une manière suivie, et sans préventions systématiques, de recherches de ce genre, pût persister long-temps dans une pareille illusion.

ARTICLE II.

De l'Hydropisie symptomatique des plèvres.

L'hydrothorax symptomatique est aussi commun que l'idiopathique est rare. Il peut également compliquer toutes les maladies aiguës ou chroniques, générales et locales : son apparition en annonce presque toujours la terminaison prompte et funeste, et ne la précède souvent que de quelques instans. Il n'est peut-être pas plus commun chez les sujets attaqués de leucophlegmatie ou d'ascite qu'à la suite de toute autre maladie. Il se rencontre le plus souvent chez les personnes mortes de fièvres aiguës, de maladies du cœur, de tubercules ou de cancer de divers organes. Ses signes, semblables en tout à ceux de l'hydrothorax idiopathique, ne commencent ordinairement à se développer que quelques jours et même quelques heures avant la mort ; et rien n'est plus rare, même dans les maladies organiques du foie et du cœur accompagnées d'ascite et de leucophlegmatie universelle, qu'un hydrothorax dont les signes aient paru huit jours avant la mort. On peut regarder l'hydrothorax symptomatique comme une affection qui n'a guère lieu que chez les agonisans. Quand l'épanchement existe des deux côtés à la fois, il rend l'agonie pénible et accompagnée de suffocation. Quelquefois cependant on trouve un épanchement considérable dans les deux plèvres de sujets morts sans avoir éprouvé de dyspnée notable. Ne peut-on pas penser que, dans ces cas, l'épanchement n'a eu lieu qu'au moment de la mort ou dans les premiers instants qui l'ont suivie ? les fonctions du système capillaire, comme l'on sait, ne cessent pas immédiatement avec la vie. J'ai quelquefois trouvé plus d'une livre de sérosité dans la plèvre chez des sujets qui ne présentaient aucun signe d'épanchement un quart d'heure avant la mort; et deux ou trois fois j'ai trouvé à peine une once ou deux de sérosité chez des pleurétiques qui avaient présenté une égophonie assez manifeste. N'est-il pas probable que, dans le premier cas, l'épanchement s'est fait après la mort; et que, dans le second, au contraire, une partie du liquide épanché a été absorbée dans l'agonie ou même après la mort?

La quantité de l'épanchement dans l'hydrothorax symptomatique varie de quelques onces à une ou deux pintes. La sérosité est ordinairement incolore ou citrine, quelquefois fauve, rousse et même sanguinolente.

La rareté de l'hydrothorax vrai, dans une autre circonstance que l'agonie, nous dispenserait presque de parler du traitement de cette affection. Nous dirons seulement que l'on aurait tort de désespérer de la guérison de cette hydropisie et de toutes les autres, par cela que le malade serait attaqué d'une affection organique du cœur. Nous avons cité plus haut un exemple d'un succès rapidement obtenu dans une semblable circonstance.

Les diurétiques et les purgatifs sont les principaux moyens de combattre les hydropisies. Je ne répéterai point ici ce que j'ai dit de leur emploi dans les épanchemens thoraciques : presque tout ce que nous avons dit à cet égard du traitement de la pleurésie chronique est applicable à celui de l'hydrothorax.

L'ouverture de la poitrine offrirait plus de chances dans l'hydrothorax que dans la pleurésie, parce que le poumon n'est pas maintenu dans l'état de compression par une fausse membrane.

CHAPITRE III.

DES ÉPANCHEMENS DE SANG DANS LA CAVITÉ DE LA PLÈVRE.

Les plaies pénétrantes de la poitrine occasionent presque toujours un épanchement de sang dans la cavité de la plèvre. Les anévrysmes de l'aorte s'ouvrent quelquefois dans la même cavité et la remplissent de sang. On a vu l'*apoplexie pulmonaire* produire le même effet. Une forte contusion sur la poitrine peut encore donner lieu au même accident, par la seule irritation qu'elle produit dans la plèvre et sans qu'il y ait aucune dilacération du poumon. Enfin, il me paraît incontestable que, dans certains cas, une exhalation de sang très-abondante peut se faire spontanément dans la plèvre. Je n'entends pas parler seulement de l'exhalation de sang qui a lieu dans la pleurésie hémorrhagique , de celle qui accompagne quelquefois le développement des vaisseaux sanguins dans les fausses membranes , ni de l'exhalation plus légère qui rend sanguinolens certains épanchemens séreux ; mais bien de l'exhalation primitive et idiopathique du sang dans les plèvres par suite d'une disposition analogue à celle qui produit toutes les hémorrhagies actives ou passives. Ce dernier cas est le plus rare de tous; mais cependant plusieurs observations d'épanchement sanguin dans la poitrine ne peuvent être considérées autrement.

Ces divers cas constituent ce que les chirurgiens ont improprement appelé *empyème de sang*. Le plus commun, sans contredit, de ces épanchemens sanguins est celui qui a lieu par suite de la pleurésie hémorrhagique ; et presque tous les empyèmes de sang que j'ai vu opérer m'ont paru appartenir à cette catégorie, car les épanchemens sanguins dans la plèvre produits par une violente contusion se résolvent en général assez facilement, et ceux qui sont l'effet d'une plaie s'écoulent par cette plaie même.

L'épanchement sanguin spontané est le plus grave de tous, parce qu'il est ordinairement l'effet d'une diathèse hémorrhagique générale, qui, lors même que la nature ou l'art parviendrait à détruire la collection formée dans la plèvre, produirait bientôt ailleurs des effets tout aussi graves.

Le sang exhalé ou épanché dans la cavité de la plèvre peut d'ailleurs être absorbé tout aussi facilement que celui qui s'épanche dans le tissu cellulaire par suite d'une contusion. On sait que d'énormes épanchemens de ce genre sont souvent résorbés en quelques semaines et même en quelques jours. J'ai vu des épanchemens sanguins qu'on pouvait évaluer à près d'une pinte, formés sous la peau à la suite de coups, disparaître totalement en moins de quinze jours.

Lorsqu'à la suite d'un épanchement sanguin dans la plèvre, l'absorption du sang épanché n'est pas faite promptement, ce sang se décompose quelquefois, et de la décomposition résulte le dégagement d'un fluide aériforme dont nous parlerons en traitant du pneumo-thorax.

L'épanchement de sang dans la plèvre présente, sous le cylindre et par la percussion, les mêmes caractères que les autres épanchemens pleurétiques liquides : ainsi je ne répéterai pas ici ce que j'ai dit à ce sujet. Dans tous les cas, l'auscultation médiate en fera connaître l'étendue.

Je serais assez porté à croire que, dans un épanchement de sang qui se coagulerait en entier ou à-peu-près, l'égophonie n'aurait pas lieu ; car, comme nous l'avons dit, la transmission de la voix à travers un liquide paraît être une des conditions les plus essentielles à la production de ce phénomène.

Traitement. — Nous ne répéterons point ici ce que nous avons dit de la pleurésie hémorrhagique. L'épanchement sanguin produit par une forte contusion sur la poitrine ou par la fracture d'une côte demande, en général, l'emploi de la saignée dans les premiers momens, pour calmer la dypsnée et les symptômes inflammatoires qui peuvent succéder à ces accidens. L'usage des diurétiques et de légers purgatifs donnés de temps en temps est ensuite le meilleur moyen de favoriser la résorption du sang épanché.

Dans les épanchemens produits par une plaie pénétrante qui a intéressé les vaisseaux du poumon, l'indication la plus rationnelle qui se présente est de couvrir la plaie par un appareil convenable, et d'empêcher, s'il se peut, toute effusion de sang hors de la poitrine. Le sang, forcé alors de s'accumuler dans la plèvre, comprimera le poumon, et deviendra ainsi le meilleur moyen d'arrêter l'hémorrhagie; et si elle s'arrête, la résorption ne sera pas plus difficile dans ce cas que dans le précédent.

L'épanchement spontané du sang dans la plèvre laisse sans contredit moins de ressources à l'art que les deux cas précédens, parce qu'il est toujours l'effet d'une diathèse hémorrhagique bien difficile à vaincre. Ce cas est heureusement très-rare, et presque tout ce que nous avons dit du traitement de la pleurésie hémorrhagique peut lui être appliqué.

CHAPITRE IV.

DU PNEUMO-THORAX (1), OU DES ÉPANCHEMENS AÉRIFORMES DANS LA CAVITÉ DE LA PLÈVRE.

ARTICLE PREMIER.

Caractères anatomiques et variétés du Pneumothorax.

On rencontre quelquefois dans les plèvres des fluides aériformes tantôt inodores, tantôt fétides et exhalant une odeur analogue à celle de l'hydrogène sulfuré. La quantité de ces gaz est quelquefois telle

___

(1) Un des auteurs du *Dictionnaire des Sciences médicales* a blâmé la dénomination de *pneumo-thorax*, et a proposé d'y substituer *pneumato-thorax*. Le mot *pneumo-thorax*, créé, je crois, par M. Itard, est très-régulièrement formé,

qu'ils refoulent violemment le poumon vers sa racine, et qu'ils distendent d'une manière très-sensible les parois thoraciques. Les côtes en sont écartées ;

---

car les noms grecs dont le génitif est en ατος changent en composition leur terminaison en ο. On peut en juger par les mots *hémorrhagie*, *hémophobie*, *hydrophobie*, *hydromel*, *hydrocèle*, κρεωνομια, παλαισμοσύνη, etc., tous antiques.

Le mot de *pneumo-thorax* est fait d'après cette analogie. Le petit nombre de mots formés comme le voudrait l'auteur de l'article cité sont modernes, et dus presque tous à des auteurs qui avaient fort peu de connaissance de la langue grecque. Les plus anciens ne remontent pas au-delà des derniers siècles du Bas-Empire, c'est-à-dire à une époque où la langue grecque était déjà fort corrompue par le mélange de divers idiômes barbares ; et parmi ces mots, je n'en vois guère que deux qui soient usités, le mot *onomatopée* au lieu d'*onomopée*, pour désigner une figure de rhétorique, et le mot *pneumatocèle*, dont se servent habituellement les chirurgiens pour indiquer un épanchement gazeux dans la tunique vaginale ou dans un sac herniaire. Gorræus indique ce dernier mot sans citer d'autorité (*Definitiones medicæ*), et remarque que Paul d'Egine, qui le premier a parlé de cet accident, le nomme *pneumocèle*, nom que, par une fatalité assez bizarre, des barbares tout modernes ont voulu donner à la hernie du poumon. La langue grecque est sans contredit fort utile pour la composition des mots qui manquent à nos langues modernes ; mais il serait à désirer que les hommes qui s'occupent des sciences consultassent à ce sujet les hellénistes. Il est fâcheux que des savans aient créé des mots comme *oxygène*, *hydrogène* (engendré des acides, de l'eau, etc.), *pneumo-gastrique* (ventru d'air), etc., et que dernièrement encore on ait voulu exprimer par le mot *pneumorrhagie*, qui signifierait proprement *éruption d'air, vent violent*, les sécrétions catarrhales de la muqueuse pulmonaire.

le diaphragme, repoussé vers la cavité abdominale, y forme une saillie considérable quand l'épanchement aériforme est du côté gauche ; s'il est à droite, le foie est poussé en bas de manière à dépasser le niveau des fausses côtes.

Quoique ce cas ne soit pas excessivement rare, il a peu fixé jusqu'ici l'attention des médecins. On en trouve à peine chez les observateurs quelques exemples très-incomplètement décrits : la plupart sont de simples remarques d'anatomistes qui, en ouvrant un cadavre, ou de chirurgiens qui, en faisant l'opération de l'empyème, ont vu de l'air s'échapper à l'ouverture de la poitrine (1). Il n'existe, à ma connaissance, d'autre Mémoire spécial sur ce sujet qu'une dissertation inaugurale de vingt pages par M. Itard, actuellement médecin de l'établissement des sourds-muets (2). L'auteur a désigné sous le nom de *pneumo-thorax* les épanchemens aériformes qui se développent dans la cavité des plèvres ou du péricarde. Il rapporte cinq observations de congestions gazeuses dans les plèvres : trois lui sont propres ; une est extraite du recueil de *Selle* (3) ; la cinquième lui a été communiquée par Bayle. Dans toutes, le pneumo-thorax coïncidait avec la phthisie pulmonaire et la pleurésie chronique. Le poumon du

____

(1) *Voy*. Riolan, *Enchirid. Anat.*, *lib.* III, *cap.* II. — Pouteau, *OEuvres posthumes*, tom. III.

(2) *Dissertation sur le pneumo-thorax* ou *les congestions gazeuses qui se forment dans la poitrine*, présentée et soutenue à l'École de Médecine de Paris. *Paris*, 1803.

(3) Selle, *Observations de Médecine*, traduites par Coray

côté affecté, refoulé vers sa racine et réduit à ne plus former, suivant l'expression de l'auteur, qu'une sorte de moignon, avait cédé la place à un fluide aériforme plus ou moins fétide. Quelques cuillerées de pus seulement se trouvaient dans la cavité de la plèvre, dont les parois étaient revêtues d'une fausse membrane puriforme, au moins dans les cas les moins succinctement décrits.

L'auteur, partageant les opinions admises avant les progrès récens de l'anatomie pathologique, pense, en conséquence des faits qu'il rapporte, que le pneumo-thorax est toujours une affection consécutive qui se lie essentiellement à l'histoire de la phthisie pulmonaire latente; qu'il a pour cause déterminante « la fonte colliquative du poumon par » suite d'une suppuration sourde, le séjour pro- » longé du pus dans une cavité sans ouverture, » d'où suit l'absorption de ce liquide stagnant et sa » décomposition en un fluide aériforme. » Nous avons montré ailleurs que cette *consomption* du poumon (*pulmones assumpti*, LIEUTAUD) n'est point due, comme on le pensait, à la destruction du tissu pulmonaire par suite d'une suppuration, et que l'épanchement puriforme qui existe dans ces cas dans la cavité de la plèvre est la cause et non l'effet de la réduction du poumon à un si petit vo- lume. Cette vérité, que Corvisart a, je crois, le premier démontrée dans ses leçons de clinique, est aujourd'hui d'une évidence incontestable pour tous les médecins qui se sont livrés avec quelque suite à l'ouverture des cadavres. Nous avons vu, d'ailleurs, que le poumon peut être refoulé et réduit à un très-petit volume par un épanchement purulent ou même aqueux, dans des cas où il ne contient ni tubercules, ni rien autre chose que l'on puisse prendre pour un indice de suppuration.

Les observations réunies par M. Itard sont donc des cas où le pneumo-thorax s'est développé à la suite d'une pleurésie latente qui accompagnait la phthisie pulmonaire, et par suite de l'absorption de la plus grande partie du liquide épanché. Il est assez probable que, dans ces cas, le développement du gaz est le produit de la décomposition d'une partie de la matière albumineuse puriforme épanchée : l'odeur d'hydrogène sulfuré exhalée par ce gaz porte naturellement à le croire. Cette espèce de pneumo-thorax est assez commune; mais elle n'est pas la seule : j'ai eu occasion d'en distinguer plusieurs autres très-tranchées.

J'ai rencontré plusieurs fois le pneumo-thorax coïncidant avec un épanchement séro-purulent considérable dans la cavité de la plèvre, et une communication établie entre la cavité de cette membrane et les bronches au moyen d'un tubercule ramolli, d'un *vomique* qui s'était ouverte à la fois dans les bronches et dans la plèvre. Je regarde cette espèce de pneumo-thorax comme la plus commune de toutes : au moins est-ce celle que j'ai trouvée le plus fréquemment. Dans ces cas, il semble naturel de penser que le gaz existant dans la plèvre n'est autre chose que de l'air atmosphérique introduit par l'ouverture de communication qui existe entre cette cavité et les bronches. On trouvera, à la fin de ce chapitre, plusieurs

exemples remarquables de cette espèce de pneumo-
thorax.

Il est possible que, dans ce cas, l'introduction
de l'air dans la cavité de la plèvre détermine l'inflammation de cette membrane, et par conséquent
que la pleurésie soit ici l'effet du pneumo-thorax,
tandis que, dans l'espèce décrite par M. Itard, elle
en est la cause. Cependant il peut arriver aussi qu'une
vomique tuberculeuse s'ouvre dans la plèvre sans
s'ouvrir dans les bronches, et que la seule présence
de la matière tuberculeuse dans cette membrane
détermine une pleurésie, et par suite un pneumo-
thorax dû seulement à la décomposition du liquide
épanché. Ce cas rentre dans l'espèce décrite par
M. Itard, avec cette différence qu'ici la quantité du
liquide épanché est encore considérable.

Le pneumo-thorax peut encore être joint à l'épanchement séreux dans les plèvres. Plusieurs observations supposent nécessairement l'existence de
cette complication. Il est probable, il est vrai, que
la plupart d'entre elles sont du nombre des cas dans
lesquels on a pris, comme nous l'avons dit, des
épanchemens pleurétiques pour des hydrothorax.
Bayle en donne un exemple incontestable : c'est
celui d'un sujet chez lequel il trouva très-peu de
sérosité et une grande quantité d'air dans la cavité
de la plèvre (1). J'ai rencontré moi-même assez
fréquemment une certaine quantité d'air épanchée
dans la plèvre en même temps que la sérosité, dans
l'hydrothorax des agonisans.

____

(1) *Op. cit.*, obs. II.

Le pneumo-thorax a encore presque toujours lieu lorsqu'une eschare gangréneuse du poumon, complètement ramollie, vient à s'ouvrir dans la plèvre. Cette matière putrilagineuse, et qui se décompose sous l'influence presqu'exclusive des lois chimiques, laisse dégager une quantité considérable de gaz, qui, joints à l'épanchement séro-purulent que l'irritation de la plèvre par ces corps étrangers appelle nécessairement, compriment le poumon et dilatent le côté affecté. Nous avons donné plus haut (Obs. xiii et xiv) deux exemples de cette espèce de pneumo-thorax.

La gangrène de la plèvre produit encore ordinairement le même effet à raison de la putréfaction et de la décomposition du liquide épanché dans cette membrane. On verra à la fin de ce chapitre un cas de ce genre.

Les épanchemens de sang formés dans la plèvre par une cause quelconque se décomposent aussi assez souvent, et le dégagement du gaz qui en résulte donne lieu à un pneumo-thorax souvent très-considérable. A l'ouverture du corps d'un homme qui mourut après cinq jours de maladie, Littre trouva, dans la cavité de la plèvre, deux pintes de sang et une énorme quantité d'air.

Il peut même arriver qu'à la suite d'une chute ou d'un coup porté avec violence sur les parois thoraciques, la plèvre pulmonaire soit déchirée et que quelques cellules aériennes se rompent ; et de cet accident peut résulter un pneumo-thorax, qui doit plutôt être attribué à l'extravasation de l'air dans la plèvre, qu'à la décomposition de la très-petite quantité de sang qui a pu couler par l'effet de la rupture. Williams Hewson a vu, à la suite d'une chute, la plèvre pulmonaire déchirée, et un pneumo-thorax considérable résultant de cette déchirure, sans qu'il y eût en même temps ni emphysème du poumon, ni épanchement de sang dans la plèvre (1). J'ai vu moi-même, il y a peu de temps, un cas analogue.

Il paraît encore probable que, dans le cas d'emphysème du poumon avec rupture des cellules aériennes et passage de l'air sous la plèvre (t. 1er, p. 290), cette membrane elle-même peut aussi se rompre à son tour et donner ainsi lieu à un pneumo-thorax. Je crois même avoir vu ce cas ; mais les notes que j'en avais prises ayant été perdues, je n'oserais l'assurer.

Dans une pleurésie même aiguë, à une époque voisine de la formation de l'épanchement, et sans que le liquide épanché éprouve aucune altération chimique, une exhalation gazeuse peut se joindre à l'épanchement liquide : nous en rapporterons un exemple remarquable à la fin de cet article.

Enfin un fluide aériforme peut être exhalé dans la cavité de la plèvre et sans qu'il y ait ni solution de continuité, ni altération visible de cette membrane, ni autre épanchement quelconque dans sa cavité. Il m'est souvent arrivé, en ouvrant des sujets dont les poumons étaient tout-à-fait sains, d'entendre sortir avec sifflement une quantité plus ou

____

(1) *Medical Observ. and Inquiries by a Society of physicians in London*, tom. III, art. XXXV, pag. 73.

moins considérable de gaz ordinairement inodore, et de trouver cependant la plèvre tout-à-fait saine. Quelquefois seulement elle paraît moins humide que dans l'état naturel, et plutôt onctueuse qu'humide ; et j'ai même vu deux pneumo-thorax simples plus considérables, et antérieurs de quelques jours à la mort, où cette membrane était par endroits presqu'aussi sèche que du parchemin. Je sais qu'on pourrait alors soupçonner qu'une rupture de la plèvre et du tissu pulmonaire, assez petite pour n'être pas facilement aperçue, pourrait être la cause de l'introduction de l'air dans la cavité de la plèvre ; mais, outre qu'un pareil accident ne se conçoit guère que par l'effet d'une violence extérieure, l'exhalation d'un fluide aériforme dans la plèvre est un fait qui rentre dans l'analogie de beaucoup d'autres, et dont on ne peut nier l'existence : c'est ainsi que l'on rencontre souvent une assez grande quantité d'air dans le péricarde, dans les capsules synoviales, dans l'arachnoïde, lors même que ces membranes ne contiennent aucun autre épanchement : on en trouve aussi quelquefois, quoique plus rarement, dans la cavité du péritoine.

Il paraît même, d'après les recherches de M. Ribes, qu'un fluide aériforme existe naturellement en petite quantité dans la plèvre. Cet habile anatomiste m'a dit qu'en ouvrant avec précaution, chez les chiens, les cavités tapissées par des membranes séreuses, il s'est toujours aperçu qu'au moment où le scalpel y pénétrait, il s'en échappait un peu d'un fluide aériforme. Il est probable que ce fluide n'est autre chose que la sérosité elle-même réduite en vapeur par la chaleur animale, et il n'est pas probable que le gaz dont l'exhalation forme le pneumo-thorax simple soit de même nature.

Quelle que soit la nature du gaz qui occupe la cavité de la plèvre dans le pneumo-thorax simple, on conçoit que l'épanchement aériforme puisse subsister dans son état de simplicité, sans déterminer une inflammation de la plèvre comme le ferait l'air extérieur introduit par une excavation tuberculeuse ouverte d'un côté dans cette membrane et de l'autre dans les bronches. En effet, ce gaz sorti des vaisseaux exhalans de la plèvre doit être animalisé et moins propre à affecter désagréablement la sensibilité organique de cette membrane qu'un agent aussi étranger à l'économie animale que l'est l'air atmosphérique. Au reste, l'introduction de l'air dans la cavité de la plèvre par la voie que nous venons d'indiquer ne produit peut-être pas toujours une pleurésie mortelle ou même très-intense. L'observation suivante peut le donner à penser, et fournira de plus un exemple curieux d'une maladie sur laquelle il n'existe encore qu'un très-petit nombre d'observations, et la plupart fort mal décrites.

Obs. XXXVI. *Pneumo-thorax simple chez un homme attaqué de phthisie pulmonaire latente.* — Un homme d'environ soixante-cinq ans, d'une haute stature, d'une assez forte constitution, attaqué depuis deux ans d'une toux qui ne l'empêchait pas de vaquer à ses occupations, fut pris le 15 octobre 1816, au soir, de coliques violentes qui le déterminèrent à entrer à l'hôpital Necker. Il fut à peine au lit qu'il se trouva beaucoup plus mal. Il mourut dans la nuit.

Après la mort, on remarqua que le corps, quoique amaigri, présentait encore un embonpoint musculaire assez marqué. La peau était blanche plutôt que pâle, peu vergetée, même aux parties postérieures. Le côté droit de la poitrine, évidemment plus ample que le gauche, résonnait fortement par la percussion, et peut-être même plus que ne le fait ordinairement la poitrine d'un homme sain. Le côté gauche résonnait comparativement assez mal dans presque toute son étendue.

Ouverture faite vingt-deux heures après la mort. — On trouva les vaisseaux de la dure-mère assez gorgés de sang; ceux de la pie-mère l'étaient peu. Il y avait près d'une once de sérosité limpide à la surface de l'arachnoïde. La pie-mère était assez fortement infiltrée d'une sérosité semblable. Les ventricules latéraux, le troisième et le quatrième ventricule étaient pleins d'une sérosité également limpide, dont la quantité totale pouvait être d'environ une once et demie. La substance cérébrale, médiocrement ferme, laissait suinter par l'incision un assez grand nombre de gouttelettes de sang. La glande pinéale, petite et aplatie, mais d'ailleurs saine, avait exactement le volume et la forme d'une lentille.

Au moment où le scalpel pénétra dans la cavité droite de la poitrine, il s'en échappa un gaz inodore et très-abondant, à en juger par la force et la durée du sifflement. Le sternum enlevé laissa voir le poumon droit un peu refoulé vers sa racine, mais conservant encore à-peu-près les trois quarts de son volume ordinaire.

La cavité droite de la poitrine, considérablement dilatée, aurait pu contenir, outre le poumon ainsi refoulé, environ deux pintes de liquide, et on ne peut par conséquent évaluer à une moindre quantité le volume de gaz qui la remplissait. Les surfaces pulmonaire, diaphragmatique et costale de la plèvre étaient plus sèches que dans l'état naturel, et plutôt légèrement onctueuses qu'humides; nulle part elles n'étaient recouvertes de fausses membranes, et la cavité de la plèvre ne contenait aucun liquide.

Le poumon adhérait à la plèvre costale, vers la partie latérale moyenne de son lobe supérieur, par un faisceau de lames séreuses accidentelles de la grosseur du pouce et d'environ un pouce de longueur. Ces lames, fermes, mais qui ne paraissaient pas être de très-ancienne date, étaient encore épaisses d'un quart de ligne, blanches, presque opaques, et parcourues par quelques petits vaisseaux sanguins; au point de leur réunion, elles devenaient un peu plus épaisses, plus opaques, et se confondaient avec une couche pseudo-membraneuse lisse, et d'un aspect analogue à celui des cartilages, qui recouvrait en cet endroit la plèvre pulmonaire dans une étendue égale à celle de la paume de la main, et y adhérait intimement. Cette fausse membrane, d'un blanc opaque, un peu jaunâtre au point de réunion avec les brides décrites ci-dessus, avait environ une ligne et demie d'épaisseur en cet endroit. Cette épaisseur diminuait graduellement vers les bords. Sa consistance était moindre que celle des cartilages, avec lesquels elle avait d'ailleurs beaucoup d'analogie par sa cassure fibreuse et une légère demi-transparence.

La surface du poumon était beaucoup plus marbrée de noir que chez la plupart des sujets.

En rompant l'adhérence décrite ci - dessus, on aperçut à sa base, sur la surface du poumon, une petite ouverture ovale d'environ une ligne et demie de diamètre. Quoiqu'on ne puisse assurer absolument qu'elle n'ait pas été faite accidentellement en détachant le poumon, cela est cependant peu probable, à raison de l'épaisseur et de la consistance de la membrane demi - cartilagineuse décrite ci-dessus, et au centre de laquelle se trouvait cette ouverture. Elle communiquait avec une cavité située dans le lobe supérieur du poumon et qui aurait pu contenir une orange. Cette cavité était assez régulièrement sphérique; elle était presque vide, et contenait seulement une cuillerée d'une matière puriforme, inodore; ses parois, assez égales, mais rugueuses et non lisses, étaient formées par le tissu pulmonaire, dans l'état d'altération qui sera décrit ci-dessous. Du côté où se trouvait l'ouverture, les parois de cette cavité, dans une étendue de plus d'un pouce carré, n'étaient formées que par la fausse membrane demi-cartilagineuse. Elles n'étaient nullement affaissées sur elles-mêmes.

En pressant le poumon dans divers points de sa surface, il semblait que des bulles d'air en sortissent, soit en traversant la plèvre pulmonaire de-

venue perméable, soit par des ouvertures accidentelles assez petites pour être invisibles (1).

Le tissu du poumon, beaucoup plus blanc que
dans l'état naturel et en quelque sorte exsangue,
même dans ses parties postérieures, ne présentait
nulle part d'engorgement sanguin cadavérique ; mais
il offrait partout, et surtout autour de l'excavation,
de petites indurations ou nodosités dues à la présence d'un grand nombre de tubercules d'un blanc
jaunâtre, les uns très-durs, les autres déjà presque
friables. Ces tubercules, à-peu-près arrondis, avaient
assez uniformément la grosseur d'un grain de chenevis ; ils étaient parfaitement isolés dans la plus
grande partie du poumon, mais aux environs de
l'excavation ils étaient réunis de manière à former
des masses assez fortes. Le poumon était en outre
farci d'un très-grand nombre de petites mélanoses
très-noires, d'une dureté presque aussi grande que
celle des cartilages, et d'une forme très-irrégulière.
Les plus volumineuses formaient des lames d'une
ligne et demie de large, sur deux ou trois lignes de
longueur et une demi-ligne d'épaisseur.

Le tissu pulmonaire, crépitant autour de ces deux
espèces de productions accidentelles dans les points
où il y en avait peu, ne l'était presque pas aux
environs de l'excavation, où il était comprimé par

---

(1) Je n'attache aucune importance à cette observation,
qui est peut-être fausse. La chose m'a paru ainsi, et je l'ai
notée en conséquence ; mais un phénomène de cette espèce
n'est pas assez évident pour qu'on puisse être sûr d'avoir
bien vu.

leur grand nombre, sans être cependant aussi flasque et aussi compacte que la chair musculaire, et même sans avoir perdu son aspect celluleux.

Les glandes bronchiques étaient saines.

Les trois lobes du poumon étaient réunis entre eux par des lames séreuses minces, transparentes, nombreuses, assez longues, et parcourues par des vaisseaux sanguins nombreux et assez volumineux.

Le poumon gauche adhérait à la plèvre costale dans toute son étendue par un tissu cellulaire court et ferme. Il était, comme le droit, rempli de tubercules miliaires et de mélanoses aplaties et d'un petit volume.

Il présentait, en outre, vers sa partie postérieure, un peu d'infiltration sanguine cadavérique, mais çà et là seulement et en très-petite quantité.

Vers le centre de son lobe supérieur se trouvait une excavation anfractueuse vide qui, avec tous ses sinus, aurait pu contenir une demi-once d'eau. Ses parois étaient assez inégales. On voyait ramper à leur surface, dans une étendue d'un demi-pouce, deux rameaux artériels tout-à-fait dénudés. Deux ramifications bronchiques d'une ligne de diamètre s'y ouvraient. Ces parois étaient tapissées d'une légère couche de pus épais et presque friable. Le tissu pulmonaire était plus durci dans les environs qu'autour de l'excavation du poumon droit. On y distinguait même, dans quelques points, une véritable infiltration de matière tuberculeuse légèrement ramollie, qui remplaçait entièrement le tissu pulmonaire dans une étendue d'un demi-pouce carré ou un peu plus.

Le péricarde contenait environ trois onces d'une sérosité citrine un peu roussâtre, mais diaphane, dont la surface était couverte d'une écume assez abondante, analogue à celle que produit la bière qui cesse de mousser, ou à une légère dissolution de savon ; cette écume se réunissait surtout au bord du liquide, c'est-à-dire le long du cœur et des parois du péricarde. Le cadavre n'offrait aucun signe de putréfaction.

Le cœur, volumineux, mais non pas trop, eu égard à la taille du sujet, était d'ailleurs bien proportionné dans toutes ses parties. Les cavités droites, très-gorgées de sang assez fortement caillé, contenaient en outre une concrétion polypiforme d'environ une once et demie. Le ventricule gauche, presque vide, en contenait une beaucoup plus petite et aplatie. Il y avait une petite ossification à l'entrée de l'artère coronaire.

Le foie, volumineux, était d'ailleurs sain. La vésicule biliaire était distendue par une bile d'un vert sale.

La rate avait environ cinq pouces de longueur, et était tout-à-fait saine ; très-près d'elle adhéraient à l'épiploon deux petites rates surnuméraires, l'une de la grosseur d'une aveline, l'autre un peu moins grosse qu'une noix : l'une et l'autre étaient tout-à-fait de la même texture que la rate, et revêtues comme elle d'une tunique propre et d'une tunique péritonéale ; elles recevaient de l'épiploon des vaisseaux sanguins assez volumineux, dont un rampait assez long-temps à la surface de la plus petite avant d'y pénétrer.

L'estomac et les intestins grêles avaient un volume médiocre : ces derniers avaient tout au plus un pouce de diamètre ; les vaisseaux qui , du mésentère, se répandent sur leur bord adhérent , étaient assez injectés , même dans leurs ramifications.

Le colon ascendant, dans toute sa longueur, était fortement contracté sur lui-même , de manière qu'il paraissait ne laisser intérieurement aucune cavité. Il avait, dans presque toute son étendue , une grosseur moindre que celle du petit doigt du sujet ; il contenait seulement çà et là quelques matières durcies très-peu volumineuses , et dans ces endroits il avait à peine la grosseur du doigt médius du sujet. Le diamètre du rectum, plein de matières durcies, était d'environ un pouce ; celui du cœcum, un peu distendu par des gaz , était tout au plus d'un pouce et demi.

La cavité du petit bassin contenait environ deux onces de sérosité citrine, dans laquelle il se trouvait une petite masse albumineuse de même couleur , transparente , avec quelques stries plus opaques et plus blanches, un peu plus concrète que le blanc d'œuf cru, mais cependant tremblante et gélatiniforme.

On voit que chez ce sujet on peut, avec une probabilité presqu'égale , attribuer l'épanchement aériforme existant dans le côté droit de la poitrine à la rupture, dans la plèvre et les bronches à la fois , de l'excavation tuberculeuse qui existait au sommet du poumon droit, ou bien à une simple exhalation aériforme de la plèvre. La première hypothèse a pour elle l'ouverture qui paraissait exister à la base du faisceau membraneux qui unissait le sommet du poumon à la plèvre. L'état des fausses membranes, et particulièrement leur épaisseur vers la base, favorise encore cette opinion, en montrant que leur origine peut tout au plus être reportée à quelques mois. Dans cette supposition, les fausses membranes seraient le produit de l'irritation locale qui a précédé et suivi l'ouverture de la vomique tuberculeuse dans la plèvre, et de l'introduction de l'air par cette ouverture; mais en même temps il demeurerait constant que l'introduction de l'air dans la plèvre par une semblable voie peut ne pas toujours déterminer une inflammation générale et considérable de cette membrane. La seconde hypothèse semble, au reste, beaucoup plus probable, à raison de l'incertitude de l'existence de l'ouverture de communication entre la plèvre et l'excavation ulcéreuse, et surtout à raison de la coexistence d'une exhalation aériforme dans le péricarde, fait qui semblerait indiquer une disposition générale des membranes séreuses à de semblables épanchemens chez ce sujet.

Ce fait vient encore à l'appui de ceux par lesquels nous avons établi que la phthisie pulmonaire peut quelquefois parcourir toutes ses périodes sans être accompagnée d'aucun des symptômes qui indiquent une maladie sérieuse; et si le malade dont il s'agit n'eût eu que cette maladie, je pense que, d'après l'état de vacuité des excavations et le petit nombre des tubercules crus existans, il eût pu arriver à une guérison parfaite, ou au moins obtenir un intervalle de santé de plusieurs années.

ARTICLE II.

Des Signes et des Symptômes du pneumo-thorax.

Les symptômes du pneumo-thorax sont fort obscurs de leur nature, en ce qu'ils peuvent appartenir à beaucoup d'autres affections. Le seul qui soit bien constant est un degré quelconque de dyspnée. La toux ne paraît pas accompagner essentiellement cette affection. La percussion, seule et par elle-même, ne donne, dans ce cas, aucun renseignement constant. Quand l'épanchement aériforme est très-considérable, le côté affecté rend un son plus clair que le côté sain; mais cette différence, lors même qu'elle est bien tranchée, loin de faire découvrir la maladie existante, conduit plutôt à une double erreur, en donnant à penser que le côté qui résonne le moins est engorgé d'une manière quelconque, et en faisant regarder comme sain le côté réellement affecté. Il arrive souvent d'ailleurs, dans les pneumo-thorax compliqués d'épanchemens liquides, que les deux côtés résonnent également, ou même que le côté affecté résonne moins : ces différences dépendent entièrement de la quantité du gaz développé dans la plèvre.

L'inégalité des deux côtés de la poitrine pourrait encore donner quelque indice de l'existence du pneumo-thorax; mais elle n'a pas toujours lieu, et dans quelques cas même le côté affecté devient plus étroit que l'autre, par suite de l'absorption d'une partie du gaz ou du liquide épanché. Lors même que la dilatation existe d'une manière visible, ce signe n'est pas plus sûr que la percussion. Si l'épanchement est abondant, le côté affecté est plus volumineux que l'autre ; mais, comme il résonne mieux, on doit le croire sain, et on sera par conséquent porté à penser que l'inégalité de volume dépend du rétrécissement de l'un des côtés et non pas de la dilatation de l'autre. On prendrait, en conséquence, naturellement un cas de cette espèce pour un rétrécissement de la nature de ceux dont nous avons parlé ci-dessus (tome II, pag. 156).

On peut regarder ces erreurs comme tout-à-fait inévitables ; ou si, une fois par hasard, le son tympanique et la dilatation de la poitrine peuvent faire reconnaître le pneumo-thorax, comme Bayle l'a fait dans un cas que nous avons rapporté plus haut, il arrivera beaucoup plus souvent que ces signes tromperont au lieu d'éclairer. Quelques faits qui seront examinés dans l'article suivant prouveront plus amplement l'exactitude de cette proposition. Je me contenterai de dire ici que j'ai vu faire l'ouverture de plusieurs sujets attaqués de pneumo-thorax, pendant que je suivais les leçons de clinique de Corvisart, et que chez aucun cette affection n'avait été soupçonnée. On ne contestera à ce célèbre professeur ni le talent de l'observation ; ni l'habileté à tirer parti de la percussion ; et par conséquent la meilleure preuve que l'on puisse donner de l'insuffisance de cette méthode pour faire connaître le pneumo-thorax est qu'il a été méconnu dans ces cas.

Le véritable signe de cette affection se trouve dans la comparaison des résultats obtenus par l'auscultation médiate et par la percussion. Lorsque, chez un homme dont la poitrine résonne mieux d'un côté que de l'autre, on entend bien la respiration du côté moins sonore, tandis que de l'autre on ne l'entend pas du tout, on peut assurer qu'il est affecté de pneumo-thorax dans ce dernier côté. On pourrait encore porter avec assurance ce diagnostic lors même que les deux côtés de la poitrine seraient également sonores, et même lorsque le côté affecté serait un peu moins sonore que le côté sain, comme il arrive lorsque le pneumo-thorax se développe à la suite d'un épanchement pleurétique ou de tout autre épanchement liquide. Dans ce cas, avant l'apparition du pneumo-thorax, le côté affecté rendait un son tout-à-fait mat, et la respiration ne s'y entendait pas ou s'y entendait très-mal. Dès que l'accumulation du fluide aériforme dans la plèvre commence, le son thoracique reparaît un peu dans la partie qu'il occupe, sans être cependant aussi clair que du côté sain. De jour en jour l'étendue et la force de la résonnance augmentent sans que la respiration reparaisse ; et s'il y avait auparavant quelque reste du bruit respiratoire, il disparaît tout-à-fait. Ce signe est aussi sûr que facile à saisir.

Une seule circonstance pourrait rendre le diagnostic plus difficile : c'est celle où le poumon adhérerait à la plèvre costale dans une partie de son étendue au moyen d'un tissu cellulaire très-court. La respiration devant nécessairement s'entendre dans ce point, un observateur peu attentif, et qui n'aurait appliqué le cylindre que là, pourrait encore méconnaître le pneumo-thorax.

Il est à peine nécessaire de dire que, dans le pneumo-thorax comme dans la pleurésie et dans l'hydropysie des plèvres, à moins que la compression du poumon ne soit tout-à-fait extrême, on entend encore un peu la respiration dans la partie du dos correspondante à la racine de cet organe. L'air étant plus mauvais conducteur du son que les liquides, il est plus difficile d'entendre le bruit respiratoire du côté sain à travers le côté affecté dans le pneumo-thorax que dans l'empyème. Cependant M. Cayol m'a montré dernièrement ce cas chez un de ses malades, qui avait, il est vrai, en même temps un épanchement liquide. J'ai déjà dit comment on pourrait éviter l'erreur dans ce cas (tom II, pag. 137).

La seule maladie qui présente sous le cylindre des signes analogues à ceux du pneumo-thorax est l'emphysème du poumon par suite d'un catarrhe très-étendu; mais les différences qui existent à cet égard entre les deux affections sont encore tellement saillantes, qu'il faudrait un grand défaut d'attention pour les confondre. Les principales sont les suivantes: dès que l'épanchement aériforme existe dans la plèvre, l'absence de la respiration est complète, avec quelque effort que les parois thoraciques se soulèvent dans l'inspiration; mais la respiration s'entend encore bien, comme nous venons de le dire, quoique plus faiblement que dans l'état naturel, entre le bord postérieur de l'omoplate et la colonne épinière, au point correspondant à l'attache du poumon, chose qui n'a point lieu dans l'emphysème et le catarrhe sec, qui d'ailleurs n'offrent jamais une absence aussi absolue du bruit de la respiration; car, dans les cas les plus graves, on l'entend encore, quoique très-faiblement, dans quelques points variables (t.1er, pag. 307). Le râle léger qui accompagne cette dernière maladie (*ibid.*) n'a jamais lieu dans la première, et encore moins le rhonchus crépitant sec (t. 1er, p. 106), signe pathognomonique de la première affection. L'épanchement aériforme survient brusquement, et ne peut durer long-temps sans produire des accidens très-graves, et même la mort. Je ne l'ai jamais observé chez aucun malade qui ne fût alité, tandis que l'emphysème du poumon se développe avec une progression lente; et lors même qu'il existe au degré le plus intense et dans les deux poumons à la fois, beaucoup de malades peuvent vacquer encore à leurs occupations.

Les signes que nous venons de décrire sont les mêmes dans toutes les espèces de pneumo-thorax; mais lorsque l'épanchement aériforme est accompagné d'un épanchement liquide, on reconnaît ce cas à l'absence complète de son et de la respiration dans la partie occupée par le liquide, et à l'absence de la respiration seulement dans celle qu'occupe le gaz. Ces complications, ainsi que la communication fistuleuse entre la plèvre et les bronches, se reconnaissent en outre par la fluctuation hippocratique. Le dernier cas sera d'ailleurs reconnu en un instant par le tintement métallique ou le *bourdonnement amphorique* (tom. 1er, pag. 111). L'importance de ces deux derniers signes me détermine à consacrer à chacun d'eux un article particulier; mais je donnerai d'abord un exemple de pneumothorax reconnu avant la mort du malade. On en a déjà vu un semblable (Obs. xv), et on en trouvera plusieurs autres à la fin de l'article suivant. Celui-ci est remarquable en ce que l'épanchement aériforme a été reconnu dès les premiers instans de sa formation, et que ses accroissemens ont pu être suivis jour par jour. J'aurais pu en ajouter d'autres de pneumo-thorax simples survenus trois ou quatre jours avant la mort dans diverses maladies et reconnus sur-le-champ ; mais ces cas offrant d'ailleurs peu d'intérêt, je n'ai pas voulu en grossir ce chapitre déjà long.

Obs. XXXVII. *Pleurésie suivie de pneumo-thorax.* — M. C......, médecin de la Faculté de Paris, âgé d'environ trente-six ans et doué d'une assez forte constitution, fut atteint, vers la fin de mai 1822, de fièvre avec coliques et diarrhée très-peu abondante, affection à laquelle il était sujet et dont il éprouvait ordinairement quelque atteinte tous les ans. Il se fit faire, dans les quatre premiers jours, deux applications de quinze ou vingt sangsues sur l'abdomen. Les coliques diminuèrent ; mais la fièvre persistant avec des redoublemens très-forts, le malade me fit appeler le 27 mai. Je le trouvai avec une fièvre assez intense, le ventre un peu météorisé, résonnant par la percussion et un peu sensible à la pression. Il avait conservé assez de forces pour pouvoir passer une partie de la journée levé. Je prescrivis une nouvelle application de dix-huit sangsues, qui, de même que les précédentes, détermina un léger érysipèle. Les coliques cessèrent presqu'entièrement, mais la fièvre persista.

Le lendemain, j'appris que les redoublemens de

la fièvre, qui avaient lieu dans la nuit, étaient beaucoup plus forts tous les deux jours, et qu'alors ils étaient accompagnés d'anxiété, d'agitation extrême, et sans doute aussi d'un certain degré de perte de connaissance, car le malade n'en conservait qu'un souvenir confus, quoiqu'il eût d'ailleurs l'esprit très-présent dans le jour. Ces signes paraissant indiquer une fièvre qui prenait le caractère de rémittente pernicieuse, je prescrivis six gros de quinquina, mêlés avec neuf grains de tartre stibié (1) et quantité suffisante de sirop, à prendre dans le jour intercalaire. Il n'y eut pas d'évacuations notables et l'accès fut coupé. Le jour intercalaire suivant, le malade reprit un peu de quinquina ; mais le goût lui en paraissant fort désagréable, il n'en voulut plus prendre. Il refusa également d'y substituer le sulfate de quinine, probablement d'après des idées théoriques qu'il n'adoptait pas cependant pleinement. Quoi qu'il en soit, les accès cessèrent, les nuits devinrent calmes, l'appétit reparut un peu, et il

---

(1) C'est le *bolus ad quartanam* de l'hôpital de la Charité, avec une dose plus faible d'émétique (la dose ordinaire est une once de kina et seize grains de tartre stibié). J'employai cette préparation de préférence à toute autre, parce que c'est celle qui m'a paru le plus constamment efficace dans les fièvres rémittentes, surtout quand la période de froid est peu marquée. On pense communément que le quinquina neutralise, dans cette préparation, l'effet vomitif du tartre stibié ; mais cela ne me paraît pas probable, car beaucoup de malades le vomissent, et j'ai donné plusieurs fois avec succès, comme vomitif, deux grains d'émétique dans une pinte de décoction de kina.

resta seulement un mouvement fébrile à peine sensible.

Vers le huitième jour de cette fausse convalescence, visitant un soir le malade, qui se regardait comme à-peu-près rétabli, je crus m'apercevoir que la respiration était plus fréquente que de coutume. J'explore la poitrine, et je trouve tous les signes d'une pleurésie aiguë du côté gauche, *absence complète de la respiration et du son, égophonie légère quant à l'intensité du son, mais d'un timbre très-aigre et très-chevrottant dans toute l'étendue de ce côté, et même dans les points correspondans au sommet du poumon.* Je n'avais jamais rencontré une égophonie aussi étendue, et je ne pus m'en rendre raison qu'en admettant que le poumon, adhérant d'ancienne date à la plèvre costale par quelques points isolés, ne pouvait être écarté que médiocrement des parois de la poitrine par le liquide épanché. Cette pleurésie était d'ailleurs des plus latentes. Il n'y avait ni point de côté ni sentiment d'oppression. Le malade n'avait d'autre toux que la petite toux très-rare et sèche qui accompagne presque toutes les fièvres continues, et l'accès même des intermittentes.

Je fis appliquer douze sangsues sur le côté gauche. Les jours suivans, l'égophonie diminua et disparut peu à peu dans la moitié supérieure de la poitrine; chaque jour, le point où on commençait à l'entendre se trouvait un peu plus bas. Le son donné par la percussion redevenait naturel dans les parties abandonnées par l'égophonie; mais la respiration ne s'y entendait plus du tout, quoiqu'on l'entendît encore, très-faiblement, il est vrai, dans les deux tiers inférieurs de la poitrine, où l'égophonie était toujours très-marquée et le son tout-à-fait mat. A ces signes, je reconnus un pneumo-thorax qui venait se joindre à l'épanchement pleurétique. Je ne voulus point confirmer ce diagnostic par la succussion hippocratique, de peur d'effrayer le malade. Le côté affecté ne présentant d'ailleurs aucune dilatation apparente et le tintement métallique n'existant pas, j'en conclus que le pneumo-thorax n'était pas l'effet d'une fistule pulmonaire, mais le produit d'une exhalation de la plèvre, et que le liquide séro-purulent était absorbé à mesure que l'épanchement aériforme augmentait. Cette dernière circonstance était, au reste, tout-à-fait évidente, puisque l'égophonie et le son mat reculaient, pour ainsi dire, chaque jour, devant le pneumo-thorax. Je fis remarquer ces phénomènes à mon confrère M. le docteur Alard, qui depuis quelques jours suivait avec moi le malade, et à deux étudians qui ne le quittaient pas (MM. Clémenceau et Guérif, aujourd'hui docteurs en médecine).

Vers le quinzième jour après l'apparition de la pleurésie et le trentième depuis l'invasion de la fièvre l'égophonie et le bruit respiratoire ne s'entendaient plus que dans la partie moyenne du dos. La moitié antérieure-supérieure gauche de la poitrine donnait, par la percussion, un son évidemment plus clair que le côté opposé. La respiration ne s'entendait aucunement dans les parties inférieures de la poitrine. Cependant le malade s'affaiblissait insensiblement, quoiqu'il conservât un peu d'appétit, qu'il dormît un peu chaque nuit, et que la fièvre fût peu

intense. Du moment où avaient paru les signes du
pneumo-thorax, le malade avait commencé à vomir
de loin en loin une matière pituiteuse en très-petite
quantité; assez souvent même, il vomissait les boissons mucilagineuses; mais jamais les alimens plus
solides, qui consistaient principalement en cerises
et en quelques biscuits. Le mouvement paraissait
quelquefois exciter le vomissement. L'abdomen et
l'épigastre en particulier étaient toujours légèrement sensibles à la pression, mais pas plus que dans
le commencement de la maladie. Vers le quaran-
tième jour de la maladie (dans le commencement
de juillet), on remarqua des incohérences momen-
tanées dans les idées, chose dont on avait cru déjà
s'apercevoir plusieurs fois. A cette époque, réfléchissant sur la suite singulière d'affections locales
graves qui avaient lieu chez le malade, sans que la
fièvre augmentât d'intensité ou changeât de caractère, je vins à penser que tous les accidens dont
nous étions témoins pouvaient être la suite de la
fièvre rémittente pernicieuse qui m'avait paru évidemment exister au début, et dont le quinquina
aurait détruit le type et adouci les suites, sans lui
ôter tout-à-fait son caractère insidieux (1). Je fis
part de cette idée à mes confrères MM. Landré-
Beauvais et Alard, et je leur proposai de faire pren-

____

(1) J'ai vu quelques cas analogues dans lesquels diverses
circonstances ayant forcé d'interrompre trop tôt l'usage du
quinquina après avoir coupé des fièvres pernicieuses, la
maladie a dégénéré en une suite d'accidens bizarres, très-
variés, et qui ont duré des mois entiers. Dans un de ces cas,
la guérison n'a été parfaite qu'au bout de quatre ans.

dre au malade six gros de quinquina en substance;
ce à quoi ils consentirent. Le quinquina ne fut pas
vomi, mais le ventre parut un peu plus météorisé,
et on trouva également que la constipation qui existait depuis le commencement de la maladie paraissait plus forte. On crut en conséquence devoir renoncer au quinquina à l'intérieur, et on se con-
tenta de l'appliquer sous forme de cataplasme sur
le ventre. Quelques jours après, deux nouveaux médecins virent le malade : je ne pus me trouver à
cette consultation. Ils pensèrent que la maladie était
une *gastro-entérite ;* ils crurent même trouver une
tumeur dans une partie de l'abdomen, et conseillè-
rent, malgré la longue durée de la maladie et l'affaiblissement du malade, d'appliquer dix-huit sangsues à l'anus. Cette application fut suivie sur-le-
champ d'une chute très-grande des forces; le délire
devint plus marqué; la stupeur s'y joignit, et le malade succomba après quarante-huit heures d'agonie,
le 17 juillet, vers le cinquante-unième jour de la
maladie.

*Ouverture du corps faite trente heures après la
mort. — État extérieur.*—Amaigrissement médiocre.
La raideur cadavérique existait assez fortement, surtout aux paupières ; les tégumens du ventre commençaient à donner des signes de putréfaction. Le dos
était assez livide.

Poitrine. — A l'instant où le scalpel pénétra dans
le côté gauche de la poitrine, il s'échappa avec sifflement une assez grande quantité de gaz inodore.
La poitrine ouverte, on vit que le poumon gauche,
repoussé vers le médiastin par l'épanchement aéri-

forme, laissait entre la plèvre costale et lui un espace vide qui eût pu contenir plus d'une livre de
liquide. Il adhérait intimement à la plèvre costale
par cinq ou six points peu étendus. Deux de ces
adhérences, évidemment anciennes, existaient à son
bord antérieur et les autres à sa surface externe et
postérieure, de sorte que le poumon, maintenu par
les points adhérens, n'avait pu être entièrement
refoulé et aplati contre le médiastin, et qu'il n'existait guère dans les points les plus distans qu'un intervalle de deux pouces entre lui et la plèvre costale.

La partie postérieure-inférieure de la cavité thoracique du même côté contenait environ dix onces
de sérosité sanguinolente et un assez grand nombre
de fausses membranes jaunes assez épaisses, d'une
consistance déjà assez ferme. Ces fausses membranes,
ponctuées de sang dans divers endroits, n'offraient
point encore de rudimens distincts de vaisseaux
sanguins; mais elles commençaient en plusieurs
points à se séparer en lames analogues à celles du
tissu cellulaire. Elles étaient, en général, tendues du
poumon à la plèvre costale; quelques-unes cependant recouvraient des portions de la plèvre costale
ou pulmonaire, mais seulement vers le bas de la
poitrine.

Dans le reste de son étendue, la plèvre pulmonaire était saine, et la plèvre costale dans ses parties supérieure et latérale était d'un blanc mat, d'un
aspect lisse analogue à celui des cartilages; elle présentait çà et là quelques petites tubérosités de la grandeur et de la forme d'un grain de chenevis, et dont

la texture, ainsi que celle de la plèvre elle-même, paraissait être d'une nature moyenne entre celle d'une plèvre saine et celle des fibro-cartilages. Cette portion de la plèvre avait au moins un quart de ligne d'épaisseur. En la disséquant attentivement, on trouva quelques petites masses tuberculeuses, jaunes, opaques et de la grosseur d'une lentille ou d'un grain de chenevis, mais en général d'une forme aplatie, adossées à sa face externe ou adhérente, et produisant à l'intérieur des élévations moins régulières que les tubérosités décrites ci-dessus.

Le poumon, comprimé et aplati de manière à offrir à peine deux fois l'épaisseur de la main, était d'ailleurs sain et ne contenait aucun tubercule. Son tissu, flasque et mou, était teint d'une couleur violette assez uniforme.

Le poumon droit adhérait de toutes parts à la plèvre costale par un tissu cellulaire évidemment d'ancienne date. Son tissu était infiltré d'une certaine quantité de sérosité sanguinolente qui lui donnait une couleur d'un rouge violet; mais il était cependant parfaitement crépitant. Son lobe supérieur contenait un assez grand nombre de petits tubercules, dont la grosseur variait depuis celle d'un grain de millet jusqu'à celle d'un grain de chenevis: les plus petits étaient gris et demi-transparens, les gros présentaient un point jaune et opaque vers le centre. Au sommet du poumon se trouvait une petite excavation aux trois quarts pleine de matière tuberculeuse ramollie et puriforme : elle aurait pu contenir une petite noisette. Le tissu pulmonaire qui environnait immédiatement ces tubercules et l'excavation elle-même, était parfaitement crépitant, sain, sans rougeur ni infiltration.

Le cœur était sain; mais sa substance était un peu molle.

L'estomac et les intestins étaient distendus par des gaz, de manière que leurs parois étaient devenues demi-transparentes. Les vaisseaux qui s'y ramifient étaient pâles et exsangues. Le colon avait la grosseur de la jambe d'un homme robuste, et l'intestin grêle environ deux pouces de diamètre. La muqueuse intestinale était partout pâle. Dans une petite partie du colon ascendant, on apercevait, en y regardant de près, sept à huit cryptes muqueux gonflés de manière à égaler le volume de la moitié d'un grain de chenevis, mais incolores et demi-transparens (1).

L'intestin grêle ne contenait que des gaz, et le gros contenait à peine quelques portions de matières

---

(1) L'un des médecins qui assistaient à l'autopsie parut croire que ces follicules, un peu gorgés de mucosités, étaient la cause de la maladie. Je ne lui demandai pas les motifs de son opinion, bien persuadé que je ne pourrais les comprendre. Pour moi, j'avoue que je ne vois, dans cette autopsie, ni la cause de la maladie ni celle de la mort. La pleurésie avec pneumo-thorax était sans contredit la lésion la plus grave ; mais elle était postérieure à la fièvre de plusieurs jours. Les tubercules étaient trop peu nombreux et trop peu avancés pour avoir pu déterminer cette dernière, et peut-être même ne lui étaient-ils pas antérieurs. Je ne pense pas que l'ouverture du crâne eût offert aucune lésion organique que l'on pût à plus juste titre regarder comme *une cause*.

fécales demi-liquides et pâles, adhérentes à ses parois.

La membrane interne de l'estomac était pâle, sans épaississement, sans ramollissement, et recouverte d'une petite quantité de mucosité sale et de couleur jaunâtre trouble.

Le foie et la rate ne présentaient rien de remarquable.

La tête ne put être ouverte.

ARTICLE III.

De l'Exploration du pneumo-thorax avec épanchement liquide, à l'aide de la fluctuation.

Lorsque je commençai à me servir du cylindre, j'espérais, comme je l'ai dit, que cet instrument pourrait fournir quelque signe analogue au râle, et propre à faire reconnaître par la fluctuation l'existence d'un épanchement aqueux ou puriforme dans les cavités de la poitrine.

Deux méthodes se présentaient naturellement pour procéder à cette exploration : pratiquer la percussion sur un côté comme on le fait dans l'ascite, et écouter avec le cylindre au point opposé, ou bien écouter simplement les bruits que peut faire entendre le liquide agité par les battemens du cœur et par le gonflement et l'affaissement alternatifs du poumon. Quelques réflexions m'eussent facilement désabusé à cet égard; mais je ne les fis qu'après beaucoup d'essais inutiles, au moins quant au but que je me proposais.

Je commençai par m'assurer que le cylindre, appliqué sur le ventre, fait sentir distinctement le choc du liquide dans l'ascite ; mais je n'ai jamais pu obtenir le même phénomène dans les cas où je soupçonnais l'existence de l'hydrothorax ou de la pleurésie avec épanchement considérable, et où l'ouverture des cadavres a confirmé depuis le diagnostic. Il est facile de se rendre raison de ce résultat négatif. En effet, à raison de la nature en partie osseuse et de la solidité des parois du thorax, le coup donné pour déterminer la fluctuation du liquide produit à l'oreille de l'observateur plus d'impulsion et de bruit que le choc du liquide lui-même, et masque totalement ce dernier. Ce résultat est nécessaire, par la raison que les corps solides communiquent mieux l'impulsion et le bruit que les liquides. Dans l'ascite, au contraire, l'impulsion donnée sur un point du flanc ne peut suivre les parois abdominales, à raison de leur mollesse ; elle se perd également dans la masse intestinale remplie par un fluide aériforme plus mauvais conducteur que le liquide, et n'est communiquée que par ce dernier.

L'auscultation simple paraîtrait, d'après le raisonnement, plus propre à donner quelque signe de la présence d'un liquide épanché dans les cavités des plèvres ; mais il est évident, pour des raisons que nous exposerons plus bas, que ce ne pourrait être que dans le cas où il existerait à la fois un épanchement liquide et un épanchement aériforme, et qu'une forte toux pourrait seule produire le bruit de fluctuation dans ce cas. Quoique la chose ne paraisse pas tout-à-fait impossible, je doute qu'elle ait jamais lieu. On entend quelquefois distinctement , comme je l'ai dit , la fluctuation dans les cavités ulcéreuses un peu vastes et à moitié pleines d'une matière puriforme très-liquide; et cela se conçoit, parce que l'air qui les traverse pendant les efforts de la toux n'ayant à soulever qu'une petite masse de liquide , la remue avec d'autant plus de force que ses communications avec les bronches sont ordinairement étroites, et que les parois molles de la cavité qui le renferme reçoivent fortement les compressions médiates et immédiates que la toux peut déterminer. Le gaz épanché dans les plèvres, au contraire, communique presque toujours, par un conduit large et court, avec l'air contenu dans les gros rameaux bronchiques. Enfermé entre la paroi osseuse de la poitrine et un poumon aplati et fixé sur la colonne vertébrale de manière à ne pouvoir se développer, il est très-peu susceptible de compression et surtout d'agitation par les efforts les plus violens de la toux. La fistule d'ailleurs est rarement placée au-dessous du niveau du liquide.

Je pense donc que , dans presqu'aucun cas , la toux ne fera entendre la fluctuation d'un liquide existant dans la plèvre , et que , par conséquent, toutes les fois que l'on entendra ce phénomène, on peut être assuré qu'il se passe dans une excavation ulcéreuse. On doit encore moins espérer que l'auscultation simple et sans l'aide de la toux puisse jamais faire entendre aucun bruit analogue. J'ai cherché bien de fois, et toujours vainement, un pareil signe chez plusieurs malades, après avoir constaté chez eux par d'autres moyens, l'existence d'un épanchement purulent joint au pneumo-thorax. L'impossibilité d'un phénomène de ce genre dans le cas d'hydrothorax ou d'empyème simple et sans complication d'épanchement aériforme est démontrée à plus forte raison.

Au reste, si j'ai été trompé dans mes conjectures à cet égard, j'ai d'autant moins lieu d'en être surpris qu'Hippocrate est tombé dans la même erreur, ainsi que je l'ai montré ailleurs (tom. 1, p. 36).

Mais si l'auscultation ne peut faire reconnaître par un bruit particulier, comme le pensait Hippocrate, la présence d'un liquide épanché dans la poitrine, on trouve dans ses ouvrages, ou dans ceux de ses enfans et de ses disciples, qui composent avec les siens le recueil attribué en entier au père de la médecine, un signe très-caractéristique, et qui, dans le cas particulier auquel il s'applique, peut faire reconnaître plus facilement qu'aucun autre l'existence d'un épanchement thoracique.

Ce signe s'obtenait à l'aide d'une méthode d'exploration trop oubliée, et qui n'a peut-être été mise en pratique que par les médecins asclépiades. Elle consistait à secouer le malade par les épaules et à écouter la fluctuation du liquide contenu dans la poitrine. L'auteur du Traité *des Maladies* la décrit de la manière suivante. « Après avoir placé le ma-
» lade dans un siége *solide* et qui ne puisse vaciller,
» faites tenir ses mains étendues par un aide, se-
» couez-le ensuite par l'épaule afin d'entendre de
» quel côté la maladie produira du bruit (1). »

______

(1) Τοῦτον... καθίσας ἐπι ἐφέδρου, ὅ, τι μὴ ὑποκινήσει, ἕτερος μὲν

Quoique cette méthode soit décrite dans un traité qui n'est pas unanimement reconnu pour un des ouvrages légitimes d'Hippocrate, on ne peut guère douter que le père de la médecine ne l'ait connue, et qu'elle n'ait été une pratique vulgaire parmi les médecins asclépiades. Plusieurs passages de divers écrits hippocratiques en parlent formellement ou en supposent la connaissance.

Sur cet objet, comme sur plusieurs autres, les Asclépiades, quelque bons observateurs qu'ils fussent, ont tiré des conséquences trop générales de quelques faits d'ailleurs bien vus; car la méthode dont il s'agit est présentée partout comme un moyen sûr de reconnaître l'empyème, et cependant il est certain, ainsi que nous le montrerons plus bas, que l'empyème simple n'a jamais pu être reconnu par ce moyen.

C'est sans doute aux inutiles efforts qui auront été faits en divers temps pour reconnaître ainsi cette maladie qu'a été dû l'entier abandon de la méthode d'exploration dont il s'agit. Cet abandon a été tel, qu'en lisant les commentateurs d'Hippocrate, on ne voit rien qui annonce qu'aucun d'eux en ait fait usage, et que les plus habiles même semblent n'avoir pas toujours bien compris les passages où il en est parlé.

τὰς χεῖρας ἐχέτω, σὺ δὲ τὸν ὦμον σείων ἀκροάζεσθαι ἐς ὁκότέρον ἂν τῶν πλευρέων το πάθος ψοφέη. *De Morbis II*, § 45, édition de *Vanderlinden*. Je lis avec *Foës* ἐς ὁκότερον, au lieu de ἕως que porte le texte de *Vanderlinden*, sans doute par une faute d'impression.

Les praticiens ne paraissent pas s'en être occupés davantage, quoique la plupart des auteurs de traités de chirurgie dogmatique en aient dit quelque chose. On voit qu'ils n'en parlent qu'avec l'expression du doute, et, pour ainsi dire, que par pur respect pour Hippocrate. Je ne connais aucun auteur qui dise avoir expérimenté lui-même la méthode dont il s'agit. Quelques observateurs, en très-petit nombre, rapportent seulement des cas dans lesquels les mouvemens spontanés du tronc faisaient entendre au malade et quelquefois aux assistans le bruit de la fluctuation d'un liquide. Morgagni (1), témoin d'un fait semblable, a recueilli les observations antérieures analogues; elles sont au nombre de quatre : l'une est de Fanton père, et se trouve dans le Recueil d'observations publié par son fils (2); la seconde est de Mauchart (3); la troisième de Wolff (4); la quatrième de Willis (5). Il faut y ajouter une observation analogue d'Ambroise Paré (6), omise par Morgagni; et peut-être quelques autres qui ont pu échapper à mes recherches comme aux siennes. Quoi qu'il en soit, il est constant que ces cas ont été regardés jusqu'ici comme extrêmement rares. Aucun des observateurs dont je viens de parler ne paraît avoir cherché à vérifier si, chez les sujets mêmes dont ils rapportent l'observation, la commotion hip-

----

(1) *De Sed. et Caus. Morb., epist. XVI, art. XXXVI.*
(2) *Fantoni Anat. Obs. XXIX.*
(3) *Ephem. Nat. Cur. Cent. VII, obs. c.*
(4) *Joan. Philip. Wolffii, ibid., tom. V, obs. XXXIV.*
(5) *Sepulchret., lib. II, sec. Schol. ad obs. LXXV.*
(6) OEuvres d'Ambroise Paré, liv. VIII, chap. X.

pocratique eût fait entendre la fluctuation du liquide aussi-bien que les mouvemens exécutés par
le malade lui-même; et quelques-uns d'entre eux,
Morgagni et Fanton particulièrement, s'attachent
même à démontrer que cette méthode d'exploration
ne peut donner aucun résultat.

Cette opinion est, il est vrai, juste et bien fondée,
en raisonnant, comme l'ont fait ces auteurs, dans
l'hypothèse d'un simple épanchement liquide, et
abstraction faite du pneumo-thorax, qu'ils ne con-
naissaient pas.

Le bruit de la fluctuation ne peut, en effet, être
jamais entendu dans l'empyème ou l'hydro-thorax
simples : la commotion la plus forte de la poitrine
ne fait absolument rien entendre dans ces cas,
comme je m'en suis assuré un grand nombre de fois.
Mais lorsque le pneumo-thorax est joint à l'une ou
l'autre de ces affections, on entend distinctement
la fluctuation du liquide en secouant le malade,
ainsi que l'a dit Hippocrate. Quelquefois même le
malade, en se remuant dans son lit ou en marchant, produit une fluctuation assez bruyante pour
qu'elle puisse être entendue de lui-même et des assistans. Quelques-uns des sujets dont je rapporterai
plus bas les observations présentaient ce même phénomène. Parmi les praticiens vivans, M. Boyer seul
m'a dit avoir vu, en consultation avec MM. Hallé et
Jeanroi, un jeune homme qui, lorsqu'il descendait
un escalier, entendait d'une manière très-distincte,
dans sa poitrine, le bruit de la fluctuation d'un liquide.

Lors même que le bruit de la fluctuation du liquide est trop faible pour être entendu à l'oreille nue, le cylindre le fait entendre très-distinctement, comme on le verra par deux des observations qui terminent ce chapitre. Cela a surtout lieu au commencement de l'épanchement aérien, et lorsque le gaz est encore en petite quantité. Dès que cette quantité augmente, le phénomène devient très-sensible à l'oreille nue. J'ai même rencontré des cas où le mouvement du liquide était sensible à la main, lorsque le malade baissait et redressait alternativement le tronc.

La fluctuation hippocratique est du petit nombre des signes qui par eux-mêmes donnent facilement à l'observateur le moins exercé une conviction pleine et entière de l'existence de la maladie. Cependant il est encore quelques cas où il ne faudrait pas lui accorder trop de confiance. J'ai déjà dit que le même phénomène pouvait avoir lieu dans une très-vaste excavation pulmonaire à demi pleine de liquide ; mais ce cas est fort rare, et je ne l'ai rencontré qu'une seule fois : les deux tiers inférieurs du poumon droit, occupés par une vaste excavation, ne formaient plus, chez ce sujet, qu'une sorte de kyste dont les parois épaisses seulement d'une à deux lignes adhéraient de toutes parts à la plèvre, qui paraissait même former seule la partie externe des parois de cette cavité dans une étendue égale à celle de la paume de la main. J'avouerai volontiers qu'un cas semblable ne peut être distingué du pneumo-thorax avec épanchement liquide et fistules bronchiques, que lorsque l'on a suivi le malade exactement depuis le commencement de la maladie. Il est encore une circonstance qui pourrait induire en erreur un observateur peu expérimenté. Quelques personnes dont l'estomac est habituellement distendu par des gaz font entendre un bruit de fluctuation très - manifeste en secouant le tronc après avoir bu une certaine quantité d'eau : j'ai eu un élève qui avait cette faculté à un haut degré, et qui s'en amusait quelquefois avec ses camarades. Cette erreur est très-facile à éviter ; car, en appliquant alternativement le stéthoscope sur la poitrine et sur la région de l'estomac, on reconnaît facilement le lieu d'où part le bruit. L'absence des autres signes donnés par l'auscultation et la percussion ne permettrait d'ailleurs l'erreur ni dans ce cas, ni même dans la plupart de ceux où la fluctuation serait donnée par une vaste excavation tuberculeuse.

Quoiqu'Hippocrate n'ait pas connu le pneumothorax, on trouve cependant, dans un des passages où il parle de la succussion, des remarques qui, si elles eussent été souvent répétées, auraient nécessairement dû conduire à la connaissance de cette maladie et de sa coexistence avec l'empyème, dans tous les cas où la succussion de la poitrine fait entendre le bruit de la fluctuation d'un liquide.

Voici le passage dont il s'agit : « Entre les malades
» attaqués d'empyème, ceux qui, lorsqu'on les se-
» coue par les épaules, font entendre beaucoup de
» bruit, ont moins de pus dans la poitrine que ceux
» qui en produisent moins, et qui, d'ailleurs, ont
» une meilleure coloration et une respiration plus gê-
» née : quant à ceux qui ne donnent aucun bruit,
» et qui ont les ongles livides et une grande dys-

» pnée, ils sont pleins de pus et tout-à-fait déses-
» pérés. » (*Præn. Coac.* 11, § 432. *Foës.*) (1).

A la suite même du passage où se trouve la description de la commotion du thorax, l'auteur du
Traité *de Morbis* ajoute que *quelquefois* (ἐνίοτε) *l'é-
paisseur et la quantité du pus s'opposent à ce qu'on
puisse en entendre la fluctuation* (2).

---

(1) Je traduis ainsi, d'après *Foës*, le sens littéral du grec,
et surtout d'après le sens commun et l'observation. Il est remarquable que ce passage, fort simple et fort intelligible
pour quiconque a eu occasion de voir le cas rare auquel il
s'applique, a présenté assez de difficultés aux plus habiles
interprètes d'Hippocrate pour qu'aucun d'eux n'ait pu le
traduire sans faire quelque contre-sens. Τῶν ἐμπύων οἷσι σειο-
μένοισιν ἀπὸ τῶν ὤμων πολὺς γίνεται ψόφος, ἔλασσον ἔχουσι πῦον ἢ
οἷσιν ὀλίγος, δυσπνοωτέροισιν ἐοῦσι καὶ εὐχρωωτέροισιν, etc. Ce
texte est celui de Vanderlinden; il est évidemment préférable à celui de Foës, qui lit : ἢ οἷσιν ὀλίγον δυσπνοωτέροισιν, etc.
Vanderlinden traduit avec Cornaro et Mercurialis : « *Quibus
» suppuratis, dùm concutiuntur multus strepitus de humeris
» fit;* » ce qui est évidemment un contre-sens, et ce qui exprime une chose absurde. Foës, de son côté, a appliqué le
dernier membre de la phrase, δυσπνοωτέροισιν ἐοῦσι καὶ εὐχρω-
τέροισιν, aux malades qui rendent beaucoup de son, ce qui est
contraire à la construction grammaticale, car elle demande
évidemment que ces mots se rapportent au pronom οἷσιν.
L'expérience encore, comme nous le verrons plus bas, dé-
montre que le sens que j'ai adopté est le véritable. De semblables erreurs peuvent facilement échapper dans le cours
d'un long et fastidieux travail; je ne les relève que parce
qu'elles prouvent que la méthode d'exploration dont il s'agit
n'était ni mieux connue ni plus pratiquée dans les 16e et 17e
siècles que de nos jours.

(2) Ἢν δὲ τοι ὑπο τοῦ πάχεος καὶ τοῦ πλήθεος μὴ ψοφέῃ... ποιέει
γὰρ τοῦτο ἐνίοτε.... *De Morb.*, 11, § 45. *Vanderlinden.*

Ces passages doivent faire penser que les Asclépiades entrevoyaient que, pour qu'un liquide contenu dans la poitrine pût faire du bruit, il fallait
un vide quelconque qui pût permettre un mouvement de fluctuation à ce liquide ; de même que du
vin renfermé dans une bouteille produit d'autant
plus de bruit quand on l'agite que la bouteille est
moins exactement pleine. Un des commentateurs des
Coaques s'est même servi de cette comparaison ;
mais cette idée était, chez eux, confuse en quelque
sorte et incomplète : elle supposait la vacuité d'une
partie du thorax dans l'état naturel ; ce qui n'est
plus admissible aujourd'hui.

Morgagni lui-même n'a pas des idées mieux ar-
rêtées à cet égard ; car, après avoir supposé comme
de toute évidence que la fluctuation du liquide ne
peut être entendue quand il y a beaucoup de liquide
ou quand il n'y en a qu'une très-petite quantité, il
ajoute : « *At saltem, inquies, eo temporis spatio*
» *quo ab exiguâ copiâ aqua crescit, nec ad sum-*
» *mum tamen adhuc pervenit, ejus fluctuatio vi-*
» *detur percepi debere. Videtur utique. Sed qui-*
» *dam certè non percipiunt,.... alii non attendunt :*
» *alii denique non indicant medicis.... Humeris*
» *verò apprehendere, et concutere aut aliter agitare*
» *non omnes ægros sanè licet* (1). » On voit en outre
par ce passage que, sans nier absolument la possibilité de la fluctuation dans les épanchemens thoraciques, Morgagni regardait ce signe comme à-peu-
près nul, à raison de sa rareté ; et que, d'un autre

____

(1) *Epist. XVI*, n° 37.

côté, il pensait que la commotion de la poitrine a des inconvéniens qui doivent la faire rejeter dans la plupart des cas.

Cette opinion est tout-à-fait mal fondée. Je puis assurer qu'en employant le procédé indiqué par Hippocrate, la commotion ne fatigue pas plus le malade que la percussion de la poitrine ou l'action de palper l'abdomen. Il n'est point nécessaire, pour entendre la fluctuation, d'imprimer au tronc une très-forte secousse ou même un grand mouvement; il suffit de secouer un peu rapidement l'épaule du malade, en ayant soin même de borner le mouvement et de l'arrêter tout-à-coup. J'ai employé cette méthode d'exploration chez un grand nombre de malades dont plusieurs étaient dans un grand état de souffrance, d'abattement et de faiblesse, et je n'ai entendu aucun d'eux s'en plaindre. Il n'y a donc pas de raison de la laisser dans l'oubli où elle est tombée. On la trouvera sûre dans tous les cas où il existe à la fois un épanchement liquide et un épanchement aériforme dans les cavités de la poitrine, et ces cas sont beaucoup plus communs qu'on ne pourrait le croire, d'après le petit nombre de faits de ce genre qui se trouvent dans les recueils des observateurs. Les cinq observations suivantes en offriront la preuve : elles ont été recueillies en moins d'un an dans un service de cent malades. Dans le même espace de temps, j'ai recueilli trois autres observations semblables dont l'une a déjà été rapportée (Obs. xvi). Depuis la publication de la première édition de cet ouvrage j'ai vu au moins une trentaine de cas semblables ; et beaucoup d'autres, observés dans les hôpitaux de Paris, sont venus à ma connaissance. Il est certainement beaucoup de maladies mieux connues qui se rencontrent dans une proportion beaucoup plus rare.

Obs. XXXVIII. *Pleurésie et pneumo-thorax avec communication fistuleuse de la plèvre et des bronches.* — J. M. Potu, ancien soldat, âgé de trente ans, d'une bonne constitution, d'un tempérament lymphatique sanguin, né de parens sains et qui jouissent encore d'une bonne santé, n'avait éprouvé lui-même, jusqu'à l'âge de vingt-quatre ans, que de légères maladies aiguës et quelques affections syphilitiques dont il avait été bien guéri. Fait prisonnier dans la campagne de Russie, il fut atteint d'une fièvre intermittente quotidienne. Au bout de trois semaines, des douleurs vives se firent sentir dans l'oreille droite. La fièvre cessa ; les douleurs de l'oreille persistèrent environ deux semaines. Au bout de ce temps, beaucoup de pus s'écoula et le malade entra en convalescence.

A la paix de 1814, Potu revint à Paris, où il se mit à exercer le métier de crocheteur. Au mois de mai 1817, il fut atteint pour la première fois d'un rhume qui ne l'empêcha pas de se livrer à son travail habituel. Au bout d'un mois, il s'aperçut que sa respiration devenait un peu plus courte. Au mois d'août, la toux devenue beaucoup plus fréquente et une diminution notable des forces le décidèrent à entrer à l'hôpital de la Charité, dont il sortit à-peu-près dans le même état après un séjour de trois semaines. Quinze jours après, il entra à l'Hôtel-Dieu, où il resta deux mois. Il en sortit plus malade encore ; et après avoir passé quelques jours chez lui, il se fit transporter à l'hôpital Necker, où, examiné le 3 novembre 1817, il présenta les symptômes suivans :

La face était pâle, les yeux brillans, l'amaigrissement assez considérable, la peau chaude, le pouls petit et fréquent, la respiration courte et fréquente, la toux assez forte, les crachats médiocrement abondans, jaunes, opaques et assez visqueux. La poitrine, percutée, résonnait moins antérieurement et supérieurement à droite, médiocrement entre les omoplates et surtout à droite, assez bien dans toutes les autres parties. La respiration s'entendait partout à l'aide du cylindre ; elle était seulement un peu moins forte que dans l'état naturel sous les clavicules et surtout sous la droite. La pectoriloquie existait, mais d'une manière un peu douteuse, au-dessous de la clavicule droite et dans le creux de l'aisselle. Les battemens du cœur étaient dans l'état suivant : contraction des ventricules assez longue, donnant un bruit très-sourd et une certaine impulsion ; contraction des oreillettes très-brève et sonore. Les battemens du cœur s'entendaient médiocrement sous les clavicules. L'appétit et la soif étaient modérés, le ventre souple, non douloureux. Il y avait deux ou trois selles demi-liquides par jour.

En conséquence de ces signes, on porta le diagnostic suivant : *Phthisie tuberculeuse ; cœur dans l'état naturel.*

(*Infusion béchique, looch gommeux, vésicatoire au bras droit.*)

Le malade resta quelques jours dans le même état.

Le 12 novembre, on reconnut évidemment la pectoriloquie sous l'aisselle et la clavicule droites ; et la respiration s'entendait mieux à gauche qu'à droite, dans toute l'étendue de la poitrine. On ajouta en conséquence au diagnostic : *Excavations tuberculeuses dans le sommet du poumon droit.*

Le 18 novembre, la pectoriloquie était un peu moins parfaite que le 12, la voix ne passant plus aussi évidemment par le tube du stéthoscope. Mais un nouveau phénomène s'y était joint : à chaque mot que prononçait le malade, on entendait dans le tube un frémissement ou retentissement tout-à-fait semblable à celui que produit l'instrument nommé *diapason,* ou à un coup très-léger donné sur un vase d'airain, de porcelaine ou de verre. La respiration déterminait le même bruit, mais pendant l'inspiration seulement (*tintement métallique*).

Du 19 novembre au 30 décembre, la maigreur augmenta ; la fièvre était continuelle et présentait chaque soir un redoublement assez fort, quelquefois accompagné du vomissement des alimens ou des boissons.

La toux devint plus fatigante, et, aux crachats jaunes et opaques déjà décrits, se joignit l'expectoration d'une grande quantité de pituite diffluente, diaphane et spumeuse. Des douleurs aiguës se firent sentir dans différens points des côtés de la poitrine : elles cédèrent à l'application de sangsues, de vésicatoires volans, de sinapismes. La diarrhée fut momentanément suspendue par l'usage des préparations d'opium.

Le thorax, percuté à des intervalles assez rapprochés, donna constamment un son plus clair à droite en avant qu'à gauche, où il était presque mat jusque vers la troisième côte. La respiration se faisait très-bien entendre dans tout le côté gauche; à droite, au contraire, on ne l'entendait que postérieurement le long de la colonne vertébrale : encore dans cet endroit était-elle beaucoup plus obscure qu'à gauche. Le *tintement métallique* se faisait toujours entendre, tantôt lorsque le malade parlait, tantôt lorsqu'il toussait seulement, souvent dans l'inspiration, et quelquefois dans l'expiration même, assez souvent dans toutes ces circonstances. Dans certains momens cependant, on ne l'entendait plus du tout. Son intensité présentait des variations assez marquées d'un jour à l'autre. Ce phénomène n'existait nullement à gauche; mais quelquefois, en appliquant le cylindre à la région précordiale pour l'exploration du cœur, on entendait retentir dans le côté droit de la poitrine, à la fin de l'inspiration, une sorte de vibration tout-à-fait analogue à celle d'une corde aiguë de harpe que l'on frotte très-légèrement avec l'extrémité du doigt. Les espaces intercostaux du côté droit devenaient un peu plus larges et plus bombés, et les veines sous-cutanées plus développées : le malade était presque toujours couché sur ce côté.

D'après l'ensemble de ces phénomènes, je pensai qu'il était survenu dans la plèvre droite un épanchement qui avait refoulé le poumon vers la colonne vertébrale, et l'avait aplati de telle manière qu'il n'était plus perméable à l'air que dans les parties voisines de la racine; d'un autre côté, la coïncidence d'un son clair avec l'absence de la respiration à la partie antérieure de la poitrine caractérisant le pneumo-thorax; je fis, en conséquence, ajouter au diagnostic : *Pleurésie avec épanchement et pneumo-thorax.* — Réfléchissant ensuite sur la nature et les variations du tintement métallique décrit ci-dessus et la diminution graduelle de la pectoriloquie depuis le moment où il s'était manifesté, je soupçonnai que cette espèce de frémissement pouvait être due à la rupture d'une ou de plusieurs excavations tuberculeuses dans la cavité de la plèvre, rupture qui avait dû être aussi la cause de la pleurésie. Dans cette hypothèse, les variations que présentait le tintement métallique s'expliquaient facilement par l'oblitération momentanée et plus ou moins complète des ouvertures de communication par lesquelles l'air aurait passé, à travers les excavations ulcéreuses, des bronches dans la plèvre. D'après ces motifs, je fis aussi ajouter cette conjecture au diagnostic (1).

Le 25 janvier, le malade dit à M. Rault, élève interne, que depuis quelques jours il lui semblait entendre le choc d'un liquide dans sa poitrine lorsqu'il se retournait. Instruit de cette circonstance, je fis mettre le malade sur son séant, et le prenant par l'épaule, je secouai le tronc : on entendit alors une fluctuation semblable à celle que produirait l'agitation d'une bouteille à moitié pleine. Il était diffi-

---

(1) Ces signes suffiraient aujourd'hui pour affirmer avec une pleine certitude ce que je ne faisais alors que soupçonner ; mais je rencontrais alors ce cas pour la première fois.

cile de distinguer à l'oreille nue de quel côté de la
poitrine avait lieu ce bruit; mais, en appliquant le
cylindre évasé sur le côté droit, on entendait distinctement la fluctuation au moment où cessait la
commotion; tandis que du côté gauche, on n'entendait rien de semblable. D'après ce phénomène,
il ne restait plus aucun doute sur l'existence et du
liquide épanché dans la poitrine, et du fluide élastique dont la présence avait été déjà soupçonnée.

Depuis cette époque jusqu'au 14 février, l'état
du malade n'offrit aucun changement remarquable.
Le pouls battait habituellement cent fois par minute.
Les crachats, médiocrement abondans, étaient jaunes, opaques, puriformes, mêlés de beaucoup de
bulles d'air et nageant dans une assez grande quantité de pituite transparente et médiocrement diffluente; il s'y trouvait quelquefois des filets de sang.
Le 14 février, le malade éprouva une forte quinte
de toux, et rendit en un quart d'heure environ six
onces de crachats semblables : c'était la quantité
qu'il rendait ordinairement en vingt-quatre heures.
J'attribuai cette expectoration extraordinaire à la
rupture dans les bronches d'un tubercule nouvellement ramolli.

Les battemens du cœur, très-fréquens, se faisaient
très-bien entendre dans tout le côté droit jusque
vers l'hypochondre, où ils étaient même plus sonores que sous les clavicules et que dans le côté
gauche. La contraction des ventricules était beaucoup plus sonore que lors de l'entrée du malade :
elle donnait beaucoup moins d'impulsion; mais cette
impulsion, quoique très-faible, se communiquait

un peu dans toute l'étendue des parties antérieure et latérale droite de la poitrine : on ne les sentait nullement à gauche ni dans le dos. On entendait le son des ventricules et des oreillettes dans presque toute l'étendue de la poitrine.

D'après ces signes, je pensai que le cœur se dilatait, mais qu'il conservait la fermeté de ses parois; et j'attribuai la propagation irrégulière de l'impulsion et du son à la présence du liquide et du gaz épanchés dans la poitrine.

La respiration était devenue plus courte et plus difficile ; le ventre était météorisé ; les urines étaient rares et donnaient un peu de sédiment blanchâtre. Les diurétiques de toute espèce ne produisaient aucun soulagement.

Le malade demandait avec instance que l'on évacuât, par une opération, le liquide contenu dans sa poitrine. Après en avoir conféré avec plusieurs de mes confrères qui avaient désiré voir ce malade, et particulièrement avec MM. Leroux, alors doyen de la Faculté, et Récamier, je crus devoir me rendre à ses désirs, plutôt dans la vue de le soulager momentanément que dans l'espoir d'en obtenir aucun succès réel. Mais, d'après le peu de chances favorables que laissait au succès de l'opération la réunion d'affections graves existantes, je me déterminai à faire faire une simple ponction avec un trois-quarts d'une petite dimension, opération que M. Récamier avait fait faire plusieurs fois, à ma connaissance.

Elle fut faite le 14 février par M. Baffos, chirurgien en chef de l'hôpital. Avant l'opération, la poitrine, explorée de nouveau par le cylindre, la percussion et la commotion, donna les mêmes résultats que les jours précédens. Un trois-quarts de moins d'une ligne de diamètre fut enfoncé entre les sixième et septième côtes. Dans l'espace de vingt minutes, il s'écoula par la canule deux livres d'un liquide puriforme opaque, d'une odeur fade et peu fétide, d'un jaune légèrement verdâtre, mêlé de bulles d'air, et qui, après quelques heures de repos, se divisa en deux parties, l'une opaque, formée de petits flocons jaunâtres ; l'autre plus ténue et transparente. Le malade se sentait soulagé à mesure qu'il coulait ; le pouls ne s'affaiblissait point. Au bout de vingt minutes, l'écoulement devint intermittent, et chaque expiration fut accompagnée de l'expulsion très-bruyante d'une grande quantité d'air par la canule. On retira alors l'instrument, et la peau revenant sur elle-même, le parallélisme de l'ouverture cutanée et de celle des muscles se trouva détruit de manière qu'on eût pu se dispenser d'appliquer aucun bandage. Le malade n'éprouva point de syncopes.

Immédiatement après l'opération, le tintement métallique s'entendait avec beaucoup plus d'intensité qu'auparavant. Le soir, la respiration ne paraissait pas moins gênée qu'avant la ponction, quoique le malade se sentît moins oppressé : la peau était chaude, le pouls très-fréquent.

Le sentiment de soulagement, quoique médiocre, persista le lendemain et le surlendemain.

Le 19, le malade se plaignit de la piqûre, qui cependant était presque cicatrisée. La face était pâle, la respiration courte et très-fréquente, la toux fréquente, l'expectoration moins abondante; le thorax résonnait plus clairement antérieurement et supérieurement à droite qu'avant l'opération; le pouls était extrêmement fréquent, la voix plus faible, le sommeil nul, la soif assez vive; il y avait diarrhée et météorisme.

Le 20 février, le malade se plaignit de douleurs dans l'abdomen, qui était météorisé; un râle très-sonore et sec se faisait entendre entre la quatrième et la cinquième côte à gauche; le cœur s'entendait toujours beaucoup mieux à droite que du côté gauche; la respiration s'entendait mieux le long de la colonne vertébrale et dans une étendue plus grande qu'avant la ponction, mais toujours beaucoup moins que du côté gauche; les espaces intercostaux paraissaient un peu moins larges qu'avant l'opération; mais ils étaient toujours moins creux que du côté gauche.

Les 21 et 22 février, la faiblesse était plus grande, la face pâle et plus amaigrie, la peau chaude, le pouls très-fréquent, le ventre ballonné et sensible à la pression; il y eut plusieurs selles chaque jour; le malade se réveillait en sursaut; le tintement métallique se faisait entendre seulement lorsqu'il parlait ou toussait; on n'entendait nullement la respiration à droite; mais vers la partie moyenne de ce côté, près du sternum, au moment où le soulèvement des parois thoraciques indiquait l'inspiration, on entendait un râle *sibilant* assez marqué, qui semblait produit par l'air traversant des crachats visqueux, mais peu abondans; le même bruit se faisait entendre à la partie antérieure moyenne gauche, mais avec beaucoup plus de force, et de manière qu'il semblait produit par un instrument de musique.

Les 23 et 24 février, le malade ne pouvait plus se coucher que sur le côté droit; l'état général était le même; les crachats, plus diffluens qu'avant l'opération, étaient d'un jaune tirant sur le gris, mêlés de beaucoup d'air; les parois du thorax étaient fortement soulevées dans l'inspiration, même à droite, où on n'entendait nullement la respiration; la partie latérale droite de la poitrine rendait un son presque mat.

Le 25 février, la faiblesse devint extrême, le pouls à peine sensible, très-faible, la face très-pâle; les traits étaient légèrement tirés en haut, la voix presqu'éteinte. Il y avait tuméfaction des jugulaires sans battemens sensibles. En appliquant le doigt sur les espaces intercostaux, vers la partie moyenne des quatrième et cinquième côtes, on croyait sentir une sorte de fluctuation (1).

Le 26, perte de la parole, absence du pouls, peau froide, yeux ternes; mort après une agonie assez courte.

Outre MM. Leroux et Récamier, un grand nombre de médecins, et particulièrement les docteurs Cayol, Fizeau, Gallot, Landré-Beauvais, Ribes, etc., avaient vu le malade et vérifié les observations que nous avions faites chez lui à l'aide du cylindre.

MM. Landré-Beauvais, Mac-Mahon, et Lucas, mé-

---

(1) Cette sensation n'était point trompeuse; elle dépendait, comme on le verra par l'ouverture, d'une légère carie des côtes avec dénudation assez étendue.

decin de S. A. R. Madame, se trouvèrent à l'ouverture, qui fut faite le 28 février.

Avant d'y procéder, je fis pratiquer sur le cadavre la commotion, qui donna le même résultat que précédemment.

Le cadavre présentait un amaigrissement considérable, mais non porté jusqu'au marasme. Le côté droit du thorax était évidemment plus ample que le gauche. Le thorax, percuté, donnait un son clair antérieurement, surtout à droite, mat sur le côté et postérieurement à droite, assez clair dans le côté gauche.

Il s'écoula peu de sang à l'incision des tégumens du crâne ; les vaisseaux de la dure-mère, ainsi que les sinus de cette membrane, étaient gorgés de sang ; la substance cérébrale, d'une bonne consistance, en laissait peu suinter à l'incision ; les ventricules cérébraux contenaient chacun environ une demi-once de sérosité limpide.

Une incision ayant été faite sur le deuxième espace intercostal du côté droit, il s'échappa d'abord un fluide aériforme, et presque en même temps un liquide puriforme mêlé de bulles d'air.

Le thorax ouvert, on reconnut que la cavité de la plèvre droite contenait environ deux pintes d'un liquide séro-purulent, d'un jaune verdâtre, un peu fétide, moins trouble à sa surface que vers son fond, où il était mêlé de petits flocons albumineux, mous et opaques ; une lame de même nature était tendue de la plèvre costale au médiastin presque parallèlement au diaphragme.

Le liquide écoulé, on put facilement se convaincre que le côté droit de la poitrine était plus vaste que le gauche : il était tapissé de toutes parts par une couche épaisse d'une exsudation albumineuse dont la consistance variait de manière que, dans quelques endroits, elle approchait de celle des cartilages, et que dans d'autres elle était ramollie presqu'à consistance de fromage mou. La portion superficielle de la couche qui recouvrait le poumon était la plus molle, et la portion profonde ou adhérente à la plèvre pulmonaire était la plus dense. Cette exsudation avait une épaisseur de plusieurs lignes sur le poumon, la partie droite du médiastin et le diaphragme; elle était moins épaisse, molle et facile à enlever sur les plèvres costale et diaphragmatique, qui offraient une rougeur ponctuée très-intense; elle ne pouvait, au contraire, être détachée du poumon à raison de la forte consistance de sa couche profonde et de son adhérence intime avec la plèvre pulmonaire, qui était épaissie du triple et offrait une couleur d'un gris de perle et une consistance analogue à celle des cartilages : on ne put distinguer sur la plèvre la trace de la ponction.

Le poumon était refoulé vers la colonne vertébrale et les parties postérieures des côtes, auxquelles il adhérait intimement partout, excepté vers son sommet, et jusqu'à la hauteur seulement de la seconde côte ; il était séparé des parois antérieures de la poitrine par un vide plus ou moins vaste, de manière qu'il remplissait à peine le tiers de la cavité de la plèvre. Il était aplati, flasque, mais encore un peu crépitant et évidemment perméable à l'air dans sa partie postérieure. Une sorte d'appendice d'un pouce de largeur à sa base et de la grosseur du doigt dans le reste de son étendue, formée par le lobe moyen du poumon fortement resserré sur lui-même, traversait le liquide épanché dans la cavité de la plèvre, et allait se fixer intimement à la partie antérieure de la face interne des troisième et quatrième côtes.

Le tissu pulmonaire contenait un certain nombre de tubercules de la grosseur d'un noyau de cerise ou d'une aveline, et presque tous ramollis à consistance de fromage mou. Cinq tubercules un peu plus volumineux, tout-à-fait ramollis et presqu'entièrement excavés, s'ouvraient d'une part dans les bronches et de l'autre dans la cavité de la plèvre; de ce côté, les parois des excavations dont il s'agit étaient uniquement formées par la plèvre, et par conséquent molles, très-minces, transparentes, et percées au centre d'un trou d'une à trois lignes de diamètre, qui avait pu permettre à la matière tuberculeuse ramollie de couler dans la plèvre. Trois des excavations communiquant ainsi avec la cavité de cette membrane étaient situées à la surface externe du lobe inférieur, une vers la base de l'appendice décrite ci-dessus, et la dernière à la partie antérieure du lobe supérieur. Les quatrième et cinquième côtes offraient vers leur partie moyenne une légère carie; le périoste était décollé en partie, et la moitié du contour des os baignait dans un pus abondant.

Plusieurs troncs des veines pulmonaires, vers la partie inférieure de ce poumon, étaient exactement remplis et même distendus par des caillots mêlés de sang et de fibrine, très-fermes et comme desséchés, analogues à ceux que l'on trouve dans les anévrysmes (1). D'autres vaisseaux du poumon, au contraire, contenaient des caillots humides et peu consistans.

Le poumon gauche était assez volumineux; il adhérait postérieurement à la plèvre par des lames cellulaires courtes et bien organisées; son tissu était, en général, crépitant et peu gorgé de sang; on y trouvait un grand nombre de tubercules de la grosseur d'un grain de chenevis, grisâtres et demi-transparens; quelques-uns offraient au centre un point jaune, opaque, formé par une matière tuberculeuse demi-concrète et de consistance de fromage un peu mou et friable; deux ou trois plus volumineux formaient une espèce de bouillie épaisse, renfermée dans des cavités qui ne paraissaient avoir aucune communication avec les bronches. On voyait, au bord antérieur de ce poumon, vers la hauteur de la quatrième côte, une excavation aux trois quarts pleine de matière tuberculeuse ramollie à consistance de purée. Cette excavation, de forme aplatie, offrait à-peu-près les dimensions d'un écu de six livres; elle était située très-superficiellement vers le bord antérieur du poumon ; sa paroi antérieure, formée uniquement par la plèvre, présentait l'aspect d'une cavité recouverte par un voile transparent et affaissé sur lui-même; elle ne paraissait pas communiquer avec les bronches, quoique le commencement d'excavation qui y existait dût le faire soupçonner (2).

____

(1) Concrétions du sang antérieures à la mort.

(2) Cette circonstance explique pourquoi ce malade, ob-

Le péricarde contenait environ une once de sérosité un peu jaunâtre. Le volume du cœur était un peu inférieur à celui du poing du sujet; l'oreillette droite, d'une bonne capacité, était remplie de sang noir, en partie coagulé; le ventricule droit était assez vaste; ses parois étaient peut-être plus minces que dans l'état naturel, surtout vers sa pointe; en cet endroit existait une assez grande quantité de fibrine très-ferme, blanche, opaque, mêlée de quelques petits caillots de sang; cette matière était fortement intriquée dans les colonnes charnues; les parois du ventricule gauche avaient tout au plus trois lignes d'épaisseur; sa cavité était proportionnellement très-vaste; le tissu de l'organe avait une fermeté moyenne et une couleur vermeille.

Le larynx, très-rouge, offrait postérieurement un petit ulcère au point de réunion des ventricules. La muqueuse bronchique était très-rouge dans presque toute l'étendue des voies aériennes.

---

servé avec soin tous les jours, et chez lequel le cylindre a été certainement promené plusieurs fois sur tous les points de la poitrine, n'a pas présenté la pectoriloquie dans le point dont il s'agit. Il est probable que le commencement de vacuité qui existait dans cette excavation dépendait uniquement de l'absorption d'une partie de la matière tuberculeuse. Au reste il ne serait pas impossible qu'un rameau bronchique, en communication avec cette cavité, eût échappé à nos recherches, d'autant que ces rameaux sont fort petits vers le bord antérieur du poumon. Mais, dans cette hypothèse encore, l'absence de la pectoriloquie s'explique très-bien par le petit diamètre du canal de communication, et son obstruction facile par une matière tuberculeuse encore fort épaisse.

La cavité du péritoine contenait environ une pinte de sérosité un peu trouble; les intestins et l'estomac étaient un peu distendus par des gaz ; une fausse membrane molle, blanchâtre, et très-facile à détacher recouvrait la fosse iliaque droite et plusieurs points de la face supérieure du foie. On distinguait dans plusieurs endroits de l'intestin grêle, et particulièrement vers la fin de l'iléon, des plaques d'un rouge violet, parsemées de petits tubercules jaunes et opaques : ces taches répondaient à des ulcérations de la membrane muqueuse.

Le foie était volumineux et graissait le scalpel ; la vésicule contenait peu de bile.

Tous les autres organes étaient sains.

Obs. XXXIX. *Pleurésie et pneumo-thorax aigus chez un phthisique.* — Un jeune Basque, âgé d'environ vingt ans, entra à l'hôpital Necker le 12 janvier 1818. Il se disait malade depuis six mois, et se plaignait surtout d'une diarrhée qui durait depuis trois mois. Il présentait d'ailleurs tous les symptômes de la phthisie pulmonaire : amaigrissement considérable, toux continuelle, crachats opaques, jaunâtres, et où l'on distinguait des grumeaux de matière un peu moins jaune, de consistance de fromage mou, et qui paraissaient être des fragmens de tubercules ramollis.

La poitrine résonnait mal en haut et en avant du côté droit, en haut et en arrière du côté gauche. La pectoriloquie était très-évidente à droite sous l'aisselle et sous la clavicule, ainsi que sur l'épaule,

entre le bord supérieur du muscle trapèze et la clavicule (1).

Les battemens du cœur s'entendaient, dans un espace assez circonscrit, à la région précordiale. On
les entendait un peu sous les clavicules. La contraction des ventricules donnait quelque impulsion presque sans bruit; celle des oreillettes était sonore.

Ce malade resta long-temps à l'hôpital, dans un
état stationnaire. Un cautère appliqué à la partie antérieure de la poitrine, entre la seconde et la troisième côte, parut même produire de l'amélioration.
Dans le courant de février, l'expectoration diminua
progressivement et cessa presque entièrement ainsi
que la toux; mais la diarrhée persistait toujours
malgré l'emploi du laudanum. Vers la même époque,
la pectoriloquie fut modifiée d'une manière remarquable. La résonnance de la voix avait toujours lieu
avec beaucoup de force dans les mêmes points;
mais la voix ne passait plus aussi évidemment par le
tube, et chaque mot que prononçait le malade était
accompagné d'une sorte de souffle très-fort qui semblait traverser le cylindre (2). L'inspiration semblait
également se faire par le canal du cylindre.

Le 5 mars, de nouveaux changemens survinrent.
Le malade tomba tout-à-coup dans une espèce d'affaissement voisin de la stupeur; sa face, jusqu'alors

____

(1) MM. les docteurs Leroux, Lucas, Mac-Mahon, Cayol,
Pignier et Ribes, ont reconnu à diverses époques la pectoriloquie chez ce malade.

(2) C'est le *souffle voilé*. (*Voy*. tom. 1, pag. 59.)

pâle et un peu terreuse, se colora d'une légère teinte violette et diffuse, mais cependant un peu plus marquée aux pommettes ; la respiration paraissait plus gênée ; la peau était plus chaude, et le pouls plus fréquent et plus développé ; il y avait de légères douleurs pongitives au côté droit. La poitrine, percutée de nouveau, résonnait parfaitement dans toute sa surface antérieure ; et la partie antérieure-supérieure droite, qui jusque là et la veille encore rendait un son mat, paraissait au contraire résonner avec plus de force que le côté opposé. L'exploration par le cylindre fournissait des données tout-à-fait contraires ; car la respiration ne s'entendait nullement dans toute l'étendue des parties antérieure et latérale droites de la poitrine, et était très-forte et très-bruyante, quoique sans râle, à gauche. En arrière, la percussion donnait un résultat plus en rapport avec l'état de la respiration : la poitrine résonnait un peu moins du côté droit, et la respiration s'entendait dans les deux côtés, mais beaucoup moins bien à droite.

Je regardai ces phénomènes comme le résultat d'une inflammation de la plèvre droite survenue tout-à-coup. D'après l'absence de la respiration, coïncidant avec une résonnance parfaite de la poitrine, je pensai qu'il y avait en même temps épanchement séro-purulent et pneumo-thorax, et que le poumon, repoussé à la fois par un gaz et par un liquide abondant, était refoulé vers la colonne vertébrale. Je présumai, en conséquence, et d'après l'observation rapportée ci-dessus, qu'on devait entendre, à l'aide de la *commotion,* la fluctuation du liquide ; mais le malade étant très-faible ce jour-là, je remis au lendemain à pratiquer la commotion. Soupçonnant aussi que la subite apparition de la pleurésie et du pneumo-thorax pouvait être l'effet de l'ouverture dans la cavité de la plèvre d'une excavation tuberculeuse ramollie, je cherchai à m'assurer si ce malade ne présentait pas, en parlant ou en respirant, le tintement métallique qu'on avait observé si constamment chez le sujet de l'observation précédente; mais je ne trouvai rien de semblable. Ayant été indisposé moi-même, je fus quelques jours sans pouvoir faire la visite, et pendant ce temps le malade succomba le 9 mars. Quoique je ne fusse pas encore bien rétabli, je voulus être présent à l'ouverture, et je me rendis en conséquence à l'hôpital le lendemain.

Avant de procéder à l'ouverture, je fis placer le corps dans l'état de session, et pratiquer la *commotion* en prenant le sujet par l'épaule, suivant la méthode d'Hippocrate. Cette exploration fit entendre distinctement la fluctuation d'un liquide dans le côté droit de la poitrine. Ce côté paraissait plus développé que le gauche; percuté, il rendait un son un peu plus clair; ouvert antérieurement avec la pointe d'un scalpel, entre la quatrième et la cinquième côte, il laissa échapper un fluide élastique qui sortit avec sifflement.

Une médiocre quantité de sérosité était infiltrée dans la pie-mère : il y en avait également un peu à la base du crâne et dans les ventricules. La substance cérébrale était assez ferme.

La plèvre droite contenait une quantité assez considérable d'un liquide séro-purulent, très-spumeux à sa surface, d'une couleur jaune-verdâtre, et cependant demi-transparent malgré la grande quantité de fragmens puriformes qui le troublaient. La face interne de la plèvre était tapissée d'une matière albumineuse opaque, d'un blanc jaunâtre, de consistance de lait caillé, très-facile à racler avec le scalpel, et qui formait par endroits une couche assez épaisse sur les plèvres costale et diaphragmatique, plus mince sur la plèvre pulmonaire.

Le poumon droit, refoulé vers le sommet de la poitrine, le long de la colonne vertébrale, adhérait intimement, à l'aide d'un tissu cellulaire très-court et bien organisé, à la plèvre médiastine, et en haut seulement à la plèvre costale; antérieurement et latéralement, il en était séparé, jusqu'à la hauteur de la deuxième côte, par le liquide décrit ci-dessus, et par le gaz épanché qui paraissait avoir rempli le cinquième ou le sixième de cet espace. Ce poumon, ainsi réduit au tiers ou au quart au plus de son volume, était flasque et très-peu crépitant dans toute son étendue. Il présentait au toucher des duretés ou nodosités qu'il était facile de reconnaître pour des tubercules.

La surface du poumon, examinée avec soin, ne présenta aucune ouverture. Incisé, cet organe offrait, tout-à-fait à son sommet, deux petites excavations capables de loger une noisette ou une petite noix, entièrement remplies d'un liquide jaunâtre, visqueux, assez consistant, puriforme, et qu'on voyait évidemment être le produit de la fonte d'un tubercule. Une de ces cavités communiquait, par une ouverture de deux lignes de diamètre et de trois lignes au plus de longueur, avec une troisième six fois plus grande que les deux autres, et qui avait dû être placée sous les seconde et troisième côtes et un peu vis-à-vis l'aisselle, mais qui se trouvait séparée de ces parties, jusqu'à la hauteur du premier espace intercostal, par l'épanchement. Cette excavation, aplatie à raison du refoulement du poumon par l'épanchement, eût pu contenir un œuf de poule. Elle renfermait une petite quantité de matière tuberculeuse ramollie à consistance puriforme. Ses parois étaient tapissées de deux membranes, l'une molle, blanchâtre, presque entièrement opaque et facile à enlever ; l'autre extérieure à la première, ferme, d'un gris de perle, demi-cartilagineuse, légèrement transparente et appliquée immédiatement sur le tissu du poumon, auquel elle adhérait intimement : celle-ci n'existait que par endroits. Vers le côté antérieur du poumon, cette excavation n'était séparée de la cavité de la poitrine que par l'épaisseur de la plèvre et de la double membrane décrite ci-dessus (1).

Dans le reste de son étendue, le tissu pulmonaire était gris, et dans quelques endroits rougeâtre. Cette couleur grise était due à une quantité innombrable de tubercules miliaires, la plupart jaunâtres, opaques et déjà ramollis au centre ; quelques-uns étaient encore gris et demi-transparens ; par endroits ils formaient par leur réunion des noyaux ou groupes qui s'é-

---

(1) Cette disposition était la cause du *souffle voilé* observé dans les derniers temps de la maladie.

taient complètement ramollis et étaient réduits en cette matière puriforme visqueuse et jaunâtre que nous avons vue remplissant les deux petites cavités du sommet.

Malgré ces désordres, le poumon droit était encore un peu perméable à l'air, comme le prouva l'insufflation que je fis faire par la trachée avant qu'on eût incisé le poumon : quoique le soufflet dont on se servit à cet effet fût très-mauvais, on réussit à augmenter d'un quart au moins le volume de cet organe.

Le poumon gauche, au premier aspect, paraissait parfaitement sain ; il était crépitant et seulement un peu gorgé de sang ; mais en l'incisant, on trouva quelques tubercules miliaires parsemés de loin en loin dans son tissu, et dont quelques-uns même étaient déjà jaunes et opaques et commençaient à se ramollir : le plus grand nombre étaient encore gris et demi-transparens.

Le cœur était dans de bonnes proportion ; son ventricule droit contenait une concrétion polypiforme assez grosse ; les parois de ses cavités étaient bien proportionnées ; la chair en était assez rouge.

Les intestins grêles offraient, à leur face externe, des taches d'un violet noirâtre, assez peu éloignées les unes des autres, et dans lesquelles on remarquait de légères saillies blanchâtres. Ces taches répondaient à des ulcérations de la muqueuse, ulcérations au fond desquelles se trouvaient de petits tubercules fort durs, assez semblables à des grains de millet et seulement un peu plus gros.

Les autres viscères abdominaux étaient dans l'état naturel.

Obs. XL. *Pleurésie chronique et pneumo-thorax par suite de la rupture dans la plèvre d'une excavation tuberculeuse du poumon.* — J. Boulanger, planeur, âgé de trente-cinq ans, d'un tempérament lymphatico-sanguin, d'une faible constitution, né de parens sains, avait eu la variole à l'âge de cinq ans. Quelques années plus tard, il avait contracté la gale, dont on le guérit en quinze jours par un remède dont il n'a jamais connu la composition. A vingt-sept ans, il fut atteint d'une blennorrhagie qui céda à un traitement approprié. Dans le mois d'octobre 1816, il entra à l'hôpital Saint-Louis pour y être traité d'un abcès à la fesse gauche et de douleurs dans la hanche du même côté. Après plusieurs fumigations sulfureuses et aromatiques, les douleurs, qui s'étaient fait sentir dans presque tous les membres, disparurent entièrement; il ne resta qu'un gonflement du genou droit, pour lequel le malade fut envoyé à l'hôpital de la Charité dans le mois de septembre 1817. On le traita, dans ce dernier hôpital, par des cataplasmes et des frictions avec le liniment volatil; et il était à-peu-près guéri, lorsque, dans le mois de janvier, il fut pris subitement de céphalalgie avec douleur dans les côtés de la poitrine, toux fréquente et expectoration de crachats blancs assez abondans. Ces douleurs avaient en partie cédé à l'application de vésicatoires volans, et le malade ayant repris de l'appétit, et voyant son genou guéri, sortit de l'hôpital vers la fin de février.

Au bout de quelques jours, la toux et la difficulté de respirer le forçant de nouveau d'abandonner son travail, il entra à l'hôpital Necker le 14 mars 1818.

Examiné le même jour, il présenta les symptômes suivans : face assez maigre, peau un peu sèche et chaude, pouls fréquent et régulier, respiration courte, accélérée ; toux fréquente, expectoration peu abondante, spumeuse, un peu filante, mêlée de crachats jaunes et opaques. La poitrine rendait un son mat dans tout le côté gauche ; elle résonnait assez bien antérieurement à droite, médiocrement en arrière du même côté. La respiration ne s'entendait à gauche, au moyen du cylindre, que près de la colonne vertébrale, et, dans cet endroit-là même, elle était très-faible et accompagnée d'un léger râle sibilant. Elle s'entendait bien à droite. La pectoriloquie était évidente dans la fosse sus-épineuse droite de l'omoplate. On n'entendait rien par la succussion du tronc.

En conséquence de ces signes, on porta le diagnostic suivant : *Phthisie, pleurésie chronique avec épanchement considérable dans le côté gauche.*

(*Séton sur le côté gauche du thorax ; infusion béchique avec sirop des cinq racines ; loock avec deux gros d'acétate de potasse.*)

Les jours suivans, la toux diminua ; la respiration devint plus libre.

Le 20 mars, on trouva une pectoriloquie douteuse sous la clavicule gauche. Le malade resta à-peu-près dans le même état jusqu'au mois d'avril. A cette époque, on supprima le séton, qui était très-douloureux.

Le 16 avril, la pectoriloquie était parfaite dans le lieu déjà indiqué. La netteté de la voix et l'absence du râle dans ce point firent juger que l'excavation ulcéreuse qui produisait le phénomène était complètement vidée ; mais la toux devint plus fréquente, l'expectoration plus abondante et composée en plus grande partie de pituite filante, spumeuse et transparente, dans laquelle nageaient quelques crachats jaunes et opaques.

(*Vésicatoire sur le côté.*)

Même état jusqu'au mois de mai. Le malade maigrissait toujours, mais assez lentement.

Le 3 mai, on entendait un léger râle muqueux, presque sans mélange du bruit respiratoire, sous la clavicule gauche et le long de l'épine dorsale du même côté (1). Le même râle se faisait entendre à droite, surtout postérieurement ; mais la respiration s'y entendait assez bien en outre.

(*Application d'un moxa au-dessous de la clavicule gauche, sans changement dans l'état du malade.*)

Dans le courant de juin et de juillet, la toux devint plus fréquente ; l'amaigrissement augmenta beaucoup.

Le 18 août, le malade fut pris de diarrhée ; l'appétit se perdit, la toux devint très-fréquente ; elle était suivie de l'expectoration d'un liquide spu-

---

(1) Le râle existant dans ces points seulement indiquait, avec les autres signes, que le poumon, refoulé en arrière et en haut, n'était immédiatement appliqué aux parois thoraciques que dans ces points.

meux, filant, mêlé d'une matière puriforme fétide. Le malade rejetait au moins une livre et demie de cette matière dans les vingt-quatre heures. Cette expectoration diminua dans le courant d'août.

Vers la fin de septembre, l'appétit avait reparu, la diarrhée avait cessé.

Le 8 octobre, respiration courte et difficile, coucher sur le côté droit impossible, toux fréquente, nausées suivies de l'expectoration d'une grande quantité de crachats très-spumeux et fétides. La poitrine résonnait également dans ses deux parties antérieures. La respiration ne s'entendait nullement à gauche, mais bien à droite (1). La pectoriloquie était évidente dans la fosse sus-épineuse droite. Perte d'appétit et de sommeil, diarrhée abondante, aphthes sur la langue et dans la bouche.

M. Rault, en appliquant le cylindre sur le côté gauche et faisant secouer ce malade, entendit distinctement le flot d'un liquide. (*Vésicatoire sur le côté gauche.*)

Du 9 au 30 octobre, amaigrissement de plus en plus rapide ; du reste, point de changement.

Le 30 octobre, la succussion faisait toujours entendre le bruit du liquide dans la poitrine. Le malade disait que lorsqu'il se couchait un instant sur le côté droit, la toux devenait plus fréquente et l'expectoration beaucoup plus abondante. D'ailleurs, il n'entendait pas lui-même la fluctuation du li-

---

(1) Le retour du son du côté gauche, avec persistance de l'absence de la respiration, indiquait le développement du pneumo-thorax.

quide, et on ne l'entendait pas non plus à l'oreille nue. On chercha inutilement plusieurs fois le tintement métallique : la voix ni la toux ne le firent jamais entendre.

Du 30 octobre au 6 novembre, amaigrissement plus marqué, continuation du dévoiement. L'intérieur des lèvres se recouvrit d'une couche de matière blanchâtre produite par la réunion de plusieurs aphthes. Vomissement d'un liquide grisâtre, très-fétide. La fluctuation du liquide par la succussion devint très-sensible à l'oreille nue et pour le malade lui-même.

Le 7 novembre, respiration très-difficile, pouls petit et très-faible ; mort pendant la nuit, après une courte agonie.

J'étais absent à cette époque, ainsi que je l'ai déjà dit. M. Cayol, qui me remplaçait et avait vérifié tous les signes indiqués ci-dessus, ne put assister à l'ouverture, qui fut faite par MM. Rault, élève interne, Beaugendre, D. M., et Mériadec Laennec, élève de la Faculté, en présence de plusieurs autres jeunes médecins et étudians en médecine curieux de vérifier le diagnostic porté par leurs condisciples.

Ouverture. Amaigrissement considérable, surtout de la face. Le côté gauche du thorax était plus développé que le droit ; ses espaces intercostaux étaient plus larges et s'élevaient au niveau des côtes, tandis que ceux du côté gauche étaient enfoncés.

Le cerveau et les méninges n'offraient aucune altération.

Un scalpel ayant été plongé dans le côté gauche

du thorax, il en sortit, avec sifflement, un gaz extrêmement fétide. La poitrine ouverte, on trouva, dans la cavité de la plèvre gauche, environ trois pintes d'un liquide d'un gris noirâtre, répandant une odeur excessivement fétide et un peu analogue à celle de l'ail. Le poumon du même côté était aplati contre la colonne vertébrale et réduit aux dimensions de la main. Sa surface était recouverte d'une couche de matière blanche, demi-concrète, mêlée d'une substance noire assez molle.

Cette surface offrait, en outre, deux ouvertures capables de recevoir le doigt; l'une située vers la partie supérieure et externe, l'autre vers la partie moyenne de la face externe du poumon. La première de ces excavations se terminait en cul-de-sac vers le sommet du poumon; la seconde se prolongeait par deux sinuosités du côté de l'origine des bronches; mais, avec quelque soin qu'on ait recherché si elles communiquaient avec elles, on n'a pu le découvrir (1). Ces cavités étaient creusées dans la substance pulmonaire elle-même, qui était

____

(1) Ces conduits fistuleux *borgnes*, pour me servir d'une expression usitée en chirurgie, étaient évidemment les restes de deux excavations tuberculeuses ouvertes dans la plèvre ; mais, comme elles ne s'étaient pas ouvertes en même temps dans les bronches, ainsi qu'il arrive ordinairement, l'air extérieur n'a pu pénétrer dans la cavité de la plèvre, et le phénomène du tintement n'a pu avoir lieu. Le gaz contenu dans la plèvre était très-fétide, parce qu'il était uniquement le produit de la décomposition du liquide épanché. D'après son odeur alliacée, ne pourrait-on pas soupçonner qu'il était composé en partie de gaz hydrogène phosphoré,

flasque, noirâtre, et par endroits assez ferme et parsemée de quelques petits tubercules miliaires.

Toute la surface de la fausse membrane qui recouvrait la plèvre du côté gauche était noire et molle. Plus profondément, on trouvait une substance plus ferme, blanchâtre, qui avait beaucoup plus d'épaisseur.

Le poumon droit adhérait de toutes parts par un tissu cellulaire court et bien organisé. Son tissu était parsemé d'un grand nombre de tubercules miliaires. Son sommet offrait des rides séparées par des rainures assez profondes. En l'incisant suivant sa longueur, on trouva un peu postérieurement une cavité capable de loger une aveline. Cette cavité était vide, et tapissée par une fausse membrane rougeâtre à sa surface, demi-cartilagineuse et bien organisée (1). A la partie moyenne du lobe supérieur existaient plusieurs lignes blanches, fermes, presque cartilagineuses, et ressemblant à d'anciennes

---

et sans doute aussi de gaz hydrogène sulfuré, le plus commun de tous ceux que produit la décomposition du pus dans les corps vivans, et celle des matières animales liquides immédiatement après la mort? Quoi qu'il en soit, je pense que la couleur noire de la fausse membrane pleurétique était due à ces gaz. C'est ici un phénomène analogue à celui de la couleur noire que prend, chez beaucoup de cadavres, la surface concave du foie par l'effet de la transsudation des gaz contenus dans l'estomac et l'arc du colon, et tout l'extérieur de ce viscère, jusqu'à deux ou trois lignes de profondeur, dans certaines péritonites chroniques.

(1) C'était cette excavation qui avait donné la pectoriloquie dans la fosse sous-épineuse droite.

cicatrices. Deux de ces lignes se réunissaient en forme de V, et contenaient dans leur intervalle un noyau de matière tuberculeuse facile à enlever et qui semblait flottant entre elles (1). Tout-à-fait au sommet du poumon, on remarquait une masse tuberculeuse de la grosseur d'une amande : elle était enveloppée par une espèce de membrane fibro-cartilagineuse dont il fut facile de la séparer. Il resta alors une cavité bien organisée, et qui présentait, vers sa partie inférieure, de petites ouvertures qui ne conduisaient que dans des rameaux bronchiques.

Le cœur était du volume du poing du sujet; son tissu était rouge et ferme, ses cavités bien proportionnées; l'oreillette droite était distendue par du sang noir en partie coagulé.

Les intestins étaient un peu dilatés par des gaz; la membrane muqueuse de l'estomac était dans l'état naturel; celle de l'intestin grêle et du cœcum offrait dans plusieurs points de la rougeur et des ulcérations à bords durs et inégaux et à fond grisâtre.

Les organes urinaires et reproducteurs étaient sains.

Obs. XLI. *Pneumo-thorax avec épanchement*

____

(1) Voilà encore un exemple de la possibilité de la cicatrisation des excavations tuberculeuses. L'excavation vide décrite ci-dessus en offre de plus un de leur conversion en une fistule. Il est probable que ce malade eût pu vivre fort long-temps et peut-être bien des années, si les excavations du poumon gauche se fussent ouvertes dans les bronches au lieu de s'ouvrir dans la plèvre.

pleurétique. — Arsène Léraut, âgée de vingt-six ans, couturière, d'une taille assez élevée, d'une faible constitution, d'un tempérament lymphatique, entra à l'hôpital Necker au mois de janvier 1819. Elle était, disait-elle, *enrhumée* depuis trois mois. Depuis un mois seulement elle avait perdu l'appétit et était tombée dans un état de faiblesse qui l'empêchait de travailler. Elle portait depuis plusieurs années des glandes lymphatiques engorgées sous l'aisselle droite. Le jour de l'entrée de la malade, la poitrine résonnait médiocrement dans toute son étendue; le son paraissait plus mat à la partie antérieure-supérieure gauche; dans le même point, la pectoriloquie existait, mais d'une manière imparfaite, et la malade, en respirant, semblait aspirer l'air contenu dans le tube du stéthoscope. Sous l'aisselle du même côté, la respiration était accompagnée d'un râle muqueux ou gargouillement assez prononcé pour qu'on ne pût l'attribuer qu'au passage de l'air à travers de la matière tuberculeuse ramollie. On porta en conséquence sur la feuille du diagnostic : *Tubercules dans les poumons ; excavation tuberculeuse au sommet du poumon gauche.*

La malade étant évidemment dans un état désespéré, elle ne fut pas fréquemment examinée.

Le 3 mars, je répétai l'exploration, qui donna le même résultat : seulement la pectoriloquie était devenue de la plus grande évidence.

Les jours suivans, la respiration devint chaque jour plus gênée ; la diarrhée, qui n'avait cessé que par intervalles très-courts, augmenta et devint tout-à-fait continue.

Le 16 mars, la faiblesse était extrême, la respiration courte et accélérée, le pouls faible et très-fréquent. Le 17 au matin, le nez était un peu violet et les extrémités paraissaient plus froides que le tronc. En appliquant le cylindre à la hauteur de la troisième côte, j'y entendis un léger tintement métallique (1). Ce phénomène était plus évident encore au-dessous de la mamelle. La respiration pouvait à peine être soupçonnée, ou plutôt ne s'entendait pas du tout, dans toute l'étendue du côté gauche. Ce côté résonnait cependant beaucoup mieux que le côté droit, dans lequel la respiration s'entendait assez bien. J'annonçai alors qu'en secouant le tronc de la malade, on allait entendre la fluctuation du liquide. La commotion pratiquée selon le procédé d'Hippocrate donna effectivement ce résultat de la manière la plus évidente. La pectoriloquie était toujours très-manifeste depuis la clavicule gauche jusqu'à la deuxième côte; elle l'était assez aussi dans la fosse sus-épineuse du même côté. En conséquence de ces observations, je fis ajouter au diagnostic précédent : *Pleurésie et pneumo-thorax du côté gauche produits par l'éruption dans la plèvre d'une excavation tuberculeuse.*

La malade succomba dans la nuit suivante.

Ouverture du corps faite vingt-quatre heures

---

(1) Ce signe indiquait déjà d'une manière certaine l'existence du pneumo‑thorax, avec épanchement liquide. Le reste de l'exploration n'a été fait que dans le dessein de confirmer ce qu'on savait déjà par l'existence de ce premier signe.

après la mort. La tête ne fut point ouverte. Au moment où le scalpel pénétra dans le côté gauche de la poitrine, il s'échappa avec sifflement un gaz à-peu-près inodore qui paraissait fort abondant. La poitrine ouverte, ce côté parut à moitié vide; le poumon gauche était refoulé en haut et en arrière, de manière qu'il n'avait guère que le tiers de son volume naturel. La surface de la plèvre offrait par endroits une rougeur ponctuée; sa cavité contenait environ une demi-pinte d'un liquide transparent, un peu jaunâtre, mêlé de quelques flocons blanchâtres. Le poumon adhérait intimement à la plèvre dans presque toute la surface de son lobe supérieur. Sa face externe présentait, immédiatement au-dessus de cette adhérence et au niveau de la partie moyenne de la troisième côte, une ouverture ou ulcération de la largeur de l'ongle, recouverte d'un mucus jaune assez épais, à travers lequel s'échappaient des bulles d'air, en pressant légèrement au-dessus. Cette ulcération était la terminaison d'un trajet fistuleux très-court, capable d'admettre le petit doigt, et communiquant avec une vaste excavation presque vide qui occupait une grande partie du lobe supérieur du poumon. L'intérieur de cette caverne présentait divers enfoncemens en forme de culs-de-sac, qui la rendaient anfractueuse; on y distinguait en outre l'ouverture de deux ou trois tuyaux bronchiques de la grosseur d'une plume de corbeau. Elle était tapissée dans toute son étendue par une fausse membrane assez molle. Dans quelques points, on apercevait le tissu pulmonaire durci, un peu rougeâtre et tout-à-fait à nu ou revêtu de quelques rudimens d'une membrane plus ferme, intimement adhérente, et évidemment demi-cartilagineuse, qui existait aussi un peu par endroits sous la fausse membrane molle. Les parois de cette ulcération n'étaient formées, à leurs parties supérieure et interne, que par ces membranes accidentelles et par une couche de tissu pulmonaire condensé, d'une ligne au plus d'épaisseur. Le reste de l'organe était comme ridé à sa surface; son tissu était flasque; il contenait peu de sang et un grand nombre de tubercules jaunes et opaques.

Le poumon droit remplissait la cavité de la plèvre, à laquelle il adhérait fortement dans presque toute son étendue par un tissu cellulaire court et bien organisé. Il était rempli d'un grand nombre de tubercules blancs et de la grosseur d'un noyau de cerise. Le tissu pulmonaire interposé entre ces tubercules était assez crépitant, quoiqu'un peu teint de sang. La surface de la plèvre costale offrait postérieurement une rougeur ponctuée, plus marquée que du côté gauche; elle contenait environ deux verres de sérosité jaunâtre.

Le cœur était bien proportionné à la taille et à l'âge du sujet; ses cavités n'offraient aucune altération.

L'estomac et les intestins étaient peu distendus par des gaz; la surface de leur membrane muqueuse présentait, dans quelques points, une rougeur peu intense.

Le foie descendait presque jusqu'à la crête iliaque; sa surface était jaunâtre; il graissait assez fortement le scalpel. Les autres organes ne présentaient rien de remarquable.

La tumeur située sous l'aisselle droite était formée par une masse de matière tuberculeuse, jaune, opaque, et divisée en lobules de la grosseur d'une noix par un tissu cellulaire blanc et assez dense.

OBS. XLII. *Pleurésie chronique et pneumo-thorax, avec gangrène partielle de la plèvre.* — Pierre Moineau, Savoyard, âgé de vingt-deux ans, cordonnier, d'une bonne constitution, d'un embonpoint musculaire et graisseux notable, n'avait, disait-il, éprouvé depuis son enfance d'autres maladies qu'une *fièvre* qui le tint alité à-peu-près un mois, vers la fin de 1817 (1). Depuis cette époque, il avait joui d'une santé parfaite. Dans les premiers jours d'octobre 1818, il fut affecté d'un *rhume* violent, qu'il attribua à ce qu'ayant chaud il avait bu de l'eau très-froide. Pour s'en débarrasser, il prit d'abord de la tisane d'orge et de suc de réglisse : et, quelques jours après, il fit usage du vin chaud. Ces moyens furent inutiles : la toux continua ; le malade cracha le sang assez abondamment, et eut cinq ou six hémorrhagies nasales qui ne le soulagèrent point.

Au bout de deux mois, voyant que sa santé ne s'améliorait pas, il se décida à entrer à l'Hôtel-Dieu, où il resta depuis le 13 décembre jusqu'au 25 du même mois : il y fut saigné quatre fois, et ces saignées, jointes à deux applications de sangsues, l'ayant à-peu-près débarrassé de sa toux, il se crut

____

(1) Cette maladie était probablement la pleurésie ancienne qui avait produit les adhérences du poumon et du diaphragme dont on trouvera plus bas la description.

tout-à-fait guéri et demanda sa sortie. Mais dix jours après (le 4 janvier 1819), étant allé boire avec ses camarades, il éprouva un froid très-vif en sortant du cabaret, et rentra chez lui avec une fièvre assez forte qui ne le quitta pas de toute la nuit. Le lendemain, il lui fut impossible de reprendre son travail accoutumé ; il eut une syncope, et ses camarades l'apportèrent à l'hôpital Necker. Examiné quelques heures après, il présenta les symptômes suivans :

Face colorée vers les pommettes, embonpoint assez considérable, abattement très-grand, respiration gênée, toux fréquente, suivie de l'expectoration de crachats visqueux, spumeux et un peu adhérens au vase ; douleur dans tout le côté droit de la poitrine ; la respiration ne s'entendait à droite que sous la clavicule et vers la racine du poumon, et encore très-peu ; dans ce dernier point, on entendait un râle crépitant assez marqué ; dans toute l'étendue du côté gauche, on entendait parfaitement la respiration. La poitrine résonnait très-bien du même côté ; à droite le son était moins clair antérieurement, et tout-à-fait mat postérieurement. D'après ces signes, j'établis le diagnostic suivant : *Pleuropéripneumonie du côté droit, chez un sujet attaqué antérieurement de tubercules* (1).

(*Saignée du bras ; infusion de polygala ; diète.*) Deux autres saignées et trois applications de sangsues furent faites successivement les jours suivans.

______

(1) Je ne sais plus d'après quelle raison je me déterminai à croire que ce malade était phthisique : c'était probablement d'après les signes anamnestiques, car l'aspect du ma-

Le malade s'en trouva bien ; le point de côté disparut ; la respiration devint plus libre : cependant les forces ne se relevaient point. Le malade était dans une sorte d'accablement continuel, mais sans stupeur ; l'appétit était nul. Une diarrhée assez forte survint, et ces symptômes, joints à une plus grande pâleur de la face, me confirmèrent dans l'opinion que le malade était phthisique, quoiqu'il conservât de l'embonpoint.

Le 18 janvier, je fis examiner avec soin la poitrine par un élève exercé, pour savoir si la pectoriloquie n'existerait pas dans quelque point : il la trouva d'une manière assez évidente dans la fosse sous-épineuse droite. Trop occupé ce jour-là, je ne pus répéter l'examen.

Le 20, je trouvai le malade très-faible, très-pâle, et couvert d'une moiteur froide et un peu fétide. Je l'examinai de nouveau attentivement, et je trouvai ce qui suit : la respiration s'entendait un peu sous les deux premières côtes droites et le long du bord antérieur du poumon, dans toute la partie correspondante aux cartilages des côtes. Dans cette étendue, elle s'entendait d'autant moins mal qu'on appliquait le cylindre plus inférieurement. On ne l'entendait point dans le côté ni postérieurement, si ce n'est un peu à la racine du poumon. A gauche, elle s'entendait partout très-bien et avec beaucoup de force.

J'entendis de plus, par momens, pendant que le

---

lade était celui d'un homme attaqué d'une maladie aiguë et très-récente.

malade toussait ou parlait, résonner dans la poitrine un *tintement* semblable à celui que rend un vase de porcelaine que l'on frappe légèrement. Ce signe indiquant un penchant pleurétique avec pneumo-thorax, par suite d'une communication fistuleuse des bronches avec la cavité de la plèvre, je percutai la poitrine pour assurer davantage ce diagnostic. Elle rendait toujours un son mat dans les parties postérieure et latérale droite ; mais antérieurement, du même côté, elle rendait un son très-clair et plus fort même que celui du côté gauche, qui résonnait cependant toujours très-bien dans toute son étendue. D'après ce signe, comparé aux résultats de la première percussion et de l'examen par le cylindre, je ne doutai plus de l'existence des lésions indiquées ci-dessus ; je les fis noter sur la feuille du diagnostic, et j'annonçai que nous allions entendre la fluctuation du liquide. Je fis, en conséquence, pratiquer la succussion suivant la méthode d'Hippocrate : la fluctuation se fit entendre distinctement, quoique faiblement, à l'oreille nue ; on l'entendait beaucoup mieux en appliquant le cylindre sous l'aisselle.

Je cherchai inutilement la pectoriloquie observée l'avant-veille par plusieurs élèves : elle n'existait plus. D'après cette dernière circonstance, il était assez vraisemblable que l'excavation qui la donnait s'était ouverte dans la plèvre, et il était facile d'expliquer l'apparition subite du pneumo-thorax, ainsi que le *tintement* décrit ci-dessus. Cependant ce dernier phénomène n'étant ni très-prononcé ni continu, je n'osai rien affirmer à cet égard, d'autant que je n'avais pas entendu moi-même la pectoriloquie.

Le 21, le malade toussait plus que les jours précédens; l'expectoration avait été très-abondante pendant la nuit; les crachats étaient jaunes ou blancs, un peu visqueux, mêlés d'air et accompagnés de beaucoup de salive filante; le dévoiement était devenu plus fort; une moiteur fétide couvrait la face et la poitrine. Les phénomènes donnés par la percussion et le cylindre étaient les mêmes : seulement on entendait, dans presque toute l'étendue du côté droit, un râle sec, grave, sonore et fort éloigné (signe de catarrhe pulmonaire).

La fluctuation déterminée par la succussion s'entendait très-distinctement à l'oreille nue. Cependant le côté droit ne présentait aucune apparence d'œdème; les espaces intercostaux n'étaient pas agrandis; le foie ne descendait point au-dessous des fausses côtes, et ne pouvait même être senti dans l'épigastre. Du reste, le malade n'avait presque rien perdu de son embonpoint, et les forces étaient évidemment plutôt opprimées que détruites. D'après cette circonstance, je conçus l'espoir de sauver le malade par l'opération de l'empyème.

La communication fistuleuse de la plèvre avec les bronches, eût-elle été tout-à-fait certaine, ne me paraissait pas une raison de désespérer absolument du succès de l'opération, d'après les observations de MM. *Bacqua*, *Jaymes* et *Robin* (1), qui ont vu des malades guérir, quoique les injections que l'on faisait dans la plèvre revinssent par la bouche, ce

____

(1) *Journal général de Médecine*, décembre 1813, et *Dictionnaire des Sciences médicales*, art. *Empyème*.

qui ne se peut concevoir sans une communication semblable. L'opération de l'empyème était d'ailleurs le seul moyen, non-seulement de guérir, mais même de soulager le malade. Je ne voulus pas cependant m'y décider avant d'avoir fait voir à quelques-uns de mes confrères ce cas intéressant, et d'avoir pris leur avis : j'écrivis, en conséquence, à plusieurs d'entre eux et les invitai à venir voir le malade.

Dans la journée, le malade expectora une matière purulente très-fétide et tout-à-fait différente de ses crachats ordinaires. Elle était rendue en telle abondance qu'elle semblait vomie plutôt qu'expectorée.

Le 22, la respiration était extrêmement gênée; le malade avait eu une sueur très-abondante et fétide pendant toute la nuit; il en était encore couvert au moment de la visite. La toux était des plus violentes et ne donnait pas un instant de relâche; l'expectoration était redevenue peu abondante et purement muqueuse; la face était très-pâle et l'accablement extrême; on n'entendait qu'un râle muqueux, sans mélange de respiration, dans tous les points du côté droit où la respiration s'entendait encore la veille; le *tintement* décrit ci-dessus ne s'entendait plus quand le malade parlait ou toussait; mais il accompagnait d'une manière évidente les efforts d'inspiration. Le pouls et les battemens du cœur étaient assez faibles; la respiration s'entendait beaucoup moins fortement que les jours précédens sous la partie antérieure-supérieure gauche de la poitrine, et le son paraissait en cet endroit un peu moins clair; mais elle s'entendait toujours très-bien dans le reste du côté gauche. Cette circonstance fit ajouter à la feuille du diagnostic : *Le poumon gauche commence à s'en-flammer dans son lobe supérieur.*

Mon confrère M. Guersent, médecin de l'hôpital des Enfans, avait vu le malade dans la matinée; il avait répété la succussion; il avait entendu distinctement la fluctuation du liquide, et avait été d'avis de suivre le précepte de Celse; *meliùs est anceps auxilium experiri quàm nullum.*

La chute rapide des forces et la suffocation imminente, devenue plus redoutable encore par l'apparition d'un engorgement péripneumonique dans le poumon gauche jusqu'alors sain, ne laissaient en effet d'autre alternative que d'abandonner le malade à une mort certaine et très-prompte, ou d'opérer sur-le-champ. Dans cet état de choses, je ne crus pas même pouvoir attendre le temps nécessaire pour faire appeler mon collègue M. Baffos, chirurgien en chef de l'hôpital, qui, ayant terminé son service, n'aurait pu probablement être trouvé qu'au bout de plusieurs heures. Je me décidai, en conséquence, à faire faire l'opération par un jeune chirurgien qui suivait ma visite. Je ne le nommerai point, non qu'on puisse l'accuser d'aucune faute contre les règles de l'art, mais parce que, aux yeux du public, un chirurgien a toujours tort quand il n'a pu atteindre le but immédiat de son opération : *turpe est enim omninò chirurgiam non obtinere quod vult* (1).

Je lui conseillai d'opérer entre la cinquième et la sixième côte (en comptant de bas en haut), et

______

(1) Hipp., *de Medicó.*

tout-à-fait dans la partie moyenne de l'espace inter-costal, dans la crainte que les adhérences que j'avais reconnues à la partie antérieure du poumon, et qui, comme je l'ai dit, paraissaient s'étendre plus largement en bas, ne devinssent un obstacle à l'opération si on la faisait au lieu d'élection ordinaire. Il suivit mon conseil quant au choix de l'espace intercostal; mais après avoir commencé son incision vers le milieu de cet espace, il la prolongea en avant au lieu de le faire en arrière comme je l'aurais désiré. Au surplus, quand même il eût suivi entièrement mon avis, il n'eût pas mieux réussi, ainsi qu'on le verra par l'ouverture.

Les muscles intercostaux divisés, on entendit l'air entrer et sortir avec force par la plaie, à chaque mouvement de la respiration, et un instant après on le vit former de grosses bulles en traversant le peu de sang qui en couvrait le fond. M. le docteur Rullier, qui arriva au moment où l'incision venait d'être terminée, fut témoin de ce phénomène. Mais le pus ne coulait point. Le doigt, introduit dans la plaie, faisait sentir confusément un obstacle que nous prîmes pour le poumon adhérent ou pour des fausses membranes épaisses. J'introduisis alors dans la plaie une sonde de gomme élastique sans mandrin; il me parut qu'elle longeait les côtes, en écartant un obstacle appliqué plutôt qu'adhérent aux parois thoraciques. La sensation que j'éprouvais me donnait à croire qu'elle passait entre la plèvre et une fausse membrane épaisse qui la tapissait.

Deux partis se présentaient alors, ou d'introduire un trois-quarts et d'arriver au foyer du pus à travers les fausses membranes, ou de faire une nouvelle incision plus haut. La crainte que l'obstacle rencontré par la sonde ne fût pas une fausse membrane, mais le poumon lui-même adhérent à la plèvre par une exsudation albumineuse encore molle, m'empêcha de prendre le premier parti. Certain de l'existence de l'empyème, je n'avais aucune répugnance pour le second; mais le souvenir de quelques cas (1) dans lesquels le pus n'a coulé que plusieurs heures après l'incision, la fatigue du malade, et le peu d'espoir de le sauver, à raison de l'affaissement dans lequel il était tombé, me déterminèrent à temporiser. M. Rullier fut du même avis.

Le malade se plaignit très-peu pendant l'opération. L'accablement dans lequel il était semblait le rendre insensible à la douleur. Peu de temps après, il expectora pour la seconde fois une matière purulente fétide et assez abondante, puis il tomba dans une prostration de forces complète, fut pris d'un léger délire, et mourut quatre heures après l'opération.

L'ouverture du corps fut faite environ quarante heures après la mort, en présence de MM. les docteurs Cayol, Fizeau, Guersent, Pignier, Récamier

---

(1) POUTEAU, OEuvres posthumes, tom. I, pag. 313. — FLAGANI, *Collezione d'osservazioni*, tom. IX, pag. 187. — LE FAUCHEUX, *Observat. sur l'empyème*, Journ. génér. de Méd., tom. XXI, pag. 49, et la belle observation de mon ancien condisciple M. Billerey, médecin à Grenoble, consignée dans la dissertation de M. Conan sur *les épanchemens qui se font dans l'intérieur de la poitrine*, Collect. des Thèses de la Faculté de Paris, n° 91, 1810.

et Ribes, à qui je communiquai préalablement la feuille de diagnostic.

Le cadavre présentait les apparences d'un homme mort de maladie aiguë. Les muscles étaient fortement prononcés, l'embonpoint assez considérable encore. La poitrine était large et bien conformée; le côté droit paraissait cependant un peu plus étroit que le gauche (1) dans toutes ses dimensions.

Avant d'ouvrir la poitrine, je voulus faire répéter la succussion; mais la raideur cadavérique, encore

---

(1) Cette disposition, qu'on n'avait pas aperçue pendant la vie parce qu'elle était peu marquée, et parce que le malade était placé dans une partie mal éclairée de la salle, est le contraire de ce qui arrive ordinairement dans l'hydrothorax et dans l'empyème. Elle dépendait évidemment, ainsi qu'on le verra par l'ouverture, de ce que le malade avait éprouvé, antérieurement à sa dernière maladie, une autre pleurésie qui avait produit le rétrécissement de la poitrine; et, dans celle à laquelle il a succombé, l'épanchement, quoique considérable, ne l'a pas été assez pour redonner à la cavité thoracique l'ampleur qu'elle avait perdue. Ainsi, dans ce cas, le principal et le plus sûr des signes ordinaires ou chirurgicaux de l'empyème manquait totalement, ou plutôt il existait une disposition tout-à-fait contraire, et qui, si elle eût été aperçue, aurait nécessairement porté le médecin qui n'eût eu pour juger ce cas que les symptômes et la percussion, à attribuer le défaut de son à une maladie du poumon; tandis qu'ici quatre signes différens et tout-à-fait certains, le mode d'absence de la respiration, le tintement métallique, la succussion et la percussion, m'annonçaient l'existence simultanée du pneumo-thorax et d'un épanchement liquide, la communication fistuleuse établie entre les bronches et les plèvres, et l'espace précis qu'occupait le poumon, refoulé vers le médiastin et le haut de la poitrine.

très-forte, ne permit pas de plier le cadavre, et l'on fut obligé de le secouer étendu sur la table de dissection. La fluctuation fut effectivement entendue, mais moins distinctement que pendant la vie, sans doute à raison de la position du sujet et surtout de la difficulté de le faire mouvoir. Plusieurs des assistans pensèrent même que ce bruit entendu à l'oreille nue pouvait être entièrement confondu avec la fluctuation d'un liquide qui serait contenu dans l'estomac; mais une pareille confusion n'aurait pu avoir lieu par l'auscultation médiate, quelque faible que fût le *flot*, ainsi que nous nous en convainquîmes, M. Récamier et moi.

Pour constater l'existence du gaz, dont l'exploration avait annoncé la présence dans la plèvre droite, je fis avec le scalpel une ponction à la partie antérieure de la poitrine, près du point de réunion de la troisième côte à son cartilage. On entendit aussitôt s'échapper, avec un sifflement sourd et prolongé, un gaz d'une fétidité extraordinaire. Enfin je voulus vérifier si la ponction, faite au milieu du thorax, n'eût rencontré aucun obstacle; et je plongeai, en conséquence, le scalpel dans la partie moyenne du quatrième espace intercostal (en comptant de haut en bas). Cette ouverture donna issue à une très-grande quantité de pus très-liquide, d'un jaune tirant légèrement sur le vert, d'une fétidité insupportable et analogue à celle de la gangrène.

On enleva ensuite le sternum, et on fit écouler le reste du liquide, dont la quantité totale fut évaluée à environ une pinte et demie.

Le poumon, refoulé le long du médiastin, auquel il adhérait dans toute son étendue par un tissu cellulaire court et bien organisé, présentait une forme aplatie. Son épaisseur n'était guère que d'un pouce postérieurement et à son sommet; mais antérieurement elle augmentait insensiblement depuis le sommet jusqu'à sa partie inférieure, qui avait environ deux pouces et demi de largeur. Il présentait ainsi trois faces, une interne, adhérente, comme nous l'avons dit, au médiastin; l'autre antérieure, formant un triangle allongé, et adhérente, au moyen d'un tissu cellulaire assez abondant, ferme et bien organisé, à la portion de la plèvre qui revêt les cartilages sterno-costaux; la troisième face, ou la face externe, séparée des côtes par un intervalle de près de quatre travers de doigt, formait la paroi interne de la cavité qui renfermait l'épanchement; les côtes en formaient la paroi externe, et le diaphragme la paroi inférieure.

Cette cavité était tapissée dans toute son étendue par une fausse membrane d'un blanc légèrement grisâtre, demi-transparente, dont la surface présentait des rides analogues à celles d'une pomme flétrie. Cette fausse membrane formait un sac sans ouverture et complet, mais plus petit que la plèvre, puisque, après avoir revêtu les côtes et le diaphragme, elle se réfléchissait seulement sur la face externe du poumon, laissant hors d'elle la partie antérieure et le sommet de cet organe, qui adhérait à la plèvre costale par un tissu cellulaire très-ferme et très-court. L'épaisseur de cette fausse membrane était assez uniforme et d'environ une ligne et demie; sa couleur était d'un gris de perle, avec une légère nuance jaunâtre par endroits. Sa consistance tenait le milieu entre celle du blanc d'œuf cuit et celle des cartilages ; elle paraissait composée de deux couches, dont la plus profonde était un peu plus ferme que l'autre.

Cette membrane était percée, vers le milieu de la quatrième côte, d'une ouverture de la grandeur et de la forme de l'ongle, qui présentait tous les caractères d'un ulcère, et laissait voir l'os à nu. Le tissu cellulaire ambiant de la plèvre, rempli d'une multitude de petits vaisseaux gorgés de sang, présentait en outre, aux environs de cette ulcération, une teinte légèrement verdâtre, et une odeur gangréneuse très-fétide, qui ne tenait point à la décomposition du cadavre, car il ne présentait pas des signes de putréfaction (1).

La portion de la fausse membrane qui revêtait la face externe du poumon présentait aussi, à la partie la plus antérieure de cette face et tout près de sa réunion avec la face antérieure, une ulcération évidente, mais d'un aspect différent. Cette ulcération, large de deux travers de doigt et deux fois plus longue, présentait une surface d'un brun verdâtre sale, plus élevée que la fausse membrane, et qui paraissait composée de fongosités tombées en putrilage. En raclant avec le scalpel ce putrilage, qui paraissait être la cause principale de l'odeur gangréneuse, il restait une matière filamenteuse blanchâtre, au-dessous de laquelle on trouvait le tissu pulmonaire tout-à-fait

____

(1) Cette ulcération était évidemment le produit du détachement d'une eschare gangréneuse de la plèvre.

sain. La plèvre paraissait détruite ; mais la lésion était tout-à-fait superficielle, et l'on n'apercevait même aucune trace d'engorgement dans la partie subjacente du poumon (1).

La face externe du poumon présentait, en outre, deux ouvertures, situées l'une et l'autre près de son bord postérieur ; l'une à la hauteur de l'angle de la troisième côte, et l'autre vis-à-vis celui de la cinquième. Cette dernière était parfaitement lisse et arrondie, et aurait pu recevoir l'extrémité du petit doigt. La première, un peu plus grande, présentait des bords un peu frangés, et semblait être le produit d'une rupture plus récente. Ces ouvertures paraissant être les communications que l'on avait soupçonnées, pendant la vie, exister entre la plèvre et les bronches, je fis introduire un soufflet dans la trachée pour m'en assurer, et l'on vit aussitôt un grand nombre de bulles d'air traverser la petite quantité de liquide restée au fond de la poitrine ; mais il ne parut pas bien constant que cet air sortît des deux ouvertures décrites ; il paraissait plutôt venir de quelque autre située tout-à-fait postérieurement, et qu'on ne pouvait apercevoir sans détacher le poumon.

Je le fis en conséquence enlever, et en le détachant on ouvrit, vers sa racine, une excavation capable de contenir une noix, et qui renfermait une petite quantité de pus jaune, grumeleux, beaucoup plus semblable à de la matière tuberculeuse com-

____

(1) Cette altération est un exemple de gangrène partielle de la plèvre et des fausses membranes pleurétiques.

plètement ramollie, qu'au liquide purulent de la plèvre.

J'incisai ensuite le poumon sur les deux ouvertures décrites ci-dessus. La plus haute tombait, à une ligne de profondeur, dans une excavation très-anfractueuse ayant à-peu-près la capacité d'une coquille d'amande, qui contenait une petite quantité de matière puriforme, d'un gris jaunâtre sale ; et ses parois, un peu plus fermes que le reste du tissu pulmonaire, étaient teintes de la même couleur. La seconde se terminait, à une profondeur d'environ trois lignes, dans une espèce de cul-de-sac capable de loger une aveline, et plein d'un pus jaune, épais et assez visqueux. Les parois de cette petite cavité étaient lisses et membraneuses, et il fut facile de reconnaître qu'elles étaient formées par la plèvre, car elle était placée dans la scissure qui sépare le lobe moyen du lobe inférieur du poumon ; et les parois de cette scissure, adhérentes partout ailleurs au moyen d'un tissu cellulaire très-court, étaient seulement écartées en cet endroit.

Je m'occupai ensuite de rechercher les communications que ces deux excavations pouvaient avoir avec les bronches, ainsi que celles de l'excavation placée à la racine du poumon ; mais, ne les ayant point trouvées au premier abord, l'insupportable fétidité des parties et une piqûre que je me fis au doigt (1)

____

(1) Sept ou huit expériences personnelles m'ont appris que les piqûres anatomiques les plus graves sont celles qui sont faites par un scalpel imprégné d'un pus fétide : il est prudent, dans ces cas, de laver sur-le-champ la plaie ; et de la cau-

me forcèrent de renoncer à cette recherche (1).

Le tissu pulmonaire, quoique comprimé, et par conséquent plus flasque que dans l'état naturel, était encore assez crépitant ; il offrait une teinte rouge assez vermeille, et une humidité assez grande, mais pas assez considérable pour qu'on pût dire qu'il fût infiltré d'une sérosité sanguinolente. Il contenait çà et là quelques tubercules d'une couleur jaunâtre pâle, dont la grosseur variait depuis celle d'un noyau

---

tériser aussitôt après. La potasse caustique et le fer rouge me paraissent être les meilleurs moyens à employer à cet effet. Les acides et le muriate d'antimoine, qui ont, comme la potasse liquéfiée, l'avantage de pénétrer jusqu'au fond de la petite plaie, déterminent presque toujours un panaris plus ou moins grave, et il serait beaucoup plus prudent de se contenter de bien laver la plaie en y faisant tomber un filet d'eau, que d'employer de semblables caustiques.

(1) M. Cayol crut en avoir trouvé une entre la petite cavité située dans la scissure des lobes moyen et inférieur ; mais cela ne m'a pas paru évident. Au reste, il fallait nécessairement que les bronches communiquassent quelque part avec la cavité de la plèvre, et même par une ouverture assez large, puisque l'insufflation de l'air dans la trachée faisait bouillonner le liquide contenu dans la plèvre. L'expectoration subite et abondante d'une matière semblable à celle de l'empyème, qui eut lieu peu d'heures avant la mort du malade, est encore une raison de croire à l'existence de cette communication, quoique l'on pût aussi l'expliquer par une métastase. Le tintement observé pendant la vie du malade serait pour moi une raison beaucoup plus forte ; et, d'après les intermittences que présentait ce phénomène, je suis porté à croire que la communication avait lieu par l'excavation placée à la racine du poumon, et dont l'ouverture se trouvait probablement fréquemment obturée par le liquide épanché.

de cerise jusqu'à celle d'une fève de haricot : tous étaient de forme irrégulière ; aucun d'eux n'affectait la forme ronde, ni ne présentait la substance grise demi-transparente des tubercules miliaires, quoique tous fussent dans l'état de crudité et assez durs. Ils paraissaient formés par la matière tuberculeuse infiltrée dans le tissu pulmonaire, et non développée en tubercules isolés (1).

La cavité de la plèvre, après l'enlèvement du poumon, put être examinée avec plus d'exactitude : l'on voyait, au premier coup-d'œil, qu'elle avait beaucoup moins de longueur que dans l'état naturel. Son plancher inférieur, au lieu de s'étendre obliquement en dehors et en arrière, comme dans l'état naturel, était tendu presque horizontalement à la hauteur de la septième côte (en comptant de haut en bas); et l'on voyait seulement, tout-à-fait postérieurement, une espèce de petit cul-de-sac où l'on aurait pu à peine introduire l'extrémité de deux doigts, et dont l'entrée était divisée en deux parties, vers son milieu, par une adhérence intime et très-forte du diaphragme à la plèvre costale.

Cette disposition venait de ce que le diaphragme, refoulé en quelque sorte en haut et en dehors, adhérait à la face interne de la septième côte, dans toute l'étendue de ses deux tiers antérieurs, et formait avec elle un angle presque droit. Postérieurement, cette adhérence descendait obliquement de la sep-

____

(1) Ces petites tumeurs présentent un exemple du second mode de développement de la matière tuberculeuse décrit dans la première partie de cet ouvrage.

tième à la neuvième côte , et là formait le petit cul-de-sac dont nous avons parlé , lequel était plein de pus et tapissé par la fausse membrane décrite ci-dessus. Cette adhérence du diaphragme à la plèvre costale avait lieu au moyen d'un tissu cellulaire tellement serré, qu'on pouvait à peine séparer ces parties par la dissection. Toute la partie adhérente du diaphragme et la portion de plèvre qui lui était unie offraient un tissu violet, grisâtre par endroits, parcouru d'un très-grand nombre de petits vais-seaux, et infiltré d'une sérosité comme coagulée. Cette adhérence avait plus de deux doigts de hau-teur, et descendait jusqu'à la neuvième côte dans l'endroit où l'incision avait été faite. L'incision avait pénétré, par conséquent, dans la cavité abdominale, au niveau de la face supérieure du foie, et c'était entre ce viscère et le diaphragme qu'avait passé la sonde que j'avais cru introduire dans la poitrine.

Le poumon gauche, d'un bon volume, offrait à son sommet un enfoncement d'environ un demi-pouce de profondeur et d'une largeur égale, dont la surface, dure au toucher, présentait des bosselures de la gros-seur d'un noyau de cerise, et séparées par des sillons assez profonds. Les bords antérieur et pos-térieur du sommet du poumon, parfaitement crépi-tans, se relevaient aux deux extrémités de l'enfon-cement, et le recouvraient à-peu-près comme le cimier d'un casque. Quelques brides cellulaires assez fortes partaient des sillons de l'enfoncement et allaient adhérer par l'autre extrémité à la plèvre costale.

Au point correspondant à cet enfoncement, on

trouvait dans le tissu pulmonaire une membrane blanche, longue d'environ un pouce et large d'un travers de doigt, épaisse de deux lignes vers son milieu, inégalement amincie vers ses bords, qui lui était intimement unie.

Cette membrane était formée de tissu cellulaire condensé, dans lequel on distinguait évidemment un mélange de tissu fibreux (1). Le tissu pulmonaire était parfaitement crépitant et sain autour de cette membrane. Un peu plus bas, il était durci et offrait une surface grenue. La partie postérieure-supérieure du lobe supérieur présentait le même état d'hépatisation dans tout le reste de son étendue. Le poumon était crépitant, mais assez fortement infiltré d'une sérosité sanguinolente, ce qui lui donnait une couleur rouge beaucoup plus foncée que celle du poumon droit. Il offrait de plus, comme ce dernier, quelques petites masses tuberculeuses absolument semblables à celles qui ont été décrites ci-dessus.

Le cœur était proportionné à la taille et à la force du sujet.

L'estomac, d'un assez petit volume, contenait trois ou quatre onces d'un liquide blanchâtre et assez peu d'air. Les intestins, au contraire, étaient fortement distendus par des gaz. Les membranes muqueuses gastrique et intestinale étaient parfaitement saines et d'une couleur rose pâle.

Le foie, quoique très-volumineux, était entièrement caché sous les fausses côtes; il était d'ailleurs

---

(1) Ceci est encore un exemple des cicatrices que nous avons décrites dans la deuxième partie de cet ouvrage.

parfaitement sain. On trouvait, entre ce viscère et le diaphragme, un petit caillot de sang de la grandeur et de la forme d'un sou, qui provenait évidemment de la plaie faite au diaphragme.

Les vaisseaux de la pie-mère, fortement gorgés de sang, donnaient à cette membrane une couleur très-rouge. La substance cérébrale, assez ferme, laissait suinter beaucoup de gouttelettes de sang. Les ventricules latéraux ne contenaient pas de sérosité, mais il y en avait un peu à la base du crâne. Les plexus choroïdes contenaient plusieurs petits kystes transparens, remplis d'un liquide limpide et légèrement jaunâtre. Leur grosseur variait depuis celle d'un grain de chenevis jusqu'à celle d'un pois.

Le défaut de succès de l'opération de l'empyème, dans le cas que l'on vient de lire, était un accident inévitable, d'après l'étendue de l'adhérence du diaphragme : il fût arrivé lors même qu'on eût opéré trois pouces plus en arrière. Il eût eu lieu, à plus forte raison, si l'on eût opéré au lieu d'élection. Je ne sache pas qu'un pareil obstacle ait été rencontré jusqu'ici dans l'opération de l'empyème : au moins les auteurs qui ont vu inciser le diaphragme, comme dans le cas précédent, et particulièrement Ruysch (1) et Billard (2), n'ont rien dit qui puisse porter à croire que ces erreurs eussent une cause semblable. Je crois qu'une adhérence aussi intime doit être fort rare ; elle me paraît devoir être attribuée, dans le cas dont il s'agit, à une pleurésie beaucoup plus ancienne

---

(1) *Obs. Anat.*
(2) Bull. de la Soc. des Scienc. méd., juin 1810

que celle à laquelle a succombé le malade, et à laquelle on doit attribuer également les adhérences de la face antérieure et du sommet du poumon, qui évidemment étaient aussi d'ancienne date. Il est probable que, lors de cette première pleurésie, le poumon, comprimé par l'épanchement qui accompagne toujours cette maladie, n'a pu reprendre son volume dans la convalescence, et que son bord inférieur, devenu adhérent aux cartilages des fausses côtes, n'a pu redescendre entre le diaphragme et les parois thoraciques.

Cette conjecture est confirmée par l'étroitesse du côté droit de la poitrine, encore notable, malgré le nouvel épanchement. Dans cet état de choses, on conçoit que le foie, naturellement volumineux, a dû coller en quelque sorte le diaphragme contre les côtes à mesure que l'épanchement diminuait par l'absorption, et favoriser ainsi la formation de l'adhérence observée. La position sur le côté affecté, que les pleurétiques prennent ordinairement de préférence à toute autre, a pu encore contribuer à la formation de l'adhérence, en augmentant la force de pression du foie. Quoi qu'il en soit, s'il est rare de trouver une adhérence aussi intime du diaphragme à la plèvre costale, il ne l'est pas de trouver ces parties réunies au moyen d'un tissu cellulaire accidentel plus ou moins abondant, et il suffit même d'examiner le rapprochement ou plutôt la contiguité presque complète qui existe entre la partie externe du diaphragme et la plèvre costale chez les sujets dont le foie remonte un peu haut, pour s'étonner qu'il ne soit pas plus commun encore.

ARTICLE IV.

Du Tintement métallique dans les épanchemens thoraciques.

Le tintement métallique (*voy*. t. 1ᵉʳ, p. 108 et suiv.) ne se fait presque jamais entendre dans l'hydro-pneumo-thorax simple, c'est-à-dire, sans communication avec les bronches. La respiration, la voix et même la toux ne peuvent alors déterminer ce phénomène. Pour qu'il se manifeste en ce cas, il faut que le malade venant à se relever brusquement dans son lit, une goutte de liquide restée à la paroi supérieure de la poitrine se détache et tombe au fond. On entend alors un bruit semblable à celui d'une goutte d'eau qu'on laisserait tomber dans une carafe à trois quarts vide, et ce bruit est immédiatement suivi d'un tintement métallique évident et qui dure plus long-temps que celui qui est déterminé d'une autre manière. Je terminerai cet article par un exemple de ce cas peu commun. C'est à l'aide du stéthoscope que j'ai entendu cette variété du tintement : je doute qu'on puisse l'entendre à l'oreille nue et à distance de la poitrine ; mais je pense que le bruit, la chute de quelques gouttes de liquide, tombant d'une excavation située dans le lobe supérieur du poumon, pourrait quelquefois être entendue par les assistans ou au moins par le malade lui-même.

On peut se faire une idée assez exacte de ce phénomène en appliquant le stéthoscope sur l'épigastre d'un homme dans l'état de station et lui faisant avaler un peu d'eau, goutte à goutte. Quelquefois même on entend un tintement analogue, en explorant la région du cœur, chez un homme qui vient à avaler sa salive.

Mais si le tintement métallique est rare dans l'hydro-pneumo-thorax simple, il est constamment déterminé par la respiration, la voix ou la toux, toutes les fois qu'il existe une communication fistuleuse entre la plèvre et les bronches, ou, s'il n'existe pas dans toute sa plénitude, on entend au moins le bourdonnement amphorique (t. 1er, pag. 111). Ces signes sont les seuls qui puissent faire reconnaître la communication de la plèvre avec les bronches dans les cas d'empyème joint au pneumo-thorax. Aucun autre signe même ne peut ajouter à leur certitude, car l'expectoration subite et renouvelée par intervalles d'une certaine quantité de matière puriforme, qui a lieu quelquefois dans ce cas, peut être également déterminée par une simple exsudation bronchique. L'étendue dans laquelle se passent les phénomènes et la fluctuation hippocratique servent à empêcher de confondre les cas dont il s'agit avec ceux où il existe une vaste excavation tuberculeuse.

Considéré comme moyen de faire reconnaître, dans cette triple lésion, la réunion du pneumo-thorax à l'empyème, le tintement métallique est moins précieux sans doute, car la fluctuation suffit pour la prouver. Mais le tintement n'en a pas moins une grande valeur, même sous ce rapport; car il n'est point inutile d'être assuré par plusieurs moyens différens de l'existence d'une maladie aussi grave, et qui n'a peut-être jamais été reconnue jusqu'ici sur le vivant.

Cette assertion paraîtra peut-être hardie; mais je la crois fondée. Je n'en apporterai pas d'autre preuve que l'ouvrage de Bayle. Cet ouvrage, le plus exact sans contredit et le plus plein de tous ceux qui ont été écrits sur les maladies de la poitrine, contient cinq histoires particulières du pneumo-thorax joint à un épanchement séreux ou puriforme (les 11e, 40e, 42e, 43e et 45e observations) (1). Dans aucun de ces cas, la maladie n'avait été soupçonnée ; et dans deux particulièrement, l'épanchement aériforme ne paraît pas même avoir été reconnu sur le cadavre, quoique les détails de l'ouverture en supposent évidemment l'existence (Observations 42e et 43e).

Bayle était cependant un des praticiens qui ont jamais porté le plus loin l'exactitude du diagnostic. Peu d'hommes ont réuni à un aussi haut degré les qualités qui font un bon médecin et un habile observateur. Son coup-d'œil scrutateur et pénétrant pouvait le faire reconnaître pour tel au premier abord, et pour peu qu'on le pratiquât, on trouvait

---

(1) Je cite ces cinq observations comme étant de M. Bayle, quoique la quarante-deuxième ait été recueillie par M. Cayol, et la quarante-cinquième par M. Moutard-Martin, parce que ces observations ont été faites sous les yeux de M. Bayle, qui avait traité les malades. Au reste, la concurrence de ces deux observateurs exercés et attentifs, dans les cas dont il s'agit, prouve plus amplement encore la proposition que nous établissons ici.

en lui un esprit aussi sage qu'étendu, et une instruction vaste, acquise par des lectures bien choisies,
et par des travaux pratiques dont la longueur et
l'assiduité paraissent au-dessus des forces humai-
nes (1). Doué d'une grande force d'attention et d'une
patience que rien ne pouvait rebuter ou fatiguer,
l'application semblait chez lui une chose toute naturelle, et aucun de ses amis et des compagnons de
ses travaux ne s'est jamais aperçu que la lassitude,
le découragement ou la négligence lui aient rien fait
omettre de ce qu'il convenait de faire. Religieux
d'ailleurs et conséquent à ses principes jusqu'à la
sévérité, le seul sentiment du devoir lui suffisait
pour s'occuper avec autant de soin des malades qui
ne lui promettaient rien sous le rapport de l'instruction, que de ceux dont l'état était plus propre à
piquer la curiosité d'un observateur de profession
tel que lui; et ordinairement c'est en examinant
avec attention les cas qui paraissent les plus simples
que l'on en rencontre beaucoup d'extraordinaires.
Cependant, dans ceux dont il s'agit, il n'a pas reconnu la maladie, et dans deux cas même il ne paraît pas avoir fait attention au pneumo-thorax,
quoique ses descriptions indiquent suffisamment que
cette affection existait. Cela prouve d'abord qu'un
homme ne peut tout voir et n'est pas tous les jours

____

(1) Depuis l'année 1801 jusqu'à celle de sa mort, c'est-à-
dire, pendant environ quatorze ans, M. Bayle a passé bien
peu de jours sans faire des ouvertures de cadavres, et souvent
plusieurs dans le même jour. Il recueillait des notes exactes
sur toutes, ainsi que sur les maladies auxquelles ces sujets
avaient succombé.

également apte à l'observation. L'on doit dire aussi qu'avec les seuls indices que fournissent les symptômes généraux et la percussion, il est à-peu-près impossible de reconnaître le pneumo-thorax, et que, lorsqu'on ne l'a pas reconnu sur le vivant, on peut souvent ne pas faire attention à l'air qui s'échappe de la poitrine à l'ouverture du cadavre.

Dans les circonstances où j'ai réuni plusieurs de mes confrères pour vérifier par l'autopsie des diagnostics fondés sur les signes stéthoscopiques, quelques-uns d'entre eux m'ont paru penser qu'un son plus clair que dans l'état naturel et en quelque sorte tympanique, pouvait faire reconnaître par la percussion seule l'existence du pneumo-thorax. Cela semblerait effectivement pouvoir être, au moins dans quelques cas extrêmes; mais je ne crois pas que cela soit jamais arrivé. Bayle percutait avec soin tous ses malades, et la percussion avait été pratiquée chez les cinq sujets cités ci-dessus.

Nous avons rapporté dans l'un des chapitres précédens l'histoire d'un sujet chez lequel il avait reconnu le pneumo-thorax par la réunion du son tympanique à la dilatation de la poitrine (Obs. xiii); mais il ne reconnut la maladie que sur le cadavre, et l'on sait que la percussion donne des résultats beaucoup plus tranchés sur un corps étendu sur la table d'amphithéâtre que chez un malade couché sur des matelas. Il en est de même de l'inégalité de volume des deux côtés de la poitrine, qu'il est très-difficile d'apercevoir chez un homme vêtu même d'une simple chemise, et qu'on remarque sans la chercher sur l'homme nu.

Avenbrugger, et Corvisart, dans les commentaires très-étendus qu'il a joints à l'opuscule de cet observateur, ne parlent point du pneumo-thorax, et cependant l'un et l'autre, et surtout le dernier, ont certainement rencontré plusieurs fois cette maladie et probablement sans y faire attention, tant sur le vivant que sur le cadavre; car elle n'est pas assez rare pour qu'il soit possible de voir des malades et de faire avec suite des recherches d'anatomie pathologique pendant plusieurs années sans la rencontrer.

Lors même qu'à la clarté du son se joindrait une dilatation du côté affecté assez évidente pour être aperçue sans avoir été cherchée, ce qui arrive bien rarement, le diagnostic n'en deviendrait pas plus facile; car on tomberait dans une autre incertitude, et l'on ne pourrait décider si le côté résonnant est dilaté, ou si celui qui rend un son obscur est rétréci par suite d'une pleurésie chronique (t. ii, p. 156), et, sous ce rapport, le diagnostic de Bayle, dans le cas que nous venons de citer, quoique juste, était hasardé.

On tomberait même habituellement, suivant toutes les apparences, dans une erreur beaucoup plus forte; car, si l'on n'aperçoit pas la dilatation du côté affecté, on prendra infailliblement le côté résonnant pour sain, et on regardera l'autre comme attaqué de pneumonie ou de pleurésie : c'est ce qui est arrivé à tous les médecins auxquels j'ai montré des sujets dans cet état, en les engageant à porter leur diagnostic avant de leur communiquer les résultats obtenus par le cylindre.

Le double épanchement liquide et aériforme à

la fois serait le seul qu'on pût, à la rigueur, reconnaître par la percussion, et ce serait en employant une méthode dont nous avons démontré l'inutilité lorsqu'il s'agit de reconnaître la pleurésie simple ou l'hydrothorax, c'est-à-dire en percutant la poitrine dans différentes positions. On conçoit alors que le gaz se portant toujours à la partie supérieure de la cavité qui le renferme, la partie résonnante de la poitrine doit varier dans chaque position. Mais, outre les erreurs auxquelles pourraient encore donner lieu les adhérences du poumon, on ne pensera jamais à soumettre un malade à une épreuve aussi gênante pour lui et aussi embarrassante pour le médecin, si déjà l'on ne soupçonne l'existence de la maladie, ce qui ne pourrait arriver que par hasard.

Si les cas observés par Bayle, ainsi que ceux qui ont dû se présenter à Avenbrugger et à Corvisart, avaient été rencontrés par un médecin qui eût eu l'habitude de l'auscultation médiate, il eût été impossible qu'il ne les reconnût pas. Le tintement métallique seul, dans plusieurs cas, lui eût fait connaître toute la maladie, c'est-à-dire, le pneumothorax, l'épanchement liquide et la communication fistuleuse de la plèvre avec les bronches. Dans les cas où cette communication n'existait pas, l'absence de la respiration l'eût engagé à percuter la poitrine; et le résultat de la percussion, en lui apprenant l'existence du pneumo-thorax ou de l'emphysème du poumon, l'eût obligé à chercher les signes distinctifs de ces deux affections par l'auscultation pratiquée dans toute l'étendue de la poitrine. Le pneumo-thorax constaté, il eût nécessairement reconnu par l'exploration hippocratique son état de simplicité ou sa complication avec un épanchement liquide.

Je suis loin de regarder comme reprochables en aucune manière, pour ce dont il s'agit, les excellens observateurs que je viens de citer. J'ai voulu seulement prouver que plusieurs méthodes ne sont point inutiles pour arriver au même but, montrer que l'une avertit à défaut des autres, et enfin opposer la certitude de celles que je propose à l'inutilité presque complète de la seule que l'on ait employée jusqu'ici.

OBS. XLIII. *Pneumo-thorax et pleurésie sub-aiguë chez un phthisique.* — Louis-François Brouan, cordonnier, âgé de vingt-neuf ans, avait long-temps joui d'une bonne santé et ne se rappelait point avoir eu d'engorgemens glanduleux autour du cou dans son enfance. A dix ans, il avait reçu un coup assez violent sur le côté gauche de la poitrine ; mais il ne s'en était jamais ressenti : il avait été cinq ans militaire, et pendant ce temps il avait eu une petite fièvre causée par la fatigue d'une longue route, une blennorrhagie qui avait été bien traitée, et deux gales, dont la dernière avait duré fort long-temps.

Au printemps de 1818, il toussa pendant quelque temps sans y faire attention.

Dans les premiers jours du mois d'octobre suivant, ayant été exposé à un froid vif, il fut pris d'un catarrhe assez fort qu'il négligea également. Vers le 20 du même mois, il cracha le sang pendant environ huit jours. Enfin, le 23 novembre, voyant qu'il toussait toujours, qu'il maigrissait sensible-ment, et qu'il éprouvait une gêne assez considéra-ble de la respiration, il entra à l'hôpital de la Charité.

Le 3 décembre, sa respiration étant devenue plus libre à la suite de l'application de seize sang-sues sur le côté gauche, il sortit de cet hôpital pour reprendre son travail habituel; mais la toux ayant continué, les crachats étant toujours abondans et l'amaigrissement devenant plus rapide de jour en jour, il se décida à se rendre à l'hôpital Necker le 5 février.

Examiné le lendemain de son entrée, il présen-tait les symptômes suivans : amaigrissement très-prononcé, face pâle et plombée, toux fréquente, crachats jaunes et opaques, expectorés facilement, respiration gênée, parole lente, quoique le malade pût parler assez long-temps sans beaucoup de fa-tigue ; nulle douleur dans la poitrine, pectoriloquie évidente au - dessous de la clavicule gauche, dou-teuse au-dessous de la droite ; diarrhée.

Le diagnostic étant suffisamment établi, l'état gé-néral du malade, et particulièrement la diarrhée, qui annonçait des ulcères tuberculeux des intes-tins, ne permettant aucun espoir de le sauver, et aucune indication urgente ne se présentant, je res-tai quelques jours sans porter une grande attention à son état. La pectoriloquie fut seulement vérifiée plusieurs fois, tant par moi que par les élèves qui suivaient ma visite : elle devenait chaque jour plus évidente à droite.

Le malade d'ailleurs ne se sentait pas trop mal;

son dévoiement avait diminué peu à peu, et avait enfin cédé entièrement à de médiocres doses d'opium ; la gêne de la respiration n'avait point augmenté ; il crachait un peu moins : seulement il sentait sa faiblesse augmenter.

Le 17 février, à l'heure de la visite, le malade paraissait agité et abattu à la fois ; sa figure était un peu plus affaissée, quoique les pommettes fussent plus colorées ; le pouls était fréquent, la peau plus chaude. Présumant qu'une légère péripneumonie avait pu se joindre à l'affection tuberculeuse, j'examinai la poitrine sous tous les rapports, et j'obtins le résultat suivant : la respiration ne s'entendait point à gauche antérieurement et dans le côté, quoique la poitrine fût fortement dilatée à chaque inspiration, et qu'elle résonnât très-bien dans ces deux points ; en arrière et près de la racine du poumon, la respiration s'entendait un peu, mais avec moins de force que dans l'état naturel ; la poitrine résonnait également fort bien dans cet endroit.

Au moment où le malade venait de se mettre sur son séant, le cylindre étant appliqué sous la clavicule gauche, j'entendis distinctement un bruit semblable à celui que produit une goutte de liquide tombant dans une carafe qui ne contiendrait que très-peu d'eau. Ce bruit fut suivi pendant une seconde d'un tintement semblable à celui que l'on produit en frappant un verre avec une aiguille. La voix, la toux, ni la respiration n'étaient accompagnées d'aucun bruit semblable. Du côté droit, on entendait antérieurement, et pendant l'expiration surtout, un râle sibilant très-marqué ; du reste, la respiration s'entendait bien et même avec assez de force, surtout inférieurement ; postérieurement, elle s'entendait également avec une force à-peu-près naturelle : seulement elle était accompagnée d'un léger râle sonore et d'un râle muqueux assez rare. Tout ce côté de la poitrine résonnait beaucoup moins bien que le côté gauche, ou plutôt le son paraissait tout-à-fait mat par la comparaison.

Ces signes indiquant d'une manière certaine l'existence d'un pneumo-thorax du côté gauche, je fis déshabiller le malade pour voir si ce côté était plus dilaté que le droit. On remarquait effectivement quelque différence entre les deux côtés, surtout inférieurement ; mais elle était si peu sensible qu'on ne pouvait assurer qu'elle fût réelle. Le tintement que j'avais entendu me faisant soupçonner qu'il existait, outre le pneumo-thorax, un épanchement liquide, peu abondant sans doute, puisque tout le côté affecté résonnait parfaitement, je fis pratiquer la succussion pour m'en assurer ; et l'on entendit distinctement, à plusieurs reprises, tant à l'oreille nue qu'à l'aide du cylindre, un bruit de fluctuation de liquide qui paraissait évidemment venir du côté gauche de la poitrine. Je fis ajouter, en conséquence, à la feuille du diagnostic : *Pneumo-thorax avec du pus épanché en petite quantité dans le côté gauche de la poitrine ;* et j'ajoutai qu'à raison de l'absence du tintement métallique par la voix et la toux, cet épanchement paraissait provenir d'une exhalation, et non de la rupture d'une vomique tuberculeuse dans les bronches et la plèvre.

Je ne voyais d'autre moyen de soulager le malade

et de prolonger ses jours, qu'une ponction faite dans un des espaces intercostaux : il parut effrayé de cette idée. Désespérant de vaincre sa résistance dans le moment, j'engageai une personne dans laquelle il avait quelque confiance à le déterminer pour le lendemain. Il succomba dans la journée, quoiqu'à l'heure de la visite il ne fût point assez mal pour faire penser que sa mort dût être aussi prochaine.

L'ouverture du corps fut faite quarante-huit heures après la mort, en présence de MM. les docteurs Cayol, Guilbert, Guéneau de Mussy, Mac-Mahon et Récamier, après qu'ils eurent entendu la lecture de la feuille du diagnostic.

Le cadavre offrait un amaigrissement notable, mais encore assez éloigné de l'état de marasme. L'abdomen était tendu ; ses parois étaient légèrement infiltrées, ainsi que le tissu cellulaire sous-cutané du périnée et de la partie supérieure des cuisses : les jambes, les extrémités supérieures et les parois de la poitrine ne l'étaient nullement. L'excès d'ampleur du côté gauche sur le côté droit de la poitrine était plus sensible que sur le vivant.

Avant d'ouvrir la poitrine, on répéta la percussion, et l'on obtint le même résultat que pendant la vie du malade, c'est-à-dire que le côté gauche rendait un son fort et clair, tandis que le côté droit ne rendait qu'un son sourd, et qui semblait mat par la comparaison.

On répéta également la succussion, et l'on entendit la fluctuation d'une manière distincte, quoique moins forte que pendant la vie, à raison de l'état de rigidité du cadavre. On enfonça ensuite un scalpel dans le cinquième espace intercostal du côté gauche, et l'on entendit sortir, avec un sifflement sourd qui se prolongea pendant près d'une minute, un gaz à-peu-près inodore : la main, placée au-devant de la ponction, sentait distinctement le souffle qu'il produisait.

Le sternum enlevé, on vit que la cavité gauche de la poitrine, évidemment dilatée, était aux trois quarts vide ; le poumon, refoulé vers le médiastin, était réduit au tiers de son volume naturel, assez fortement raccourci et aplati, mais sans adhérence avec les parties voisines, de sorte que le gaz contenu dans la plèvre avait pu circuler librement autour de lui. Postérieurement, il était cependant très-rapproché des parois thoraciques, mais sans y toucher ; vers son sommet, il leur était contigu, et était maintenu dans cette situation par une bride cellulaire courte et bien organisée ; en bas et latéralement, il en était séparé par le vide décrit ci-dessus.

A la partie la plus déclive de cet espace vide, existait un liquide recouvert à sa surface d'une grande quantité de bulles transparentes, tout-à-fait semblables à celles que l'on forme en agitant ou insufflant de l'eau de savon. La quantité de ce liquide fut évaluée à moins d'une livre. Il était d'une couleur blanchâtre trouble, et semblable à du petit-lait, mêlé de quelques flocons jaunâtres d'albumine demi-concrète.

Le poumon était d'une couleur grise sale, flasque au toucher, avec des noyaux durs, et nullement crépitant; ses deux lobes étaient réunis à la partie postérieure-supérieure de leur scissure, dans une étendue de plus de quatre travers de doigt, par une exsudation albumineuse demi-concrète, d'un blanc tirant sur le jaune-citron, de consistance moyenne entre celle du blanc d'œuf cuit et celle de la couenne de lard. Cette fausse membrane pénétrait dans la scissure, et s'étendait sur la surface de chaque lobe en s'amincissant et offrant une surface très-lisse. On ne la distinguait plus à un travers de doigt de la scissure; elle adhérait très-fortement à la plèvre pulmonaire. Toute la base du poumon était recouverte d'une fausse membrane molle et souple, d'épaisseur très-inégale, ce qui la faisait paraître comme réticulée, les parties les plus minces étant transparentes et incolores, et les plus épaisses opaques, d'un jaune citrin pâle, et disposées en forme de réseau inégal et irrégulier. Au premier aspect, cette fausse membrane ressemblait beaucoup à un épiploon médiocrement chargé de graisse; elle s'enlevait avec la plus grande facilité de la face inférieure du poumon, mais elle adhérait très-fortement à tout le contour de son bord inférieur. Les plèvres costale et pulmonaire étaient à peine rougies par endroits.

Le poumon, incisé suivant sa longueur, offrit, tout-à-fait à son sommet et très-près de sa face antérieure, deux excavations capables de loger chacune une noix, adossées l'une à l'autre et séparées par une cloison d'une ligne d'épaisseur, formée par le tissu pulmonaire durci et rougi. Ces excavations communiquaient l'une et l'autre avec des rameaux bronchiques ; elles étaient presqu'entièrement vides, et contenaient seulement une petite quantité de matière tuberculeuse, ramollie à consistance de pus épais, d'un jaune légèrement verdâtre, mêlée de grumeaux d'un blanc de lait. Les parois des deux excavations étaient tapissées en entier par une fausse membrane jaunâtre, très-molle, friable, épaisse d'une demi-ligne, qui paraissait de même nature, et au-dessous de laquelle on trouvait implantée par endroits dans le tissu pulmonaire durci et engorgé, une espèce de membrane fort mince, de consistance demi-cartilagineuse et d'un blanc de nacre. Dans toute l'étendue de l'organe, le tissu pulmonaire offrait une couleur grise sale, et était parsemé d'une grande quantité de tubercules : quelques-uns avaient la grosseur d'un pois ou d'une noisette, offraient une couleur jaune, et étaient ramollis à consistance de pus épais, en totalité ou au centre seulement ; d'autres, gros comme des grains de chenevis, étaient grisâtres, et avaient un point jaune au centre ; le plus grand nombre enfin étaient gros comme des grains de millet, gris, légèrement demi-transparens, et quelquefois marqués, au centre, d'un point noir formé par la matière noire pulmonaire. Ces deux dernières sortes, réunies par endroits, formaient par leur juxta-position des masses plus ou moins volumineuses.

Dans quelques endroits, le tissu pulmonaire offrait une couleur d'un gris rougeâtre et laissait suinter beaucoup de sérosité. Il offrait là un reste de crépitation ; partout ailleurs il était flasque et grisâtre ; il n'était dur et rougi qu'autour des excavations et dans une profondeur d'une ligne ou deux seulement.

Le poumon droit, assez volumineux, adhérait vers son sommet à la plèvre costale par une fausse membrane très-consistante, large d'environ cinq ou six travers de doigt, et tout-à-fait semblable à celle qui unissait les deux lobes du poumon gauche. Il offrait près de son sommet une cavité demi-pleine d'un liquide puriforme, épais, un peu grumeleux, friable, d'un jaune légèrement verdâtre. Cette excavation, plus grande que celles du poumon gauche, communiquait avec une traînée de petites cavernes qui se prolongeait presque jusqu'à la base du lobe supérieur. Toutes ces cavernes offraient, dans quelques points de leurs parois, la membrane d'apparence cartilagineuse dont nous avons parlé plus haut; elle différait néanmoins de celle qui tapissait les excavations du poumon gauche, en ce qu'on y distinguait des stries assez marquées qui lui donnaient une apparence fibreuse.

Tout le lobe supérieur de ce poumon était exactement dans le même état que le poumon gauche, c'est-à-dire, flasque, nullement crépitant, d'un gris de cendre, et parsemé de tubercules à divers degrés de ramollissement. Les deux lobes inférieurs, au contraire, offraient une couleur rose foncée et une crépitation manifeste, et laissaient suinter en abondance une sérosité légèrement rougeâtre. Ils surnageaient quand on les plongeait dans l'eau, et tellement même qu'ils y soutenaient parfaitement le lobe supérieur.

Le péricarde contenait un peu de sérosité citrine

Le cœur, du volume du poing du sujet, offrait sur sa face antérieure plusieurs plaques blanches. Ses cavités et leurs parois étaient bien proportionnées. La chair en était, en général, flasque, peu ferme et d'une couleur jaunâtre.

La cavité abdominale contenait une pinte de sérosité citrine accumulée dans l'excavation du petit bassin. L'estomac, une partie du duodénum, tout le colon transverse et une partie du colon lombaire gauche étaient distendus par des gaz. La membrane muqueuse de l'estomac était très-pâle ; celle de l'intestin grêle présentait çà et là une légère coloration rougeâtre, et offrait par endroits des ulcérations peu profondes, à bords découpés, à fond un peu inégal, et dans lequel on distinguait quelques petits tubercules. A ces ulcérations internes répondaient de petites taches brunes sur la surface externe de l'intestin.

Les glandes du mésentère étaient un peu tuméfiées.

Le foie était d'un jaune pâle et graissait le scalpel.

Les autres viscères étaient sains.

Le crâne ne fut pas ouvert.

En résumant tous les signes dont nous avons parlé dans ce chapitre, on voit que non-seulement le pneumo-thorax est facile à reconnaître, mais que chacune de ses variétés peut même facilement être distinguée des autres. Ces variétés, sous le rapport séméiotique, peuvent être réduites à trois : 1°. le pneumo-thorax simple ; 2°. le pneumo-thorax avec épanchement liquide ; 3°. le pneumo-thorax avec épanchement liquide et communication fistuleuse entre les bronches.

Le pneumo-thorax simple se reconnaît aux signes donnés par la percussion et l'auscultation : le côté affecté résonne parfaitement, et donne même quelquefois un son tympanique ; le bruit respiratoire ne s'entend point, si ce n'est dans quelques cas rares où la respiration du poumon sain étant puérile s'entend un peu et comme dans le lointain à travers le côté affecté. Lorsque le pneumo-thorax est joint à un épanchement liquide, les mêmes signes existent, et de plus les parties les plus déclives de la poitrine donnent un son mat, dont le lieu varie comme le point déclive lui-même, suivant la position du malade. La commotion hippocratique donne, en outre, le bruit de fluctuation.

Lorsqu'outre le double épanchement aériforme et liquide, il existe encore une communication fistuleuse entre la plèvre et les bronches, tous les signes précédens existent, et on entend de plus le tintement métallique ou la résonnance amphorique, et le plus souvent les deux phénomènes alternativement.

Les deux premiers cas ne peuvent être confondus avec aucun autre ; le troisième présente, comme nous l'avons déjà dit, des signes fort semblables à ceux que donne une très-vaste excavation pulmonaire à-peu-près vide : cependant il est encore difficile de se méprendre : un reste de pectoriloquie, le peu d'étendue dans laquelle le tintement métallique, la résonnance amphorique et le son tympanique donné par la percussion se font entendre, et l'absence de la fluctuation, caractérisent une vaste excavation pulmonaire ; la toux, d'un autre côté, détermine quelquefois un gargouillement ou une légère fluctuation qu'elle ne produit jamais dans le pneumo-thorax.

Traitement du pneumo-thorax. — Le diagnostic exact du pneumo-thorax et de son état de simplicité ou de complication ne doit pas être regardé comme une connaissance purement spéculative et propre seulement à assurer le pronostic du médecin. Il est extrêmement probable, ainsi que l'ont pensé Hewson (1) et M. Rullier (2), que le pneumo-thorax simple serait le cas où l'on pourrait se promettre le plus de succès de l'opération de l'empyème ou de la ponction du thorax. Cette opinion se trouve appuyée par une assertion de Riolan, qui dit avoir vu faire plusieurs fois heureusement la paracentèse pour des maladies que l'on regardait comme des hydropisies de poitrine, et dans lesquelles il ne sortit, au lieu d'eau, que de l'air qui s'échappait avec une sorte d'explosion (3). Ce cas serait sans contredit celui où une simple ponction, faite avec le trois-quarts, devrait être préférée à l'incision intercostale. Au reste, l'occasion de pratiquer l'une ou l'autre opération doit se présenter fort rarement ; car, outre que le pneumo-thorax simple est une affection extrêmement rare, il me paraît probable que, dans la plupart des cas,

----

(1) *Medical observ. and inquiries*, tom. III, art. XXXV, pag. 72.

(2) *Dictionnaire des Sciences méd.*, art. *Empyème*.

(3) *Enchiridion anatomicum*, etc., lib. III, cap. II

elle ne doit pas être très-grave, et que l'épanchement aériforme peut être plus facilement absorbé qu'un épanchement liquide. Je crois, au moins, pouvoir tirer cette conclusion de la fréquence de diverses autres exhalations gazeuses qui ont peu fixé l'attention des médecins, et qui se dissipent spontanément et le plus souvent en peu de jours et même en quelques heures : tels sont le pneumopéricarde, dont nous parlerons en traitant des maladies du cœur, et diverses pneumarthroses, surtout celles du genou, qui se manifestent très-fréquemment dans la convalescence du rhumatisme articulaire et dans d'autres circonstances. Avant donc de se déterminer à ouvrir la poitrine, dans un cas de pneumo-thorax simple, on doit chercher à stimuler l'absorption par des frictions aromatiques et alcooliques et par l'usage intérieur de légers toniques.

Le pneumo-thorax compliqué d'épanchement liquide, et surtout d'une fistule qui établit la communication entre la plèvre et les bronches, est sans doute un cas extrêmement grave, et qui laisse peu d'espoir de guérison, d'autant que, comme nous l'avons dit, la communication fistuleuse est presque toujours établie au moyen d'une excavation tuberculeuse ou gangréneuse qui s'ouvre des deux côtés à la fois. Rien n'est plus rare qu'une semblable fistule, qui, après un examen attentif, paraisse due à l'action du liquide épanché sur le poumon. Cependant, dans les plus graves même de ces cas, la guérison ne doit pas être regardée comme tout-à-fait impossible. Nous avons prouvé (t. 1er, p. 583) que les excavations tuberculeuses peuvent se cicatriser. Les observations de MM. Bacqua, Jaymes et Robin, déjà citées (pag. 322), et auxquelles je pourrais joindre un cas plus récent et tout semblable, c'est-à-dire, dans lequel un malade a guéri après l'opération de l'empyème, quoique les injections que l'on faisait dans la poitrine revinssent par la bouche, prouvent suffisamment que l'on peut tenter encore cette dernière ressource dans le cas grave dont il s'agit, avec quelque espoir de succès. La nature même peut quelquefois venir à bout de guérir plus ou moins parfaitement cette réunion d'affections organiques graves, et je rapporterai à la fin de ce chapitre une observation qui en fournira la preuve. J'ai vu en outre, en 1820, un employé des douanes qui fit seul trente lieues à cheval par des chemins de traverse très-difficiles pour venir me consulter à la campagne. Le côté droit de la poitrine donnait tous les signes d'un épanchement gazeux et liquide avec communication fistuleuse dans les bronches. Sa maladie datait de deux ans, et déjà la nature avait fait de grands efforts pour la guérison, car le côté affecté était manifestement rétréci. J'ai su depuis que cet homme existait encore en 1824, qu'il vaquait à ses affaires et qu'il était mieux portant, mais toujours valétudinaire. On ne peut nier toutefois que des cas de ce genre ne soient des exceptions, et que les deux dernières variétés du pneumothorax n'offrent des chances beaucoup moins favorables pour l'opération de l'empyème, que le simple épanchement gazeux ou même liquide ; et par conséquent on ne doit l'entreprendre que dans

le cas de péril imminent par suffocation, amaigrissement ou affaiblissement rapide, et tout au plus dans
celui où la maladie demeurant long-temps stationnaire, le poumon sain ne donnerait aucun lieu de
faire soupçonner qu'il puisse s'y être développé des
tubercules. Dans tout autre cas, je pense qu'il faut
se contenter de soutenir les forces du malade et
l'absorption par les moyens indiqués ci-dessus, et
par un régime proportionné à l'état des fonctions
digestives, et qu'il faut également craindre de rendre trop sévère ou trop analeptique.

Obs. XLIV. *Pleurésie terminée par rétrécissement
de la poitrine, et fistule pulmonaire s'ouvrant à
l'extérieur chez un sujet qui a survécu.* — Un enfant de douze ans, d'une constitution délicate, fut
attaqué, en 1813, d'une fièvre aiguë avec toux très-
forte, oppression considérable, et douleur vive au
côté gauche. Quelques jours après, il cracha du sang
en assez grande abondance; la maladie parut ensuite devenir stationnaire; mais au bout d'un certain
temps, le malade, à la suite d'un violent accès de
toux, expectora tout-à-coup, avec un sentiment de
soulèvement du diaphragme analogue au vomissement, une quantité considérable d'une matière semblable à du pus : la fièvre s'apaisa un peu ensuite;
une expectoration semblable continua, mais avec
peu d'abondance, et la maladie prit une marche
chronique.

Au bout de quelques mois, il se forma un dépôt
à la partie inférieure de la poitrine, entre les cartilages des septième et huitième côtes. On y appliqua

un morceau de potasse caustique, et quelques jours après on perça le fond de l'eschare avec un bistouri, et on donna issue à une quantité assez considérable de pus. Depuis ce temps, l'ouverture est restée fistuleuse, et il en est sorti chaque jour une ou deux cuillerées de pus. Quelquefois, l'ouverture s'étant trouvée momentanément obstruée, le malade a craché plus abondamment qu'à l'ordinaire, et toujours une matière parfaitement semblable au pus de la fistule.

Le 8 mars 1819, M. Marjolin, qui lui avait donné habituellement ses soins, m'engagea à l'examiner avec lui, et voici ce que nous remarquâmes :

Le malade était fort maigre, mais ne présentait pas l'espèce d'amaigrissement propre aux maladies accompagnées de consomption. Cette maigreur dépendait surtout du peu de volume des os et des muscles; mais le tissu cellulaire contenait une certaine quantité de graisse; la face exprimait un état de souffrance habituelle, mais conservait encore un certain embonpoint; les pommettes étaient un peu colorées; le pouls était fréquent : le malade, d'ailleurs, avait de la gaîté et se livrait volontiers à divers amusemens; il aimait surtout jouer la comédie avec d'autres enfans, et cet exercice ne paraissait pas le fatiguer. Quoiqu'âgé de dix-huit ans, il paraissait à peine en avoir douze ou treize. Les fonctions digestives étaient en assez bon état. Le côté gauche de la poitrine était au moins d'un tiers plus étroit que le droit; le rétrécissement était plus prononcé encore vers sa base, surtout dans le diamètre antéro-postérieur.

La respiration s'entendait parfaitement dans toute l'étendue du côté droit, qui résonnait aussi très-bien dans tous les points; à gauche, le son était moins clair dans toute l'étendue de la poitrine. La respiration s'entendait bien antérieurement sous les trois premières côtes, mais avec moins de force que du côté droit; postérieurement elle s'entendait plus faiblement encore depuis le bord supérieur du trapèze jusque vers la pointe de l'omoplate; dans tout le reste de l'étendue du côté gauche on ne l'entendait nullement. La pectoriloquie était évidente au-dessous de l'aisselle de ce côté, à la hauteur des troisième et quatrième côtes; et au dos, vers la pointe de l'omoplate : elle était accompagnée d'un frémissement semblable à celui de la voix d'un homme qui parle à travers un roseau fêlé (1).

Tout annonce que, chez cet enfant, le ramollissement d'une ou deux masses tuberculeuses a été accompagné d'une pleurésie aiguë; que les tubercules ramollis ont été évacués par l'expectoration; mais que, par la suite, le reste de cette matière s'est fait jour dans la plèvre, et que, mêlée au liquide séro-purulent produit par la pleurésie, elle a déterminé un abcès qui s'est ouvert au dehors; enfin il paraît que les fausses membranes se sont converties en

______

(1) Ce phénomène est par conséquent l'égophonie plutôt que la pectoriloquie. Je serais porté à croire d'après cela qu'il existe dans la plèvre, à cette hauteur, un point non recollé formant clapier dans lequel le pus s'accumule; ce clapier, recouvrant probablement les fistules pulmonaires, constitue le cas dans lequel on entend à la fois la pectoriloquie et l'égophonie.

une membrane fibreuse ou fibro-cartilagineuse qui a déterminé l'adhérence du poumon à la plèvre costale et le rétrécissement de la poitrine. Cependant il y a six ans que le malade vit avec une réunion de lésions aussi graves; et si l'abondance de la suppuration n'augmente pas au point de l'épuiser, tout porte à croire qu'il peut vivre fort long-temps encore dans cet état.

Willis rapporte une observation analogue à la précédente sous le rapport de la possibilité de la guérison avec formation d'une fistule après l'opération de l'empyème : c'est celle du sujet chez lequel il a entendu le bruit de la fluctuation du liquide épanché dans la poitrine. Le malade guérit après l'opération de l'empyème ; mais la plaie resta fistuleuse (1).

ARTICLE V.

Du Pneumo-thorax double.

Il n'est pas très-rare d'entendre une petite quantité d'air s'échapper avec sifflement de chacune des plèvres au moment où l'on ouvre la poitrine d'un cadavre : cette exhalation aériforme, peu abondante et jointe ordinairement à un léger épanchement séreux, doit être rangée au nombre des accidens de l'agonie. Mais l'existence d'un double pneumo-thorax formé sous une autre influence que sous celle du trouble général des fonctions qui précède ordinaire-

______

(1) WILLIS, *Op. omn.*, sect. I, cap. XIII, lib. II, *de Hydr. pect.*

ment le dernier soupir, est un cas très-rare; j'en rapporterai sommairement deux exemples, les seuls que je connaisse.

Mon ami, M. le professeur Récamier, a eu, dans ses salles à l'Hôtel-Dieu, en 1814, un homme d'environ soixante ans, un peu obèse, qui y entra pour une affection qui ressemblait à une attaque d'asthme. La face était tuméfiée, les lèvres et les joues violettes, le front couvert de sueur, les pieds froids et infiltrés, le pouls petit, dur, fréquent et intermittent, les battemens du cœur forts et irréguliers; la dyspnée était extrême, et il y avait une petite toux très-fatigante; la poitrine, vaste et bombée, résonnait parfaitement. Le malade succomba au bout de peu de jours dans un état de suffocation. Une grande quantité d'air s'échappa à l'ouverture de chacun des côtés du thorax. Les poumons, accollés à la colonne vertébrale, et raccourcis au point de n'avoir plus que le volume de la main, étaient desséchés à la surface; ils étaient, à cela près, sains et encore un peu crépitans. Les plèvres, d'ailleurs saines, étaient, dans beaucoup de points, détachées des parois thoraciques par des bulles d'air développées dans le tissu cellulaire subjacent; il y avait en outre une légère hypertrophie avec dilatation du cœur.

J'ai observé moi-même un cas analogue, en 1816, chez un phthisique dont la maladie était encore peu avancée, et qui fut tout-à-coup pris d'une dyspnée extrême avec lipothymies fréquentes, à laquelle il succomba au bout de trois jours. A l'ouverture du corps, on trouva les deux poumons réduits au tiers de leur volume, refoulés sur le médiastin.

Les cavités des plèvres contenaient chacune environ une livre et demie de sérosité limpide et un volume à-peu-près égal d'un gaz inodore. Les poumons ne renfermaient qu'un nombre médiocre de tubercules presque tous miliaires; et le malade eût sans doute poussé assez loin sa carrière, sans la double exhalation aériforme et liquide qui l'avait suffoqué.

Des cas de cette nature sont, sans contredit, au-dessus de toutes les ressources de la nature et de l'art.

CHAPITRE V.

PRODUCTIONS ACCIDENTELLES DE LA PLÈVRE.

Nous diviserons les productions accidentelles de la plèvre en trois catégories: 1°. celles qui se développent à sa surface interne et qui sont ordinairement accompagnées d'un épanchement liquide; 2°. celles qui, entièrement solides, remplissent sa cavité; 3°. celles qui se développent à sa face externe ou adhérente. Nous terminerons ce chapitre par quelques mots sur les signes que le stéthoscope peut donner des hernies diaphragmatiques.

ARTICLE PREMIER.

Des Productions accidentelles de la plèvre qui sont ordinairement accompagnées d'un épanchement liquide.

Les productions accidentelles de la plèvre qui sont ordinairement accompagnées d'épanchement liquide ou d'inflammation chronique sont principalement les productions cancéreuses et tuberculeuses développées à la surface de cette membrane. Les premières sont le plus souvent formées par le cancer cérébriforme; elles se présentent sous la forme de masses d'un volume variable, mais qui dépasse rarement celui d'une amande; elles sont fortement adhérentes à la plèvre, et présentent les caractères propres à l'espèce de production accidentelle à laquelle elles appartiennent. Ces tumeurs sont ordinairement entourées d'une rougeur de la plèvre qui s'étend à quelque distance, et est formée par le rapprochement d'un grand nombre de petits vaisseaux finement ramifiés. Quelquefois aussi on distingue vers leur base des stries noires qui s'étendent également sur la tumeur et sur la plèvre, et qui sont formées par la matière des mélanoses.

Les tumeurs dont il s'agit sont rarement en grand nombre; les tubercules développés à la surface de la plèvre, au contraire, sont ordinairement très-nombreux et d'une grosseur qui varie tout au plus depuis celle d'un grain de millet jusqu'à celle d'un grain de chenevis. Ils sont très-rapprochés les uns des autres, et souvent réunis entre eux au moyen d'une fausse membrane assez molle et demi-transparente. Quand on peut les observer à une époque voisine de leur formation, on parvient quelquefois à enlever, en raclant avec le scalpel, cette fausse membrane, et avec elle la plus grande partie des tubercules, qui paraissent évidemment développés dans son épaisseur et font corps avec elle plutôt qu'avec la plèvre.

A une époque plus éloignée, on ne retrouve plus

la fausse membrane, parce qu'elle s'est déjà organisée et réunie avec la plèvre, qui alors paraît épaissie. Les tubercules, dans ce cas, sont extrêmement adhérens à la plèvre et paraissent implantés dans son épaisseur. Quelquefois ces tubercules sont au premier degré, c'est-à-dire demi-transparens, grisâtres ou presque incolores; d'autres fois, au contraire, ils sont au second degré, c'est-à-dire jaunes et opaques. Je ne les ai jamais observés dans l'état de ramollissement. Les interstices des tubercules sont souvent fortement rougis et même parcourus par des vaisseaux sanguins très-distincts.

Dans cet état, la plèvre présente un aspect assez analogue à celui de certaines éruptions miliaires de la peau. On distingue souvent aussi, au milieu de cette rougeur, des stries noires qui paraissent être de la nature des mélanoses. Quoique le plus ordinairement les tubercules développés à la surface de la plèvre aient pris naissance, comme je viens de le dire, dans une fausse membrane, ils peuvent également se former dans le tissu même de la membrane séreuse et en général de toutes les membranes, sans inflammation préalable dont on puisse apercevoir les signes avant ou après la mort.

On rencontre encore quelquefois à la surface de la plèvre une autre espèce de granulations qui ressemblent également aux éruptions cutanées : ce sont de petits grains blancs, opaques, aplatis, très-rapprochés les uns des autres, et dont la texture très-ferme a de l'analogie avec celle des membranes fibreuses. Cette espèce d'éruption, qui est aussi accompagnée d'épaississement de la plèvre, me paraît être le résultat d'un travail imparfait d'organisation dans une fausse membrane granulée de l'espèce de celles que nous avons décrites ci-dessus (t. ii, p. 104).

Ces deux dernières espèces de productions sont assez rares sur la plèvre; elles sont au contraire très-communes sur le péritoine. Bichat est le premier qui les ait observées; mais il ne me paraît pas en avoir bien connu la nature. Elles sont toujours accompagnées d'hydrothorax : les tumeurs cancéreuses ne le sont pas aussi constamment, quoiqu'elles le soient le plus ordinairement. La sérosité épanchée dans tous ces cas est presque toujours rousse ou sanguinolente. Le cylindre fera toujours alors reconnaître l'existence de l'épanchement séreux; mais il ne peut donner d'indication sur la lésion organique qui l'a occasioné, et on ne peut s'aider à cet égard que des symptômes généraux.

ARTICLE II.

Productions entièrement solides dans la plèvre.

La plèvre, comme toutes les membranes séreuses et même les muqueuses, peut éprouver une altération telle dans ses propriétés vitales, qu'elle vienne àsécréter une matière tuberculeuse ou cancéreuse, au lieu de la sérosité qu'elle fournit naturellement. Cette matière, en s'accumulant dans la cavité de la plèvre, refoule peu à peu le poumon vers la colonne vetébrale, et finit par remplir en entier le côté de la poitrine où elle s'est développée. Ce cas diffère totlement des éruptions tuberculeuses à la surface de la plèvre dont nous avons parlé ci-dessus ; car, dans ces dernières, la matière tuberculeuse n'est pas exhalée par la plèvre, mais développée dans une fausse membrane pleurétique. Les productions dont il s'agit sont très-rares : on n'en trouve aucun exemple bien décrit dans les recueils des observateurs ; mais il est probable que la plupart des exemples de masses squirrheuses remplissant un côté de la poitrine, que l'on rencontre dans ces recueils, appartiennent à la catégorie des faits de ce genre. La masse de matière blanche trouvée par Boerhaave à l'ouverture du corps du marquis de Saint-Auban, et qui remplissait tout un côté de la poitrine (1), me paraît, entre autres, pouvoir être regardée comme une accumulation de la matière cérébriforme dans la plèvre. Corvisart a rencontré un cas de ce genre. Mon ami, M. Récamier, a trouvé chez un Prussien qu'il regardait comme attaqué d'empyème, une masse tuberculeuse énorme, remplissant la cavité de la plèvre.

Haller paraît, comme nous l'avons déjà dit, avoir trouvé une quantité considérable de mélanoses ramollies dans la même cavité.

J'ai rencontré deux fois une quantité considérable de matière tuberculeuse dans la plèvre. Dans l'un et l'autre cas, cette matière était ramollie à divers degrés de consistance. Ses parties les plus fermes remplissaient le fond de la cavité de la plèvre, et formaient sur le reste de cette membrane une couche de plus d'un pouce d'épaisseur. Une matière tuber-

____

(1) *Voy.* ZIMMERMANN, *Traité de l'Expérience.*

culeuse, tout-à-fait ramollie, était contenue au centre de cette espèce d'enveloppe.

Voici un troisième exemple d'une semblable production, et dans lequel la matière tuberculeuse formait encore une masse très-ferme. La pièce m'a été montrée dans le temps par mon ami M. Cayol, qui a lui-même recueilli l'observation.

OBS. XLV. *Masse tuberculeuse développée dans la plèvre.*— Un petit nègre, âgé de six ans, entra, le 15 décembre 1807, à l'hôpital des Enfans. On ne put savoir depuis combien de temps il était malade, vu que ses parens ne parlaient pas français. Il avait au milieu de la région temporale gauche un ulcère profond avec écoulement abondant d'un pus fétide, et gonflement douloureux des parties environnantes.

Pendant son séjour à l'hôpital, il parut toujours souffrir beaucoup de la tête, et eut une diarrhée continuelle ; il toussait fréquemment, sans expectorer ; sa respiration ne paraissait pas du tout gênée. Il avait tous les jours la fièvre à des heures variables, mais principalement le soir. Il s'affaiblit progressivement sans présenter aucun autre symptôme remarquable.

Le 8 janvier, il eut quelques momens de délire ; on l'entendait chanter et parler tout seul, ce qui ne lui était pas encore arrivé.

Le 9, il demandait à manger avec instance, et paraissait fort inquiet. Il mourut le 10 à deux heures du matin.

Ouverture du corps faite vingt-quatre heures

après la mort. — L'émaciation était telle qu'on pouvait entourer d'une seule main la partie la plus épaisse de la cuisse. Il n'y avait pas la plus légère infiltration. La face conservait encore beaucoup de graisse relativement aux autres parties.

La région temporale gauche présentait le même aspect qu'avant la mort, si ce n'est que l'engorgement s'étendait jusqu'aux paupières et à la joue du même côté. L'ulcère avait à-peu-près la largeur de l'ongle ; ses bords, minces et mous, se confondaient presque avec sa surface, qui avait un aspect putrilagineux. Il fut compris dans une incision cruciale par laquelle on mit à découvert toutes les parties engorgées.

Le muscle temporal et son aponévrose, ainsi que la moitié externe du palpébral, et tous les muscles de la région maxillaire supérieure, étaient macérés dans un pus ichoreux très-fétide ; ils avaient une couleur brune-verdâtre, semblable à celle des chairs en putréfaction.

Les parties subjacentes avaient la même couleur, qu'elles ne perdaient point par le lavage à grande eau ; elles présentaient, en outre, les altérations suivantes : à la réunion de la grande aile du sphénoïde avec le temporal et le pariétal, endroit où correspondait l'ulcère extérieur, il y avait un trou à bords inégaux et vermoulus, capable d'admettre un tuyau de plume, et par lequel on pénétrait facilement dans le crâne ; au-devant de ce trou, une portion de la largeur d'un sou, et de toute l'épaisseur du crâne, pouvait être séparée du reste de l'os, auquel elle n'était unie que par les parties molles ; cette portion était noirâtre, inégale, comme spongieuse, et pénétrée dans tous ses points par l'*ichor* fétide dont il a été parlé. La même altération, mais moins profonde, se prolongeait transversalement sur la face externe de l'aile du sphénoïde jusqu'à l'apophyse orbitaire externe du coronal inclusivement, et à son articulation avec l'os malaire. Ce dernier était vacillant et pouvait être détaché sans peine, quoiqu'il fût bien moins carié que les parties auxquelles il était intermédiaire : cependant il était réduit à la moitié de son épaisseur naturelle. L'os maxillaire supérieur ne présentait, au lieu de sa face antérieure et de sa portion palatine, qu'un séquestre de forme cuboïde, inégal, poreux, pénétré par le pus, et sur lequel on distinguait encore les alvéoles avec deux dents. Cette masse informe remplissait tout le sinus maxillaire, et lorsqu'on l'eut enlevée (ce qui se fit presque sans effort), on voyait les parois de cette cavité partout inégales, recouvertes d'un enduit pultacé très-fétide, et percées postérieurement, de sorte que, sans la membrane palatine, le pus aurait pénétré sans obstacle dans la bouche. On avait cru reconnaître qu'il en coulait quelquefois par le nez, du vivant du malade. Toutes ces parties exhalaient une odeur de gangrène insupportable.

La portion de dure-mère qui correspondait au trou décrit ci-dessus était très-épaisse, d'une couleur d'ardoise et d'un aspect fongueux, surtout sur sa face externe, dans une étendue égale à un écu de six livres ; mais elle n'était nulle part percée. La portion du cerveau contiguë avait aussi une couleur d'ardoise, mais beaucoup plus claire. Il est à remarquer que , malgré ce changement de couleur, qui s'étendait jusqu'à une ligne d'épaisseur dans la substance médullaire, le cerveau n'était pas sensiblement ramolli dans cet endroit; la pie-mère offrait un peu d'infiltration; l'arachnoïde parut saine. Tout le reste du cerveau , examiné avec soin , n'offrait aucune lésion : il était seulement un peu mou et humide.

A l'extérieur du crâne , on remarquait, en outre, deux tubercules. L'un d'eux , situé au-dessus de l'angle postérieur de l'occipital, un peu à gauche, avait le volume d'une grosse noisette ; il était formé entièrement de matière tuberculeuse jaunâtre, à son premier degré de ramollissement, et implanté dans l'os, qui était creusé assez profondément. L'autre tubercule , absolument de même consistance que le précédent, mais de moitié plus petit , était au-devant de l'apophyse mastoïde.

Le poumon droit paraissait absolument transformé en une masse tuberculeuse ; mais, en l'examinant plus attentivement, on put se convaincre que cette matière était contenue dans la cavité même de la plèvre, qu'elle remplissait : c'était une masse de consistance caséeuse , dans laquelle on ne distinguait aucun tubercule séparé. Elle avait une épaisseur d'environ deux travers de doigt sur les parties antérieure et postérieure du poumon, et un peu moins sur le côté. Une portion de cette matière , du volume d'une noix, pénétrait entre la septième et la huitième côte, qui étaient notablement corrodées (surtout l'inférieure), perçait les muscles intercostaux, et venait adhérer à la peau. Cette portion était ramollie à consistance de pus vers le centre. Une autre portion de matière tuberculeuse servait de moyen d'adhérence entre la face inférieure du poumon et le diaphragme, de même qu'entre ce muscle et les neuvième et dixième côtes.

Lorsqu'en ratissant, on dépouillait la surface de la plèvre de cet enduit, qui était comme pâteux, on voyait que cette membrane, au lieu d'être lisse, offrait l'aspect de la surface inégale des kystes tuberculeux. On distinguait même quelques prolongemens très-courts et semblables à un tissu cellulaire très-fin, qui de sa surface s'enfonçaient dans la matière tuberculeuse. Au milieu de cette masse, le poumon, très-comprimé et réduit au cinquième de son volume, était d'ailleurs sans aucune lésion; il n'y avait pas la moindre trace de tubercules dans son tissu.

Le poumon gauche avait quelques adhérences cellulaires anciennes vers le sommet; il était un peu infiltré; la plèvre de ce côté contenait deux ou trois onces de sérosité limpide; son tissu était partout sain. Le larynx et la trachée-artère étaient dans l'état naturel. Toute la surface du cœur adhérait au péricarde d'une manière si intime qu'on ne pouvait les séparer par la dissection sans intéresser l'un ou l'autre.

A l'ouverture de l'abdomen, il s'écoula environ une pinte de sérosité incolore et transparente. Le péritoine n'offrait aucune trace d'inflammation. Le foie paraissait un peu gros; son tissu, formé de grosses granulations jaunes, avait une consistance pâteuse, quoiqu'il fût très-difficile à déchirer ; sa surface était inégale, et paraissait ratatinée ; il ne graissait pas le scalpel.

La vésicule était médiocrement distendue par de la bile verdâtre et très-liquide.

Tous les autres viscères, examinés avec soin, n'offrirent rien de remarquable. Le mésentère était sain, de même que les organes urinaires et reproducteurs.

Le cylindre semble d'abord ne devoir donner d'autres signes de l'existence d'une semblable tumeur que l'absence absolue de la respiration ; et, par conséquent, il ne paraîtrait pas que l'emploi de cet instrument pût faire distinguer le cas dont il s'agit d'un épanchement pleurétique, d'un hydrothorax, ou même d'une péripneumonie arrivée au degré d'hépatisation : cependant je pense qu'il ne serait pas impossible de reconnaître, ou au moins de soupçonner la nature d'une tumeur semblable, et de la distinguer des cas dont il s'agit, à l'aide d'une exploration bien faite et suffisamment répétée. En effet, on pourrait la distinguer de l'épanchement pleurétique et de l'hydrothorax, en ce que l'absence de la respiration, au lieu d'arriver subitement comme dans ces derniers cas, doit commencer par une simple diminution du bruit respiratoire, qui devient peu à peu plus prononcée, et qui ne se change en une absence totale que d'une manière progressive et probablement fort lente. L'absence de l'égophonie confirmerait encore le diagnostic. On distinguerait le même cas de la péripneumonie, en ce que la diminution d'intensité de la respiration ne serait point accompagnée du râle crépitant qui est le symptôme pathognomonique de la péripneumonie au premier degré; et, en outre, en ce que, malgré le volume de la masse tuberculeuse, la respiration s'entendrait encore, au moins pendant long-temps, vers la racine du poumon. Mais si l'on ne voit la maladie que dans une période avancée, on doit avouer qu'il serait impossible de la distinguer d'un épanchement liquide.

ARTICLE III.

Productions accidentelles développées entre la face adhérente de la plèvre et les parties voisines.

On trouve quelquefois des productions accidentelles de différens genres développées entre la plèvre costale et les parois thoraciques.

J'y ai rencontré, mais rarement, des encéphaloïdes ou des tubercules d'un petit ou d'un médiocre volume, et l'on peut voir un exemple de ces derniers dans l'article précédent (*voyez* pag. 370); il est plus commun d'y trouver des incrustations cartilagineuses plus ou moins régulièrement aplaties, et qui passent souvent en tout ou en partie à l'état d'ossification imparfaite ou pétrée. Ces productions sont communément regardées comme des épaississemens de la plèvre; mais je me suis bien des fois assuré par une dissection attentive, que, quelqu'intimement unies qu'elles soient à cette membrane, elles sont simplement juxta-posées à sa surface adhérente, et qu'il en est de même des incrustations analogues qui passent communément pour être des épaississemens de diverses autres membranes (1), telles que celles de la rate, de la tunique albuginée, de la membrane interne des artères, etc. J'ai vu des incrustations cartilagineuses de la plèvre qui avaient la grandeur de la main et une épaisseur de plus d'un demi-pouce au centre, et qui ne paraissaient avoir donné lieu à aucun accident notable.

Haller a trouvé un kyste très-volumineux, plein d'une sérosité verdâtre, et qui remplissait presque tout le côté gauche de la poitrine, de manière que le poumon, aplati contre le médiastin, avait à peine le volume de la main. Il reconnut évidemment que ce kyste était développé entre les muscles intercostaux et la plèvre (2). M. Dupuytren a trouvé, à l'ouverture d'un jeune homme qui mourut de suffocation après avoir éprouvé pendant quelque temps une dypsnée qui s'accroissait progressivement, deux kystes énormes qui remplissaient presque entièrement chacune des cavités de la poitrine. Les poumons, rejetés en avant et fortement aplatis, ne contenaient presque pas d'air. « Les deux kystes avaient » onze pouces dans leur diamètre longitudinal ; leurs » parois étaient tapissées par un grand nombre de » couches albumineuses, et présentaient dans quel- » ques points des grains très-déliés qui étaient des » accidens de nutrition ; dans d'autres, de petites » vésicules ou kystes (3). » D'après ces expressions,

____

(1) Voy. *Dictionn. des Sciences médicales*, art. *Cartilages accidentels*.

(2) *Opuscul. patholog.*, obs. XIV.

(3) *Essai sur l'Anatomie pathol.*, etc., par J. Cruveilhier, doct. méd. *Paris*, 1816, in-8°, tom. 1er, pag. 265.

il ne serait pas impossible que les kystes dont il s'agit n'eussent contenu des acéphalocystes, car lorsque ces vers sont très-volumineux on peut diviser leurs parois en plusieurs lames, et on trouve souvent, comme nous l'avons dit, soit à la face interne, soit à la face externe de ces parois, des acéphalocystes plus petites qui y adhèrent. Quoi qu'il en soit, il est presque certain que, dans des cas de cette espèce, on obtiendrait, par la comparaison attentive de la marche de la maladie et des signes donnés par la percussion et l'auscultation, une connaissance assez claire de la nature de la maladie pour être conduit à tenter l'opération de l'empyème, qui probablement serait assez souvent suivie de succès, surtout en faisant ensuite des injections propres à procurer l'inflammation et l'adhérence du kyste. Je sais que cette dernière pratique ne serait peut-être pas toujours sans danger; mais, dans une maladie mortelle de sa nature, lorsqu'il se présente un moyen probable de guérison, on doit dire, avec Celse, *Meliùs est anceps experiri auxilium quàm nullum.*

ARTICLE IV.

Des Hernies intestinales diaphragmatiques.

On a vu, à la suite de plaies pénétrantes de l'abdomen qui avaient intéressé le diaphragme, les viscères abdominaux faire hernie dans la cavité de la plèvre gauche (1). La même chose est quelque-

____

(1) AMBROISE PARÉ, liv. ix, chap. xxx.—LEBLANC, *Traité*

fois arrivée par l'effet d'une rupture spontanée de ce muscle occasionée par une chute, par des efforts violens (1), ou par une énorme distension de l'estomac (2). Une ouverture existante au diaphragme par suite d'un vice de conformation peut encore donner lieu au même accident (3); et il paraît même que l'on a quelquefois vu l'estomac et les intestins passer dans la poitrine par les ouvertures qui donnent passage à l'œsophage, à l'aorte et même au nerf grand sympathique (4). On a trouvé quelquefois l'estomac et la plus grande partie de la masse intestinale dans la cavité gauche de la poitrine.

Un semblable cas serait fort aisé à reconnaître à l'aide du cylindre. Outre l'absence de la respiration, produite par l'interposition des intestins, les borborygmes entendus et sentis dans un point supérieur à la région de l'estomac feraient reconnaître avec la dernière évidence la nature de la lésion. Si l'on acquiérait une semblable connaissance peu de temps après sa formation, serait-il trop hardi de faire aux parois abdominales une incision suffisante

---

d'opérations, tom. II, pag. 416. — FABRICE DE HILDEN, cent. II, obs. XXXII. — FANTON, *Obs. med. et anat.*, pag. 167.

(1) *Journal de Chirurgie* de Desault, tom. III, pag. 9. — *Traité des Hernies*, de A.-G. Richter, traduit par J.-C. Rougemont, 2ᵉ édit. *Cologne*, an 7, § 528, tom. II, pag. 347.

(2) HALLER, *Disput. chirurg.*, tom III, pag. 218.

(3) *Histoire de l'Académie royale des Sciences*, 1729. — *Obs. anat.* II. — *Hist. de l'Acad. royale des Sciences*, 1772, 2ᵉ partie, pag. 81. — RICHTER et ROUGEMONT, *op. cit.*, § 529.

(4) RICHTER et ROUGEMONT, *op. cit.*, § 530.

pour introduire deux doigts, retirer les intestins dans la cavité abdominale, et les y maintenir par la position verticale long-temps continuée et la diète presque absolue?

Il est une autre espèce de hernie aussi rare que la précédente, et que l'on reconnaîtrait avec une égale facilité à l'aide du cylindre : je veux parler de celle du poumon à travers les muscles intercostaux. Grateloup, médecin à Dax, a publié une belle observation de ce genre. L'accident avait été produit par de violens efforts de toux (1). Boerhaave a vu une semblable hernie déterminée par les efforts de l'accouchement (2), et Sabatier en a observé une qui avait paru après la cicatrisation d'un coup de bayonnette entre les cinquième et sixième côtes sternales (3).

La Bibliothèque de chirurgie allemande de Richter en contient un quatrième exemple (4). Deux autres ont été récemment observés à Paris.

Dans un cas de cette nature, l'application du cylindre sur la tumeur ferait certainement entendre la pénétration et la sortie de l'air, de manière à ne laisser aucun doute sur la nature de la maladie.

----

(1) *Journal de Médecine*, tom. LIII, pag. 416.

(2) DEHAEN, *Prælect. in Boerhaavii, Instit. pathol.*, t. I, pag. 167, in-4°.

(3) *Médecine opératoire*, t. II.

(4) Tom. III, pag. 138.

TROISIÈME PARTIE.

MALADIES DE L'APPAREIL CIRCULATOIRE.

—

SECTION PREMIÈRE.

EXPLORATION DES ORGANES DE LA CIRCULATION.

—

Les affections du cœur pouvaient encore, à la fin du dernier siècle, être rangées au nombre des maladies les moins connues. Elles étaient regardées comme rares, et malgré les travaux de Lancisi, de Morgagni et de Senac, le vulgaire des praticiens ne connaissait guère encore, il y a une trentaine d'années, que les polypes du cœur, maladie imaginaire dans le sens où ils l'entendaient, et les palpitations, qu'ils regardaient comme des affections nerveuses. Les travaux des auteurs que nous venons de citer, et ceux de Corvisart, ont fait connaître beaucoup de lésions organiques du cœur, mais ont jeté peu de lumières sur leurs signes ; et dans l'état où ils ont laissé la science, il n'était peut-être pas possible de distinguer constamment une de ces affections de l'autre.

Les véritables signes des affections organiques du cœur se tirent encore de la percussion et surtout de l'auscultation ; et à l'aide des renseignemens pr écis que fournissent ces signes purement physiques, quelques symptômes ou accidens physiologiques nés du trouble des fonctions, et par eux-mêmes très-vagues, peuvent quelquefois acquérir un degré de certitude qu'ils n'avaient pas auparavant.

L'application de la main, unique moyen d'exploration qui fût employé avant Avenbrugger, ne donne le plus souvent aucun résultat, et trompe fréquemment sur la force réelle d'impulsion du cœur. Elle indique moins bien que l'examen du pouls la régularité ou l'anomalie de ses contractions. Elle n'est réellement utile que dans un cas particulier, celui de l'existence du frémissement cataire dont nous parlerons en son lieu.

La percussion elle-même ne donne guère sur les maladies du cœur que des signes confirmatifs et accessoires qui peuvent manquer souvent.

Sous le rapport de l'exploration, on doit distinguer deux régions précordiales, la droite et la gauche : la première comprend l'espace couvert par le tiers inférieur du sternum; la seconde, celui qui correspond aux cartilages des quatrième, cinquième, sixième et septième côtes sternales.

La région précordiale droite rend naturellement un son très-clair. L'hypertrophie des ventricules, leur dilatation, celle des oreillettes, une congestion sanguine énorme dans toutes les cavités du cœur, l'accumulation d'une quantité considérable de graisse autour de cet organe, et les épanchemens dans le péricarde, peuvent rendre ce son mat.

Les mêmes causes peuvent produire le même effet dans la région précordiale gauche; mais ici le signe serait moins concluant; car cette région ré-sonne naturellement assez peu chez la plupart des hommes, et presque point chez les sujets obèses, infiltrés ou même fortement musclés.

Il est très-rare que le son manque dans l'une et l'autre région à la hauteur des oreillettes. L'absence du son suppose dans ces cas une dilatation énorme et qui n'a guère lieu que par suite du rétrécissement de la valvule mitrale.

Les contractions alternatives des ventricules et des oreillettes du cœur produisent des bruits très-distincts et de nature différente, qui permettent d'étudier ses mouvemens, par l'auscultation médiate, plus exactement qu'on ne peut le faire par l'ouverture et l'inspection des animaux vivans. Cette proposition, qui, au premier abord, présente peut-être quelque chose de paradoxal, paraîtra plus soutenable si l'on réfléchit que l'oreille juge beaucoup plus sûre-ment des intervalles les plus petits des sons et de leur durée la plus courte, que l'œil ne le peut faire des circonstances semblables du mouvement. Le musicien le moins exercé s'aperçoit d'une note omise au milieu de plusieurs doubles croches, fussent-elles à l'unisson; il apprécie facilement un point ajouté à la *valeur* ou durée d'une d'elles, lors même que cette prolongation de durée n'est pas de plus d'un douzième de seconde (1). L'œil ne trou-

---

(1) Je suppose une mesure $\frac{2}{4}$ remplie par deux croches pointées et deux doubles croches ; un musicien exécutera quatre-vingt-dix mesures semblables en une minute dans le mouvement dit *allegro vivace*, et par conséquent la valeur du point ne sera que de $\frac{1}{12}$ de seconde ou de $\frac{1}{780}$ de minute.

verait aucune différence entre des mouvemens d'une rapidité semblable et un mouvement unique et continu. L'auscultation a d'ailleurs, pour l'observation des mouvemens du cœur, un avantage incontestable sur l'inspection, en ce que l'on n'est point obligé de défalquer les anomalies qui appartiennent aux convulsions de l'agonie.

Malgré cet avantage, on peut avouer encore avec Haller (1) que l'analyse des mouvemens du cœur est difficile et demande une grande attention. Plusieurs faits physiologiques surtout sont difficiles à constater ; mais les observations qui peuvent conduire à des résultats pratiques sont plus faciles à faire et ne demandent qu'une force d'attention commune ; les plus importantes même ne pourraient échapper à l'observateur le moins exercé et le moins capable d'application.

Les mouvemens du cœur doivent être examinés sous quatre rapports principaux : 1°. l'étendue dans laquelle on peut les entendre à l'aide du cylindre ; 2°. le choc ou la force d'impulsion de l'organe ; 3°. la nature et l'intensité du bruit qu'il fait entendre ; 4°. enfin le rhythme suivant lequel ses diverses parties se contractent.

Avant de commencer cette espèce d'analyse des battemens du cœur, je dois faire une observation sur laquelle j'aurai occasion de revenir plus d'une fois : c'est que le cœur est peut-être de tous les organes celui qui se trouve le plus rarement dans l'état le plus favorable au libre et plein exercice de toutes

----

(1) *Elem. Physiol.*

ses fonctions. Ses maladies les plus graves sont des défauts de proportion ; et cependant une légère disproportion de cet organe avec les autres, ou de ses diverses parties entre elles, peut s'allier avec l'état de santé.

CHAPITRE PREMIER.

DE L'ÉTENDUE DES BATTEMENS DU COEUR.

L'étendue des battemens du cœur doit être considérée sous deux rapports, celui de la sensation première que fait éprouver à cet égard le cylindre appliqué à la région précordiale, et celui des points de la poitrine, autres que cette région, où l'on peut sentir ou entendre les battemens du cœur.

Dans l'état naturel, le cœur, examiné entre les cartilages des cinquième et sixième côtes et au bas du sternum, produit à l'oreille une sensation telle par ses mouvemens, qu'il paraît évidemment correspondre à une petite étendue des parois de la poitrine, et ne guère dépasser le point sur lequel est appliqué l'instrument ; quelquefois même il semble couvert en entier par le cylindre et situé profondément dans la cavité du médiastin, de manière qu'un espace vide se trouverait entre le sternum et lui : ses mouvemens, lors même qu'ils ont une certaine énergie, ne semblent communiquer aucun ébranlement aux parties voisines. Dans d'autres cas, au contraire, il paraît remplir entièrement le médiastin inférieur, et s'étendre beaucoup plus loin que le lieu où le cylindre est appliqué ; ses contractions, lors même qu'elles sont lentes et sans bruit, paraissent soulever dans une grande étendue les parois antérieures de la poitrine, ou refouler intérieurement ses viscères. En un mot, cette première sensation semble, à elle seule, indiquer un cœur plus ou moins volumineux ; et, en général, cet indice est assez fidèle lorsqu'on examine le cœur dans un moment de calme produit seulement par le repos ; car si ce calme était l'effet d'une saignée ou de l'immobilité, de la diète, et de l'affaiblissement dû à l'état de maladie, on trouverait dans les battemens du cœur moins d'étendue qu'ils n'en ont dans l'état ordinaire ; et, au contraire, si on faisait cet examen dans un moment d'agitation et de palpitation, ils paraîtraient plus étendus qu'ils ne le sont réellement.

L'examen des divers points de la poitrine où l'on peut sentir les battemens du cœur fournit des données pratiques beaucoup plus nombreuses et plus importantes. Chez un homme sain, d'un embonpoint médiocre, et dont le cœur est dans les meilleures proportions, les battemens de cet organe ne se font entendre que dans la région précordiale, c'est-à-dire dans l'espace compris entre les cartilages des quatrième et septième côtes sternales gauches et sous la partie inférieure du sternum. Les mouvemens des cavités gauches se font principalement sentir dans le premier point, et ceux des droites dans le second ; de sorte que, dans les cas de maladie d'un seul côté du cœur, l'analyse des battemens de ce viscère donne des résultats tout-à-fait différens dans les deux points.

Lorsque le sternum est court, les battemens du cœur se font en outre entendre dans l'épigastre.

Chez les sujets très-gras et chez lesquels on ne peut nullement sentir les battemens du cœur à la main, l'espace dans lequel on peut les entendre à l'aide du cylindre est quelquefois restreint à une surface d'environ un pouce carré.

Chez les sujets maigres, chez ceux dont la poitrine est étroite, et même chez les enfans, les battemens du cœur ont toujours plus d'étendue; on les entend dans le tiers ou même les trois quarts inférieurs du sternum, quelquefois même sous la totalité de cet os, à la partie antérieure - supérieure gauche de la poitrine jusqu'à la clavicule, et souvent, quoique moins sensiblement, sous la clavicule droite.

Quand l'étendue des battemens du cœur se borne là chez les sujets qui réunissent les conditions indiquées, et que les battemens du cœur sont beaucoup moins sensibles sous les clavicules qu'à la région précordiale, le cœur est dans de bonnes proportions.

Lorsque l'étendue des battemens du cœur devient plus considérable, on les entend successivement dans les lieux suivans : 1°. le côté gauche de la poitrine, depuis l'aisselle jusqu'à la région correspondant à l'estomac ; 2°. le côté droit dans la même étendue ; 3°. la partie postérieure gauche de la poitrine ; 4°. enfin, mais rarement, la partie postérieure droite. L'intensité du son est progressivement moindre dans la succession indiquée : ainsi elle est moindre sous la clavicule droite que sous la gauche, et un peu moindre encore dans le côté gauche ; les battemens du cœur sont encore moins sensibles au

côté droit, et enfin il faut toujours beaucoup d'attention pour les entendre dans le dos, surtout à droite.

Cette marche successive m'a paru constante, et
peut servir de terme de comparaison pour mesurer
l'étendue des battemens du cœur. Ainsi, si, en appliquant le cylindre sur le côté droit, on entend les
battemens du cœur, on peut assurer qu'on les entendra également dans toute la longueur du sternum, sous les deux clavicules, et dans le côté gauche de la poitrine; mais on ne peut savoir s'ils seront
sensibles dans le dos. Si on les entend du côté droit
dans cette dernière partie, on peut être certain qu'ils
sont sensibles et beaucoup plus forts dans tout le
reste de l'étendue de la poitrine.

Plusieurs circonstances étrangères à l'état du cœur
peuvent cependant apporter quelque changement
apparent à cet ordre, ou augmenter l'étendue des
battemens du cœur. Nous avons déjà parlé de la maigreur et de l'étroitesse de la poitrine. Chez les enfans en bas âge et chez tous ceux qui ont les os grêles
et la poitrine étroite et décharnée, le cœur s'entend
dans toute l'étendue des parois de cette cavité; mais
il faut remarquer que dans l'enfance le cœur a, proportion gardée, plus de volume que dans l'âge adulte,
et que ses cavités sont plus amples eu égard à l'é-
paisseur de leurs parois. Un poumon hépatisé, ou fortement comprimé par un épanchement séreux ou séro-
purulent, transmet les battemens du cœur avec plus
de force que celui qui est sain et perméable à l'air.
Ce fait semble rentrer dans l'analogie générale,
puisque l'on admet communément que les corps les
plus denses sont ceux qui transmettent le mieux les

sons. Mais les cavités anfractueuses dues au ramollissement des tubercules m'ont paru aussi produire constamment le même effet, ce qui devient plus difficile à expliquer, à moins que l'on ne suppose que, dans ce cas, le son est transmis, non à travers les excavations, mais par l'intermédiaire de leurs parois engorgées et plus denses qu'un poumon sain. Quoi qu'il en soit, ces divers accidens rendent quelquefois irrégulière la propagation du son produit par les battemens du cœur : ainsi, s'il y a des excavations tuberculeuses dans le sommet du poumon droit, les battemens du cœur s'entendront mieux sous la clavicule et l'aisselle droites que du côté gauche, et quelquefois même qu'à la région du cœur (1).

Lorsque le bruit de la respiration ou celui du râle sont très-forts, il arrive quelquefois que les battemens du cœur sont sensibles sur les parties latérales de la poitrine et même dans le dos, quoiqu'ils ne le soient pas sous les clavicules, où ils sont tout-à-fait couverts par un bruit étranger.

On demandera peut-être si, dans cet examen de l'étendue des battemens du cœur, il ne serait pas possible de confondre les battemens de l'aorte et des artères sous-clavières avec ceux du cœur. Cette méprise est impossible, comme nous le montrerons en

---

(1) Il m'a paru, en général, que les excavations tuberculeuses du poumon et le pneumo-thorax transmettent plutôt le bruit que l'impulsion du cœur, et que l'endurcissement du poumon par la péripneumonie ou sa compression par un épanchement liquide favorise plutôt la propagation de l'impulsion que la transmission du bruit.

parlant du rhythme des battemens de cet organe. Dans tous les états possibles, le cœur donne toujours à l'oreille deux battemens distincts pour un du pouls. Je remarquerai d'ailleurs que, sur des milliers de sujets sains ou malades que j'ai examinés, je n'en ai trouvé que trois ou quatre chez lesquels on entendît les sousclavières (hors le cas de *bruit de soufflet*), sans doute à raison d'une variété dans la position de ces artères. On ne distingue également à leurs *pulsations simples* l'aorte et l'artère innominée, que dans les cas d'anévrysme, de bruit de soufflet, ou dans celui d'*impulsion augmentée*, dont il sera parlé plus bas.

Lorsque l'étendue des battemens du cœur passe les limites indiquées ci-dessus (pag. 386), il est rare que le sujet jouisse d'une santé parfaite; dans ce cas même, en l'examinant attentivement, on trouvera chez lui des indices de la cachexie propre à quelques maladies du cœur; on verra que, s'il n'est pas sujet à une dypsnée qu'on puisse appeler *morbide*, il a au moins la respiration plus courte que la plupart des hommes, qu'il s'essouffle plus facilement, qu'il éprouve des palpitations pour des causes beaucoup plus légères. Cet état cependant, qui est celui d'un grand nombre d'*asthmatiques*, peut durer très-long-temps sans occasioner d'accident d'une nature sérieuse; il peut rester au même point pendant un grand nombre d'années, et il n'empêche pas toujours d'arriver à une vieillesse avancée.

Relativement aux rapports qui existent entre l'état du cœur lui-même et l'étendue de ses battemens, je crois pouvoir regarder comme constant que l'étendue des battemens du cœur est en raison directe de la faiblesse et du peu d'épaisseur de ses parois, et par conséquent en raison inverse de leur force et de leur épaisseur. On doit ajouter que le volume de l'organe est encore une condition favorable à l'étendue de ses battemens, mais seulement quand cette augmentation de volume ne dépend pas uniquement de l'épaississement des parois des ventricules.

Ces résultats sont ceux que m'ont donnés toutes les ouvertures que j'ai faites depuis dix ans; et, dans le même espace de temps , je n'ai rencontré aucun fait propre à les faire regarder comme douteux.

Ainsi, lorsque les battemens du cœur se font entendre dans presque tous les points indiqués ci-dessus, on peut déjà présumer, d'après ce seul signe, que le cœur est plus volumineux que dans l'état naturel, que cette augmentation de volume est due à la dilatation de l'un des ventricules ou des deux ventricules à la fois. Cette présomption sera plus forte encore si les battemens du cœur s'entendent avec autant ou plus de force sous les clavicules ou sous les aisselles, qu'à la région précordiale. La réunion des autres signes qui seront indiqués plus bas rendra ce diagnostic plus certain, et montrera d'une manière plus précise le lieu, l'étendue et la nature de l'altération, car je suis loin de prétendre que l'on doive juger d'après un seul signe; j'estime seulement la valeur de chacun d'eux : il n'est pas nécessaire de dire qu'ils en ont beaucoup plus quand ils sont réunis, et que la plupart d'entre eux sont perçus à la fois. L'exposition des signes propres à chacune des maladies du cœur rectifiera d'ailleurs ce qui pourrait être exprimé d'une manière trop ab-solue dans cette analyse.

Si les battemens du cœur ne s'entendent ni dans le dos ni au côté droit, mais seulement dans les autres points indiqués, et si cependant ils s'entendent avec une force à-peu-près égale sous les clavicules, sous le sternum, à la région précordiale, au côté gauche, on concluera, d'après l'ensemble des autres signes, que les ventricules sont médiocrement dilatés, ou que le cœur a naturellement des parois minces.

Quand, au contraire, les battemens du cœur, très-forts dans la région précordiale, sont nuls ou peu sensibles sous les clavicules, et par conséquent dans le reste de l'étendue de la poitrine, si le sujet éprouve d'ailleurs des signes généraux de maladie du cœur, on peut assurer que cette maladie est une hypertrophie des ventricules. Les signes particuliers indiquent quel est le ventricule affecté. Si le sujet n'a jamais éprouvé de trouble marqué dans les fonctions des organes circulatoires, on peut être certain que les parois du ventricule gauche ont une épaisseur et une fermeté très-prononcées, quoiqu'elles ne le soient pas assez pour constater un état de maladie.

On peut donc conclure, en général, que l'étendue des battemens du cœur est un des signes qui indiquent que ses parois, et particulièrement celles des ventricules, ont peu d'épaisseur; et qu'au contraire, le peu d'étendue des battemens du cœur coïncide avec une épaisseur plus ou moins prononcée de ses parois.

Quelques causes accidentelles peuvent augmenter momentanément l'étendue des battemens du cœur. Ces causes sont surtout l'agitation nerveuse, la fièvre portée à un certain degré d'intensité, les palpitations, l'hémoptysie, et, en général, tout ce qui augmente la fréquence du pouls.

Cette manière d'apprécier l'étendue des battemens du cœur par le nombre et la situation des points où l'on peut les entendre me paraît sûre et d'une utilité pratique : la gradation que j'ai indiquée est constante, hors les cas d'exception dont j'ai parlé (*voy.* pag. 388). Une ou deux fois seulement, j'ai entendu les battemens du cœur plus distinctement dans la partie gauche du dos que dans le côté droit de la poitrine, sans pouvoir me rendre raison de cette anomalie par l'existence probable d'excavations anfractueuses dans les poumons. La rareté de ce fait doit, ce me semble, le faire regarder comme une exception due à quelques circonstances analogues, et peut-être à une variété de capacité ou de position des gros tuyaux bronchiques. Dans les cas où les battemens des oreillettes s'entendent peu dans les régions précordiales, ils s'entendent ordinairement mieux en posant le cylindre un peu plus haut ou même sous les clavicules, et quelquefois dans le dos.

Sous le rapport de l'examen de l'étendue des battemens du cœur, l'auscultation à l'aide du cylindre a un avantage marqué sur l'oreille nue, qu'on ne pourrait appliquer sous l'aisselle, ni même au-dessous des clavicules, ou entre les omoplates chez les sujets très-maigres.

CHAPITRE II.

DU CHOC OU DE L'IMPULSION COMMUNIQUÉE A L'OREILLE PAR LES BATTEMENS DU COEUR.

J'entends par *choc* la sensation de soulèvement ou de percussion que font éprouver les battemens du cœur à l'oreille de l'observateur.

Le cylindre rend ce soulèvement sensible dans les cas même où la main appliquée à la région du cœur ne sent absolument rien. L'application de la main serait même un moyen très-infidèle de juger de la force de percussion réelle du cœur; car souvent cette force paraît très-grande à la main, chez les sujets grêles et dans un moment d'agitation surtout, tandis que le stéthoscope montre très-peu de force réelle d'impulsion.

Il faut prendre garde de confondre avec l'impulsion du cœur le soulèvement des parois thoraciques qui a lieu dans l'inspiration. Cette méprise serait assez facile dans les cas où la respiration est extrêmement fréquente et courte, et ne se fait qu'avec de grands efforts, comme il arrive dans l'agonie de presque toutes les maladies et dans le redoublement de celles dont la dypsnée est le principal caractère. Au reste, il suffit, pour éviter cette erreur, d'être averti qu'elle est possible.

L'intensité du choc communiqué à l'oreille par le cylindre est, en général, en raison inverse de l'étendue des battemens du cœur, et en raison directe de l'épaisseur des parois des ventricules.

Chez un homme dont le cœur est dans les proportions les plus favorables au libre exercice de la circulation, cette impulsion est très-peu marquée, et souvent même insensible, surtout si le sujet a un embonpoint un peu considérable.

La marche rapide, la course, l'action de monter, l'agitation nerveuse, les palpitations, la fièvre, l'augmentent ordinairement chez les sujets dont le cœur a des parois un peu épaisses, et à plus forte raison chez ceux où cette disposition est portée au point de constituer une hypertrophie. Dans cette maladie, l'impulsion est ordinairement assez forte pour soulever la tête de l'observateur d'une manière très-sensible, et quelquefois elle l'est assez pour produire un choc désagréable à l'oreille. Plus l'hypertrophie est intense, et plus ce soulèvement met de temps à s'opérer. Quand la maladie est portée à un haut degré, on sent évidemment qu'il se fait avec une progression graduée; il semble que le cœur se gonflant vienne s'appliquer aux parois de la poitrine, d'abord par un seul point, puis par toute sa surface, et qu'il s'affaisse ensuite tout-à-coup. Lorsque le cœur est mince, les mêmes causes produisent un effet différent, comme nous le verrons ailleurs.

L'impulsion du cœur n'est sentie que dans le moment de la systole des ventricules ; ou si la contraction des oreillettes produit, dans quelques cas rares, un phénomène analogue, il est facile de le distinguer du premier. En effet, lorsque la systole des oreillettes est accompagnée d'un mouvement sensible, ce mouvement est beaucoup plus profond; il semble même que, dans ce cas, le cœur s'éloigne de l'oreille. Le plus souvent ce mouvement consiste seulement en une sorte de frémissement que l'on sent profondément dans le médiastin. Dans tous les cas, il est très-peu marqué, en comparaison de la sensation de soulèvement que produit la contraction des ventricules lorsque leurs parois ont une bonne épaisseur : ce signe est même un de ceux auxquels on peut le plus facilement distinguer la systole des ventricules de celle des oreillettes.

Lorsque les parois du cœur sont plus minces que dans l'état ordinaire, on ne sent aucune impulsion, même lorsque le cœur bat avec le plus de violence, et ses contractions alternatives ne se font alors distinguer que par le bruit qu'elles produisent.

Une impulsion forte doit, en conséquence, être regardée comme le principal signe de l'hypertrophie du cœur. L'absence de toute impulsion, jointe aux autres signes généraux et particuliers, caractérise au contraire la dilatation de cet organe.

Ce résultat me paraît tout-à-fait constant : au moins je n'ai vu encore aucun cas d'exception ; et il est établi sur un nombre de faits aujourd'hui très-considérable. Depuis le commencement de mes recherches, j'ai eu habituellement le soin de déterminer l'état des battemens du cœur chez tous les malades existans dans les hôpitaux dont le soin m'a été confié, et l'autopsie n'a pas encore démenti la règle établie ci-dessus.

L'impulsion du cœur n'est ordinairement sensible qu'à la région précordiale, et tout au plus dans la moitié inférieure du sternum. Elle l'est dans l'épigastre, chez les sujets dont le sternum est court et dont le cœur a une grande force d'impulsion. Dans l'hypertrophie même, on ne la sent ordinairement nulle autre part, lors même que les battemens du cœur se font entendre dans quelqu'autre point (ce qui est rare, comme nous l'avons déjà dit). Mais, quand à l'hypertrophie se joint un certain degré de dilatation, on sent quelquefois distinctement l'impulsion sous les clavicules et dans le côté gauche du thorax, quelquefois même un peu dans le dos.

Il est un cas dans lequel on peut distinguer en quelque manière le choc produit par les battemens du cœur contre les parois thoraciques, de l'impulsion qu'ils communiquent à l'oreille : c'est surtout encore chez les sujets attaqués à la fois d'hypertrophie et de dilatation des ventricules, mais chez lesquels cette dernière affection existe à un degré plus marqué que la première. Quoique chez ces sujets le choc du cœur soit ordinairement peu considérable, il devient très-marqué dans les momens de palpitation, surtout s'il y a en même temps de la fièvre. Ce choc a cependant un caractère très-différent de celui qui est produit par l'hypertrophie simple : les battemens rapides du cœur sont forts, durs, et produisent un bruit analogue à un coup de marteau ; mais ce coup semble frapper un petit espace ; il s'épuise en quelque sorte sur les parois thoraciques et ne communique pas à l'oreille un soulèvement proportionné à sa force ; il diffère, en un mot, de l'impulsion déterminée par une forte hypertrophie, en ce que, dans cette dernière, les ventricules, gonflés, semblent s'adosser dans toute leur longueur aux parois thoraciques, qui cèdent à l'effort ; tandis que, dans le premier cas, la pointe seule du cœur paraît frapper ces parois d'un coup sec et capable seulement d'y produire une sorte d'ébranlement plutôt qu'un soulèvement réel. Le même phénomène a également lieu dans les palpitations purement nerveuses, mais à un moindre degré.

Les évacuations sanguines, la diarrhée, la diète très-sévère et long-temps continuée, et en général toutes les causes capables de produire l'affaiblissement de l'économie, diminuent d'une manière notable l'impulsion du cœur ; et, par conséquent, lorsqu'on voit pour la première fois un malade dans le cours d'une maladie aiguë ou chronique qui a déjà produit une grande diminution des forces, le cylindre pourrait ne pas indiquer l'hypertrophie des ventricules, dont le malade serait atteint à un degré médiocre.

L'impulsion du cœur cesse encore assez souvent entièrement, et même dans des cas où il existe une hypertrophie très-marquée, lorsqu'il survient une dyspnée très-intense due à une affection quelconque du poumon, et surtout à la péripneumonie, à la pleurésie, à l'œdème du poumon, à l'asthme, et aux congestions qui se forment dans l'agonie. Le bruit éclatant qui, comme nous le dirons, accompagne la dilatation du cœur diminue aussi ou disparaît même entièrement dans les mêmes cas ; il ne faut par conséquent rien conclure d'une exploration faite seulement dans de pareilles circonstances.

CHAPITRE III.

DU BRUIT PRODUIT PAR LES MOUVEMENS DU COEUR.

Les contractions alternatives des diverses parties du cœur produisent un bruit qui devient sensible pour le malade dans les palpitations et dans l'agitation fébrile ou nerveuse, surtout lorsqu'il est couché sur le côté et que l'oreille est appuyée sur un coussin : hors un cas rare dont nous parlerons ailleurs, ce bruit n'est sensible que pour lui. L'application de la main donne bien quelquefois, outre la sensation du choc, quelque chose qui fait présumer plutôt qu'entendre un bruit dans l'intérieur de la poitrine ; mais cette perception confuse ne peut être comparée à la netteté de celle que l'on acquiert à l'aide du stéthoscope.

Le cylindre, appliqué entre les cartilages des cinquième et sixième côtes sternales, au bas du sternum ou dans tout autre point où les battemens du cœur sont sensibles, fait entendre un bruit distinct dans tous les cas, et lors même que le cœur a le moins de force et de volume. Il faut à peine excepter de cette proposition quelques agonies : ordinairement même le bruit des battemens du cœur est encore très-sensible lorsque le pouls ne l'est plus du tout. Dans l'état naturel, ce bruit est double, et chaque battement du pouls correspond à deux sons successifs : l'un, clair, brusque, analogue au claquement de la soupape d'un soufflet, correspond à la systole des oreillettes ; l'autre, plus sourd, plus prolongé, coïncide avec le battement du pouls, ainsi qu'avec la sensation du choc décrit dans l'article précédent, et qui indique la contraction des ventricules.

Le bruit entendu à la partie inférieure du sternum appartient aux cavités droites ; celui des cavités gauches se fait entendre entre les cartilages des côtes.

Dans l'état naturel, le bruit des contractions du cœur est semblable et égal des deux côtés ; dans quelques cas pathologiques, il devient, au contraire, tout-à-fait dissemblable dans chaque côté.

Le bruit est ordinairement le seul phénomène que présentent les battemens du cœur lorsqu'on les écoute dans un autre point que la région précordiale ; car le choc ne se fait guère sentir, comme nous l'avons déjà dit, qu'entre les cartilages des cinquième et sixième côtes, au bas du sternum, et, chez quelques sujets, à l'épigastre.

Le bruit produit par les battemens du cœur est d'autant plus fort que les parois des ventricules sont plus minces et l'impulsion plus faible. On ne peut par conséquent l'attribuer à la percussion des parois thoraciques. Dans l'hypertrophie médiocre, la contraction des ventricules ne produit qu'un son étouffé, analogue au murmure de l'inspiration, et le *claquement* de l'oreillette est beaucoup moins bruyant que dans l'état naturel. Dans l'hypertrophie portée à un degré extrême, la contraction des ventricules ne produit qu'un choc sans bruit, et le bruit de l'oreillette, devenu très-sourd, est à peine entendu.

Lorsqu'au contraire les parois des ventricules sont

minces, le bruit produit par la contraction des ventricules est clair et assez sonore; il se rapproche de la nature de celui des oreillettes; et, s'il y a une dilatation marquée, il devient presque semblable et à-peu-près aussi fort. Enfin, dans les cas de dilatations un peu considérables, ces deux bruits ne peuvent être distingués ni par leur nature ni par leur intensité, mais seulement par leur rapport d'isochronisme ou d'anachronisme avec le pouls artériel.

Dans l'état naturel, le bruit des contractions alternatives du cœur ne s'entend nulle part aussi fortement qu'à la région précordiale, et il devient plus faible dans les divers points de la poitrine, suivant la progression que nous avons déjà indiquée (*voy.* pag. 387). Mais dans quelques cas pathologiques, ce bruit peut être plus fort dans d'autres points de la poitrine, ainsi que nous l'avons déjà dit (p. 388). Nous aurons d'ailleurs occasion de revenir encore sur cet objet. Dans la dilatation des ventricules, il est ordinairement aussi fort sous les clavicules qu'à la région du cœur.

Chez les sujets sains, mais dont le cœur a des parois un peu minces, la contraction des oreillettes s'entend quelquefois beaucoup plus fortement sous les clavicules que celle des ventricules, quoique la même différence ne s'observe pas à la région précordiale.

Chez les sujets attaqués d'hypertrophie, assez souvent, lorsqu'on ne sent dans la région précordiale qu'un fort soulèvement sans bruit, et qu'on ne peut presque distinguer le bruit de l'oreillette, on entend uniquement ce dernier sous les clavicules et même dans le dos ; et, dans les cas moins graves de ce genre, on l'entend toujours plus distinctement dans ces endroits que dans la région précordiale, surtout chez les sujets maigres et à poitrine étroite.

Quelquefois la contraction de l'oreillette, sans cesser d'être très-distincte, ne produit qu'un bruit obtus et aussi peu sonore que celui des ventricules lorsque celui-ci l'est le moins. Le bruit des ventricules devient assez ordinairement alors plus sourd qu'il ne l'est dans l'état naturel, et même que dans l'hypertrophie du cœur.

Cette obscurité du son de l'oreillette peut être due à plusieurs causes différentes. Assez souvent elle dépend d'une disposition naturelle, en vertu de laquelle les plèvres et les bords antérieurs des poumons se prolongent au-devant du cœur et le recouvrent complètement. Dans ce cas, le bruit de la respiration empêche quelquefois de bien distinguer les battemens du cœur. Dans tous les cas, les contractions des ventricules, en exprimant l'air contenu dans les portions du poumon placées entre le cœur et le sternum, déterminent un bruit particulier dont nous parlerons plus bas, et qui masque quelquefois entièrement leur bruit propre.

Il n'est pas inutile de faire remarquer que cette disposition du poumon, qui n'est pas rare, peut rendre quelquefois nul un des signes donnés par Avenbrugger et M. Corvisart comme indiquant l'augmentation de volume du cœur : je veux parler du son mat que doit rendre alors la région précordiale. En effet, lorsque le poumon s'insinue entre le péricarde et le sternum, la région du cœur résonne bien, lors même que cet organe aurait acquis un volume double de l'état naturel. Ceci s'observe principalement dans le cas assez fréquent d'emphysème du poumon compliqué de maladie du cœur.

Le ramollissement de la substance musculaire du cœur, affection qui, quoique très-commune, a peu fixé jusqu'ici l'attention des praticiens, me paraît aussi rendre le bruit des oreillettes, et même celui des ventricules, beaucoup plus sourd que dans l'état naturel.

Enfin la gêne de la circulation du sang dans le cœur, occasionée par un trop grand afflux de ce liquide ou par une maladie grave du poumon, diminue encore et modifie en même temps le bruit des contractions du cœur. Le bruit du cœur présente en outre, dans divers cas pathologiques, des modifications très-remarquables, et que nous examinerons dans l'un des chapitres suivans.

CHAPITRE IV.

DU RHYTHME DES BATTEMENS DU COEUR.

J'entends par *rhythme* l'ordre des contractions des diverses parties du cœur telles qu'elles se font entendre et sentir par le stéthoscope, leur durée respective, leur succession, et, en général, leur rapport entre elles.

Je vais, en conséquence, décrire dans leur ordre successif les phénomènes que présentent à l'oreille les battemens du cœur chez un homme sain et dont le cœur est dans les proportions les plus favorables au libre exercice de toutes les fonctions. Il serait impossible d'indiquer géométriquement ces proportions. Le poids du cœur et l'épaisseur de ses parois, considérés d'une manière absolue, sont des données infidèles. Mais je crois, d'après toutes les dissections que j'ai faites depuis 1801 jusqu'à ce jour, pouvoir déterminer les proportions naturelles du cœur de la manière suivante, qui, quoique approximative, a cependant une exactitude suffisante.

Le cœur, y compris les oreillettes, doit avoir un volume un peu inférieur, égal, ou de très-peu supérieur au volume du poing du sujet. Les parois du ventricule gauche doivent avoir une épaisseur un peu plus que double de celle des parois du ventricule droit : leur tissu, plus ferme et plus compacte que celui des muscles, doit les empêcher de s'affaisser lorsqu'on ouvre le ventricule. Le ventricule droit, un peu plus ample que le gauche, présentant des colonnes charnues plus volumineuses malgré la moindre épaisseur de ses parois, doit s'affaisser après l'incision.

Dans un cœur ainsi proportionné, les contractions alternatives des ventricules et des oreillettes, examinées à l'aide du cylindre et en touchant en même temps le pouls, présentent les phénomènes suivans :

Au moment où l'artère vient frapper le doigt, l'oreille est légèrement soulevée par un mouvement du cœur isochrone à celui de l'artère, et accompagné d'un bruit un peu sourd quoique distinct. L'isochronisme ne permet pas de méconnaître que le phénomène est dû à la contraction des ventricules.

Immédiatement après et sans aucun intervalle, un bruit plus éclatant et analogue à celui d'une soupape qui se relève, d'un fouet, ou d'un chien qui lape, annonce la contraction des oreillettes. Je me sers de ces comparaisons triviales parce qu'elles me semblent exprimer, mieux qu'aucune description ne pourrait le faire, la nature du bruit dont il s'agit.

Aucun mouvement sensible à l'oreille n'accompagne ce bruit, aucun intervalle de repos ne le sépare du bruit plus sourd et accompagné de soulèvement indicateur de la contraction des ventricules, qu'il semble borner et interrompre brusquement.

La durée de ce bruit, que j'ai déjà désigné sous le nom de *claquement*, et par conséquent celle de la contraction des oreillettes, est évidemment plus courte que celle de la contraction des ventricules. Cette différence de durée, que Haller regardait comme douteuse, quoiqu'il penchât pour l'affirmative (1), est tout-à-fait incontestable. Elle est, au reste, beaucoup plus facile à vérifier par l'auscultation que par l'inspection, pour les raisons que j'ai déjà exposées (p. 383). Il est encore une circonstance qui a pu contribuer à tenir l'illustre physiologiste de Berne dans l'incertitude : c'est la fréquence assez grande d'une exception dont il sera parlé tout-à-l'heure. Et enfin les observations de Haller, faites sur des animaux expirans sous le scalpel, ne lui permettaient pas d'affirmer que ce qu'il voyait fût absolument l'état physiologique.

Immédiatement après la systole des oreillettes

_____

(1) *Elem. physiol.*

il y a un intervalle de repos très-court, mais cependant bien marqué, après lequel on sent les ventricules se soulever de nouveau avec le bruit sourd et la progression graduelle qui leur sont propres; suit la contraction brusque et sonore des oreillettes, et le cœur retombe encore pour un instant dans une immobilité absolue.

Ce repos après la contraction des oreillettes ne paraît pas avoir été connu de *Haller,* ou au moins ne l'a-t-il pas regardé comme un état naturel. La seule chose qu'il dise à cet égard me paraît s'appliquer à une espèce d'intermittence dont j'aurai occasion de parler en décrivant les palpitations (1).

La durée respective des contractions des oreillettes et des ventricules me paraît être déterminée assez exactement de la manière suivante. Sur la durée totale du temps dans lequel se font les contractions successives des diverses parties du cœur, un tiers au plus ou même un quart est rempli par la systole des oreillettes; un quart, ou un peu moins, par un repos absolu, et la moitié ou à-peu-près par la systole des ventricules.

Ces observations peuvent paraître assez minutieuses à la lecture : j'ose croire cependant qu'elles seront trouvées exactes et faciles à vérifier par tout médecin qui voudra écouter pendant quelques mi-

---

(1) *Post auricularum constrictionem, celerrimè in calido et sano animale, aliquantò lentiùs in frigido et languente, et nonnunquam satis magno etiam in calidis tempusculo interposito, sequitur ventriculorum contractio.* (*Elem. phys.,* sect. IV, § XXI.)

nutes les battemens du cœur chez un homme sain et d'une certaine vigueur.

La rareté du pouls est la circonstance la plus favorable pour en reconnaître l'exactitude.

Quand le pouls est lent et rare à la fois, la contraction des ventricules est plus longue que dans l'état naturel (1), le bruit qui l'accompagne est plus sourd, l'oreille est moins fortement soulevée : la systole des oreillettes, au contraire, a toujours sa brièveté et son bruit ordinaires; elle paraît même plus courte à raison du temps plus long employé par la systole des ventricules. Le repos après la contraction des oreillettes n'est pas sensiblement plus court.

Quand le pouls est *rare* et *vif* à la fois, ce repos est plus long que dans l'état ordinaire, et par conséquent plus sensible. Je l'ai trouvé égal à la durée de la contraction des ventricules chez un apoplectique dont le pouls, très-prompt, ne battait qu'environ cinquante-huit fois par minute. Chez un autre individu qui présentait des signes avant-coureurs de la même maladie, et dont le pouls, également prompt, ne battait que quarante fois par minute, j'ai trouvé que ce repos occupait un temps égal à celui dans lequel se faisaient les contractions successives des ventricules et des oreillettes.

Il suit de ces observations que le cœur, loin d'être dans un état de mouvement continuel, comme on le pense communément, présente des alternatives

---

(1) Je n'ai pas besoin de dire que cette comparaison de l'état ordinaire à un état dans lequel le pouls est plus rare a été faite sur le même sujet.

de repos et d'action dont les sommes comparées ne s'éloignent guère des proportions que présentent sous le même rapport beaucoup d'autres muscles de l'économie animale, et particulièrement le diaphragme et les muscles intercostaux. En effet, en admettant, par un calcul approximatif très-voisin de l'exactitude, que, sur la durée totale du temps rempli par la succession complète des mouvemens du cœur, un quart est occupé par un repos absolu de toutes ses parties, une moitié par la contraction des ventricules, et un quart par celle des oreillettes, on trouvera que, sur vingt-quatre heures, les ventricules ont douze heures de repos et les oreillettes dix-huit. Chez les individus dont le pouls donne habituellement moins de cinquante pulsations par minute, le repos des ventricules est de plus de seize heures par journée. Les muscles du mouvement volontaire eux-mêmes n'en ont souvent pas davantage chez les hommes livrés à des travaux pénibles; et parmi ceux surtout qui servent à maintenir le tronc et la tête dans l'état de station, il en est certainement qui se reposent moins, d'autant plus que leur action n'est pas toujours complètement interrompue par le sommeil.

D'un autre côté, les muscles soumis à l'empire de la volonté, comme ceux des membres, et qui sont par cela même exposés à recevoir d'elle une grande énergie de contraction, sont aussi ceux qui jouissent du repos le plus long. Chez un piéton qui aura marché douze heures sur vingt-quatre, les muscles des jambes et des cuisses n'auront réellement agi que pendant six heures, puisque les mouvemens des fléchisseurs et des extenseurs sont alternatifs : ceux du tronc, au contraire, auront été pendant tout le temps de la marche dans un état de contraction à-peu-près continuelle, mais beaucoup moins énergique et en quelque sorte automatique. D'où l'on peut conclure que, chez un homme sain, et qui, suivant les règles de l'hygiène, se livre habituellement à un exercice proportionné à ses forces, la somme du mouvement est à-peu-près la même dans chaque ordre de muscles, et que le cœur ne fait pas exception à cet égard. On peut encore tirer des mêmes faits cette autre conclusion, conforme d'ailleurs à l'expérience, que les professions qui, comme celle de laboureur, conduisent à exercer d'une manière à-peu-près égale les diverses parties du système musculaire, sont les plus favorables à la santé.

Cette distribution à-peu-près égale du mouvement dans le système musculaire, malgré une grande inégalité apparente, semble, au reste, être le résultat d'une loi générale dans la nature. Ainsi la durée moyenne du jour, la température moyenne, ne diffèrent pas sensiblement, malgré les apparences contraires, au Sénégal et à Pétersbourg, et une année dans le même climat ne présente pas sous ces rapports, non plus que sous celui de la quantité de pluie, de différence notable avec l'année qui la précède ou qui la suit. Le calcul qui précède est exact, soit que l'on suppose que la dilatation du cœur est passive, soit que l'on admette, comme je suis très-porté à le faire avec Péchlin (1), qu'elle est

______

(1) L'expérience sur laquelle Péchlin fonde son opinion

active : car dans le dernier cas même il n'est pas supposable que les mêmes faisceaux musculaires produisent la contraction et la dilatation des cavités du cœur.

La rareté du pouls est une circonstance favorable pour reconnaître l'isochronisme de la contraction des ventricules et de la pulsation artérielle.

Quand, au contraire, le pouls est plus fréquent que dans l'état naturel, c'est-à-dire, quand il bat plus de soixante-douze fois par minute, cet isochronisme est difficile à distinguer; le repos après la contraction des oreillettes ne se distingue plus, et la durée de la contraction des ventricules est moindre; celle de la contraction des oreillettes reste la même, ou, si elle est plus courte, cette différence est insensible.

Ces changemens sont d'autant plus prononcés que la fréquence du pouls est plus grande. Il s'y joint ordinairement une diminution de l'impulsion et une augmentation du bruit produit par la contraction des ventricules.

Il résulte de ces observations et des précédentes (p. 407), que, quand la contraction des ventricules devient plus lente que dans l'état ordinaire, l'excédant de sa durée n'est pas ordinairement pris sur le temps de la systole des oreillettes, ni même sur celui du repos, mais qu'il allonge la somme du temps

---

consiste à tenir dans la main le cœur d'un animal vigoureux, d'un requin, par exemple, au moment où il vient d'être séparé du corps : la dilatation des ventricules est assez énergique pour qu'on ne puisse l'empêcher en serrant fortement.

rempli par les contractions du cœur : aussi le pouls est-il toujours plus rare dans ces cas.

L'hypertrophie des ventricules, lorsqu'elle est médiocre, présente en quelque sorte une exagération du rhythme naturel du cœur. La contraction des ventricules, moins sonore, devient plus facile à distinguer de celle des oreillettes. Le repos après cette dernière est bien marqué, et contraste sensiblement avec le bruit qui le précède et le mouvement qui le suit.

Mais dans l'hypertrophie portée à un très-haut degré, le rhythme du cœur est singulièrement altéré. La contraction des ventricules devient extrêmement longue : ce n'est d'abord qu'un mouvement obscur et profond, mais qui augmente graduellement, soulève l'oreille, et produit enfin la sensation du choc. Cette contraction n'est accompagnée d'aucun bruit; ou, s'il en existe, il se réduit à une sorte de murmure analogue à celui de la respiration. La contraction des oreillettes est extrêmement brève et presque sans bruit; on l'entend à peine; quelquefois même elle est tout-à-fait insensible, et à peine la systole des ventricules a-t-elle cessé qu'ils recommencent à se soulever de nouveau. L'intervalle de repos n'existe plus ou se confond avec le commencement presqu'insensible de la contraction des ventricules.

Dans les cas extrêmes, on n'entend réellement rien, si ce n'est l'espèce de murmure que nous venons d'indiquer, et l'on sent seulement un soulèvement correspondant à chaque battement du pouls.

Il me paraît évident que la brièveté plus grande de la contraction des oreillettes ou son absence apparente ne tient pas seulement, dans ce cas, à la diminution de leur force contractile, mais encore à ce que cette contraction commence alors avant que celle des ventricules ait tout-à-fait cessé. Cela devient surtout sensible dans certains momens où les oreillettes, se contractant avec plus de force et d'une manière en quelque sorte convulsive, font entendre une systole très-sonore, qui semble anticiper sur celle des ventricules et l'arrêter au milieu de son développement. Cette anticipation, qui a souvent lieu dans les palpitations, produit un effet très-difficile à décrire, quoique facile à reconnaître quand on l'a entendu une fois : c'est une sorte de soubresaut analogue à celui que produirait un ressort placé au-dessous du cœur, et qui, se détendant, viendrait à le frapper subitement et à interrompre son mouvement. Il semble, en un mot, que ce mouvement ne procède pas du cœur lui-même, mais d'un organe contractile plus vigoureux placé au-dessous de lui.

Cette contraction convulsive est quelquefois double, c'est-à-dire, que l'on en entend deux successives sans aucun intervalle; mais immédiatement après, le cœur reprend son rhythme précédent, et cet accident, pendant lequel il me paraît qu'il y a toujours une sorte de disposition à la défaillance, n'est jamais que momentané. Il est quelquefois difficile à distinguer des pulsations complètes très-brèves dont il sera parlé à l'article des palpitations.

Lorsque les parois du ventricule gauche sont naturellement minces, ou lorsqu'elles sont amincies, même à un degré médiocre, par l'effet d'une dila-

tation, le rhythme des battemens du cœur devient
tout-à-fait différent.

L'intervalle de repos après la contraction des
oreillettes n'est plus sensible. La contraction des
ventricules est plus sonore ; elle surpasse moins sensiblement en durée celle des oreillettes, et ne s'en
distingue plus autant par la nature du bruit. De ces
dispositions, il suit nécessairement que, chez les
sujets ainsi constitués, le pouls doit être habituellement fréquent, et le synchronisme de la systole des
ventricules et de la diastole artérielle plus difficile
à reconnaître. Ces sujets sont par là même peu propres à fournir un premier objet d'observation à
l'homme qui veut étudier le mécanisme de la circulation à l'aide du cylindre. Il vaut mieux ne s'en
occuper qu'après avoir bien reconnu, sur des sujets plus heureusement constitués, le rhythme naturel et parfait du cœur que nous avons exposé ci-
dessus (p. 4o4.)

Aux phénomènes que nous venons d'exposer se
joignent, comme nous l'avons dit, un choc moindre
pendant la contraction des ventricules (p. 396), et
une grande étendue des battemens du cœur (p. 390).
Ces signes réunis indiquent constamment un cœur
disposé à la dilatation, c'est-à-dire, pour prendre
un terme de comparaison dans un objet qui ne peut
en avoir de fixe, un cœur dans lequel les parois du
ventricule gauche ont, au plus, une épaisseur double de celles du ventricule droit.

Cet état du cœur est naturel ou congénital chez
beaucoup d'hommes. Les sujets chez lesquels il
existe peuvent vivre pendant un grand nombre d'an-

nées dans un état de santé assez parfait : seulement cette disposition coïncide ordinairement avec une constitution délicate, une stature grêle et des muscles peu volumineux. Leur poitrine est étroite et leur respiration habituellement un peu courte. Dans les fièvres et les maladies des organes de la respiration, elles éprouvent, toutes choses égales d'ailleurs, une dyspnée plus grande que les malades d'une constitution différente. Pour peu qu'une semblable disposition augmente, il en résulte nécessairement une dilatation du cœur.

Les changemens que cette dernière maladie produit dans le rhythme du cœur consistent seulement en une augmentation de tous les caractères qui indiquent un cœur à parois minces. La contraction des ventricules devient aussi courte et aussi bruyante que celle des oreillettes; et, par conséquent, le pouls devient très-fréquent; l'isochronisme de la pulsation artérielle et de la contraction des ventricules devient impossible à sentir; quelquefois même il semble que, par un renversement de l'ordre naturel, le pouls vienne frapper les doigts au moment même où le bruit produit par la contraction des oreillettes se fait entendre. Ce phénomène n'est souvent qu'une illusion d'acoustique due à la fréquence des contractions du cœur. Mais cependant il est un certain nombre de sujets chez lesquels, dans l'état de santé même, l'isochronisme des battemens des ventricules et du pouls n'est pas parfait, la diastole artérielle retardant toujours un peu. A ces signes tirés du rhythme des battemens du cœur, il faut ajouter que ces battemens ne produisent aucun choc sensible (p. 396), qu'ils s'entendent dans tous ou presque tous les points de la poitrine (p. 390), et quelquefois avec autant ou plus de force sous les clavicules et les aisselles qu'à la région même du cœur. Ce dernier caractère surtout peut être regardé comme pathognomonique, si le sujet n'est pas phthisique et pectoriloque dans les points dont il s'agit (*voy*. p. 389); il est, ainsi que tous les autres, d'autant plus prononcé que la dilatation est plus intense.

Tels sont les phénomènes que présente le rhythme régulier du cœur, tant dans l'état sain de cet organe, que lorsque les parois de ses ventricules sont épaissies ou amincies. Mais, dans beaucoup de circonstances qui toutes ne constituent pas des maladies ni même des indispositions sérieuses, ce rhythme est sujet à des anomalies variées : les médecins les réduisent ordinairement à trois espèces principales, les *palpitations*, les *irrégularités* et les *intermittences* : nous les rapporterons en conséquence à ces trois chefs, et nous les décrirons sous ces noms, après que nous aurons exposé les anomalies que présente le bruit du cœur.

J'ai supposé, dans tout ce chapitre, le cœur sain ou affecté d'une manière semblable et égale dans ses cavités droites et gauches; mais lorsque l'un des côtés du cœur seulement est affecté, et particulièrement dans le cas de rétrécissement des orifices, le rhythme, le bruit et la force d'impulsion des deux côtés peuvent différer assez pour qu'on puisse être tenté de croire à l'existence de deux cœurs.

J'ai employé partout l'expression de *contraction*

des oreillettes : par cette expression, je n'entends rien préjuger sur une question élevée dernièrement par mon ami M. le docteur Barry, médecin distingué des armées anglaises. Ce médecin a cherché à démontrer par des expériences directes, dont il a présenté les résultats à l'Académie royale des Sciences, que la pression atmosphérique est la cause principale de la circulation veineuse (1). Il remarque d'abord que la dilatation des parois de la poitrine dans l'inspiration produit une tendance au vide dans toute la cavité thoracique ; que les parois du péricarde et du cœur suivent ce mouvement; d'où il résulte qu'en même temps que l'air se précipite dans les bronches, le sang est attiré avec rapidité dans l'oreillette droite, et par la même raison, ainsi que par suite de la pression qu'éprouvent les vaisseaux pulmonaires, il se précipite en même temps dans l'oreillette gauche. Les expériences principales sur lesquelles se fonde M. Barry sont les suivantes : 1°. si l'on introduit dans la veine jugulaire interne d'un cheval un tube de verre coudé qui plonge de l'autre côté dans un vase plein d'une liqueur colorée, cette liqueur est attirée à chaque inspiration dans la veine, et bientôt il ne reste plus rien dans le vase ; 2°. la même expérience faite en adaptant le tube de verre à un siphon métallique que l'on

____

(1) Voy. *Recherches expérimentales sur les Causes du mouvement du sang dans les viscères, etc. ,* par David Barry, M.-D. , chevalier de l'ordre de la Tour et de l'Épée, ex-premier chirurgien de l'armée portugaise. *Paris,* 1825, chez Crevot, libraire.

introduit dans le péricarde donne absolument le même résultat; 3°. si, après avoir incisé les tégumens de l'abdomen d'un cheval et écarté la masse intestinale, on dégage la veine cave et on la tient quelque temps dans la main, on sent la veine se vider régulièrement et devenir flasque à chaque inspiration. Témoin de plusieurs des expériences de M. Barry, je suis convaincu de l'exactitude de son opinion, quant à l'influence de la pression atmosphérique sur la circulation veineuse, influence à laquelle on n'avait fait jusqu'ici aucune attention (1). La découverte de M. le docteur Barry est, à mon avis, le complément le plus remarquable qu'ait encore reçu celle de son illustre compatriote Harvey. Or, admettant, comme je le fais, la proposition de M. Barry, il semble d'abord évident qu'on ne peut se refuser à regarder avec lui les oreillettes comme des réservoirs habituellement pleins où les ventricules puisent à chaque diastole; et que dès-lors

---

(1) La manière dont Haller a traité la question du mouvement du sang dans les veines montre combien il est quelquefois difficile d'atteindre la vérité, lors même qu'on est arrivé à la toucher, pour ainsi dire, du doigt. Après avoir posé en principe que la principale cause du mouvement du sang veineux est l'action même du cœur, il entrevoit la tendance au vide dans les oreillettes (*Elem. Phys.*, lib. VI, sect. IV, § 4); mais cependant il regarde l'action musculaire (*ibid.*, § 6) comme la cause qui contribue le plus au mouvement du sang dans les veines après l'impulsion primitive donnée par le cœur. Plus loin, il décrit avec soin les phénomènes de la *dérivation* opérée par l'ouverture d'une veine ou par l'abord du sang, rendu plus facile dans diverses parties du système veineux à raison de circonstances acci-

ce que j'ai décrit sous le nom de *contraction des oreillettes* ne doit s'entendre que de leurs sinus ou appendices. S'il en était autrement, et si l'oreillette se contractait en totalité, l'inspiration devrait constamment déranger la régularité des battemens du cœur, ce qui n'arrive pas. Je crois que la vérité se trouve ici dans un moyen terme. Il me paraît évident, comme à M. Barry, que les oreillettes sont des réservoirs qui contiennent habituellement beaucoup plus de sang que les ventricules n'en prennent à chaque diastole, et que le sinus ou l'appendice se contracte avec beaucoup plus d'énergie que le corps de l'o-reillette; mais ce dernier ne me paraît pas pour cela entièrement passif, et l'inspection attentive du cœur mis à nu chez un animal me paraît même prouver que la totalité de l'oreillette se contracte avec les ventricules, quoique cette contraction soit beaucoup plus énergique et plus sensible dans le sinus. Si l'inspiration ne produit habituellement aucune alté-

---

dentelles ; et il oublie de rechércher la cause de ce phéno-mène, qui est évidemment la pression atmosphérique. En-fin, il arrive aussi près que possible du fait découvert par M. Barry. Il a vu les veines se désemplir manifestement dans l'inspiration, se gonfler dans l'expiration. Mais ici il cesse d'observer ; il *suppose* que ce dernier phénomène a lieu par *reflux* (*ibid.*, § 10), et il s'en tient à cette proposition, que la respiration peut être rangée parmi les causes qui d'un côté favorisent et de l'autre retardent le mouvement du sang veineux : *quæ motum sanguinis venosi partim adjuvant, partim morantur, neque adeò inter auxiliares causas rectè referuntur, neque inter eas quæ sanguinis venosi motum retardant* (§ 8).

ration dans le rhythme du cœur, c'est sans doute parce que, le tissu de l'oreillette étant éminemment élastique et extensible, peut être notablement distendu sans inconvénient au moment même où le mouvement de contraction s'y fait sentir, si le mouvement de contraction vient à coïncider avec l'inspiration.

Si l'on rapproche des expériences de M. le docteur Barry l'observation de Péchlin sur la dilatation active du cœur d'un requin ou de tout autre animal vigoureux, au moment où on vient de le séparer du corps, dilatation tellement énergique qu'elle fait ouvrir la main qui tente de la comprimer (1), le mécanisme de la circulation veineuse devient facile à comprendre. Le sang arrive en abondance dans les oreillettes à chaque inspiration, et les ventricules puisent à chaque diastole dans ces réservoirs. La contraction de l'oreillette est une réaction nécessitée par la dilatation du ventricule : elle empêche l'effet du vide de se faire sentir, parce qu'elle est isochrone à la diastole du ventricule. Beaucoup de

---

(1) Je sais les objections que l'on peut faire contre l'expérience de Péchlin. On peut penser que le gonflement et le raccourcissement des fibres du cœur dans la contraction peut simuler une dilatation. M. Barry a remarqué (Mémoire cité) qu'aucun faisceau des fibres du cœur ne semble disposé pour la dilatation, ce qui ne me paraît pas rigoureusement exact, même pour les parois des ventricules, et ce qui est évidemment inexact pour les piliers, puisqu'ils sont disposés de telle manière que leur contraction doit nécessairement abaisser les valvules. Mais il n'est nullement nécessaire que la dilatation des ventricules soit active pour

faits plus ou moins connus s'expliquent aisément, ainsi que le remarque M. Barry, par ceux dont nous venons de parler, et entre autres l'abaissement du cerveau dans l'inspiration et son élévation ou plutôt sa dilatation dans l'expiration; le reflux du sang dans les veines jugulaires par les efforts de la toux ou d'une expiration prolongée, et la mort subite déterminée par l'introduction de l'air dans la veine jugulaire interne à la suite de l'ouverture de cette veine, accident qui a eu lieu deux ou trois fois depuis quelques années dans des opérations chirurgicales.

---

que le mécanisme de la circulation soit tel que nous le concevons. Il est certain que les ventricules, après la cessation de leur contraction, ont plus de capacité que pendant sa durée, ou sont plus *dilatés*. Or, cette dilatation active ou passive suffit pour produire la tendance au vide, un *vide virtuel*, qui ne peut manquer d'appeler l'effet de la pression atmosphérique et d'attirer le sang de l'oreillette. On peut donc regarder au moins comme hasardée l'assertion de Harvey: « *neque verum est quod vulgò auditur, cor ullo motu suo aut distensione sanguinem in ventriculis attrahere.* » (*De Motu cordis*, cap. II.)

CHAPITRE V.

DES ANOMALIES DU BRUIT DU COEUR ET DES ARTÈRES.

Les phénomènes dont je vais parler sont d'autant plus remarquables qu'entre tous ceux qu'a fait connaître l'auscultation médiate, seuls ils ne sont liés à aucune lésion des organes dans laquelle on puisse trouver leur cause. Ils se rattachent par des circonstances diverses à un phénomène sensible par le tact et non par l'ouïe, ainsi qu'à ceux que présente la grossesse ; et je décrirai en conséquence successivement dans ce chapitre le *bruit de soufflet du cœur et des artères*, le *frémissement cataire*, et les *phénomènes d'acoustique qui existent dans l'état de grossesse*.

ARTICLE PREMIER.

Du Bruit de soufflet.

Le cœur et les artères donnent dans certaines circonstances, au lieu du bruit qui accompagne naturellement leur diastole, celui que je désigne sous le nom générique de *bruit de soufflet*, parce que, dans le plus grand nombre des cas, il ressemble exactement à celui que produit cet instrument lorsqu'on s'en sert pour animer le feu d'une cheminée, et il est souvent tout aussi intense. Cette comparaison est de la plus parfaite exactitude. Ce bruit peut cependant présenter beaucoup de variétés, et dont quelques-unes sont même telles que l'on aurait peine à croire qu'elles ne constituent, au fond, qu'un seul et même phénomène. Mais la rapidité avec laquelle elles se succèdent et la manière insensible dont elles dégénèrent l'une dans l'autre, ne permettent aucun doute à cet égard. Elles peuvent se réduire à trois, que je désignerai sous les noms suivans : 1°. *bruit de soufflet proprement dit;* 2°. *bruit de scie* ou *de râpe;* 3°. *bruit de soufflet musical* ou *sibilant.*

Bruit de soufflet proprement dit. — Le bruit de soufflet peut accompagner la diastole du cœur et celle des artères, et leur est lié de telle manière qu'il remplace et fait disparaître entièrement le bruit qui leur est naturel, en sorte qu'à chaque diastole, le ventricule, l'oreillette ou l'artère dans lesquels se passe le phénomène font entendre distinctement un coup de soufflet dont le bruit cesse pendant la systole. Cependant, dans des cas très-rares, le bruit de soufflet, dans les carotides surtout, et même dans le cœur, se change en un murmure continu analogue à celui de la mer, ou à celui que l'on entend lorsqu'on approche de son oreille un gros coquillage univalve: alors on ne peut plus distinguer ou l'on ne distingue que très-faiblement la saccade de la diastole. Quelquefois ce bruit continu existe dans une des carotides ou des sous-clavières, tandis que l'artère congénère donne le bruit de soufflet ordinaire, c'est-à-dire rhythmique et isochrone à la diastole artérielle. Le plus souvent, le bruit de soufflet est exactement circonscrit par le calibre de l'artère ou par la capacité d'un ventricule. D'autres fois, au contraire, il est diffus et semble se faire dans un espace beaucoup plus vaste que l'artère ou le cœur, dont on ne sent plus du tout l'impulsion ni la forme.

Bruit de scie ou *de râpe.* — Le bruit de scie est tout-à-fait semblable à celui que donne cet instrument à une distance plus ou moins grande ; il ressemble encore assez bien à celui d'une râpe ou lime à bois, et il porte avec lui la sensation âpre que donne le bruit de ces instrumens.

Bruit de soufflet musical ou *sibilant.* — Cette variété ne se présente que dans les artères, ou au moins je ne l'ai jamais rencontrée dans le cœur. Le bruit de soufflet artériel dégénère fréquemment, et surtout dans les momens où le malade est plus agité que de coutume par une cause quelconque, en un sifflement analogue à celui du vent qui passe à travers une serrure ou à la résonnance d'une corde métallique qui vibre longuement après avoir été touchée. La résonnance du diapason dont on se sert pour accorder les instrumens à clavier, peut encore être imitée parfaitement par le bruit sibilant des artères.

Ces sons, toujours peu intenses, sont cependant très-appréciables, et on peut facilement trouver la note qu'ils représentent à un diapason donné ; bien plus, dans des cas, rares il est vrai, la résonnance monte ou descend par intervalles d'un ton ou d'un demi-ton, comme si l'artère était devenue une corde vibrante sur laquelle un musicien, en avançant ou reculant le doigt, ferait résonner successivement deux ou trois notes. Ce fait étant un des plus extraordinaires de ceux que m'ait présentés

l'auscultation, j'en rapporterai ici un exemple remarquable.

Le 13 mars 1824, je fus consulté par une dame
chez laquelle je trouvai quelques signes de phthisie
pulmonaire. En explorant la région sous-clavière
droite j'entendis un bruit de soufflet médiocrement
intense. Je voulus voir s'il n'existait pas aussi dans
la carotide du même côté. Je fus étrangement surpris d'entendre, au lieu du bruit de soufflet, le son
d'un instrument de musique exécutant un chant assez
monotone, mais fort distinct et susceptible d'être
noté. Je crus d'abord que l'on faisait de la musique
dans l'appartement situé au-dessous de celui dans
lequel nous étions. Je prêtai l'oreille attentivement;
je posai le stéthoscope sur d'autres points : je n'entendis rien. Après m'être ainsi assuré que le son se
passait dans l'artère, j'étudiai le chant : il roulait
sur trois notes formant à-peu-près un intervalle
d'une tierce majeure ; la note la plus aiguë était
fausse et un peu trop basse, mais pas assez pour
pouvoir être marquée d'un *bémol*. Sous le rapport
de la *valeur* ou durée, ces notes étaient assez égales entre elles. La *tonique* seule était de temps en
temps prolongée, et formait une *tenue* dont la valeur variait. Je notai en conséquence ce chant ainsi
qu'il suit :

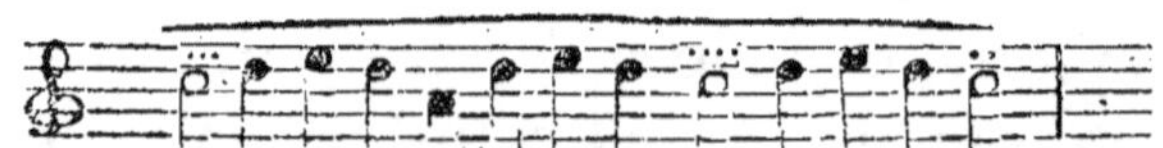

Le son était faible et comme éloigné, un peu
aigre et fort analogue à celui d'une guimbarde, avec

la différence que cet instrument rustique ne peut exécuter que des notes pointées, et qu'ici, au contraire, toutes les notes étaient coulées. Le passage d'une note à une autre était évidemment déterminé par la diastole artérielle, qui, dans les tenues mêmes, rendait parfaitement la légère saccade que les musiciens expriment par un *coulé-pointé*. La faiblesse du son m'avait fait croire au premier moment qu'il se passait dans l'éloignement; mais en écoutant attentivement et touchant du doigt l'artère, on reconnaissait que le son était lié à un léger frémissement de l'artère, qui, dans ses diastoles, semblait venir frotter en vibrant l'extrémité du stéthoscope. De temps en temps d'ailleurs la *mélodie* cessait tout-à-coup et faisait place à un bruit de râpe très-fort. Cette alternation faisait un effet dont je ne puis donner l'idée, au risque d'employer une comparaison bizarre, qu'en le comparant à une marche militaire dans laquelle les sons des instrumens guerriers sont de temps en temps interrompus par le bruit rauque du tambour.

J'étudiai ces phénomènes pendant plus de cinq minutes. J'interrompis ensuite l'examen, et je notai ce qui précède en attendant mon confrère M. le docteur Boirot-Desserviers, médecin des eaux de Néris, qui devait voir avec moi la malade. A son arrivée, nous ne trouvâmes plus dans la carotide qu'un bruit de soufflet, médiocre quant à l'intensité, mais extrêmement diffus et presque continu. La sous-clavière n'en donnait plus du tout. La carotide et la sous-clavière gauches étaient dans l'état naturel ainsi que le cœur. Le pouls était régulier et donnait quatre-vingt-quatre pulsations par minute. La malade toussait depuis plusieurs mois et avait quelquefois craché du sang en certaine quantité. Elle était sujette en outre à éprouver une agitation nerveuse assez marquée.

Depuis cette époque, j'ai rencontré deux sujets dont les carotides sifflaient sur deux notes à un intervalle d'un ton :

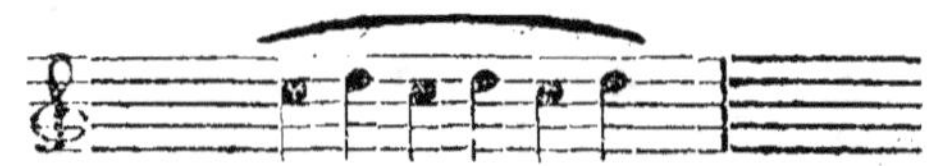

et un troisième chez lequel le sifflement, prolongé jusqu'à la diastole suivante, montait alors d'un demi-ton :

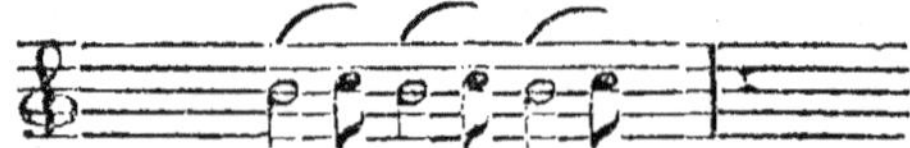

Chez une dame d'une constitution très-nerveuse, et âgée d'environ trente ans, qui me consulta au mois de juillet 1825, et qui était attaquée d'une légère hypertrophie avec dilatation du ventricule gauche du cœur, ce ventricule donnait un bruit de soufflet très-marqué. La carotide droite donnait un souffle sibilant léger analogue au son d'un diapason. Ce sifflement était par momens isochrone à la pulsation artérielle ; d'autres fois il se prolongeait et rejoignait la pulsation suivante de manière qu'on ne pouvait plus distinguer l'isochronisme, et que l'effet de ce sifflement ressemblait à la voix d'un ventriloque ou à celle d'un ramoneur entendue de loin, et sans qu'on puisse distinguer les mots, à raison de l'éloignement et de l'étroitesse du tuyau de la cheminée. Le lendemain ce phénomène n'existait plus.

Le bruit de soufflet sibilant pourrait quelquefois être confondu dans l'artère sous-clavière, par un observateur inexpérimenté, avec des bruits dont le siége et la nature sont tout-à-fait différens. Quelquefois les pulsations de cette artère battant violemment pressent assez fortement le sommet du poumon pour y déterminer, dans quelques rameaux bronchiques, un râle sibilant ou muqueux manifeste, et dont on reconnaît aisément la cause par son isochronisme avec la pulsation artérielle. Je crois même me rappeler avoir entendu le tintement métallique déterminé de cette manière dans une excavation tuberculeuse du sommet du poumon.

Le bruit de soufflet du cœur devient rarement sibilant, et jamais d'une manière très-marquée.

Le bruit de soufflet, tant dans le cœur que dans les artères, peut exister avec ou sans augmentation de la force d'impulsion.

Le bruit de soufflet peut se manifester à la fois dans les quatre cavités du cœur et dans toute l'étendue du système artériel. Je ne crois pas que les veines puissent le donner. Cependant j'ai quelquefois soupçonné que le bruit de soufflet confus et sans diastole distincte que l'on entend surtout sur les parties latérales du cou, avait son siége dans les jugulaires internes ; mais comme au bout de quelques heures le bruit redevenait rhythmique et isochrone à la pulsation de la carotide, il me paraît évident que, dans l'un et l'autre cas, cette artère en était toujours le siége. Le bruit de soufflet occupe beaucoup plus souvent les ventricules du cœur que les oreillettes : cependant il existe quelquefois uniquement dans ces dernières; très-souvent il n'existe que dans l'un des ventricules. Il existe souvent à un haut degré dans le cœur, sans que les artères donnent aucun bruit semblable; plus rarement ces dernières donnent le bruit de soufflet simple ou sibilant, le bruit du cœur étant tout-à-fait naturel. Ordinairement un petit nombre d'artères le présentent à la fois, tandis que les troncs dont elles naissent et les rameaux dans lesquels elles se terminent ne donnent que leur bruit normal. Les carotides et les sous-clavières sont celles qui le présentent le plus ordinairement; viennent ensuite l'aorte ventrale, la crurale et la brachiale. Les artères du côté droit le donnent plus fréquemment et avec une plus grande intensité de sons que celles du côté gauche.

Causes du bruit de soufflet. — J'ai vu mourir de maladies aiguës ou chroniques très-variées un assez grand nombre de sujets qui avaient présenté le bruit de soufflet pendant les derniers temps de leur vie, et quelquefois pendant plusieurs mois, d'une manière très-manifeste, dans le cœur et dans diverses artères; et à l'ouverture de leurs corps, je n'ai trouvé aucune lésion organique qui coïncidât constamment avec ces phénomènes, et qui ne se rencontre fréquemment chez des sujets qui ne les ont nullement présentés. Dans la première édition de cet ouvrage, j'avais considéré le bruit de soufflet du cœur comme un signe du rétrécissement de ses orifices, et effectivement il existe presque toujours dans ce cas; mais je l'ai aussi rencontré très-fréquemment depuis chez des sujets qui n'avaient rien de semblable; et, d'un autre côté, j'ai trouvé des ossifications des valvules dont l'existence n'avait pas été annoncée par cette anomalie. J'avais également remarqué que le bruit de soufflet du cœur se manifestait souvent dans l'agonie et dans d'autres circonstances où le cœur est trop plein de sang, et qu'il cédait alors quelquefois promptement à la saignée. J'inclinais à la même époque vers l'idée que le bruit de soufflet des artères se liait à la rougeur artérielle regardée par quelques auteurs modernes comme une affection inflammatoire, et à laquelle nous consacrerons un chapitre particulier. Mais depuis, chez tous les sujets que j'ai eu occasion d'ouvrir après avoir présenté le bruit de soufflet artériel, j'ai trouvé les membranes de l'artère pâles et tout-à-fait saines.

Le bruit de soufflet du cœur se rencontre aussi très-fréquemment chez des sujets qui n'ont aucune affection organique de ce viscère.

D'après ces données, il ne restait que deux conjectures à faire sur la cause du bruit de soufflet artériel, et il était évident qu'il était dû à un état vital particulier, à une sorte de spasme ou de tension de l'artère ; ou bien il devait son origine à un état particulier du sang ou à la manière dont ce liquide était mû. Cette dernière supposition n'était guère admissible, puisque souvent le phénomène existe dans la carotide ou l'artère brachiale, la sous-clavière et l'aorte ascendante ne le donnant pas, et j'inclinais en conséquence vers la première hypothèse, lorsque M. Erman, secrétaire de la classe de physique de l'Académie royale des sciences de Berlin, me fit l'honneur de m'écrire, au sujet de mon ouvrage, au mois de mars 1820. Il me faisait connaître des expériences acoustiques sur la contraction musculaire qu'il avait faites plusieurs années auparavant, et qui ont été insérées dans les *Annales de physique de Gilbert* (1).

Les expériences dont il s'agit pouvant conduire à la solution de la question dont nous nous occupons en ce moment, je vais les exposer, ainsi que quelques autres qu'elles m'ont suggérées. Voici les faits qui m'ont été communiqués par M. Erman; je les extrais de sa lettre même, où ils sont présentés sous un point de vue plus en rapport avec notre objet que dans le mémoire dont je viens de parler.

Première expérience de M. Erman. — Si on applique l'oreille sur le poignet d'un homme qui serre fortement le poing, on entend un bruit tout-à-fait analogue à celui d'une voiture roulant rapidement dans le lointain, et qui, comme ce dernier, se compose de plusieurs bruits successifs et très-rapprochés. Si la contraction musculaire cesse, le bruit disparaît entièrement; si elle augmente, les vibrations partielles qui constituent le bruit de rotation deviennent plus fréquentes; si au contraire l'intensité de la contraction diminue, les vibrations deviennent plus rares et leurs intervalles paraissent plus longs.

Deuxième expérience de M. Erman. — Si, l'oreille et la mâchoire appuyées sur un corps d'une densité moyenne, comme un coussin de cuir ou un livre broché, on serre fortement entre les dents molaires

---

(1) Gilbert's *Annalen für Physick.*, ann. 1812, tom. 1, pag. 19.

un nœud fait dans un mouchoir, on obtient absolument le même résultat.

M. Erman conclut de ces expériences que la contraction musculaire se compose de *reprises et d'intermittences successives;* que cette succession est d'autant plus rapide que la contraction est plus intense, de sorte que l'on peut déterminer exactement son degré d'énergie à l'aide d'une montre à seconde.

Depuis que M. Erman a bien voulu me communiquer ces résultats, j'ai appris que M. Wollaston avait publié des expériences semblables, dans les Transactions philosophiques pour l'année 1810. Je ne sais si M. Erman en a eu connaissance, ce qui semble assez probable d'après leur ressemblance. Le fait du bruit donné par la contraction musculaire, dans l'obturation de l'oreille avec le pouce, avait d'ailleurs été reconnu, ainsi que le remarque M. Wollaston, par *Grimaldi* (1), qui l'attribuait à *l'agitation des esprits animaux qui courent çà et là perpétuellement.*

Les expériences de M. Wollaston sont, au reste, les mêmes que celles qu'a faites depuis M. Erman. Il en tire exactement les mêmes conclusions, et il a cherché en outre à démontrer, par une expérience ingénieuse, que la rapidité des bruits successifs dont se compose le bruit rotatoire est en raison directe de l'énergie de la contraction musculaire. A cet effet, pour parvenir à compter ces bruits successifs, il a fait, le long d'un des bords

____

(1) *Physico-mathesis de lumine,* p. 383.

d'une planche d'environ deux pieds et demi de longueur, des crans ou coches, à un huitième de pouce de distance; plaçant ensuite le coude sur l'une des extrémités de cette planche, et pressant l'ouverture du conduit auditif externe avec le pouce, de manière à déterminer le bruit musculaire, il promena un bâton arrondi le long des crans de la planche avec une rapidité qu'il chercha à rendre telle que le passage d'un cran à l'autre fût isochrone à la succession des bruits musculaires partiels, et il lui sembla qu'il parvenait aisément à obtenir ce résultat : il trouva, de cette manière, en comptant les crans de la planche, que le maximum des contractions observées dans une seconde était de 35 ou 36, et le minimum de 14 à 15, et que les contractions étaient d'autant plus rapides que le mouvement musculaire était plus énergique.

M. Wollaston paraît, au reste, sentir lui-même que ce mode de détermination n'a rien de bien exact. Pour moi, il m'a paru tout-à-fait impossible de comparer les successions de sons dont il s'agit sous le rapport de la vitesse, et je doute qu'on puisse y parvenir, soit à l'aide de la montre à secondes seule, soit même en y joignant un terme de comparaison analogue à celui dont s'est servi M. Wollaston. La pensée ne peut suivre en calculant une telle rapidité et reste même fort en arrière. J'ai cherché quelquefois à compter aussi vite qu'il m'était possible, les yeux fixés sur un pendule, soit en pensant les noms de nombre, soit en me servant de ceux des notes de la gamme, et je n'ai jamais pu arriver au-delà de 7 à 8 dans l'espace d'une seconde. Je sais que les doigts d'un musicien peuvent produire une succession de sons beaucoup plus rapide, et que l'oreille reconnaît si elle est bien ou mal exécutée, par un moyen de comparaison semblable à celui qu'a employé M. Wollaston. Elle estime la valeur des notes brèves par celles des notes plus longues qu'elle vient d'entendre; elle reconnaît les *doubles croches* à une vitesse double de celle des *croches*, ou quadruples des *noires*, et elle n'a ainsi qu'à comparer la différence de l'unité au double ou au quadruple, et si même la vitesse devient un peu grande, l'oreille ne peut plus juger qu'à-peu-près la différence du simple au double, et nullement les notes plus rapides : aussi les marque-t-on communément sans *valeur* sous le nom de *notes d'agrément* ou de *port de voix*. Si la vitesse de succession devient extrême, l'oreille peut à peine la distinguer de la simultanéité. Un *arpegio* rapide ressemble tout-à-fait à un accord, et tous les accords à trois ou quatre cordes du violon ou de la basse ne sont réellement que des *arpegio*. Par ces raisons, le moyen d'appréciation de M. Wolaston me paraît tout-à-fait nul.

Nous verrons d'ailleurs, tout-à-l'heure, qu'en répétant les expériences dont il s'agit d'une autre manière, il y a lieu de douter si la rapidité de succession des différens bruits est réellement moindre ou plus grande dans certaines circonstances. M. Erman m'engageait à répéter ses expériences à l'aide du stéthoscope, et à étendre ces observations à l'étude des affections spasmodiques et particulièrement du tétanos. Je les ai répétées un grand nombre de fois sur les muscles de toutes les parties du corps, et dans divers états de santé ou de maladie, et je vais exposer sommairement les résultats que j'en ai obtenus. Toutes les fois qu'on applique l'oreille nue ou armée du stéthoscope sur un muscle en contraction, et mieux encore sur une des extrémités de l'os auxquelles s'attache ce muscle, on entend un bruit analogue à celui d'une voiture qui roule dans le lointain, et qui, quoique continu, est évidemment formé par une succession de bruits très-courts et très-rapprochés. Mais il ne m'a pas paru que la rapidité de cette succession et l'intensité du bruit fussent dans un rapport bien constant avec l'énergie absolue ou relative de la contraction musculaire. Je n'ai pas observé de différence évidente à cet égard entre un homme de force moyenne et un matelot d'une stature athlétique dont la force, mesurée par différens moyens, m'a paru à-peu-près quadruple de celle d'un homme ordinaire. L'énergie relative de la contraction ne m'a pas paru accélérer plus évidemment la rapidité de la succession des bruits successifs. Si, la tête appuyée sur un oreiller un peu ferme, on vient à contracter énergiquement les masseters et à diminuer ensuite la force de la contraction, dans le premier moment la roue semble rouler avec une grande rapidité sur un terrain égal ; dans le second, au contraire, il semble qu'elle roule sur un pavé un peu cahoteux; ou si l'on se fait l'image d'une roue dentelée, la dentelure paraît fine et égale dans le premier cas, plus grosse et plus inégale dans le second, et par conséquent on est d'abord porté à penser que la succession de bruits est moins rapide dans le dernier. Mais en y faisant bien attention, il semblerait plutôt que le mouvement s'arrête de temps en temps pour un instant très-court, sans que, d'ailleurs, la rapidité de succession soit évidemment diminuée, lorsqu'on desserre un peu les mâchoires. Quant à l'intensité du bruit, elle paraît ordinairement plus grande quand la contraction est moindre. Si d'ailleurs on prolonge l'expérience, et si l'on maintient pendant quelque temps la contraction au degré où on l'a réduite, le bruit rotatoire reprend son premier caractère, et semble, comme en commençant, plus sourd et plus rapide.

Au reste, le bruit dont il s'agit n'accompagne pas toutes les contractions musculaires, et il en est de très-énergiques qui ne le donnent nullement. Je vais exposer successivement les cas dans lesquels j'ai constaté l'existence ou l'absence de ce phénomène.

Quoique l'état de station exige une action musculaire puissante, aucun des muscles qui l'opèrent ne donne de bruit de rotation ; mais si, dans cet état, on vient à tendre quelqu'un des muscles qui y concourent, ceux de la partie antérieure de la cuisse, par exemple, le bruit de rotation se fait entendre. Il en est de même dans la contraction tonique volontaire de tous les muscles. La contraction clonique volontaire, ou suivie d'un relâchement alternatif, donne un bruit beaucoup plus faible et presque insensible dans la plupart des cas ; elle est d'ailleurs beaucoup plus difficile à étudier à raison des mouvemens des membres.

Le tétanos et les autres spasmes toniques donnent quelquefois le bruit de rotation, mais à un degré médiocre, et très-souvent ils ne le donnent pas du tout; je ne l'ai point entendu dans les muscles masseters et temporaux chez plusieurs sujets attaqués de trismus. Je ne l'ai trouvé dans aucun muscle chez une jeune fille attaquée d'une catalepsie très-caractérisée; mais je l'ai entendu chez une dame attaquée d'un catochus dont les accès nocturnes duraient autant que le sommeil et cessaient au moment où elle se réveillait. Pendant toute la durée de l'accès, la malade restait dans un état de rigidité tétanique très-difficile à vaincre; le stéthoscope, appliqué sur les muscles affectés, donnait un bruit de roulement marqué, mais plus faible que celui de la contraction volontaire.

Une contraction spasmodique très-légère et dont l'état apparent du tronc et des membres n'avertit nullement, peut, au contraire, donner un bruit de rotation très-intense, et souvent j'en ai entendu de semblables donnés par les grands pectoraux et les grands dorsaux, en explorant la poitrine de divers malades pendant qu'ils croisent les bras. Il faut même prendre garde de confondre ces bruits avec ceux qui se passent dans l'intérieur de la poitrine, et c'est à quoi l'on est exposé surtout si l'on emploie l'auscultation immédiate. Car l'effort nécessaire pour appliquer exactement l'oreille détermine toujours dans les muscles du cou de l'observateur lui-même un bruit de rotation très-marqué.

J'ai entendu aussi un bruit de rotation très-fort

et qui me paraissait dû à la contraction du muscle peaucier, chez un sujet attaqué de fièvre continue grave.

J'ai cherché à étudier, à l'aide de l'auscultation, un mode de la contraction musculaire fort peu connu, dont, entre tous les physiologistes, Barthez seul, à ma connaissance, a dit quelque chose, et qu'il a désigné sous le nom de *force de situation fixe*. Certains individus, d'ailleurs d'une force médiocre, ont la singulière faculté de mettre quelque partie de leur corps dans une situation donnée, et de l'y maintenir par une sorte de spasme tellement énergique que l'on fracturerait plutôt les os que de vaincre la résistance musculaire. C'est surtout parmi les bateleurs que l'on rencontre des exemples de cette propriété. Ainsi l'on en voit qui portent des poids énormes sur la mâchoire inférieure, d'autres sur la jambe fléchie en arrière; quelques-uns, et ce sont ordinairement des femmes, posent l'occiput sur une chaise, les talons sur une autre, courbent leur corps en arc, et se font poser sur la poitrine une enclume du poids de plusieurs quintaux sur laquelle on coupe, à grands coups de marteau, une barre de fer. L'envie d'échapper au service militaire a porté plusieurs individus qui avaient cette force de situation fixe dans divers membres à simuler des ankyloses de l'épaule, du coude et du genou surtout. J'ai été témoin moi-même d'un cas de ce genre. Un militaire, homme d'une force et d'une stature moyennes, se présenta, en 1795, à la visite de réforme. Il venait de passer six mois à l'hôpital, à la suite d'un coup de feu qui ne paraissait avoir intéressé que la peau et le tissu cellulaire à un pouce au-dessus de la rotule droite. Cet homme était guéri depuis long-temps; mais la jambe était restée fléchie à angle droit sur la cuisse, et le genou paraissait ankylosé, quoique rien n'indiquât une affection de l'articulation. Tous les efforts d'extension faits par des hommes robustes furent inutiles, et en conséquence on lui donna son congé. Le jour même, l'un des chirurgiens qui avaient assisté à l'examen le rencontra marchant très-librement et la béquille sous le bras. Il paraît que des supercheries de ce genre se sont multipliées; car dans les dernières instructions relatives à la conscription, on trouve un article qui prescrit, dans les cas d'ankyloses sans déformation évidente de l'articulation, de faire mettre le membre dans une machine qui puisse produire une extension modérée, et de faire placer un factionnaire à côté de l'individu pendant un certain nombre d'heures pour l'observer.

La propriété dont il s'agit étant assez rare, j'ai été long-temps avant de trouver l'occasion de l'étudier. Enfin, je suis venu à me rappeler d'un jeu d'écolier qui m'a paru devoir rentrer tout-à-fait dans la catégorie des faits que Barthez entend désigner sous le nom de *force de situation fixe*. Si l'on affronte l'extrémité des doigts de chaque main à un pouce de distance du sternum, les coudes médiocrement écartés du tronc, que l'on applique une courroie sur chaque coude, et que deux hommes, chacun plus fort que le sujet de l'expérience, tirent sur les courroies de toutes leurs forces, mais sans saccade, ils ne parviendront jamais à lui faire écarter les doigts. Dans cet état, on ne s'aperçoit pas soi-même qu'on emploie une force très-considérable pour résister à la traction qui se fait sur les membres. J'ai étudié par l'auscultation la contraction des muscles grands pectoraux et grands dorsaux pendant cette expérience, et je n'ai entendu aucun bruit de rotation.

De ces faits contradictoires on peut conclure : 1°. que la contraction musculaire est accompagnée, dans la plupart des cas, d'un bruit de rotation, c'est-à-dire, formé par la succession de sons intermittens ou rémittens, tellement rapprochés, qu'ils se confondent; 2°. que les circonstances où il n'existe pas ne peuvent encore être déterminées qu'expérimentalement; 3°. que la puissance de la contraction musculaire, considérée soit absolument, soit relativement à l'individu, ne paraît être pour rien dans la production ou l'intensité de ce bruit. J'ai trouvé également que l'intensité du bruit de rotation n'était proportionné ni au volume, ni à la longueur des muscles ou de leurs tendons; que ce bruit n'accompagne pas la roideur cadavérique; qu'il n'a pas lieu dans le moment où l'on détruit cette roideur en étendant avec force les muscles roidis, ni dans les mouvemens que l'on imprime ensuite aux membres du cadavre; qu'il n'existe pas dans la contracture permanente et chronique des membres, telle que celle qui a lieu chez les scorbutiques, les sujets attaqués de goutte atonique, et quelques paralytiques par suite d'apoplexie.

En faisant les diverses expériences que je viens

de rapporter, je fus souvent frappé de la ressemblance parfaite qu'a le bruit musculaire, dans certaines circonstances, avec le bruit de soufflet des artères et du cœur. Dans l'expérience de la contraction des masseters, la tête appuyée sur l'oreiller, surtout si l'on contracte et resserre alternativement les muscles, on obtient un bruit tout-à-fait semblable à celui d'une artère qui donne le bruit de soufflet. Dans l'expérience suivante, la similitude est encore plus parfaite.

Si l'on applique le stéthoscope sur l'un des condyles de l'humérus d'un homme dont un aide soutient le bras, et qu'on lui dise d'étendre et de fléchir alternativement et sans effort l'avant-bras sur le bras, on entend un bruit tout-à-fait semblable à celui que donne le jeu d'un soufflet. Cette similitude parfaite du bruit musculaire intermittent et du bruit de soufflet du cœur et des artères me paraît décider entièrement les questions que j'ai posées ci-dessus sur la nature de ce bruit, et prouver qu'il est dû à une véritable contraction spasmodique, soit du cœur, soit des artères. La possibilité d'un spasme du cœur n'a pas besoin d'être démontrée, puisque cet organe est musculaire. Quant aux artères, les fibres circulaires dont se compose leur membrane moyenne ou fibrineuse semblent annoncer un tissu doué de la faculté de se contracter. Rien ne prouve d'ailleurs que le tissu musculaire seul soit susceptible de contraction et de spasme, ou plutôt une multitude de faits prouvent le contraire, puisque l'on trouve, dans divers cas pathologiques, les conduits cystique, hépatique ou cholédoque contractés au point d'empêcher le passage de la bile et de produire un ictère universel ; que l'urètre et les conduits lacrymaux se contractent souvent manifestement sur la sonde, et que la peau même se crispe et présente la chair de poule par l'effet d'une impression morale.

D'un autre côté, les circonstances dans lesquelles se développe le bruit de soufflet, la rapidité avec laquelle il paraît et disparaît dans quelques circonstances, semblent annoncer un phénomène qui est sous la dépendance immédiate d'une anomalie de l'influx nerveux.

Le bruit de soufflet existe presque constamment dans le cœur chez les sujets atteints de rétrécissement des orifices de cet organe : il se rencontre assez souvent chez des sujets atteints d'hypertrophie ou de dilatation; mais on le trouve bien plus fréquemment encore, tant dans le cœur que dans les artères, chez des personnes qui n'ont aucune lésion de ces organes et qui sont attaquées d'affections trèsdiverses. Le seul trouble de la santé qui m'ait paru coïncider constamment ou à-peu-près avec le bruit de soufflet du cœur et des artères, est une agitation nerveuse plus ou moins marquée, et qui est toujours en raison directe de l'étendue de bruit de soufflet, c'est-à-dire du nombre et du volume des artères qui le présentent. On ne rencontre, au contraire, jamais ce bruit dans l'orgasme fébrile bien caractérisé, à moins que le sujet ne soit d'une grande mobilité nerveuse. Nous reviendrons, au reste, sur les symptômes concomitans et consécutifs du bruit de soufflet à l'article des névroses du cœur et des artères.

Lorsque le bruit de soufflet existe à la fois dans l'aorte, dans les carotides et dans les troncs artériels des membres, le malade est dans un état d'angoisse et d'anxiété extrêmes. Si le cœur et la plupart des artères présentent le même phénomène, la vie est en péril; mais cependant il est bien rare que le malade succombe, quand il n'y a pas en même temps affection organique du cœur. Quand, au contraire, une ou deux artères seulement sont affectées, les sous-clavières et les carotides, par exemple, l'état des fonctions n'annonce pas même toujours, à proprement parler, un état de maladie. Le bruit de soufflet est très-commun à un léger degré chez les hypochondriaques et les femmes hystériques. Il se remarque surtout, chez eux, dans la sous-clavière, dans la carotide et quelquefois dans l'aorte ventrale. Les jeunes gens délicats, irritables, sujets à des hémorrhagies sanguines, présentent surtout fréquemment ce phénomène; mais je l'ai trouvé aussi chez des hypochondriaques déjà sur le retour et très-cachectiques. Je l'ai rencontré fréquemment chez des sujets attaqués d'hémorrhagies diverses, et entre autres d'hémoptysie, de ménorrhagie et d'apoplexie sanguine. Il est, au contraire, très-rare chez les personnes atteintes d'inflammations franches et graves. Je l'ai rencontré seulement une fois dans toute l'étendue de l'aorte chez un enfant délicat et irritable attaqué du croup. Le phénomène persista plus de deux ans après la convalescence.

C'est surtout chez les hypochondriaques jeunes et d'une constitution un peu sanguine que l'on peut se convaincre que le bruit de soufflet n'a pas d'autres caractères que ceux d'une affection nerveuse et spasmodique. La plupart de ces sujets ne le présentent que par momens et dans une ou deux artères seulement. Si, lorsqu'ils sont dans un état de calme, on applique le cylindre sur la carotide ou au-dessous de la clavicule, on n'entend que le bruit naturel des artères. Mais que le malade vienne à s'agiter en quelque manière, qu'il marche un peu vite, qu'il tousse, qu'il inspire fortement, qu'il éprouve une émotion de plaisir ou de chagrin, d'espoir ou de crainte, le son de la saccade artérielle se change sur-le-champ en un bruit de soufflet qui quelquefois devient sibilant, et à mesure que le malade se calme, redevient sourd et finit par disparaître.

Chez ces sujets, après que le bruit de soufflet a tout-à-fait disparu, on peut le faire reparaître en pressant légèrement l'artère avec le doigt au-dessus ou au-dessous du point où l'on ausculte, et surtout en diminuant et augmentant alternativement cette pression. Quelquefois même il suffit d'appuyer un peu fortement l'oreille sur le stéthoscope. Chez les sujets qui présentent le bruit de soufflet dans le cœur ou dans une artère, on le détermine souvent à volonté de la même manière dans une autre, et particulièrement dans les brachiales et les crurales.

Il me semble que les faits positifs et négatifs que nous venons d'exposer tendent tous à prouver que le bruit de soufflet est le produit d'un simple spasme, et ne suppose aucune lésion organique du cœur et des artères. Ce que nous dirons du frémissement cataire et des phénomènes de la grossesse confirmera encore cette proposition.

Avant de terminer cet article, nous croyons devoir dire deux mots de quelques phénomènes qu'un observateur peu expérimenté pourrait quelquefois confondre avec ceux dont nous venons de parler. Le premier est le bourdonnement de la conque marine ; le second, le cliquetis métallique dont nous avons déjà parlé ailleurs ; et le troisième est un bruit donné par le poumon dans certaines circonstances :

I. On sait que si l'on approche de son oreille un gros coquillage univalve tel qu'un buccin ou une grosse porcelaine, on entend un bourdonnement continu que le peuple dit être celui de la mer, et qui a lieu au reste, quoique d'une manière moins marquée, lorsqu'on fait l'expérience avec une carafe ou une cafetière. Ce bruit n'a rien de commun avec le bruit musculaire ; car il a lieu également si l'on se contente d'approcher l'oreille à quelque distance d'un coquillage posé sur une cheminée. Il paraît dû au mouvement de l'air et à la repercussion des bruits légers qui se font autour de l'observateur ; car le bruissement augmente lorsque quelqu'un écrit dans l'appartement où se fait l'expérience.

II. Nous avons déjà parlé ailleurs du *cliquetis métallique* que produit dans différentes circonstances la percussion de la peau avec la main (t. 1, p. 114). Un bruit analogue me frappa en répétant, le poing fermé, l'expérience que m'avait indiquée M. Erman. Je le crus d'abord produit par le froissement des doigts entre eux ; mais en étudiant avec soin ce phénomène, j'ai reconnu qu'il se passe dans les tendons ou dans leurs gaînes, où l'on sait qu'il se trouve souvent, ainsi que dans les capsules synoviales, une petite quantité d'un fluide aériforme. Les expériences suivantes me paraissent convaincantes à cet égard.

1°. Si l'on applique le stéthoscope sur la paume de la main, et que l'on frotte un peu rapidement les doigts l'un sur l'autre, sans cesser de les maintenir dans l'extension, on entend le *cliquetis métallique* avec une force extraordinaire.

Si, au contraire, on se contente de les frotter lentement, quoique avec force, et sans que l'un abandonne l'autre, on n'entend plus que le bruit du frottement.

2°. Si, dans la même position, on se contente d'agiter rapidement les doigts, en les tenant écartés l'un de l'autre, on entend le même bruit, mais plus faible et plus éloigné.

3°. Si la paume de la main immédiatement appliquée sur l'oreille, on frappe l'occiput avec l'extrémité du doigt indicateur, on entend distinctement, outre le bruit du choc, qui ressemble à un petit coup de marteau, le cliquetis, qui semble évidemment se faire dans toute la longueur du doigt.

On entend quelquefois un léger cliquetis de cette nature dans la région précordiale, chez les sujets atteints de palpitations nerveuses, surtout lorsque le cœur battant avec violence et vélocité, quoique sans une grande force réelle d'impulsion, la pointe seule vient frapper les parois thoraciques. A chaque pulsation des ventricules, un petit cliquetis se fait alors entendre et traverse le stéthoscope de manière qu'il semblerait qu'il se fait dans l'intérieur du tube. Dans d'autres cas, j'ai entendu dans la même région, mais plus profondément, un bruit semblable au *cri du cuir* d'une selle neuve sous le cavalier. J'ai cru pendant quelque temps que ce bruit pouvait être un signe de péricardite; mais je me suis convaincu depuis qu'il n'en était rien. Il m'a paru qu'il avait lieu quand le cœur, volumineux ou distendu par le sang, se trouve à l'étroit dans le médiastin inférieur, qu'il y a quelques bulles d'air dans le péricarde, et dans un cas dont il sera parlé tout-à-l'heure.

III. Enfin, il est deux circonstances dans lesquelles un observateur inexpérimenté pourrait croire à l'existence d'un bruit de soufflet sans qu'elle fût réelle. Chez quelques sujets, les plèvres et les bords antérieurs des poumons se prolongent au-devant du cœur et le recouvrent presque entièrement. Si on explore un pareil sujet au moment où il éprouve des battemens du cœur un peu énergiques, la diastole du cœur comprimant ces portions de poumon et en en exprimant l'air, altère le bruit de la respiration de manière à ce qu'il imite plus ou moins bien celui d'un soufflet ou celui d'une râpe à bois douce. Mais avec un peu d'habitude, il est très-facile de distinguer ce bruit du bruit de soufflet donné par le cœur lui-même. Il est plus superficiel. On entend au-dessous le bruit naturel du cœur, et en recommandant au malade de retenir pendant quelques instans sa respiration, il diminue beaucoup ou cesse presque entièrement. La pression exercée par la diastole du cœur sur le poumon peut encore déterminer une crépitation dans le cas d'emphysème pulmonaire ou interlobulaire, et souvent une variété du râle muqueux fort analogue au *cri de cuir,* quand il y a un peu de mucosité dans les bronches

La seconde cause d'erreur est le bruit musculaire lui-même développé accidentellement dans un muscle voisin de l'artère qu'on explore : cela se remarque surtout dans la carotide, chez quelques personnes qui se trouvent dans un état d'agitation nerveuse plus ou moins marqué. Si, le sujet étant assis, on lui fait pencher la tête sur le côté gauche, de manière qu'elle ne soit plus soutenue que par le muscle sterno-mastoïdien du côté droit, ce muscle entre souvent alors dans le mode de contraction qui donne le bruit de rotation. Or, la carotide se soulevant à chaque diastole imprime une petite secousse au muscle, dont le bruit de rotation paraît alors intermittent comme la saccade artérielle, et ressemble par cela même beaucoup au bruit de soufflet; mais avec un peu d'attention on reconnaît que le bruit est plutôt rémittent qu'intermittent. On doit d'ailleurs se défier de la position du sujet, et en lui faisant faire un très-léger mouvement de tête dans le sens où on explore ou en la soutenant, ne fût-ce que d'un doigt, on fait sur-le-champ cesser le bruit musculaire; car le bruit de rotation se manifeste surtout lorsque les muscles se contractent ou tendent à se contracter, lorsque, à raison de la position où ils se trouvent et de l'antagonisme, ils sont dans un état d'extension qu'ils ne peuvent faire cesser. J'ai quelquefois soupçonné que le murmure continu dont j'ai parlé plus haut pouvait aussi dépendre d'une contraction spasmodique du sterno-mastoïdien et du peaucier. Je l'ai quelquefois fait cesser, mais pas toujours, en détendant ces muscles.

ARTICLE II.

Du Frémissement cataire du cœur et des artères.

J'ai désigné sous ce nom, dans la première édition de cet ouvrage, une sensation particulière que perçoit dans certains cas la main appliquée sur la région du cœur, et que j'ai indiquée avec Corvisart, qui, je crois, a le premier rencontré ce symptôme, comme un signe de l'ossification des valvules, et particulièrement de la valvule mitrale. Ce phénomène s'observe effectivement dans presque tous les cas où il y a un rétrécissement un peu notable des orifices du cœur; mais je l'ai rencontré fréquemment depuis sans qu'il y eût aucune lésion organique de ce viscère. J'ai observé de plus dans les artères un phénomène qui me paraît tout-à-fait identique, quoiqu'il présente quelques différences légères et variables.

Le frémissement cataire du cœur peut être comparé assez exactement au frémissement qui accompagne le murmure de satisfaction que font entendre les chats quand on les flatte de la main. On peut encore s'en faire une idée en passant une brosse un peu rude sur la paume de la main recouverte d'un gant. Ce frémissement devient souvent plus sensible quand le malade parle, sans doute parce qu'il se confond alors avec la sensation assez analogue que donne la résonnance de la voix dans la poitrine.

(tom. Ier, pag. 62). Ce frémissement est presque toujours borné à la région précordiale gauche, sur laquelle il faut appliquer la main avec une force médiocre pour le sentir. Cependant je l'ai senti quelquefois sous presque toute la partie antérieure de la poitrine, et même à la partie supérieure du sternum.

Le frémissement cataire artériel présente plusieurs variétés : le plus souvent il consiste en une sensation de frémissement fort analogue à celle que nous venons de décrire, et exactement bornée au calibre de l'artère. Alors on le sent mieux à l'aide d'une pression modérée que si l'on appuie trop légèrement les doigts; mais si on presse trop l'artère il diminue. Dans ce cas le frémissement paraît saccadé comme la pulsation artérielle elle-même. Quelquefois, au contraire, et particulièrement dans la carotide, le frémissement est beaucoup plus étendu que le diamètre de l'artère et paraît se faire plus superficiellement. Le frémissement cataire de la carotide est quelquefois sensible dans un espace de deux pouces en largeur sur les parties latérales du cou, et alors il l'est d'autant plus que l'on pose plus légèrement l'extrémité des doigts. Ce frémissement paraît alors continu et l'on ne sent nullement la saccade artérielle; enfin, parfois il semblerait que le frémissement fût dû à un gaz ou à un fluide impondérable exhalé par les parois de l'artère, et qui formerait un courant circulant autour d'elle ou s'échappant en rayonnant de tous les points de ses parois : c'est l'image la plus approximative que j'en puisse donner; mais je suis loin de croire que les choses soient telles. Ce n'est point un gaz, car il n'y a pas de crépitation dans le tissu cellulaire ; ce n'est point un courant électrique, car la main ne sent rien d'analogue à la secousse ou à l'étincelle électrique. Je me propose depuis long-temps de voir si un électromètre pourrait donner quelque notion plus positive sur la nature de ce phénomène ; mais comme il est assez rare, je n'ai pas encore eu occasion de donner suite à cette idée. Les artères où l'on observe le plus communément ce phénomène sont les carotides, puis les sous-clavières, les brachiales et les crurales ; il est rare qu'on puisse le sentir dans l'aorte ascendante, c'est-à-dire au-dessous de la partie supérieure du sternum, et même dans l'aorte ventrale. Nous avons déjà remarqué qu'une pression trop forte diminue l'intensité du phénomène, et ce n'est ordinairement qu'à l'aide d'une pression très-grande qu'on peut sentir l'aorte ventrale.

Le frémissement cataire n'est pas très-sensible dans les petites artères, et en particulier dans les radiales. Cependant lorsque le frémissement cataire existe dans le cœur ou dans quelque grosse artère, et même lorsqu'il n'y a dans ces organes que le bruit de soufflet sans frémissement cataire, le pouls présente souvent un diminutif de ce dernier phénomène, consistant en un léger frémissement qui paraît indépendant de la diastole artérielle, quoiqu'il l'accompagne. Corvisart a connu ce caractère du pouls, quoiqu'il n'ait pas remarqué le frémissement cataire des artères majeures, car il le donne comme un signe à l'aide duquel on peut présumer qu'un frémissement plus marqué se rencontrera à la région du cœur et qu'il existe des ossifications des valvules (1). Ce caractère du pouls, au reste, n'est pas constant; il se rencontre fréquemment, comme nous venons de le dire, dans des cas où il n'y a point ailleurs de frémissement cataire, et il manque quelquefois lorsque ce phénomène existe à la région du cœur. Toutes les fois que je rencontre ce caractère du pouls, je remarque qu'un grand nombre d'élèves ne le sentent point, et je n'avais pu moi-même le saisir avant l'époque à laquelle j'ai rencontré le frémissement cataire dans les grosses artères.

Rien n'est plus rare que de trouver le frémissement cataire dans le cœur ou dans une artère, sans que le bruit de soufflet y existe également; je doute même que le premier phénomène existe sans aucune trace du second. Je n'ai rencontré que deux cas dans lesquels il y avait un frémissement cataire très-évident dans l'artère carotide, avec un bruit de soufflet tellement obscur qu'on pouvait douter de son existence. Plus souvent j'ai trouvé le bruit de soufflet moins marqué qu'on n'eût pu le croire d'après l'intensité du frémissement cataire; mais dans presque tous les cas le premier phénomène est beaucoup plus caractérisé et plus saillant que le second.

D'un autre côté, on peut affirmer que le frémissement cataire ne peut être regardé comme un phénomène identique avec le bruit de soufflet et dû à la même cause, car les bruits de soufflet les plus intenses ne sont pas toujours ceux qui sont accompagnés de frémissement cataire. Très-souvent, lorsque

____

(1) *Traité des Maladies du Cœur*, 3ᵉ édit., pag. 240.

le bruit de soufflet est diffus, le frémissement cataire est tout-à-fait borné au volume de l'artère ; et *vice versâ*.

Le frémissement cataire et le bruit de soufflet des artères sont souvent accompagnés d'une impulsion plus forte que dans l'état naturel ; mais d'autres fois, au contraire, cette impulsion est plus faible. J'ai souvent trouvé les battemens de la carotide gauche plus forts que ceux de la droite, lorsque cette dernière seule donnait le bruit de soufflet et le frémissement cataire.

La saignée, qui diminue ordinairement l'intensité de ces phénomènes, d'autres fois les modifie seulement et d'une manière bizarre. Ainsi, après une saignée, chez un hémiplégique qui ne présentait aucun signe de maladie du cœur, d'inflammation ni de pléthore, j'ai trouvé le bruit de soufflet beaucoup moindre dans le cœur, l'aorte et la carotide gauche, mais plus fort dans la carotide droite, où le frémissement cataire était aussi plus marqué.

Il semblerait que la cause immédiate d'un phénomène aussi saillant que le frémissement cataire pût être facilement pénétrée. Cependant j'avoue que quelque peine que je me sois donnée à cet égard, je n'en ai pu trouver aucune raison satisfaisante : ce que je puis assurer, c'est qu'il ne se lie à aucune altération organique constante, et que, dans les artères en particulier, on trouve, chez les sujets qui ont présenté le frémissement cataire le plus évident, toutes et chacune des tuniques artérielles dans l'état naturel sous le rapport de la couleur, de la consistance, de l'épaisseur et de toutes les propriétés physiques.

Il me paraît au moins extrêmement probable que le frémissement cataire tient à une modification particulière de l'innervation. J'ai eu, en 1823, dans les salles de clinique, un malade tombé dans un état de cachexie très-prononcé par suite de la syphilis, et qui, couché ou debout, ne présentait ni dans le cœur, ni dans aucune artère, ni frémissement cataire, ni bruit de soufflet, ni aucun signe de maladie organique quelconque. Lorsque ce malade se relevait dans son lit en s'appuyant sur le coude, un frémissement cataire léger, mais bien sensible, se manifestait dans l'étendue d'un pouce carré, un peu au-dessus de la clavicule droite, et l'on entendait alors au même endroit un bruit de soufflet très-diffus, sans saccade artérielle, et tellement continu, que ce sujet est du nombre de ceux qui m'ont fait douter si le même phénomène ne pouvait pas quelquefois avoir lieu dans la jugulaire interne. Ces phénomènes cessaient subitement en faisant mettre le malade sur son séant et à son aise.

ARTICLE III.

Des Battemens du cœur entendus à une certaine distance de la poitrine.

Une opinion fondée sur des traditions de praticiens plutôt que sur des témoignages positifs d'observateurs de profession, veut que les battemens du cœur puissent quelquefois être entendus à une certaine distance des malades. Corvisart, qui connaissait cette tradition, dit n'avoir pu vérifier ce fait qu'une seule fois, et en approchant l'oreille *très-près* de la poitrine du malade (1). Il y a déjà bien des années que quelques malades m'ont affirmé avoir éprouvé des palpitations de cœur telles qu'on les entendait à la distance de plusieurs pas, et l'un d'eux, ainsi que des personnes dignes de foi qui l'avaient vu dans cet état, m'ont attesté que chez lui les battemens du cœur étaient entendus dans la chambre voisine de celle où il couchait.

En 1823, j'eus pour la première fois occasion d'observer ce phénomène chez une jeune fille. Depuis ce temps je l'ai cherché avec soin, et je me suis convaincu que, s'il est très-rare à un aussi haut degré d'intensité que dans les cas dont je viens de parler, il est très-commun à un degré moindre, et tel que l'on puisse entendre le cœur à une distance de deux à dix pouces de la poitrine. Quelques-uns de mes confrères, à qui j'ai fait part de cette observation, ont aussi rencontré depuis plusieurs fois le même phénomène ; et M. le docteur Lerminier, entre autres, a eu la complaisance d'envoyer à ma clinique, dans le cours de l'année 1824, deux malades qui le présentaient d'une manière assez marquée.

Je n'ai pas eu occasion de l'entendre à plus d'un pied et demi ou deux pieds de distance ; mais ce seul fait suffit pour faire admettre facilement la possibilité de les entendre de plus loin. J'ai constaté plusieurs fois par l'isochronisme parfait de ces battemens avec ceux du pouls que le bruit entendu

____

(1) *Op. cit.*, pag. 136.

est celui de la contraction des ventricules. Je ne me rappelle pas avoir rencontré de cas où il fût donné par les oreillettes.

Sur plus de vingt sujets chez lesquels j'ai entendu les battemens du cœur à une distance de deux pouces à deux pieds de la poitrine, trois ou quatre au plus étaient attaqués de maladies organiques du cœur. Tous les autres ne présentaient que des palpitations purement nerveuses; plusieurs même n'en éprouvaient qu'après avoir marché un peu vite ou monté rapidement un escalier, et le phénomène n'existait chez eux que dans cette circonstance. Chez tous, il a été passager, et plusieurs de ees sujets sont revenus au bout d'un certain temps à un état de santé parfait. Le bruit de soufflet et le frémissement cataire existent souvent à un léger degré dans le cœur et surtout dans les artères, chez les personnes dont on entend le cœur à distance.

Je n'ai vu succomber aucun des sujets qui m'ont présenté ce phénomène, ce qui, joint à sa liaison fréquente avec une agitation nerveuse momentanée et avec le bruit de soufflet et le frémissement cataire, doit faire penser qu'il est peu grave en lui même.

Je n'ai, d'après ce que je viens de dire, aucune certitude relativement à l'état des organes de la circulation auquel il peut être dû; mais plusieurs motifs me font croire qu'il est dû le plus souvent à une exhalation gazeuse plus ou moins abondante dans le péricarde. Tous les bruits qui se passent dans l'intérieur du corps, et que l'on peut entendre à l'oreille nue, sont dus aux mouvemens de quelque substance qui se trouve en contact avec un gaz. C'est ainsi que l'on entend les borborygmes dans les intestins, la fluctuation hippocratique dans le pneumo-thorax avec épanchement liquide, et même celle qui a lieu dans l'estomac, le bruit de la crépitation déterminé par l'inspiration ou par les battemens du cœur dans quelques emphysèmes des parois thoraciques, le craquement des doigts chez certains sujets dont les articulations contiennent habituellement un gaz, un bruit analogue et accompagné de crépitation manifeste sous la main, dans les pneumarthroses qui succèdent fréquemment au rhumatisme articulaire, et particulièrement dans l'articulation du genou. Je pense que le développement d'une certaine quantité de gaz dans les cavités du cœur pendant l'agonie pourrait encore donner quelquefois lieu au même phénomène ; mais cet accident serait trop promptement suivi de mort pour qu'il fût facile à constater. M. Segalas, à qui j'avais fait part de cette conjecture, me dit quelques jours après qu'ayant tué un chien par l'injection de l'air dans la veine jugulaire, il avait entendu distinctement et fortement les battemens du cœur pendant l'agonie. Des occupations multipliées m'ont empêché jusqu'ici de chercher à produire, chez les animaux, un pneumo-péricarde artificiel, en injectant de l'air dans le péricarde et l'y maintenant de manière à ce qu'il ne pût en sortir que par la voie de l'absorption, expérience qui d'ailleurs me paraît bien difficile à exécuter parfaitement ; mais j'ai remarqué que la région du cœur rendait souvent par la percussion un son très-clair chez les sujets dont on entend le cœur à distance.

L'intermittence du phénomène et son apparition

subite après un exercice un peu violent, relativement à l'individu, ne me paraît infirmer nullement l'opinion que je viens d'exposer. On voit des exhalations gazeuses se former en quelques instans à la suite des fortes contusions et des fractures. Le ventre, dans beaucoup d'affections nerveuses ou fébriles, prend quelquefois tout-à-coup un volume énorme, à raison de l'augmentation subite de la quantité des gaz qu'exhalent habituellement les intestins. Dans les pneumarthroses du genou, la crépitation la plus manifeste paraît et disparaît quelquefois à plusieurs reprises dans l'espace d'une seule journée.

L'ossification de la pointe ou de quelque autre partie extérieure du cœur pourrait peut-être encore donner lieu au même phénomène : mais je n'en ai vu aucun exemple.

ARTICLE IV.

Des Bruits donnés par les organes circulatoires chez le fœtus.

Je n'avais pas songé à appliquer l'auscultation à l'étude des phénomènes de la grossesse. Cette heureuse idée est due à mon compatriote et ami M. le docteur Kergaradec, qui, s'occupant à vérifier les faits contenus dans la première édition de cet ouvrage, voulut étudier, à l'aide de l'auscultation, les mouvemens exécutés par le fœtus dans le sein de la mère. Ces premières recherches furent faites sur une femme qui touchait au terme de sa grossesse. Il obtint pour résultat la connaissance de deux phénomèmes qui peuvent être regardés aujourd'hui comme les signes les plus certains de la grossesse : l'un est le battement du cœur du fœtus ; l'autre, désigné par M. de Kergaradec sous le nom de *battement simple avec souffle* ou de *bruit placentaire*, parce qu'il en place le siége dans le placenta ou dans la partie de la matrice où il s'implante, est évidemment un battement artériel avec bruit de soufflet (1).

Les battemens du cœur du fœtus se reconnaissent à des pulsations doubles semblables à celles du cœur de l'adulte, mais beaucoup plus rapides, et dont la fréquence est ordinairement double de celle du pouls de la mère. Ces pulsations s'entendent distinctement dès le sixième mois et quelquefois même un peu plus tôt. Le lieu où elles se font entendre varie suivant la position de l'enfant, et est ordinairement assez étendu. Assez souvent cette étendue est de près d'un pied de long sur trois à quatre pouces de large ; mais il est toujours facile de juger le point précis d'où elles partent à l'intensité du bruit qui augmente ou diminue suivant que l'on s'éloigne ou que l'on se rapproche de ce point. Il est probable que l'étendue de la surface abdominale de la mère où on entend les battemens du cœur du fœtus doit être d'autant plus grande que le fœtus se trouve plus rapproché de ses membranes, et par conséquent qu'il y a moins d'eau dans l'amnios.

Quelquefois on cesse d'entendre ce bruit pendant

---

(1) *Mémoire sur l'Auscultation appliquée à l'étude de la grossesse*, par M. le Jumeau de Kergaradec, D.–M.-P. *Paris*, 1822.

des heures et même pendant des jours entiers, ce qui peut dépendre quelquefois de la faiblesse plus grande des battemens du cœur, mais probablement plus souvent encore de ce que le fœtus se trouve momentanément éloigné des membranes et ne leur touche par aucun point de son dos; car, pour le bien entendre, il faut nécessairement que le tronc du fœtus, les membranes, l'utérus et les parois abdominales de la mère se touchent immédiatement. Une anse d'intestin placée entre ces dernières et le corps de l'utérus suffit pour empêcher de l'entendre, et les eaux, comme ayant la propriété conductrice du son à un moindre degré que les solides, doivent être également un obstacle quand elles se trouvent interposées en trop grande quantité entre les membranes et le tronc du fœtus.

Ce signe est du nombre de ceux dont on ne peut révoquer en doute la certitude, et qui ne peuvent être simulés par rien; car, quoique l'on entende quelquefois le cœur de la mère en appliquant le stéthoscope sur l'épigastre, les flancs ou les lombes, l'extrême différence de fréquence qui existe entre les battemens du cœur de la mère et ceux du cœur de l'enfant empêche que l'erreur soit possible à cet égard (1).

----

(1) M. Mayor, chirurgien distingué de Genève, a entendu les battemens du cœur du fœtus avant l'époque à laquelle M. de Kergaradec a commencé ses recherches ; c'est ce qui résulte de la note suivante, insérée dans la *Bibliothèque universelle*, faisant suite à la *Revue Britannique*, tom. IX, novembre 1818, *Genève*. (Il s'agit du rapport fait à l'Institut par M. Percy sur l'*Auscultation médiate*). « Cette observa-
» tion nous en rappelle une de M. Mayor, habile chirur-

L'agitation de la circulation chez la mère n'influe pas, constamment au moins, sur l'état des battemens du cœur chez l'enfant *et vice versâ*. M. de Kergaradec a remarqué une fois entre autres que pendant qu'il examinait les battemens du cœur du fœtus, ils acquirent tout-à-coup une vitesse telle qu'il ne lui fut plus possible de les compter. La mère était dans un état très-calme et son pouls n'offrait aucune accélération. Au bout de quelques instans, lés pulsations fœtales reprirent leur fréquence accoutumée, qui varie de cent vingt à cent soixante. Il m'est arrivé à moi-même de sentir le cœur du fœtus prendre tout-à-coup une énergie extraordinaire ; le bruit devint presque égal à celui du cœur d'un adulte sain, mais sans impulsion et sans altération notable dans le rhythme ou la fréquence des battemens. Ce phénomène ne dura que quelques secondes. La mère n'éprouva rien qui annonçât une émotion quelconque.

Le second phénomène découvert par M. Kergaradec et désigné par lui sous le nom de *pulsations avec souffle* est évidemment une pulsation artérielle

---

» gien à Genève, qui nous a semblé très-intéressante dans
» ses rapports avec l'art des accouchemens et avec la médecine
» légale. Il a découvert qu'on peut reconnaître avec certi-
» tude si un enfant est arrivé à-peu-près à terme, est vivant
» ou non, en appliquant l'oreille sur le ventre de la mère :
» si l'enfant est vivant, on entend fort bien les battemens
» de son cœur, et on les distingue facilement de ceux du
» pouls de la mère. (R.) » Cette note est du rédacteur. Il
ne me paraît pas au reste que M. Mayor ait poussé plus loin
son observation, puisqu'il n'a rien fait connaître à cet égard
depuis la publication du Mémoire de M. de Kergaradec.

tout-à-fait isochrone au pouls de la mère et avec bruit de soufflet. Cette pulsation n'est point accompagnée de la sensation du choc, on l'entend seulement, et elle paraît trop profondément située pour qu'on puisse la sentir. Le point où elle se fait entendre est immuable, mais il varie chez chaque individu, et l'étendue des parois abdominales dans laquelle on peut entendre ces pulsations est ordinairement moindre que celle où il est possible d'entendre le cœur du fœtus. Le plus souvent elle n'est que de trois à quatre pouces carrés ; mais quelquefois ces battemens se font entendre dans un espace qu'on ne couvrirait pas avec la main. Dans une visite faite à l'hôpital de la Maternité avec MM. Kergaradec et de Lens, nous les avons trouvées chez un sujet dans presque tout le flanc droit et les lombes du même côté : mais dans ces cas même, on sent parfaitement que ces pulsations n'occupent qu'un point très-circonscrit, et le bruit diminue à mesure qu'on s'en éloigne.

Ces pulsations m'ont présenté toutes les variétés du bruit de soufflet, excepté le sifflement, sur deux ou trois tons divers ; mais je l'ai trouvé fréquemment sibilant, particulièrement vers le quatrième mois, époque à laquelle on commence ordinairement à l'entendre. Dès que le fond de l'utérus se trouve avoir dépassé le niveau du détroit et peut être mis en contact avec les parois abdominales à l'aide de la pression exercée par l'extrémité du stéthoscope, on entend ce bruit très-distinctement, et peut-être même plus fortement qu'à la fin de la grossesse. A cette même époque, ce bruit m'a présenté quelquefois un caractère que je n'ai pas trouvé à une époque plus avancée. Il semble que le coup de soufflet un peu sibilant retentisse dans une bouteille vide. Plus tard, le bruit de soufflet est presque toujours sourd, très-diffus, et ne donne nullement la sensation du calibre artériel.

D'après les premières observations de M. Kergaradec, et celles qui ont été faites depuis, il paraît que ce bruit a constamment lieu au point d'insertion du placenta, et, par cette raison, M. Kergaradec le désigne aussi sous le nom de *bruit placentaire*. Ce fait demande d'autant plus à être vérifié que la connaissance du point précis où est implanté le placenta peut devenir, dans bien des cas, d'une grande utilité pratique.

Le bruit de soufflet se fait entendre ordinairement dans le côté opposé à celui où l'on entend le cœur du fœtus; mais cela n'est pas constant : j'ai entendu très-fréquemment les deux bruits de ce même côté, et dans une circonstance, M. Kergaradec et moi avons entendu le bruit du cœur du fœtus derrière le bruit de soufflet qui avait lieu à la partie antérieure de l'hypogastre, de sorte qu'il est probable que le placenta était implanté sur la partie antérieure de la matrice.

Au reste, je ne pense pas que ce bruit puisse se faire dans le placenta lui-même, quoiqu'on ne sente que très-rarement le calibre artériel. Il est évident pour quiconque a entendu le *bruit de soufflet* dans les carotides et la brachiale, que les *pulsations* avec souffle sont un phénomène identique, et qui doit se passer aussi dans une artère d'un certain volume; et on ne peut, par conséquent, balancer qu'entre l'hypogastrique, l'iliaque primitive, et les artères utérines. Il me paraît certain que les deux premières ne peuvent être le siége du phénomène; car, si cela était, il existerait des deux côtés de l'utérus à la fois, ou tantôt d'un côté, tantôt de l'autre, chez le même individu; on pourrait même le déterminer d'un côté ou de l'autre en variant la position du sujet et amenant la pression tantôt sur l'artère du côté gauche, tantôt sur celle du côté droit, et tout cela n'est pas. Si toutes les artères utérines pouvaient indifféremment donner le bruit de soufflet, on le sentirait dans des points divers et dans plusieurs à la fois, et probablement même on sentirait distinctement le calibre de l'artère *soufflante*. Ce qui me semble le plus probable, c'est que le bruit est donné par la branche artérielle qui sert principalement à la nutrition du placenta. Quoi qu'il en soit, le fait suivant peut servir à prouver que le phénomène dont il s'agit est lié à l'existence et aux fonctions de ce corps. Je fis part des premières communications que m'avait faites M. de Kergaradec à l'un de nos amis communs, M. le docteur Ollivry, médecin à Quimper, qui a de fréquentes occasions de se livrer à la pratique des accouchemens. Quelque temps après, il me répondit ce qui suit : « J'ai reconnu bien positivement sur » quatre femmes la vérité des observations que vous » m'avez communiquées. Je me suis assuré, en in- » troduisant la main dans la matrice immédiate- » ment après la sortie de l'enfant, que le point où » j'avais entendu les pulsations avec souffle avant

» l'accouchement correspondait exactement à celui
» où le placenta était implanté. Je suis tellement
» convaincu de cette vérité que je ne répéterai
» plus cette recherche, qui est assez pénible pour
» la nouvelle accouchée. S'il vous fallait une nou-
» velle preuve à l'appui de l'opinion que vous m'a-
» vez manifestée relativement à la cause qui pro-
» duit ce bruit de souffle, vous la trouveriez comme
» moi dans sa cessation *à l'instant même où l'on
» coupe le cordon ombilical.* »

Ce dernier fait me paraît tout-à-fait décisif, et en
supposant même qu'on ne puisse par la suite parvenir à déterminer d'une manière plus positive le
siége des pulsations avec souffle, il est certain qu'elles
partent de la région où est implanté le placenta et
qu'elles sont liées à son action. Elles seront donc
toujours bien nommées *pulsations placentaires.*

Le bruit placentaire n'est pas continuel; il est
des jours où on a beaucoup de peine à le trouver.
Sans doute l'interposition d'une anse intestinale
entre l'utérus et les parois de l'abdomen peut quelquefois en rendre la perception impossible ; mais
souvent on l'entend cesser et reparaître sous le stéthoscope sans que l'instrument ait été déplacé. Ce
fait rentre, au reste, dans l'analogie du bruit de
soufflet artériel, et confirme ce que nous avons
dit de sa nature spasmodique.

Une autre analogie non moins remarquable et
propre également à confirmer ce que nous venons
de dire sur le siége des *pulsations avec souffle,*
c'est que les battemens des sous-clavières, qui dans
l'état naturel ne s'entendent point au-dessous des cla-

vicules, deviennent très-sensibles quand ces artères donnent le bruit de soufflet.

Dans le cas d'une grossesse double ou multiple, il est évident que l'on entendrait deux cœurs et même deux pulsations placentaires dans des points différens de l'utérus. Après la sortie d'un premier fœtus, on pourra également reconnaître qu'il en existe un second. Déjà, depuis la publication du Mémoire de M. de Kergaradec, je sais qu'une grossesse double a été reconnue à l'aide du stéthoscope quelques jours avant l'accouchement.

Outre l'avantage de pouvoir déterminer d'une manière assez rigoureuse la position du placenta, il est très-probable, ainsi que l'a pensé M. de Kergaradec, que l'auscultation pourra donner quelques notions sur la position du fœtus avant même que la dilatation du col de l'utérus existe. A raison de la courbure du fœtus enfermé dans ses membranes, il est évident que le dos est de toutes les parties de son corps celle dont le contact avec les parois utérines doit rendre plus facile la transmission des battemens de son cœur; et par conséquent, lorsque ce bruit est clair et facile à percevoir, on en doit conclure que le dos du fœtus se trouve immédiatement sous le stéthoscope. Si ce bruit est faible, on doit penser qu'on est à quelque distance du dos, et souvent même on distingue si le cœur est un peu à droite ou à gauche du point où l'on ausculte.

On peut aussi espérer que l'auscultation jettera quelque lumière sur les grossesses extra-utérines; mais je n'ai encore aucun fait à l'appui de cette opinion.

I.   3o *

L'étude des phénomènes dont nous venons de parler dans cet article demande incomparablement plus d'attention que celle de tous ceux que présentent les maladies de la poitrine. Ces bruits étant très-faibles, il faut qu'un grand silence se fasse autour de l'observateur. Il faut quelquefois donner beaucoup de temps à l'observation et y revenir à plusieurs reprises, puisque les phénomènes sont intermittens ; il faut surtout se bien exercer à distinguer les bruits que l'on cherche de quelques autres qui pourraient donner lieu à erreur, et particulièrement du bruit du cœur de la mère, d'un bruit sourd analogue à celui que produit le dégagement d'un gaz à travers un liquide un peu épais, et qui est dû à l'action péristaltique des intestins sur les vents qu'ils contiennent ; et enfin du bruit de contraction donné par les muscles de l'observateur, et qui est à-peu-près inévitable, parce qu'il est nécessaire d'employer une certaine force pour maintenir le stéthoscope appliqué de manière à ce qu'il fasse corps avec les parois abdominales et l'utérus. Si l'on applique immédiatement l'oreille, ce bruit est plus intense encore, parce qu'il faut une plus grande force.

CHAPITRE VI.

DES PALPITATIONS.

Le mot *palpitation* du cœur, dans le langage médical usuel, peut être défini un battement du cœur sensible et incommode pour le malade, plus fréquent que dans l'état naturel, et quelquefois inégal sous les rapports de fréquence et de développement.

Si l'on étudie à l'aide du cylindre les battemens du cœur chez plusieurs malades attaqués de palpitations, on verra qu'il en est de beaucoup d'espèces, et qui n'ont guère entre elles que ce caractère commun, *le malade sent battre son cœur.* Assez souvent il *entend* aussi ces battemens, et surtout quand il est couché. Debout il ne sent et n'entend ordinairement que la contraction des ventricules; couché sur le côté, il sent souvent retentir dans l'oreille un battement double de celui du pouls, c'est-à-dire, la contraction alternative des ventricules et des oreillettes. J'ai répété souvent cette observation sur moi-même dans des insomnies accompagnées d'agition nerveuse et de légères palpitations.

Dans beaucoup de cas, les palpitations consistent uniquement dans l'augmentation de fréquence des battemens du cœur. Leur force n'est pas d'ailleurs plus grande que dans l'état naturel; et la main appliquée à la région précordiale ne sent absolument rien, quoique le malade imagine, d'après la sensation qu'il éprouve, que son cœur bat beaucoup plus fort qu'à l'ordinaire.

Cette espèce de palpitation a surtout lieu chez les personnes attaquées de dilatation des ventricules du cœur. C'est celle de toutes qui dure le plus long-temps. J'ai vu une palpitation de cette espèce persévérer, sans aucun intervalle, pendant huit jours chez une religieuse âgée d'environ soixante - dix ans : le pouls, extrêmement petit et faible, battait constamment, pendant tout ce temps, de cent soixante à cent quatre-vingts fois par minute.

D'autres palpitations consistent dans une augmentation de fréquence et de force à la fois des battemens du cœur. Ce sont surtout celles qui ont lieu, chez un homme sain d'ailleurs, par l'effet de la course ou de tout autre exercice capable d'essouffler, ou qui sont déterminées par une affection morale. Les palpitations qui ont lieu chez un homme attaqué d'hypertrophie du cœur à un léger degré ont aussi ce caractère : l'impulsion des ventricules devient alors plus forte que dans l'état naturel.

Ces deux espèces de palpitations ne peuvent être distinguées que par le rapport du malade, et par l'accélération de la circulation.

Le bruit et l'étendue des battemens du cœur sont presque toujours augmentés dans les divers cas dont je viens de parler ; et, par cette raison, il ne faut jamais tirer de conclusions de l'analyse des battemens du cœur que quand elle a été faite après un repos assez long si le sujet a fait de l'exercice, ou dans l'état de calme le plus parfait, s'il est attaqué de maladie du cœur.

Dans l'hypertrophie simple et portée à un haut degré, les palpitations, étudiées par le cylindre, présentent les phénomènes suivans : les ventricules se contractent avec une impulsion très-forte, et semblent soulever les parois thoraciques dans une étendue et à une hauteur beaucoup plus considérables que dans l'état de calme. Leur bruit, au contraire, est plus sourd et moins marqué que dans cet état. Ces phénomènes et la fréquence augmentée des battemens ne permettent souvent pas de distinguer les contractions de l'oreillette (p. 411). L'étendue des battemens du cœur n'est pas d'ailleurs augmentée ;

et malgré l'accroissement de force de cet organe, souvent double ou triple de l'état ordinaire, le pouls est presque toujours deux ou trois fois plus faible et plus petit que dans ce dernier état. Quand la palpitation dure plusieurs jours de suite, qu'il s'y joint beaucoup d'étouffement, et que le malade, épuisé par une longue maladie et leucophlegmatique, présente une face et des extrémités froides et violettes, qu'il approche de l'agonie, le pouls devient presqu'insensible; les battemens du cœur, excessivement fréquens, perdent leur force d'impulsion, deviennent quelquefois un peu plus sonores, et cessent assez souvent de pouvoir être sentis d'une manière distincte quelques jours avant la mort du malade.

Dans l'hypertrophie accompagnée de dilatation, l'impulsion, le bruit et l'étendue des battemens du cœur sont ordinairement également augmentés par l'effet des palpitations. C'est surtout dans ce cas, et lorsque les deux affections dont il s'agit existent à un degré médiocre, que l'on observe les battemens du cœur analogues à un coup de marteau dont il a été parlé plus haut (pag. 397).

CHAPITRE VII.

DES IRRÉGULARITÉS DES BATTEMENS DU COEUR.

Les irrégularités des battemens du cœur peuvent exister sans palpitations. Chez les vieillards, on lès rencontre souvent presque toutes sans altération notable de la santé.

Celles qui ont lieu pendant les palpitations consistent le plus souvent uniquement dans des variations de la fréquence des battemens du cœur. Tantôt cette fréquence varie à chaque instant, tantôt on observe seulement de temps à autres quelques contractions plus lentes ou plus courtes que les autres. Quelquefois, au milieu d'une série de pulsations très-égales entre elles, il en survient une seule plus courte de moitié que les autres dans ses deux temps. Ce phénomène produit sur le pouls quelque chose d'analogue à l'intermittence ; et il produit complètement cette sensation, comme nous le verrons plus bas, pour peu que la pulsation plus courte soit en même temps plus faible que les autres. Les variations de fréquence portent le plus souvent, comme dans ce cas, sur des pulsations complètes du cœur. Cependant il arrive quelquefois qu'elles dépendent seulement de l'augmentation ou de la diminution de durée de la contraction des ventricules.

Ces irrégularités de fréquence ont lieu le plus souvent chez les sujets attaqués de dilatation du cœur.

C'est dans les momens de palpitations surtout que l'on observe, chez les personnes attaquées d'hypertrophie, ainsi que nous l'avons dit plus haut (p. 411), des contractions des ventricules prolongées, et qui ne laissent nullement entendre celles des oreillettes. Sans doute ces dernières n'en ont pas moins lieu, puisqu'on ne peut concevoir la circulation sans elles ; mais l'absence totale ou presque totale d'intervalle sensible entre les contractions des ventricules ne permet pas d'entendre celles des oreillettes, qui sont alors plus faibles que dans l'état naturel, et qui, commençant nécessairement avant que la contraction aussi énergique que prolongée des ventricules ait cessé, sont masquées par ces dernières.

J'ai parlé précédemment d'une autre espèce d'anticipation de la contraction des oreillettes sur celle des ventricules, remarquable au contraire par sa force plus grande qu'à l'ordinaire (p. 412) : il est inutile d'y revenir ici.

Je crois avoir observé aussi, quoique rarement, dans les palpitations, une anticipation inverse et tout aussi brusque, c'est-à-dire, celle de la contraction des ventricules sur celle des oreillettes. Ce phénomène produit l'effet suivant : au milieu de pulsations assez régulières et dans chacune desquelles on entend distinctement la contraction des oreillettes et celle des ventricules, on sent tout-à-coup, au moment où l'oreille cesse d'être soulevée par cette dernière, au lieu du claquement de l'oreillette, une nouvelle contraction des ventricules accompagnée d'un choc beaucoup plus fort, après lequel le cœur reprend son rhythme précédent. Au reste, dans tous ces cas, on entend beaucoup plus distinctement la contraction des oreillettes en posant le stéthoscope au-dessous des clavicules.

Il arrive quelquefois, quoique très-rarement, dans les palpitations, que chaque contraction des ventricules est suivie de plusieurs contractions successives de l'oreillette, qui, réunies, n'occupent pas plus de temps qu'une seule contraction ordinaire. J'ai compté quelquefois dans ces sortes de palpitations deux pulsations des oreillettes pour une des ventricules; d'autres fois il y en a quatre; mais le plus souvent le nombre de ces contractions successives et correspondantes à une seule contraction des ventricules est de trois. J'ai vu cet état de la circulation persister très-régulièrement pendant plusieurs jours chez une femme attaquée d'hypertrophie du ventricule gauche. A une contraction des ventricules remarquable par sa longue durée et par la force avec laquelle elle frappait l'oreille presque sans bruit, succédaient sans aucune variation trois contractions bruyantes de l'oreillette, qui, réunies, ne duraient pas autant à beaucoup près que la contraction des ventricules. Quelquefois, dans une longue suite de contractions régulières du cœur, on en entend seulement une ou deux de cette espèce. Cette espèce de palpitation, non plus que la précédente (pag. 471), ne produit aucune altération sensible dans le pouls. Je ne l'ai observée que chez des sujets attaqués d'hypertrophie des ventricules.

Tels sont les phénomènes que présentent le plus ordinairement les palpitations avec irrégularités : je suis loin de croire qu'il n'en existe pas d'autres, et j'en connais même de très-caractérisés que je n'ai pas eu encore occasion d'étudier à l'aide du cylindre. Il en est un surtout que je regrette de n'avoir pas rencontré depuis que je m'occupe de ce moyen d'exploration, et qui s'observe cependant quelquefois dans les palpitations dépendantes d'hypertrophie du cœur : c'est une suspension du pouls pendant laquelle l'artère reste pleine et tendue, et résiste fortement au doigt qui la presse. Ce phénomène a lieu plus fréquemment, ou plutôt presque constamment dans les quintes de toux ; mais l'agitation des parois thoraciques ne permet pas alors d'examiner la région du cœur.

CHAPITRE VIII.

DES INTERMITTENCES DES BATTEMENS DU CŒUR.

On entend communément par *intermittence* une suspension subite et momentanée du pouls, pendant laquelle l'artère affaissée ne se sent plus sous le doigt.

La durée des intermittences est très-variable. Elle est quelquefois moindre que celle d'une pulsation artérielle ; d'autres fois elle est absolument égale ; et enfin elle est, dans certains cas, plus longue.

On peut distinguer deux sortes d'intermittences : les unes, *vraies,* consistent réellement dans la suspension des contractions du cœur ; les autres, *fausses,* correspondent à des contractions tellement faibles qu'elles ne se font pas sentir dans les artères, ou qu'elles ne leur communiquent qu'une impulsion à peine sensible.

Les intermittences de la première espèce sont les plus communes : elles existent souvent chez les vieillards sans aucun trouble dans la santé ; chez ceux même d'entr'eux qui n'y sont pas sujets, elles se manifestent à l'occasion d'indispositions très-légères. Chez l'homme dans la vigueur de l'âge, elles ne s'observent guère que dans les maladies du cœur, et particulièrement dans l'hypertrophie des ventricules et dans les momens de palpitations : elles seraient peut-être plus convenablement désignées sous les noms d'*arrêts* ou d'*hésitations* du pouls. Si l'on examine à l'aide du cylindre les battemens du cœur chez un sujet qui présente de semblables intermittences, on reconnaîtra d'abord qu'elles sont toujours placées après la contraction des oreillettes. Elles ne diffèrent par conséquent en rien du repos qui existe très-sensiblement en ce moment, ainsi que nous l'avons déjà dit (pag. 406), lorsque le pouls est rare : seulement, au lieu de revenir régulièrement après chaque contraction des oreillettes et d'offrir une durée égale, ce qui rendrait alors le pouls *rare* (pag. 407), elles ne surviennent que par intervalles, au milieu de contractions fréquentes et souvent même irrégulières dans leur fréquence ; et par conséquent, au lieu de rendre le pouls plus rare et de présenter l'image du repos naturel après la contraction complète des diverses parties du cœur, elles semblent être une suspension subite de la circulation.

La durée de cette espèce de suspension anomale est très-variable ; et souvent, dans une suite assez rapprochée de semblables intermittences, les unes égalent en durée une contraction complète du cœur ; d'autres n'occupent que la moitié, le tiers ou le quart de cet intervalle, et d'autres enfin sont si courtes qu'on ne les sentirait certainement pas dans un pouls moins fréquent et qui en offrirait de semblables après chaque contraction des oreillettes. Leur retour n'offre pas moins d'irrégularité ; et souvent, après avoir senti un repos inégal après deux ou trois contractions successives ou très - rapprochées des oreillettes, on n'en trouve de nouveaux qu'après dix, vingt, et même cent pulsations complètes du cœur.

Si l'on se contente de toucher le pouls sans examiner comparativement les battemens du cœur avec le cylindre, on confond nécessairement cette espèce d'intermittence très-réelle avec la fausse intermittence produite par les variations de durée et de force à la fois des battemens du cœur qui a été décrite ci-dessus (p. 470). Mais cette fausse intermittence est, d'après ce qu'on vient de lire, très-facile à distinguer, par le cylindre, d'avec les *arrêts* ou *hésitations* du cœur. Il n'est pas aussi aisé de préciser en quoi elle diffère des contractions multiples de l'oreillette (p. 471). Ces pulsations plus faibles et plus courtes étant en même temps beaucoup plus fréquentes, ressemblent tout-à-fait à des contractions de l'oreillette. Si, après une contraction des ventricules bien reconnaissable à son impulsion et à son bruit sourd et prolongé, il en survient trois faibles et accompagnées d'un bruit éclatant, on ne peut savoir si elles sont dues à une contraction de l'oreillette faite en trois temps, ou si la première de ces trois contractions est celle de l'oreillette, et si les deux suivantes forment une pulsation complète du cœur. Mais s'il y a deux ou quatre contractions semblables, l'incertitude n'existe plus.

La dernière espèce d'intermittence, ou celle qui consiste dans l'absence d'une pulsation complète, qui revient quelquefois avec une périodicité exacte, à des intervalles plus ou moins éloignés, le pouls étant d'ailleurs régulier, constitue le signe avant-coureur de la diarrhée critique découvert par Solano de Lucque. Cet accident de la circulation n'est pas rare, et je l'ai observé fréquemment dans quelques épidémies ; mais il est probable qu'il est dans le génie de quelques constitutions médicales de ne pas le présenter, car, quelque soin que j'aie pris de le rechercher dans d'autres temps, je n'ai pu le rencontrer. Cette espèce d'intermittence correspond plus souvent à une contraction des ventricules beaucoup plus faible que les autres, qu'à une interruption réelle de leur mouvement ; et souvent le pouls même présente de temps en temps, dans ces cas, une pulsation extrêmement faible au lieu d'une intermittence totale.

Je n'ai pas encore trouvé l'occasion d'examiner l'état du cœur pendant l'espèce d'intermittence qui est accompagnée de la persistance de l'état de plénitude de l'artère (page 472). L'analogie doit porter à croire qu'elle a lieu immédiatement après la contraction des ventricules ; que ces organes restent dans l'état de contraction tant qu'elle dure, et que leur diastole et la systole des oreillettes qui l'accompagne ne commencent que lorsque cet état de spasme ou de contraction permanente des ventricules a cessé.

Plusieurs des faits exposés dans cette analyse des battemens du cœur ont dû prouver que l'application de la main sur la région de cet organe et l'exploration du pouls sont des moyens bien insuffisans de s'assurer de l'état de la circulation. L'état du pouls surtout, examiné ainsi qu'on l'a fait jusqu'ici, seul et sans le comparer à celui du cœur, est aussi souvent propre à induire en erreur qu'à fournir des indications utiles; et malgré les ingénieuses et subtiles recherches de Galien, de Solano, de Bordeu, de Fouquet, et des médecins chinois, je pense que tout praticien de bonne foi a dit plus d'une fois avec Celse : « *Venis.... maximè credimus fallacissimæ* » *rei* ». Je n'entends pas contester l'exactitude de toutes les observations des auteurs que je viens de citer, et je reconnais volontiers même que plusieurs des plus curieuses sont justes en général, que l'on voit souvent le pouls dicrote précéder ou accompagner les hémorrhagies nasales, le pouls ondulant coïncider avec la sueur, le pouls intermittent avec la diarrhée, et que l'on peut admettre, avec d'assez nombreuses exceptions, la distinction des pouls *supérieur* et *inférieur*.

Mais si l'on doit convenir de l'utilité de l'exploration du pouls sous ces rapports, il est plus évident encore que souvent le pouls ne donne que des renseignemens nuls ou trompeurs sous des rapports beaucoup plus essentiels, et particulièrement sous ceux de l'indication de la saignée, du pronostic dans toutes les maladies, et du diagnostic dans plusieurs. Ce que Celse en dit en parlant des fièvres s'applique avec plus d'exactitude encore aux maladies des poumons et du cœur. Nous avons vu que, dans la péripneumonie et la pleurésie, l'absence de la fièvre et un pouls tout-à-fait naturel coïncident souvent avec une lésion grave, étendue, et au-dessus de toutes les ressources de la nature et de l'art. Dans la phthisie, la fièvre hectique est quelquefois suspendue pendant des mois entiers. Dans les maladies du cœur, le pouls est souvent faible, quelquefois même presqu'insensible, quoique les contractions du cœur, et particulièrement celles du ventricule gauche, soient beaucoup plus énergiques que dans l'état naturel. Dans l'apoplexie, au contraire, on rencontre souvent un pouls très-fort chez les sujets dont le cœur ne donne presque plus d'impulsion.

Ces deux observations contraires seront faciles à vérifier par tout médecin qui se servira avec quelque suite du cylindre. Je les ai répétées chaque jour depuis dix ans : elles me paraissent tout-à-fait inexplicables si l'on n'admet pas dans les artères une action indépendante de celle du cœur. Au reste, beaucoup d'autres faits semblent prouver que les divers systèmes d'organes qui servent à la circulation, malgré leur dépendance nécessaire et réciproque, ont aussi une existence particulière qui, dans certains états de maladie et chez quelques individus, est peut-être plus marquée et en quelque sorte plus isolée que dans l'état ordinaire. Les observations des praticiens de tous les âges sur les effets différens des saignées générales ou locales, artérielles ou veineuses, déplétives ou dérivatives, rentrent dans cette catégorie de faits. On en peut dire autant du soulagement très-grand ou de la guérison complète de plusieurs espèces de maladies par une hémorrhagie de quelques onces, comparée à l'inutilité des saignées les plus copieuses dans les mêmes cas, du peu d'affaiblissement produit par certaines pertes utérines ou par un flux hémorrhoïdal excessivement abondant, comparativement au collapsus que produit chez les mêmes individus l'application de quelques sangsues. Je connais un homme qui a supporté plusieurs fois, sans s'en sentir aucunement affaibli, des saignées de huit à douze onces, et chez lequel l'application de deux sangsues à l'anus faite dans deux occasions différentes a produit chaque fois un anéantissement des forces musculaires égal à celui d'un malade qui quitte pour la première fois son lit après une fièvre grave de trois ou quatre septénaires.

Ces faits prouvent, ce me semble, entre autres choses, que la circulation capillaire est en quelque sorte indépendante de la circulation générale. L'influence de cette dernière sur la première paraît surtout bien peu forte dans certaines hémorrhagies utérines, intestinales, nasales et pulmonaires, que les saignées les plus abondantes suspendent à peine ou même ne peuvent aucunement modérer.

L'exploration du pouls est donc loin de pouvoir donner l'idée de l'état de la circulation en général; elle ne peut même pas faire connaître la manière dont elle se fait dans le cœur; car le pouls ne correspond qu'à la contraction du ventricule gauche, qui peut être régulière, ainsi que nous l'avons déjà dit, quand celles des oreillettes et du ventricule droit ne le sont nullement.

Le pouls ne peut même donner d'une manière sûre et constante l'indication de la saignée. Tous les praticiens savent que, dans certains cas, et particulièrement dans l'apoplexie, la péripneumonie, la pleurésie, et les maladies inflammatoires des organes abdominaux, la faiblesse et la petitesse du pouls ne sont pas toujours des contre-indications à la saignée, et que souvent même l'artère reprend, dans ces cas, de la plénitude et de la force après une perte de sang plus ou moins forte. La distinction de ce pouls *fictitiè debilis* est même un des points de pratique les plus importans et les plus difficiles dans le traitement des maladies aiguës; c'est un de ceux qui doivent le plus fixer l'attention du médecin, car c'est dans ce cas surtout que l'erreur est mortelle.

Le stéthoscope donne, à cet égard, une règle plus sûre que le tact des plus habiles praticiens. Toutes les fois que les contractions des ventricules du cœur ont de l'énergie, on peut saigner sans crainte, le pouls se relèvera; mais si les contractions du cœur sont faibles, le pouls eût-il encore une certaine force, il faut se défier de la saignée.

Lorsque le pouls est très-fort et les contractions du cœur médiocrement énergiques, ce qui, comme je l'ai dit, arrive assez ordinairement chez les apoplectiques, on peut encore saigner utilement tant que l'on ne s'aperçoit pas d'une diminution très-sensible dans le bruit et l'impulsion des contractions du cœur. Mais quand le pouls et le cœur sont également faibles, il faut se garder d'ouvrir la veine, quels que soient le *nom* et le siége de la maladie : on détruirait infailliblement le peu de ressources qui peuvent rester encore à la nature. Tout au plus, s'il y a quelques signes de congestion sanguine locale, peut-on se permettre d'essayer, par l'application de quelques sangsues , si le malade est encore

en état de supporter utilement la saignée des capillaires.

La sûreté et la facilité avec lesquelles le stéthoscope
donne ou exclut l'indication de la saignée dans les
cas dont je viens de parler, et qui jusqu'ici ont
été regardés par tous les praticiens comme du nombre
des plus épineux, me paraît être un des plus grands
avantages que l'on puisse retirer de cet instrument;
il est au moins le plus général, puisqu'il se rapporte à
un des moyens thérapeutiques les plus utiles sans contredit ou les plus nuisibles qui soient au pouvoir de
la médecine, et dont l'emploi peut avoir lieu dans
presque toutes les maladies.

On aurait peut-être droit de s'étonner que l'exploration du pouls ait été si généralement employée
par les médecins de tous les âges et de tous les peu-
ples, malgré son incertitude avouée par les plus
instruits d'entre eux. La raison d'une pareille faveur est cependant facile à sentir; elle est dans la
nature humaine : ce moyen est employé parce qu'il
est d'un usage facile; il donne aussi peu de peine et
d'embarras au médecin qu'au malade; le plus habile, après l'avoir employé avec toute l'attention
dont il est capable, ose à peine en tirer quelques
inductions, et hasarder des conjectures qui ne se
vérifient pas toujours; et, par conséquent, le plus
ignorant s'expose fort peu en en tirant toutes les inductions possibles. Par cela même, ce moyen convient mieux aux hommes médiocres par la nature
et par l'éducation, qui, parmi les médecins, comme
dans les autres classes de la société, feront toujours
le plus grand nombre, que des moyens tout-à-fait

sûrs, et qui permettraient de juger habituellement et facilement de l'habileté du médecin, par l'exactitude de son diagnostic et de ses prédictions.

Cette raison, plus qu'aucune autre, me porte à croire que long-temps après que l'utilité de l'auscultation médiate aura été reconnue unanimement par tous les médecins instruits, beaucoup de praticiens négligeront ou dédaigneront même l'emploi de ce moyen, comme ils contestent les avantages de la percussion, et ne croiront pas avoir perdu leur temps à tâter le pouls d'un hypochondriaque ou à examiner jour par jour les déjections d'un péripneumonique.

Les faits que je viens d'exposer relativement à la discordance, souvent très-grande, qui peut exister entre les battemens du pouls et ceux du cœur, particulièrement sous le rapport de la force, sont contradictoires à l'opinion la plus universellement adoptée par les physiologistes modernes, et qui veut que l'action des artères soit tout-à-fait dépendante de celle du cœur. Bichat lui-même est tombé dans cette erreur : « A chaque espèce de mouve- » mens du cœur, dit-il, correspond une espèce » particulière de pouls. Je suis étonné que les au- » teurs, qui ont tant disputé sur la cause de ce phé- » nomène, n'aient pas imaginé de recourir à l'ex- » périence pour éclaircir la question. Sans doute » il y a une foule de modifications dans le pouls » qu'il leur aurait été impossible de voir coïncider » avec les mouvemens du cœur ; mais le pouls rare » et fréquent, le fort et le faible, l'intermittent, » l'ondulant, etc., se conçoivent tout de suite en

» mettant le cœur à découvert, et en plaçant en
» même temps le doigt sur une artère. On voit
» constamment alors, pendant les instans qui pré-
» cèdent la mort, que, quelle que soit la modifi-
» cation de la pulsation artérielle, il y a toujours
» une modification analogue dans les battemens du
» cœur; ce qui ne serait pas certainement si le
» pouls dépendait spécialement de la contraction
» vitale des artères...... Je n'ai jamais vu le mou-
» vement du cœur ne pas correspondre constam-
» ment à celui des artères, etc. (1). »

Je ne sais jusqu'à quel point on peut comparer
les battemens du cœur *vus* aux battemens artériels
sentis, et je crois que cette comparaison est de sa
nature très-sujette à illusion, d'autant qu'on ne peut
la faire que sur un animal expirant dans les tortures;
mais je puis assurer que l'on se convaincra prompt-
tement de l'exactitude de l'opinion contraire, en
examinant comparativement le pouls et le cœur de
certains malades, et surtout des apoplectiques et des
personnes attaquées de maladie du cœur. Tout ce
que nous avons dit du bruit de soufflet et du frémissement cataire du cœur et des artères vient encore
à l'appui de l'opinion que nous adoptons.

En terminant cette analyse des contractions du
cœur dans l'état de santé et de maladie, je dois dire
que l'exploration du cœur est celle dans laquelle
l'auscultation immédiate, comparée avec l'ausculta-

______

(1) BICHAT, *Anatomie générale*, tom. II, pag. 136 de l'é-
dition publiée, avec des notes et additions par le professeur
Béclard.

tion médiate, présenterait le moins d'infériorité, si, pour les raisons que nous avons exposées ailleurs, elle n'était, dans la plupart des cas, à-peu-près impraticable. Ses principaux inconvéniens seraient l'impossibilité de bien appliquer l'oreille au bas du sternum chez beaucoup de sujets, l'auscultation simultanée des deux côtés du cœur dans presque tous les cas, la réunion du bruit de la respiration et de ceux des gaz existant dans l'estomac à celui des battemens du cœur, et quelquefois l'intensité beaucoup trop grande du bruit et de l'impulsion de cet organe perçus par une surface trop étendue, intensité qui ne permet pas d'analyser facilement les mouvemens de ses diverses parties. La même chose a lieu, au reste, pour les autres bruits qui se passent dans l'intérieur de la poitrine ; et, lorsqu'ils sont très-forts, l'oreille les apprécie beaucoup moins bien que lorsqu'ils ont une intensité médiocre. Nous avons vu que la pectoriloquie est toujours beaucoup moins évidente chez les sujets à voix forte et grave que chez ceux dont la voix n'a qu'un timbre ordinaire ou même faible. On juge aussi beaucoup mieux de la netteté de la respiration ou de son mélange avec une espèce quelconque de râle, quand elle n'a qu'une intensité médiocre que quand elle est très-bruyante. Chez les enfans surtout, et chez les sujets maigres, dont la respiration est ordinairement très-sonore, je recommande souvent au malade de modérer ses efforts d'inspiration.

Je me suis demandé souvent la raison de cette différence qui semblait d'abord impliquer contradiction. J'ai répété un grand nombre de fois des expériences comparatives pour m'assurer que je ne me trompais pas, et je suis toujours demeuré convaincu de l'évidence de ce que je viens d'exposer. En y réfléchissant ensuite, j'ai trouvé que ces faits se liaient à beaucoup d'autres; et qu'en général, quand nos sensations passent une certaine mesure, il devient à-peu-près impossible d'apprécier des différences même très-grandes dans leur intensité : ainsi un caillou qui frappe un membre et le meurtrit à peine, et une balle qui le traverse, produisent à-peu-près la même sensation : une brûlure produite par une goutte de cire enflammée, et dont l'effet se borne à soulever l'épiderme, cause autant de douleur qu'une eschare profonde faite par le fer incandescent; et, pour ne chercher de comparaisons que dans les perceptions de l'ouïe elle-même, une dissonnance entre deux instrumens très-bruyans, deux trompettes, par exemple, est bien moins sensible qu'entre deux violons.

SECTION DEUXIÈME.

DES MALADIES DU COEUR.

CHAPITRE PREMIER.

DES MALADIES DU COEUR EN GÉNÉRAL.

ARTICLE PREMIER.

Symptômes communs à toutes les maladies du cœur.

Dans l'analyse qui précède, on a pu reconnaître que l'usage du stéthoscope donne des signes plus précis et plus propres à faire facilement distinguer les principales maladies du cœur, que ceux qui ont été connus jusqu'à présent : ces signes nous permettront d'être courts sur l'exposition des symptômes généraux et locaux par lesquels on avait cherché jusqu'ici à reconnaître ces affections, et nous commencerons d'abord par exposer les symptômes qui se rencontrent dans la plupart d'entre elles, lorsqu'elles sont portées à un certain degré de gravité.

Les maladies du cœur les plus graves et les plus fréquentes sont la dilatation des ventricules, l'épaississement de leurs parois, et la réunion de ces deux affections. Le plus souvent un seul ventricule est affecté ; quelquefois les deux le sont à la fois de la même manière ou d'une manière inverse : ainsi il n'est pas rare de voir coïncider la dilatation du ventricule droit avec l'hypertrophie du gauche, *et vice versâ.*

La persistance du trou de Botal, la perforation de la cloison des ventricules, l'ossification des valvules sigmoïdes de l'aorte, celle de la valvule mitrale, les excroissances placées sur les mêmes parties, les productions de diverse nature qui peuvent se développer dans le cœur, sont des affections beaucoup plus rares, et qui, pour la plupart, ne troublent la santé que lorsqu'elles sont arrivées à un degré assez intense pour déterminer l'hypertrophie ou la dilatation des ventricules.

La dilatation ou l'hypertrophie des oreillettes, plus rares encore, sont peut-être toujours des affections consécutives produites par un état pathologique des valvules ou des ventricules. Nous examinerons successivement chacune de ces affections, et nous parlerons ensuite des maladies du péricarde et de celles de l'aorte.

Les symptômes généraux de toutes ces affections sont presque les mêmes : une respiration habituellement courte et gênée, des palpitations et des étouffemens constamment produits par l'action de monter, par la marche rapide, par les affections vives de l'âme, et revenant même souvent sans cause connue; des rêves effrayans, un sommeil fréquemment interrompu par des réveils en sursaut, et une sorte de pâleur cachectique avec penchant à la leucophlegmatie, qui arrive effectivement pour peu que la maladie augmente. A ces symptômes se joint assez souvent l'*angine de poitrine*, affection nerveuse que nous décrirons en son lieu.

Lorsque la maladie est arrivée à un degré intense, il est facile de la reconnaître au premier coup-d'œil. Incapable de supporter la position horizontale, le malade, assis plutôt que couché dans son lit, la tête penchée sur sa poitrine ou renversée sur ses oreillers, conserve jour et nuit cette position ; la face, plus ou moins bouffie, quelquefois très-pâle, présente le plus souvent une teinte violette foncée, tantôt diffuse, tantôt bornée aux pommettes. Les lèvres, gonflées et proéminentes à la manière de celles des nègres, présentent cette lividité d'une manière plus intense encore ; elles l'offrent même souvent lorsque le reste de la face est tout-à-fait pâle. Les extrémités inférieures sont œdémateuses ; le scrotum ou la vulve, les tégumens du tronc, les bras et la face même, sont successivement envahis par l'infiltration. L'exhalation augmente également, ou l'absorption diminue dans les membranes séreuses : de là l'ascite, l'hydrothorax et l'hydropéricarde, qui accompagnent les altérations organiques du cœur plus souvent qu'aucune autre maladie.

Le trouble de la circulation capillaire n'est pas marqué seulement par l'hydropisie et la couleur violette de la face, couleur qui se remarque aussi quelquefois aux extrémités ; la même stase sanguine a lieu dans les organes internes : de là l'hémoptysie, les douleurs d'estomac, les vomissemens que l'on remarque quelquefois dans les maladies du cœur, l'apoplexie qui les termine assez souvent, et particulièrement la dyspnée et l'oppression, qui les ont fait long-temps confondre avec beaucoup d'autres sous le nom d'*asthme*. Ces symptômes d'ailleurs présentent, dans les maladies du cœur, des caractères particuliers et propres à aider à les distinguer des affections que l'on pourrait le plus facilement confondre avec elles, et particulièrement des asthmes, dont la principale cause est le catarrhe sec ou une affection nerveuse.

La circulation générale n'est pas toujours aussi altérée dans les maladies du cœur que la circulation capillaire. Quelquefois le pouls est à-peu-près naturel, et la main appliquée sur la région du cœur n'y sent que des battemens réguliers et d'une force médiocre; mais, dans d'autres cas, le pouls est très-fort ou tout-à-fait insensible; le cœur donne une impulsion très-forte ou nulle, et des irrégularités évidentes existent dans ses contractions. Dans cet état, les palpitations sont continuelles; leur nature varie comme celle de l'affection qui les produit.

Un état aussi grave n'est pas toujours sans ressources, et l'on voit quelquefois l'emploi sagement combiné de la saignée, des diurétiques et des toniques, faire disparaître la suffocation imminente, les palpitations et l'hydropisie, et rendre au malade, pour un temps souvent fort long, une santé supportable. Ce n'est ordinairement qu'après un grand nombre d'attaques semblables, survenant à des intervalles assez éloignés, qu'il finit par succomber.

ARTICLE II.

Altérations produites par les maladies du cœur sur la texture des autres organes.

A l'ouverture du corps des malades qui succombent à une affection organique du cœur, on trouve, outre la lésion qui constituait essentiellement la maladie et la diathèse séreuse générale qui l'accompagne presque toujours, tous les signes de la stase du sang dans les capillaires internes : le foie, les poumons, les capillaires sous-séreux, sous-muqueux et sous-cutanés, sont gorgés de sang; les membranes muqueuses, et particulièrement celles de l'estomac et des intestins, présentent une teinte rouge ou violette. Cette teinte varie beaucoup en intensité et en étendue. Quelquefois elle existe seulement çà et là sous la forme de petits points ou de taches disséminées sur la surface de la membrane ; d'autres fois elle en occupe uniformément toute l'étendue ; il semble même qu'elle soit accompagnée de quelque boursoufflement, de sorte que, si l'on s'en rapportait à cette seule apparence, si l'on n'examinait pas l'état du cœur, et si l'on ne savait pas que le malade a pu, jusqu'au dernier instant de sa vie, prendre, sans éprouver aucune douleur, du vin et d'autres substances stimulantes, on pourrait être tenté de croire qu'il a succombé à une violente inflammation de l'estomac et des intestins.

Cette rougeur est, au reste, chez un grand nombre des sujets qui ont succombé à une maladie du cœur, beaucoup plus intense et surtout plus étendue que celle que l'on rencontre chez les sujets qui sont morts d'une véritable inflammation intestinale, comme la dysenterie; et ce fait, comme beaucoup d'autres, est une preuve que la rougeur ne suffit pas pour caractériser une inflammation de la membrane muqueuse des intestins, de même que la couleur violette de la face chez les asthmatiques ne constitue pas un érysipèle.

Les malades qui succombent aux maladies du cœur, et particulièrement à la dilatation des ventricules, sont aussi plus sujets que d'autres à présenter une rougeur intense des membranes internes des cavités du cœur et des gros troncs artériels, dont nous parlerons en traitant des maladies de l'aorte.

Lancisi et Sénac, fondés sur une observation assez incomplète de *Fabrice de Hilden*, mettent le sphacèle des membres au nombre des affections organiques qui peuvent être un effet des maladies du cœur ou des gros vaisseaux. Giraud, chirurgien en second de l'Hôtel-Dieu de Paris, a cru, d'après quelques faits qui se sont présentés à lui, devoir renouveler cette opinion; et depuis, quelques praticiens pensent même que la gangrène sénile a pour cause ordinaire l'ossification des artères. Corvisart doute avec raison qu'il y ait eu dans ces cas autre chose que coïncidence de deux maladies étrangères l'une à l'autre (1). La seule rareté de la gangrène spontanée des membres, comparée à la fréquence des maladies du cœur et des ossifications des artères, suffit en effet pour ôter toute probabilité à

_____

(1) *Op. cit.*, pag. 182.

cette opinion. On en peut dire autant de celle de M. Testa, professeur de Bologne, qui pense que l'ophthalmie, et quelquefois la perte de l'œil, peuvent être rangées au nombre des effets des maladies du cœur (1).

Aucun des symptômes et des effets que nous venons d'exposer ne peut servir à caractériser et à faire reconnaître les maladies du cœur, puisqu'ils leur sont communs avec beaucoup d'autres maladies, et particulièrement avec presque toutes les maladies chroniques du poumon. L'exploration du pouls, comme nous l'avons vu (p. 476), est loin de donner des renseignemens plus sûrs; l'application de la main sur la région du cœur, si l'on en excepte un très-petit nombre de cas, est plus propre à inspirer une trompeuse sécurité ou des craintes mal fondées, qu'à donner quelques lumières : car, outre que jamais elle ne fait sentir que les contractions du ventricule gauche, pour un malade chez lequel on sentira habituellement des battemens forts ou tumultueux, on en trouvera cent autres affectés au même degré ou à un degré plus intense, et chez lesquels le cœur ne peut être senti ou ne se sent que confusément et à peine.

L'auscultation médiate est donc le seul moyen de reconnaître les maladies du cœur, et encore doit-on dire que, de toutes les maladies qu'elle peut faire reconnaître, ce sont celles qui peuvent le plus souvent échapper à un observateur même attentif.

____

(1) *Delle Malattie del cuore* , lib. ii, cap. ix. *Bologne,* 1810.

On a dû voir que l'étude de l'état physiologique du cœur demande beaucoup plus de temps et d'application que celles de la voix, de la respiration et du râle. D'un autre côté, lorsque l'on est privé, comme il arrive presque toujours dans les hôpitaux, de renseignemens sur la santé antérieure d'un malade, on pourra quelquefois penser qu'il est attaqué d'hypertrophie ou de dilatation du cœur, tandis qu'il n'y a réellement que des palpitations nerveuses. Il ne m'est jamais arrivé de tomber dans cette erreur sans m'apercevoir moi-même de la méprise au bout d'un certain temps ; mais elle peut durer long-temps si l'on examine rarement les malades, et surtout si on ne les trouve jamais dans un certain état de calme.

Une autre cause d'erreur beaucoup plus insidieuse, ce sont, comme je l'ai déjà dit, les maladies du poumon qui diminuent l'étendue de la respiration, telles que la péripneumonie, l'emphysème à un haut degré, etparticulièrement la pleurésie chronique. Dans des cas de cette espèce, il m'est quelquefois arrivé de trouver des cœurs énormément dilatés ou épaissis, à l'ouverture de sujets chez lesquels j'avais trouvé les contractions de cet organe parfaitement naturelles sous le rapport du bruit, de l'impulsion et du rhythme. Il semble que la diminution de l'action du poumon force le cœur à modérer la sienne. J'ai rapporté dans le cours de cet ouvrage quelques faits de ce genre (Obs. v, vi, viii, xxii). Ces cas, au reste, sont rares, et je ne crois pas que, dans un hôpital même, on puisse en établir la proportion à plus d'un sur vingt maladies du cœur faciles à reconnaître. Dans la ville, l'erreur dont il s'agit doit être beaucoup plus rare encore, parce que l'on obtient presque toujours sur la santé antérieure du malade plus de renseignemens même que l'on n'en demande.

ARTICLE III.

Des Causes des maladies du cœur.

Les causes des maladies du cœur sont variables comme leur nature : celles des ossifications tiennent à des aberrations de la nutrition dont il n'est pas facile de connaître le principe. Corvisart penchait à croire que les végétations des valvules doivent leur origine au vice vénérien. Nous exposerons plus bas une autre opinion fondée sur la manière dont elles se forment.

La dilatation et l'épaississement des ventricules, maladies beaucoup plus communes, ont aussi des causes plus nombreuses, et dont la liaison avec l'effet est plus facile à saisir. Toutes les maladies qui produisent une forte dypsnée et qui durent long-temps amènent presque nécessairement l'hypertrophie ou la dilatation du cœur, à raison des efforts habituels auxquels cet organe est obligé pour faire pénétrer le sang dans le poumon, malgré la résistance que lui oppose la cause de la dyspnée. C'est ainsi que la phthisie pulmonaire, l'empyème, la péripneumonie chronique, l'emphysème du poumon, produisent des maladies du cœur; c'est encore par la même raison que les exercices qui demandent des efforts pénibles et propres à gêner la respiration sont une des causes éloignées les plus communes de ces maladies.

D'un autre côté, les maladies du cœur peuvent aussi, à raison des rapports intimes qui existent entre cet organe et ceux de la respiration, déterminer plusieurs espèces de maladies du poumon. Elles sont une des causes les plus fréquentes de l'œdème du poumon, de l'hémoptysie et de l'apoplexie pulmonaire ; mais lorsqu'elles coïncident avec la pleurésie chronique, la phthisie, l'emphysème, et, en général, avec une maladie chronique du poumon, si l'on étudie avec soin l'histoire de la santé du malade, on trouvera presque toujours que la maladie du cœur est consécutive.

Il résulte de ces faits comparés avec ceux que nous avons exposés en parlant de l'emphysème du poumon et du catarrhe pulmonaire, qu'un *rhume négligé* est souvent la cause originelle des maladies du cœur les plus graves.

A toutes ces causes il faut encore ajouter la disproportion congénitale entre le volume du cœur et le diamètre de l'aorte. Corvisart a peut-être été trop loin en affirmant qu'il ne peut exister de dilatation du cœur sans l'existence préalable d'une semblable disproportion, d'un rétrécissement ou d'un obstacle analogue à la circulation situé plus ou moins loin du cœur (1) ; mais cependant on ne peut disconvenir qu'il ne soit assez commun de trouver une aorte d'un petit diamètre chez les sujets dont le

______

(1) *Essai sur les Maladies du cœur*, pag. 203.

cœur est attaqué d'hypertrophie ou de dilatation.
Toutefois cela ne s'observe pas toujours; et quoique
cette cause de dilatation soit très-rationnelle, on
peut facilement concevoir, indépendamment d'elle,
l'augmentation de volume du cœur. On sait que l'action énergique et fréquemment réitérée de tous les
muscles en augmente notablement le volume, que
le bras droit d'un maître d'armes, les épaules d'un
portefaix, les mains de la plupart des ouvriers, acquièrent par l'exercice une grosseur disproportionnée à celle des autres parties du corps ; et l'on sent
par conséquent, que les palpitations, même purement nerveuses, ou occasionées par des affections
morales, peuvent, lorsqu'elles reviennent trop fréquemment, déterminer à la longue un véritable accroissement de nutrition du cœur.

Il est une autre cause congénitale qui me paraît
occasioner les maladies du cœur plus souvent encore que la petitesse du calibre de l'aorte. Très-peu
d'hommes naissent avec des organes bien propor-
tionnés et dans un équilibre parfait, soit entre eux
soit dans leurs diverses parties. Le cœur, plus qu'aucun autre viscère, présente des proportions extrêmement variées, même dans l'état sain ; et toutes
les recherches que j'ai faites, à l'aide du stéthoscope, sur les organes circulatoires, me prouvent
qu'un très-grand nombre d'hommes naissent avec
un cœur à parois un peu trop minces ou un peu trop
épaisses d'un seul côté ou des deux côtés. J'ai déjà
dit quelque chose de ce fait, en exposant l'analyse
des battemens du cœur, et j'aurai encore occasion
d'y revenir. Il suffira, pour le moment, de remarquer

qu'une semblable disposition doit rendre le développement d'une maladie du cœur beaucoup plus facile chez les sujets qui la présentent, si d'ailleurs ils se trouvent exposés à l'influence des causes qui peuvent déterminer une gêne fréquente ou habituelle de la circulation, telles que les affections morales et les palpitations qui en dépendent, les professions et les exercices qui exigent de grands efforts des bras, des poumons ou des muscles de la poitrine.

CHAPITRE II.

DE L'HYPERTROPHIE DU CŒUR.

Caractères anatomiques de l'Hypertrophie du cœur. — J'entends par *hypertrophie* ou accroissement de nutrition du cœur, l'augmentation d'épaisseur de sa substance musculaire, et par conséquent des parois de ses ventricules, sans que d'ailleurs ces cavités soient augmentées dans la même proportion. Le plus souvent même elles perdent notablement de leur capacité primitive. Cette affection, qui n'est pas très-commune, paraît n'avoir pas fixé l'attention de Corvisart; car, dans tout son ouvrage, il suppose que l'épaississement des parois du cœur est toujours joint à une dilatation proportionnée de ses cavités (1).

______

(1) M. Bertin, dans son *Traité des Maladies du Cœur et des gros vaisseaux*, publié en 1824, s'est attaché à prouver que l'hypertrophie et la dilatation du cœur peuvent exister isolément, et a décrit avec beaucoup de soin et d'exactitude les diverses variétés que présentent ces deux affections. Un rapport fait à l'Académie des Sciences en 1821 montre que dès 1811 il avait communiqué à cette savante com-

L'épaississement, dans ce cas, est toujours accompagné d'une augmentation considérable de la fermeté du tissu de cet organe, à moins qu'à l'hy-

---

pagnie un Mémoire qui renferme les fondemens des distinctions qu'il établit à cet égard.

Je serais assurément fort éloigné, lors même que cette pièce authentique n'existerait pas, d'accuser de plagiat, pour ce dont il s'agit, cet honorable collègue, pour lequel je fais depuis vingt-cinq ans profession d'estime et d'attachement. J'ai décrit ce que j'ai vu : il est tout naturel qu'en matière surtout d'observation pure et simple, deux hommes examinant attentivement le même objet voient de même : s'il en était autrement, le fait ne serait pas certain. J'ai été amené d'abord à distinguer l'hypertrophie de la dilatation du cœur plus soigneusement que ne l'avait fait Corvisart, parce que j'ai examiné la question sous le point de vue de l'hypertrophie en général, dans les cours que j'ai faits autrefois sur l'anatomie pathologique. Plus tard mes recherches stéthoscopiques m'ont conduit à mettre plus d'importance à cette distinction. Je trouvai que les deux affections avaient des signes tout-à-fait différens.

Je n'ai jamais cru être le premier à faire ces observations, qui ont déjà été faites en grande partie dans des cas particuliers, comme M. Bertin lui-même le remarque très-bien, par Morgagni (*epist.* XVII, *art.* 21 ; *epist.* XXIX, *art.* 20), par Corvisart lui-même (pag. 335), et par Burserius, qui a exposé les mêmes faits d'une manière générale (*Instit. med.*). On en trouve d'autres exemples dans les ouvrages de MM. Burns et Kreysig. Je n'ai suivi, au reste, pour ces faits, d'autre marche que celle que j'ai adoptée dans tout le cours de cet ouvrage, où je n'ai cité d'observations autres que les miennes que pour quelques cas rares, difficiles à constater, et ceux-ci ne sont pas du nombre. Si cependant j'avais connu sur ce point des recherches aussi suivies et aussi complètes que celles de M. Bertin, je me serais fait un devoir de les citer.

pertrophie ne se joigne l'affection que nous décrirons sous le nom de *ramollissement du cœur.*

L'hypertrophie peut exister dans l'un des ventricules seulement, ou dans les deux à la fois. Les oreillettes peuvent être affectées en même temps et de la même manière; mais le plus souvent elles restent aussi minces que dans l'état naturel, même lorsque le ventricule correspondant a acquis une épaisseur démesurée. Dans quelques cas seulement, que nous aurons soin de faire connaître, les oreillettes peuvent être seules affectées d'hypertrophie.

Lorsque le ventricule gauche est attaqué d'hypertrophie, les parois de ce ventricule acquièrent une épaisseur plus considérable que dans l'état naturel : je l'ai trouvée quelquefois de plus d'un pouce ou même de dix-huit lignes à la base du ventricule, ce qui est le double ou le triple de l'état sain. Cette épaisseur diminue insensiblement de la base à la pointe du ventricule, où elle se réduit quelquefois à presque rien. Dans d'autres cas, cependant, la pointe même du ventricule participe à cette affection : je l'ai trouvée quelquefois épaisse de deux à quatre lignes, ce qu'on peut estimer être le double ou le quadruple de l'état naturel. Les colonnes charnues et les piliers des valvules acquièrent une grosseur proportionnée au degré de l'hypertrophie. La cloison interventriculaire, qui, sous ce rapport, paraît appartenir au ventricule gauche beaucoup plus qu'au droit, participe notablement à la maladie, mais ordinairement moins, proportion gardée, que le reste des parois du ventricule. Il y a cependant des exceptions à cet égard, et, ainsi que l'a très-bien remarqué M. Bertin, l'hypertrophie est quelquefois inégale dans chaque portion des ventricules, ou peut même n'être sensible que dans un point de l'un d'eux, et occuper exclusivement la base, la pointe ou le milieu, la cloison ou la partie mobile, la surface extérieure ou les colonnes charnues. C'est surtout la partie voisine des valvules qui m'a paru le plus souvent présenter ces épaississemens partiels dans le ventricule gauche. La substance musculaire du ventricule affecté présente une fermeté quelquefois plus que double de sa consistance naturelle, et une couleur rouge plus intense. La cavité du ventricule paraît souvent avoir perdu en capacité ce que ses parois ont gagné en épaisseur. Quelquefois je l'ai trouvée tellement petite dans des cœurs deux fois plus volumineux que le poing du sujet, qu'elle aurait pu à peine loger une amande revêtue de son écorce ligneuse. Le ventricule droit, d'autant plus petit que l'hypertrophie du gauche est plus prononcée, est aplati le long de la cloison interventriculaire, et ne descend pas jusqu'à la pointe du cœur. Dans les cas extrêmes, il semble en quelque sorte pratiqué dans l'épaisseur des parois du gauche.

L'hypertrophie du ventricule droit présente les caractères anatomiques suivans : les parois de ce ventricule sont plus épaisses et plus fermes que dans l'état naturel ; elles ne s'affaissent point, ou elles s'affaissent peu lorsqu'on les incise ; leur épaississement est plus uniforme que celui du ventricule gauche, car il est à-peu-près le même dans toute l'étendue du ventricule. Il est cependant toujours plus

marqué aux environs de la valvule triglochine et
dans la portion du ventricule qui forme l'origine de
l'artère pulmonaire. Les colonnes charnues et les
piliers présentent une augmentation considérable
de volume; et cet état, beaucoup plus sensible que
dans l'hypertrophie du ventricule gauche, est même,
avec la grande fermeté de la substance du cœur, ce
que l'hypertrophie du ventricule droit offre de plus
remarquable et de plus facile à apercevoir au premier abord; car l'épaisseur absolue des parois de ce
ventricule n'est pas, ordinairement au moins, très-considérable : je ne l'ai jamais trouvée de plus de quatre
ou cinq lignes. M. Bertin l'a trouvée de onze à seize
lignes sur une femme chez laquelle le trou de Botal
était encore ouvert (1). M. le docteur Louis a consigné
un cas semblable dans les *Archives de Médecine* (2).

Signes de l'Hypertrophie du ventricule gauche.
Il semble que c'est surtout à cette affection que de-
vraient se rapporter les signes attribués par Corvisart à l'*anévrysme actif* du cœur; et en effet, on
peut dire en général, et avec une exactitude qui serait suffisante pour un tableau nosologique, tel que
ceux de Sauvages, Cullen, etc., que les symptômes
de l'épaississement du ventricule gauche sont, outre
ceux des maladies du cœur en général, un pouls fort
et développé, des pulsations fortes et sensibles, soit
pour le malade, soit par l'application de la main sur
la région du cœur, l'absence ou la diminution du
son donné par la percussion exercée sur la région

---

(1) *Op. cit.*, obs. LXXXVII.
(2) Décembre 1823.

du cœur, et la teinte de la face plutôt rouge que violette. Aucun de ces symptômes, au reste, n'est constant, et il n'est pas rare de trouver une hypertrophie considérable du ventricule gauche chez des sujets qui n'ont présenté presque aucun d'eux. Le pouls surtout est très-trompeur, et il est peut-être aussi commun de le trouver faible que fort chez les sujets attaqués d'hypertrophie au plus haut degré. L'inspection de la poitrine ne laisse apercevoir les pulsations du cœur que chez les sujets maigres et délicats, et elle ne prouve que l'agitation de cet organe. Je ne puis, sous ce rapport, être de l'avis de M. Bertin, qui paraît attacher quelque importance au degré de mouvement visible que les battemens du cœur impriment aux parois thoraciques. La percussion et l'application de la main sur la région du cœur, moyens d'exploration préférables, deviennent tout-à-fait nuls dans beaucoup de cas, et surtout pour peu que le sujet soit gras ou infiltré.

L'auscultation médiate fournit des résultats beaucoup plus constans et plus positifs. La contraction du ventricule gauche, explorée entre les cartilages des cinquième et sixième côtes sternales, donne une impulsion forte qui soulève la tête de l'observateur, et un bruit plus sourd que dans l'état naturel : elle est d'autant plus prolongée que l'hypertrophie est plus considérable. La contraction de l'oreillette est très-brève, peu sonore, et par là même à peine sensible dans les cas extrêmes.

Les battemens du cœur ne s'entendent que dans une petite étendue. Le plus souvent on les entend à peine sous la clavicule gauche et le haut du sternum (1). Quelquefois on ne les entend que dans l'étendue où on peut les sentir, c'est-à-dire entre les cartilages des cinquième et septième côtes. Très-rarement l'impulsion du cœur se sent au-delà des mêmes limites, si ce n'est dans les momens de palpitations.

Le malade éprouve plus habituellement dans cette maladie que dans aucune autre le sentiment continuel des battemens du cœur; mais il est moins sujet aux fortes attaques de palpitations, si ce n'est par l'effet de quelques causes extérieures, comme les affections morales et les exercices violens. Les irrégularités et les intermittences sont assez rares dans ces palpitations, qui consistent plus dans l'augmentation d'impulsion des ventricules que dans celle du bruit. Cependant j'ai cru trouver quelquefois la cause d'irrégularités habituelles du pouls et du cœur, chez des sujets qui d'ailleurs ne présentaient que de légers signes d'hypertrophie, dans les épaississemens partiels que j'ai indiqués plus haut, et qui ont fixé d'une manière particulière l'attention de M. Bertin.

L'hypertrophie simple du ventricule gauche est, de toutes les affections de cet organe, celle qui détermine le plus souvent l'apoplexie. On trouve dans

---

(1) Les battemens du cœur entendus dans ces points et dans les points plus éloignés encore, comme la partie antérieure droite de la poitrine, le côté droit ou le dos, sont presque toujours dus aux bruits réunis des deux côtés du cœur : quelquefois cependant, dans les points les plus éloignés, on n'entend que le bruit d'un côté, ce dont on peut s'assurer facilement quand les bruits des deux côtés du cœur sont tout-à-fait dissemblables.

l'ouvrage de M. Bertin plusieurs exemples remarquables de cette terminaison, sur laquelle Legallois et M. le professeur Richerand ont appelé l'attention des médecins, et que Corvisart a regardée comme plus rare qu'elle ne l'est effectivement (1).

Signes de l'Hypertrophie du ventricule droit. Les signes de l'hypertrophie du ventricule droit ne diffèrent guère, suivant Corvisart, de ceux de la même affection dans le ventricule gauche que par une plus grande gêne de la respiration et une couleur plus foncée de la face. « Les battemens de cœur qui se
» manifestent plus sensiblement du côté droit de la
» poitrine pourraient aussi être donnés comme si-
» gnes de la dilatation du ventricule droit ; mais......
» ce signe n'a que très-peu de valeur s'il est isolé (2). »
Il eût pu ajouter qu'on ne peut guère sentir (à la main) le cœur, du côté droit de la poitrine, que dans les cas où cet organe est déjeté par un épanchement dans la plèvre gauche, ou par une tumeur développée dans le côté gauche de la poitrine.

Lancisi avait donné comme un signe de l'anévrysme du ventricule droit, le gonflement des veines jugulaires externes, accompagné de pulsations analogues et isochrones à celles des artères. Corvisart rejette ce signe, en se fondant sur ce qu'il a été, dit-il, « observé sur des sujets dans lesquels les
» cavités gauches ont été trouvées dilatées, et que
» d'ailleurs cette pulsation peut être confondue....
» avec celle des carotides (3). »

---

(1) *Op. cit.*, obs. LXXIV, LXXV, LXXVI, LXXVIII, LXXX.
(2) *Op. cit.*, pag. 149.
(3) *Op. cit.*, pag. 149.

Sous le rapport de la valeur de ce signe, mes observations me donnent un résultat qui n'est pas d'accord avec l'opinion de Corvisart. Je l'ai trouvé constamment dans tous les cas d'hypertrophie un peu considérable du ventricule droit qui se sont présentés à moi. Je ne l'ai jamais observé chez des sujets attaqués d'hypertrophie du gauche, à moins qu'il n'y eût en même temps une semblable affection dans le ventricule droit; et je puis assurer qu'il faudrait être bien peu attentif, et n'avoir jamais vu ces pulsations des jugulaires, pour les confondre avec le soulèvement produit par les battemens de la carotide. Ces pulsations, d'ailleurs, se bornent ordinairement à la partie inférieure des veines jugulaires, et ne sont plus sensibles, ou le sont beaucoup moins, vers la partie moyenne du cou, où la veine jugulaire externe se rapproche de la carotide, dont elle n'est plus séparée que par le muscle sterno-mastoïdien. Quelquefois cependant ce reflux du sang s'étend plus loin, et même au-delà des veines jugulaires. Hunauld (1) l'a vu s'étendre d'une manière très-manifeste jusqu'aux veines superficielles du bras. J'ai vu un cas semblable l'année dernière, et le battement isochrone au pouls était de plus très-sensible dans un rameau veineux fortement dilaté et aussi gros qu'une plume d'oie, qui du haut du sternum venait affluer dans la jugulaire externe. On peut donc regarder ce symptôme, toutes les fois qu'il existe, comme un signe propre au moins à faire soupçonner l'hypertrophie du ventricule droit.

---

(1) *Mémoires de l'Académie des Sciences.*

Les contractions du cœur dans l'hypertrophie du ventricule droit, explorées par le cylindre, se présentent absolument avec les mêmes caractères que dans l'hypertrophie du ventricule gauche : le bruit des contractions du ventricule affecté est seulement moins sourd. Mais dans l'hypertrophie du ventricule droit, le cœur donne une impulsion plus forte sous la partie inférieure du sternum qu'entre les cartilages des cinquième et septième côtes, et le contraire a lieu, comme nous l'avons vu, dans les affections du gauche. Chez la plupart des hommes, le cœur s'entend également dans l'un et l'autre lieu. Chez ceux mêmes qui ne présentent aucun signe de maladie du cœur, on les entend quelquefois plus facilement sous le sternum qu'entre les cartilages des côtes ; et il m'a paru que ce signe coïncidait constamment avec une prédisposition marquée à l'hypertrophie ou à la dilatation du ventricule droit.

Je regarde ce signe tiré du lieu où le cœur se fait entendre le plus distinctement et sentir avec le plus de force, comme tout-à-fait sûr. J'ai eu assez d'occasions de le vérifier par l'autopsie pour pouvoir le regarder comme infaillible quand il est bien marqué. Parmi les observations que je n'ai pu faire que sur le vivant, on en trouvera plus bas une fort intéressante (voy. *Ossification des valvules*), et qui, quoique dénuée de la certitude absolue que pourrait donner l'ouverture, n'en paraîtra pas moins une preuve incontestable que les battemens des cavités droites s'entendent principalement sous le sternum, et ceux des cavités gauches entre les cartilages des côtes. Il est cependant une exception à cet égard. Quand le ventricule gauche, par suite d'une hypertrophie avec ou sans dilatation, a acquis un volume énorme, et que le droit, très-petit, semble, comme nous l'avons dit, creusé dans un point des parois de l'autre, ce dernier devient tout-à-fait antérieur, et ses battemens se sentent alors beaucoup mieux sous le sternum que dans l'espace précordial gauche, tandis que les contractions du ventricule droit devenu postérieur ne se sentent pas. On peut néanmoins, dans ces cas, éviter l'erreur par l'absence du reflux du sang dans les veines.

L'hypertrophie simple et sans dilatation du ventricule droit est beaucoup plus rare encore que celle du gauche.

De l'Hypertrophie simultanée des deux ventricules. Lorsque les deux ventricules à la fois sont attaqués d'hypertrophie, ils descendent l'un et l'autre jusqu'à la pointe du cœur, et présentent d'ailleurs les caractères anatomiques indiqués ci-dessus.

Les signes de cette affection consistent dans la réunion de ceux qui sont propres à l'hypertrophie de chacun des ventricules, mais avec prédominance presque constante de ceux qui indiquent l'hypertrophie du ventricule droit.

CHAPITRE III.

DE LA DILATATION DES VENTRICULES DU COEUR.

Caractères anatomiques de la dilatation du cœur. La dilatation des ventricules du cœur, nommée par Corvisart *anévrysme passif*, présente les caractères anatomiques suivans : agrandissement de la cavité des ventricules, amincissement de leurs parois. A ces caractères se joint ordinairement un ramollissement marqué de leur substance musculaire, avec une coloration quelquefois plus violette que dans l'état naturel, d'autres fois plus pâle et presque jaunâtre. Quelquefois ce ramollissement est tel, surtout dans les parois du ventricule gauche, qu'on peut les écraser entre les doigts. L'amincissement peut être porté au point que la partie la plus épaisse des parois du ventricule gauche n'ait que deux lignes d'épaisseur, et que sa pointe en offre à peine une d'une demi-ligne. La pointe du ventricule droit présente souvent un amincissement plus grand encore ; quelquefois elle semble seulement formée par un peu de graisse et par le feuillet de la membrane interne ou séreuse du péricarde qui revêt le cœur. Les colonnes charnues, et particulièrement celles du ventricule gauche, sont manifestement plus écartées l'une de l'autre que dans l'état naturel. La cloison interventriculaire perd beaucoup moins de son épaisseur et de sa consistance par l'effet de la dilatation que le reste des parois du cœur.

La dilatation peut n'affecter qu'un des ventricules ; mais ils est plus ordinaire de les trouver dilatés tous les deux à la fois ; chose d'autant plus remarquable que le contraire a lieu pour l'hypertrophie. Lorsqu'un seul ventricule est affecté, la pointe descend plus bas que celle de l'autre ; mais cette disproportion n'est pas à beaucoup près aussi marquée que dans l'hypertrophie ; et l'agrandissement de la cavité dilatée paraît se faire plutôt dans le sens de son diamètre que dans celui de sa longueur : aussi les cœurs dont les deux ventricules sont dilatés sont-ils arrondis et presque aussi larges à leur pointe qu'à leur base, et ils présentent plutôt la forme d'une coupe ou d'une gibecière que la forme conique qui est naturelle à cet organe.

M. Burns a pensé que la dilatation du cœur peut être portée au point de produire la rupture. Cela semble possible, surtout à raison du ramollissement presque inséparable de la dilatation ; mais je n'en connais aucun exemple.

Il ne faut pas confondre avec la dilatation du cœur, la distension des cavités de cet organe que l'on observe chez beaucoup de cadavres, et qui tient à la stase du sang dans les derniers momens de l'agonie. Il suffit, au reste, d'être averti pour ne pas faire une semblable méprise. Beaucoup de cœurs qui semblent volumineux à l'ouverture du péricarde, ne le sont plus après avoir été incisés.

Signes de la dilatation du ventricule gauche. Les signes de la dilatation du ventricule gauche sont, suivant Corvisart, « un pouls mou et fai- » ble, des palpitations faibles, sourdes, rentrées : » la main sent un corps mou qui vient soulever les

» côtes, et non les frapper d'un coup vif et sec ; il
» semble qu'on les affaiblit par une forte pression. »
Il y a une absence de son fort étendue à la région
du cœur (1).

Nous avons déjà exposé notre sentiment sur le
pouls considéré comme signe dans les maladies du
cœur ; quant à ce que l'on peut reconnaître, dans
le cas dont il s'agit, par l'application de la main sur
la région du cœur, je puis assurer que, dans la
plupart des cas de dilatation du cœur que j'ai observés, on ne sentait pas à la main les contractions
de cet organe. J'ai souvent trouvé aussi cette affection assez marquée chez des sujets dont la région
précordiale résonnait assez bien.

Le seul signe certain de la dilatation du ventricule
gauche est celui que donne le stéthoscope, c'est-à-
dire le son clair et bruyant des contractions du
cœur écoutées entre les cartilages des cinquième et
septième côtes sternales. Le degré de clarté de ce
son et son étendue sont la mesure de la dilatation :
ainsi, lorsque le bruit de la contraction du ventricule est aussi clair que celui de la contraction de
l'oreillette, si en même temps le cœur s'entend
aisément dans la partie droite du dos, la dilatation
est extrême.

M. Bertin pense que la dilatation du cœur doit
toujours son origine à des obstacles au cours du
sang, tels que l'ossification des valvules, l'étroitesse
congénitale de l'aorte et de l'artère pulmonaire, les
professions qui obligent à des efforts pénibles, les

---

(1) *Op. cit.*, pag. 147.

maladies du poumon. On ne peut nier que ces causes ne soient propres à produire la dilatation du cœur : mais il me semble que la cause la plus puissante de cette affection est la conformation originelle du cœur. La dilatation de cet organe est plus commune chez les femmes, qui, en général, ont naturellement les parois des ventricules plus minces que les hommes.

Signes de la dilatation du ventricule droit. La dilatation du ventricule droit présente, suivant Corvisart, à-peu-près les mêmes caractères quant à l'état du pouls et des battemens du cœur, qui s'entendent cependant un peu mieux à droite, c'est-à-dire près du sternum et vers l'épigastre, que dans la région du cœur proprement dite. Il attache cependant peu d'importance à ce signe, ainsi qu'à celui de Lancisi, c'est-à-dire au gonflement des veines jugulaires externes. Ceux qu'il regarde comme plus certains sont : un étouffement plus grand que dans les affections du ventricule gauche, une diathèse séreuse plus marquée, des hémoptysies plus fréquentes, une teinte livide plus foncée de la face, et portée quelquefois jusqu'au violet noir.

Ces observations sont, en général, exactes ; mais je ne peux encore ici être de l'avis de mon célèbre maître sur la valeur de deux de ces signes, le gonflement des jugulaires et l'étendue de l'absence du son à la région du cœur. Un gonflement habituel des veines jugulaires externes, mais sans battemens sensibles, m'a paru être le signe *équivoque* le plus constant et le plus caractérisé de la dilatation des cavités droites du cœur. Ce gonflement ne cesse point quand on comprime la veine au haut du cou. Quant à l'absence du son, il m'est souvent arrivé de trouver les cavités droites très-dilatées chez des sujets dont la poitrine résonnait très-bien dans la région précordiale et sous le sternum; et, en général, il m'a paru que l'affection du cœur qui produisait le plus fréquemment l'absence du son n'était pas celle-ci, mais bien l'hypertrophie avec dilatation, dont je parlerai plus bas. La remarque de Corvisart sur la lividité plus intense de la face dans la dilatation du cœur n'est peut-être pas non plus d'une exactitude parfaite. Il est très - vrai, comme il l'observe, qu'elle est plus foncée dans la dilatation des cavités droites que dans celle des cavités gauches, et on peut en dire autant de la lividité des extrémités; mais cependant il m'est arrivé assez souvent de voir la face très-pâle et d'un jaune terne, et les lèvres même décolorées, chez des sujets attaqués de dilatation du cœur; et, d'un autre côté, l'hypertrophie avec dilatation des cavités droites m'a paru être l'affection qui est le plus fréquemment accompagnée d'une lividité très-intense de la face et des extrémités, d'un grand étouffement, d'hémoptysies fréquentes ou considérables, et d'une infiltration séreuse très-étendue.

Le seul signe pathognomonique et constant de la dilatation du ventricule droit est le son bruyant du cœur exploré sous la partie inférieure du sternum. On mesure le degré de la dilatation par l'étendue dans laquelle le cœur se fait entendre, et suivant l'espèce d'échelle de progression que nous en avons tracée (pag. 387).

J'ai rencontré quelques cas dans lesquels un cœur assez fortement dilaté ne donnait, plusieurs jours avant la mort et avant que l'agonie commençât, qu'une impulsion sans bruit, ou accompagnée d'un bruit très-sourd. Dans ce cas, il y avait en même temps hypertrophie plus ou moins prononcée : le volume de l'organe était considérable ; il remplissait exactement le médiastin inférieur et s'y trouvait évidemment gêné. D'autres causes avaient d'ailleurs contribué à obscurcir le bruit du cœur, et particulièrement le ramollissement de sa substance ou la gêne de la respiration due à une affection grave du poumon.

Les palpitations, chez les sujets attaqués de dilatation du cœur, consistent principalement en une augmentation de la fréquence et du bruit des contractions ; mais l'impulsion, loin d'être augmentée, paraît souvent plus faible que dans l'état habituel du malade. Les irrégularités de force et de fréquence, et les intermittences du pouls qui les accompagnent, sont assez rares, quoiqu'elles soient un peu plus communes que dans l'hypertrophie.

CHAPITRE IV.

DE LA DILATATION AVEC HYPERTROPHIE DES VENTRICULES DU COEUR.

La réunion de ces affections est extrêmement commune ; elle l'est même beaucoup plus que la dilatation simple, et surtout que l'hypertrophie sans dilatation. Cette complication constitue l'*anévrysme actif* de Corvisart ; elle peut exister dans l'un des ventricules seulement, ou dans les deux à la fois. C'est dans ce dernier cas surtout que le cœur acquiert un volume prodigieux et quelquefois plus que triple de celui du poing du sujet. Cette augmentation de volume est due à la fois à l'épaississement des parois des ventricules et à l'agrandissement proportionnel de leurs cavités. Leur substance musculaire acquiert ordinairement en même temps une fermeté plus grande ; la pointe du cœur devient plus mousse ; mais rarement elle disparaît assez complètement pour que cet organe présente, comme dans la dilatation simple, la forme d'une gibecière. A un degré médiocre, les ventricules sont dilatés et leurs parois semblent seulement n'être pas amincies, ou bien il y a hypertrophie évidente des parois sans diminution de l'ampleur des cavités. Dans quelques cas rares, des points divers des parois du même ventricule présentent des caractères d'hypertrophie, et d'autres ceux de la dilatation, ainsi que l'a remarqué avec raison M. Bertin.

Les signes de cette affection sont un composé de ceux de l'hypertrophie et de ceux de la dilatation. Les contractions des ventricules donnent à la fois une impulsion forte et un bruit assez marqué : celles des oreillettes sont sonores. Les pulsations s'entendent dans une grande étendue ; et quelquefois même, surtout chez les sujets maigres et chez les enfans, l'impulsion est également sentie sous les clavicules, dans les côtés, et même un peu dans la partie gauche du dos. Il m'est arrivé d'entendre et de sentir la contraction des ventricules à la partie postérieure-inférieure droite de la poitrine chez une femme attaquée de cette maladie ; et quoiqu'elle fût d'une petite taille et d'une force médiocre, l'impulsion et le bruit étaient plus intenses en cet endroit qu'ils ne le sont à la région précordiale chez un homme robuste et bien constitué.

Les contractions des ventricules, dans cette affection, peuvent très-facilement être senties par l'application de la main sur la région du cœur. On trouve alors, surtout dans les momens de palpitations, des battemens brusques, secs, violens, qui repoussent fortement la main. Si l'on examine attentivement le malade dans les momens où il est le plus calme, on voit souvent que sa tête, ses membres, et les couvertures même de son lit, sont fortement ébranlés à chaque contraction du cœur. Les battemens des carotides, des radiales et des autres artères superficielles sont souvent visibles. Si l'on presse la région du cœur, cet organe , suivant l'expression de Corvisart , « semble s'irriter contre la pression et réagir plus » fortement encore ». A ces battemens énergiques correspond, dit-il, quand la maladie affecte le ventricule gauche, un pouls fréquent, fort, dur, vibrant, difficile à supprimer. Ce caractère du pouls s'observe effectivement assez souvent dans l'hypertrophie avec dilatation, comme dans l'hypertrophie simple du ventricule gauche : je ne puis cependant le regarder , avec Corvisart , comme un *signe* de l'anévrysme actif du ventricule gauche; car, comme je l'ai dit ailleurs, on trouve très-souvent un pouls petit et faible, quoique d'ailleurs régulier, chez des hommes dont le cœur a un très-grand volume et bat habituellement avec violence, *et vice versâ.*

Les palpitations qui ont lieu dans l'affection dont il s'agit, observées à l'aide du cylindre, présentent les mêmes caractères que les contractions habituelles que nous avons décrites plus haut, mais seulement avec un degré d'énergie de plus ; rarement elles sont accompagnées d'irrégularités, si ce n'est aux approches de la mort et lorsqu'elles se sont affaiblies. Quelquefois on distingue, dans ces palpitations, outre l'impulsion que le cœur semble donner par une large surface, un coup plus sec, plus sonore, plus bref, quoiqu'isochrone, et qui semble frapper les parois de la poitrine par une bien moindre surface. Ce coup paraît évidemment produit par le relèvement brusque et énergique de la pointe du cœur.

L'analyse des battemens du cœur faite alternativement à droite et à gauche, c'est-à-dire sous la partie inférieure du sternum et entre les cartilages des cinquième et septième côtes gauches, fait connaître exactement quel est le ventricule affecté s'il n'y en a qu'un, ou l'affection des deux si elle existe, comme il arrive plus communément. Il serait inutile de répéter les signes qui ont déjà été exposés suffisamment. La dilatation avec hypertrophie des ventricules du cœur étant de toutes les affections de cet organe celle dans laquelle il acquiert le volume le plus considérable, c'est aussi dans ce cas que l'absence du son à la région du cœur se remarque le plus souvent et avec le plus d'étendue.

CHAPITRE V.

DE LA DILATATION DE L'UN DES VENTRICULES AVEC HYPERTROPHIE DE L'AUTRE.

Cette espèce de complication n'est pas très-rare, quoiqu'elle le soit plus que la précédente. Ses signes sont encore un mélange de ceux de l'hypertrophie et de ceux de la dilatation, avec prédominance des uns ou des autres, suivant que la première de ces affections est plus ou moins intense que la seconde. L'analyse comparée des deux côtés du cœur est encore un moyen sûr de reconnaître toutes les complications de ce genre qui peuvent exister. J'ai rencontré fréquemment les suivantes : 1°. l'hypertrophie avec dilatation du ventricule gauche et la dilatation simple du droit ; 2°. l'hypertrophie avec dilatation du ventricule gauche et l'hypertrophie simple du droit; 3°. l'hypertrophie avec dilatation du droit et la dilatation simple du gauche ; 4°. l'hypertrophie simple du droit avec dilatation du gauche : cette dernière est plus rare.

Je n'ai pas souvenir d'avoir rencontré la dilatation du ventricule droit coïncidant avec une hypertrophie très-considérable et simple du ventricule gauche ; et je pencherais même à croire que cet état est presque impossible, puisque, dans le cas d'une grande hypertrophie du ventricule gauche, le droit paraît, comme nous l'avons dit, être creusé dans l'épaisseur de ses parois.

Au reste, malgré l'évidence des signes que donne

l'auscultation médiate dans les maladies du cœur, ces maladies seront toujours celles sur le diagnostic desquelles on pourra le plus facilement commettre des erreurs grossières, surtout si l'on se borne à l'exploration d'un seul moment, et si l'on ne prend pas en considération les symptômes généraux et les maladies qui peuvent compliquer celles du cœur. Le cylindre pourrait, par exemple, dans un moment d'agitation nerveuse, donner des signes propres à faire croire à un observateur peu exercé qu'il existe une dilatation ou une hypertrophie, quoique le cœur fût tout-à-fait dans l'état naturel; et, d'un autre côté, on pourrait, dans certains cas, méconnaître une maladie du cœur, quoiqu'elle fût portée à un degré très-intense. Nous avons déjà dit (pag. 493) quelque chose des cas où de telles erreurs sont possibles; mais nous croyons devoir revenir encore sur leurs causes, parce qu'il est très-facile de les commettre.

La dilatation et l'hypertrophie du cœur ne sont au fond que des défauts de proportion entre cet organe et les autres, ou de ses diverses parties entre elles; et tel cœur dont le seul volume est une cause de souffrance perpétuelle et devient enfin une cause de mort, n'occasionerait aucune incommodité s'il était placé dans une poitrine un peu plus vaste, et chez un sujet dont les poumons et les vaisseaux capillaires fussent d'une texture un peu plus forte.

Très-peu d'hommes, au reste, ont le cœur parfaitement bien proportionné, soit dans ses diverses parties, soit par rapport au volume et à la force des autres organes. On sait qu'il est peu d'organes qui présentent, sous ces deux rapports, des proportions aussi variables. Il est, en général, avantageux que le cœur soit plutôt petit que grand ; mais tous les sujets dont le cœur offre un volume un peu considérable n'éprouvent pas toujours pour cela les accidens qui constituent ce que l'on appelle une *maladie du cœur*, surtout s'ils sont d'ailleurs forts et robustes.

Chez les enfans en particulier, le cœur est peut-être toujours, proportion gardée, un peu plus grand que chez l'adulte, et beaucoup d'entr'eux présentent, d'une manière assez marquée, les signes stéthoscopiques de l'hypertrophie ou de la dilatation, plus souvent encore ceux des deux affections réunies, sans être dans un état de maladie, et l'équilibre se rétablit vers l'âge de puberté.

Un homme jeune ou dans la force de l'âge, et doué d'ailleurs d'une bonne constitution, peut avoir une hypertrophie ou une dilatation du cœur assez marquée sans éprouver d'accidens notables. Quelques palpitations peu fortes et de peu de durée et une respiration un peu courte sont les seuls indices généraux de la disposition existante. Souvent, chez les gens du peuple surtout, le malade en est si peu incommodé qu'il n'y fait nulle attention, et qu'il n'en parle que quand on l'interroge. J'ai rencontré de semblables dispositions chez des sujets attaqués de diverses maladies étrangères à l'état des organes circulatoires. J'ai constamment vérifié par l'autopsie, chez ceux qui ont succombé, que l'état du cœur était tel que le stéthoscope l'avait indiqué.

Si, par l'effet d'une maladie quelconque ou des

progrès de l'âge, il survient chez ces sujets un amaigrissement notable et une grande diminution des
forces, la disproportion entre le cœur et les autres
organes devenant plus marquée, quoique l'état du
premier n'ait pas changé (l'amaigrissement marchant beaucoup plus lentement dans les viscères
que dans les organes extérieurs), les symptômes
généraux des maladies du cœur se manifestent. Une
femme délicate, un homme livré à des occupations
sédentaires, et dont la constitution aurait été ramollie par le défaut d'exercice, éprouveraient beaucoup plus tôt des accidens graves par l'effet d'une
semblable disproportion.

D'après ce qui précède, on voit qu'on se com-
promettrait quelquefois si l'on prononçait d'après la
seule exploration par le cylindre qu'un malade
éprouve les signes d'une maladie du cœur. Mais la
connaissance que l'on acquiert, dans ces cas, de
l'existence d'un cœur volumineux, quoique le sujet
n'en éprouve pour le moment aucune incommodité,
n'en est pas moins très-précieuse ; car alors on peut,
à l'aide des moyens propres à diminuer l'énergie et
la nutrition trop actives du cœur, prévenir le développement d'une maladie de cet organe; et cela
est beaucoup plus facile, chez les jeunes gens surtout, que d'entraver la marche d'une maladie déjà
déclarée, et même que d'en calmer les symptômes
les plus incommodes. Un des plus grands avantages
de l'auscultation médiate est sans doute cette facilité de reconnaître non-seulement le plus léger degré
d'hypertrophie ou de dilatation du cœur, mais même
la simple disposition à ces affections, chose impos-

sible par les seuls signes tirés du pouls, de la percussion et de l'état des fonctions, comme le reconnaît Corvisart (1).

J'ai dit que, dans certains cas, les contractions du cœur perdent tout-à-fait les caractères qui annoncent la dilatation ou l'hypertrophie, quoique ces affections soient portées à un très-haut degré. Ces cas sont : 1°. l'agonie, et l'orthopnée qui la précède ordinairement de quelques jours ou même de quelques semaines ; 2°. la coïncidence d'une autre affection capable par elle-même de produire une forte dyspnée, comme la péripneumonie, l'œdème du poumon, l'hydrothorax, la pleurésie avec épanchement considérable, etc.

Dans le premier cas, c'est-à-dire lorsque les malades sont dans un état d'orthopnée suffocante qui ne doit cesser qu'avec la vie, l'impulsion et le bruit des contractions du cœur cessent presque entièrement, quel que soit le volume de l'organe affecté, et leur fréquence devient si grande qu'on ne peut plus les compter. Corvisart avait aussi noté cette disparition presque complète des battemens du cœur vers la fin des maladies de cet organe. « Ils se changent à cette époque, dit-il, en un *bruissement étendu, un tumulte obscur et profond impossible à décrire* (2). »

Quand, au contraire, la dypsnée considérable qui accompagne une maladie du cœur dépend principalement d'une affection du poumon ou d'un épan-

---

(1) *Op. cit.*, pag. 129.
(2) *Ibid.*, pag. 141.

chement dans les plèvres, l'impulsion et le bruit des contractions du cœur se réduisent souvent à ce qu'ils sont dans l'état naturel (pag. 493) ; et, si on les examine alors pour la première fois, elles ne donnent aucun lieu de soupçonner une hypertrophie ou une dilatation, lors même que ces affections sont très-considérables.

CHAPITRE VI.

DE LA DILATATION ET DE L'HYPERTROPHIE DES OREILLETTES DU COEUR.

La dilatation des oreillettes est un cas rare, absolument parlant, et surtout comparativement à la fréquence de celle des ventricules. On voit cependant quelquefois, chez les sujets attaqués d'hypertrophie ou de dilatation des ventricules, les oreillettes présenter aussi une augmentation de volume proportionnelle ; mais il est beaucoup plus commun de trouver les oreillettes de grandeur tout-à-fait naturelle chez des sujets dont les ventricules présentent une énorme augmentation de volume. Quelquefois aussi, mais bien rarement, on trouve les oreillettes évidemment dilatées, quoique les ventricules soient dans l'état naturel. Pour fixer les idées sur ce qu'on doit entendre par *dilatation des oreillettes*, il convient de déterminer autant que cela peut être, c'est-à-dire par un à-peu-près, les proportions les plus naturelles des cavités du cœur.

La raison indique et l'observation prouve que,

chez un sujet sain et bien constitué, les quatre cavités du cœur doivent être, à très-peu de chose
près, égales entre elles. Mais, comme les parois des
oreillettes sont très-minces, et que celles des ventricules ont beaucoup d'épaisseur, les premières,
lorsqu'elles sont simplement pleines et non pas dis-
tendues, ne forment guère que le tiers du volume
total de l'organe ; ou, ce qui revient au même, le
volume des oreillettes égale à-peu-près la moitié
de celui des ventricules.

Les oreillettes sont d'ailleurs égales en capacité,
quoique quelques anatomistes aient pensé que la
droite était un peu plus vaste, trompés sans doute
par sa forme plus aplatie, par la longueur plus
grande de son sinus ou appendice, et surtout par l'état
de distension dans lequel on la trouve chez la plupart des cadavres, à raison de l'accumulation du
sang qui s'y fait dans les derniers momens de la vie.

Il ne faut pas confondre cette distension, qui se
remarque aussi, quoique plus rarement, dans l'oreillette gauche, avec la dilatation réelle de ces cavités.
La méprise serait facile si l'on jugeait d'après le
premier coup-d'œil ; car, à raison de la grande
extensibilité du tissu des oreillettes, cette distension, lors même qu'elle ne date que de quelques
heures avant la mort, peut être portée au point d'égaler à-peu-près le volume des ventricules.

Pour juger s'il y a dilatation ou simple distension, il suffit de vider les oreillettes par les orifices
des vaisseaux qui s'y rendent. Dans le cas de simple distension, elles reviennent sur-le-champ à-
peu-près à leur volume naturel. Si, au contraire,

elles sont réellement dilatées, elles conservent, quoique vides, presque toute l'ampleur qu'elles avaient étant pleines.

Il est encore un autre signe auquel on peut, même au premier coup-d'œil, reconnaître que le grand volume des oreillettes est dû à l'accumulation du sang pendant les dernières heures de la vie, et non à une augmentation permanente de capacité. Dans le premier cas, les parois de l'oreillette sont fortement tendues sur le sang qu'elles renferment, et leurs parties les plus minces en laissent apercevoir la couleur; dans le second cas, au contraire, les oreillettes, quoique très-volumineuses, sont évidemment capables de contenir encore plus de sang qu'elles n'en renferment, et leurs parois, plus opaques, paraissent n'avoir pas encore prêté autant qu'elles en étaient susceptibles.

Je n'ai jamais rencontré de dilatation évidente des oreillettes sans que l'épaisseur de leurs parois ne parût en même temps un peu augmentée; et, d'un autre côté, je n'ai point vu l'hypertrophie des oreillettes sans une augmentation quelconque de leur capacité. Il faut, au reste, de l'attention et l'habitude d'examiner souvent ces organes, pour bien juger de l'hypértrophie des oreillettes; car, comme leurs parois sont naturellement fort minces, une augmentation du double (et il est rare qu'elle aille là) est à peine sensible pour un œil peu exercé. M. Bertin a vu une oreillette gauche qui avait acquis trois lignes d'épaisseur (1).

---

(1) *Op. cit.*, obs. LXXXVIII, pag. 334.

La cause la plus commune de la dilatation de l'oreillette gauche est le rétrécissement de l'orifice auriculo-ventriculaire, par suite de l'induration cartilagineuse ou osseuse de la valvule mitrale ou de végétations développées à sa surface. Les mêmes causes produisent quelquefois la rétraction de la valvule mitrale et l'ouverture permanente de l'orifice auriculo-ventriculaire. La dilatation et l'hypertrophie peuvent alors avoir lieu par la seule action du ventricule sur l'oreillette. Je n'oserais affirmer qu'il ne puisse exister d'affection des oreillettes sans altération des valvules ; mais je ne me rappelle pas en avoir jamais vu. La dilatation de l'oreillette droite a lieu le plus souvent à l'occasion de l'hypertrophie du ventricule droit. Les maladies du poumon que Corvisart range parmi les causes ordinaires de cette dilatation me paraissent ne produire le plus souvent que la simple distension cadavérique dont il a été parlé ci-dessus.

Corvisart ne distingue point les signes de la dilatation des oreillettes de ceux de la dilatation des ventricules auxquels elles correspondent. Ces dilatations sont trop rares, et j'ai eu trop peu d'occasions de les observer depuis que j'ai commencé à étudier les maladies du cœur à l'aide de l'auscultation médiate, pour que je puisse assurer encore que les signes auxquels j'ai reconnu quelquefois l'existence de ces affections soient tout-à-fait constans : je crois cependant être certain que les signes que la dilatation des oreillettes peut donner sous le cylindre doivent, comme leurs signes généraux, se confondre avec ceux de la lésion des ventricules ou des valvules qui lui a donné naissance, et qu'ainsi les signes de la dilatation de l'oreillette gauche sont de nature à être confondus avec ceux de l'ossification de la valvule mitrale, et que ceux de la dilatation de l'oreillette droite ne peuvent être distingués des signes de l'hypertrophie du ventricule du même côté.

Il m'a paru, au reste, que toutes les fois que les oreillettes ont un grand volume, soit par l'effet d'une dilatation réelle, soit par celui de la distension qui a lieu pendant l'agonie, leurs contractions, au lieu du bruit éclatant qu'elles font entendre dans l'état naturel, et que j'ai comparé à celui d'une soupape, ne donnent plus qu'un bruit de soufflet plus ou moins fort ou au moins un son sourd. Je n'ai jamais reconnu bien évidemment que les contractions des oreillettes donnassent quelque impulsion, même dans les cas où l'épaisseur de leurs parois était notablement augmentée.

Je crois devoir rappeler encore ici un signe négatif dont j'ai déjà parlé dans l'analyse des battemens du cœur : c'est que, dans beaucoup de cas d'hypertrophie des ventricules, on distingue à peine la contraction des oreillettes lorsqu'on explore la région du cœur. Si, au contraire, on applique le cylindre au haut du sternum, au-dessous des clavicules ou sur les côtés, on les distingue parfaitement et avec un bruit souvent très-éclatant. Ce signe, comme je l'ai dit, me paraît indiquer positivement que les oreillettes ne participent en rien à l'affection des ventricules.

CHAPITRE VII.

DES DILATATIONS PARTIELLES DU COEUR.

Le cœur peut dans quelques circonstances être affecté d'une dilatation partielle et réellement anévrysmatique. Corvisart en a vu une de ce genre chez un jeune nègre qui mourut dans un état de suffocation : « la partie supérieure et latérale de ce » ventricule (le gauche) était surmontée d'une tu- » meur presque aussi volumineuse que le cœur lui- » même. . . . . . . L'intérieur de cette tumeur conte- » nait plusieurs couches de caillots assez denses, par- » faitement semblables à ceux qui remplissent une » partie de la cavité des anévrysmes des mem- » bres. . . . . . . La cavité de cette tumeur commu- » niquait avec l'intérieur du ventricule par une ou- » verture qui avait peu de largeur, et dont le con- » tour était lisse et poli (1). »

Corvisart cite une observation analogue d'après les *Miscellanea naturæ Curiosorum.*

Je n'ai eu qu'une seule occasion de voir un cas de ce genre : je la dois à M. Bérard, prosecteur de la Faculté de Médecine, qui a eu la complaisance de m'apporter la pièce. Un second cas s'est présenté à lui depuis, et il a consigné ces deux observations dans sa dissertation inaugurale (2). Dans l'un et l'autre cas, la di-

---

(1) *Op. cit.*, pag. 283.
(2) *Dissertation sur plusieurs points d'anatomie patholo-gique et de pathologie*, soutenue le 14 février 1826. *Paris.*

latation existait dans la partie inférieure ou la pointe du ventricule gauche, et avait à-peu-près le volume d'un œuf de cane, avec une forme plus globuleuse. Une sorte de gorge ou d'enfoncement circulaire la distinguait extérieurement de la partie supérieure des ventricules. Dans la pièce que j'ai vue, la communication du ventricule gauche avec la tumeur avait plus d'un pouce de diamètre; l'intérieur de la tumeur était tapissé de concrétions fibrineuses, jaunâtres, à demi sèches, disposées en couches concentriques et d'une consistance tantôt ferme, tantôt un peu friable, tout-à-fait semblables, en un mot, à celles qui se trouvent dans l'intérieur des anévrysmes. Les plus fermes étaient les plus extérieures : elles adhéraient tellement aux parois du sac anévrysmal qu'il était impossible de les en séparer sans racler en même temps une partie de la substance musculaire du cœur. Cette disposition existait jusque sur le contour de l'ouverture de communication, qui n'était pas parfaitement lisse. Les parois du sac présentaient à gauche, d'une manière évidente, la continuation des fibres charnues du cœur; mais à droite ou en dedans, point où la tumeur dépassait de plus d'un travers de doigt la cloison des ventricules et la pointe du ventricule droit, ses parois paraissaient formées uniquement par le feuillet séreux du péricarde fortifié intérieurement par les couches fibrineuses, et extérieurement par une adhérence des deux feuillets du péricarde, au moyen d'un tissu cellulaire accidentel très-serré, adhérence qui existait dans toute la surface du cœur.

Le second cas, observé par M. Bérard, ne différait du premier que par les points suivans :

Les feuillets du péricarde adhéraient entre eux dans les parties correspondantes à la tumeur seulement. Les concrétions fibrineuses étaient plus molles et paraissaient par conséquent plus récentes; enfin il y avait, outre la dilatation partielle, hypertrophie avec dilatation des deux ventricules.

L'aspect général de la pièce qui m'a été montrée par M. Bérard me porte à croire que ces sortes de dilatations se forment à la suite d'ulcérations de la face interne des ventricules : l'amincissement de la substance musculaire, l'union intime qui existait entre elle et les concrétions fibrineuses, la disparition de toute trace des colonnes charnues, et l'analogie de ce cas avec l'anévryme faux consécutif des artères ne permettent guère, ce me semble, de doutes à cet égard.

On n'a pu obtenir presque aucun renseignement sur les sujets de ces observations. Je ne sais si le stéthoscope pourrait donner quelque signe d'une pareille lésion.

J'en dirai autant d'une autre espèce de dilatation observée par *Morand* (1), et dont j'ai communiqué un second exemple à la Société de la Faculté de Médecine (2). Je veux parler d'une dilatation formée au milieu d'une des languettes de la valvule

---

(1) Morand, *Hist. de l'Acad. des Scienc.* ann. 1729, *Obs. anat.* 7.

(2) *Bulletin de la Faculté de Médecine de Paris*, n° 14, 2ᵉ année, pag. 207.

II. 34

mitrale, et qui présente l'aspect d'un dé à coudre ou d'un doigt de gant saillant dans l'oreillette. Dans le cas que j'ai vu, à la face supérieure de cette valvule s'élevait une sorte de petite poche d'un demi-pouce de longueur, de plus de quatre lignes de diamètre, et percée à ses extrémités de deux ouvertures, dont l'inférieure était la plus large. Cette dernière avait des bords assez irréguliers et comme frangés, de sorte que la lame inférieure de la valvule mitrale paraissait avoir été rompue en cet endroit, et le petit sac anévrysmal semblait formé par la dilatation de la lame supérieure : seulement l'ouverture supérieure était évidemment l'effet d'une rupture déjà ancienne de ce sac, car elle était fort lisse.

Il est une autre espèce de dilatation partielle du cœur que j'ai rencontrée plusieurs fois, et qui tient peut-être en grande partie à une variété de conformation originelle. On sait que le ventricule droit présente deux parties distinctes, quoique réunies; dont l'une descend vers la pointe du cœur, tandis que l'autre, formant un angle presque droit avec la première, se dirige à gauche et en avant vers l'artère pulmonaire, qui la termine. J'ai trouvé quelquefois un étranglement très-marqué entre ces deux portions du ventricule droit, de sorte qu'il semblait que l'une et l'autre eussent été dilatées, tandis que leur point de réunion était resté dans l'état naturel. Plus communément encore, on trouve la portion antérieure ou pulmonaire du ventricule droit manifestement dilatée, tandis que sa partie inférieure-postérieure ne l'est pas sensiblement. On peut même dire que, dans la plupart des cas de dilatation du ventricule droit, la première portion est plus dilatée que la seconde.

Cette différence devient encore plus évidente quand à la dilatation se joint un certain degré d'hypertrophie ; car alors la portion pulmonaire du ventricule acquiert souvent une fermeté telle que ses parois ne s'affaissent point après avoir été incisées ; chose qui n'arrive presque jamais pour la portion inférieure du ventricule.

CHAPITRE VIII.

DE L'ENDURCISSEMENT DE LA SUBSTANCE MUSCULAIRE DU COEUR.

Nous avons déjà noté que, dans l'hypertrophie du cœur, sa substance musculaire acquiert une fermeté et une consistance insolites. Corvisart a vu cette consistance portée à un point tel que le cœur résonnait quand on le frappait comme aurait pu faire un cornet. Le scalpel, en l'incisant, éprouvait une grande résistance, et faisait entendre un bruit de crépitation singulier. Cependant la substance charnue du cœur « avait sa couleur propre, et ne » paraissait convertie ni en substance osseuse, ni » en substance cartilagineuse, ni en rien de sem- » blable. »

J'ai long-temps regardé comme un cas extrêmement rare cette espèce d'induration, que Corvisart dit cependant avoir vue plusieurs fois, mais que je n'avais jamais rencontrée. En 1821, faisant l'ouverture du corps d'un homme qui avait succombé à une hypertrophie simple et très-intense du ventricule droit, je m'avisai de frapper sur ce ventricule avec un scalpel, et j'entendis une résonnance tout-à-fait semblable à celle que l'on eût obtenue en percutant un de ces cornets de cuir qui servent à jouer au trictrac. Il est à noter que le cœur s'était vidé, au moment de son excision, de presque tout le sang qu'il contenait et qui était assez liquide. J'ai répété fréquemment depuis l'expérience, et j'ai obtenu pour résultat que les ventricules hypertrophiés donnent toujours un son de cornet proportionné à l'hypertrophie. Je n'ai jamais rencontré, en incisant ces cœurs, le bruit de crépitation dont parle Corvisart. J'ai remarqué seulement comme lui que ces cœurs sont plus difficiles à inciser, à cause de la plus grande fermeté de la substance musculaire, qui ne paraît d'ailleurs nullement altérée. L'ouvrage de M. Bertin contient trois observations d'hypertrophie avec endurcissement très-marqué du cœur (1). Dans le dernier de ces cas, l'endurcissement du ventricule affecté n'était que partiel, et les autres points de ses parois étaient légèrement ramollis.

Corvisart pensait que l'endurcissement du cœur doit rendre la contraction des ventricules plus difficile, et leur mouvement plus borné. Je ne puis adopter cette opinion, car les cœurs les plus fermes que j'aie rencontrés étaient aussi ceux qui donnaient l'impulsion la plus forte. Je ne puis non plus admettre avec MM. Bertin et Bouillaud, que l'endur-

____

(1) Obs. 93, 94, 95.

cissement du cœur puisse être regardé comme un premier degré de son ossification, car les traces anatomiques du passage de l'une de ces affections à l'autre manquent. L'endurcissement du cœur occupe ordinairement la totalité d'un ventricule, l'ossification une petite partie de ses parois, et rarement, comme nous le verrons, la substance musculaire ; et si à ces raisons, tirées de la simple observation, on en veut ajouter de théoriques, l'endurcissement suppose un surcroît de nutrition, la formation d'une production osseuse ne suppose point surcroît, mais bien perversion dans l'action nutritive.

CHAPITRE IX.

DU RAMOLLISSEMENT DE LA SUBSTANCE MUSCULAIRE DU COEUR.

Nous avons déjà eu occasion de parler de cet état de la substance charnue du cœur. On le reconnaît à la flaccidité de cet organe, qui, au premier aspect, paraît comme flétri, et dont la substance se déchire avec la plus grande facilité. Le ramollissement est quelquefois porté à un point tel que le tissu du cœur devient presque friable, comme nous l'avons dit, et qu'on peut facilement pénétrer dans les ventricules en les pressant entre les doigts. Dans cet état, le cœur est rarement gorgé de sang, et, quelle que soit la maladie à laquelle le sujet a succombé, il paraît seulement à demi plein, légèrement aplati et affaissé. Si on l'incise, les parois des deux ventricules s'affaissént également, quelle que soit leur épaisseur.

Le ramollissement du cœur est presque toujours accompagné d'un changement quelconque de sa couleur. Quelquefois elle devient plus intense et tout-à-fait violette : cela a surtout lieu dans les fièvres continues graves. Plus ordinairement, au contraire, le ramollissement du cœur est accompagné d'une décoloration marquée de sa substance, qui prend une teinte jaunâtre assez analogue à celle des feuilles mortes les plus pâles. Cette teinte jaunâtre n'occupe pas toujours toute l'épaisseur des parois du cœur; souvent elle est très-prononcée dans le milieu de cette épaisseur, et fort peu à l'extérieur et à la surface interne. Assez souvent le ventricule gauche et la cloison inter-ventriculaire la présentent d'une manière très-marquée, tandis que le ventricule droit conserve sa couleur naturelle et une fermeté plus grande. Enfin quelquefois on trouve encore çà et là des points rouges et d'une assez bonne consistance, dans des cœurs dont la substance est d'ailleurs très-fortement ramollie et tout-à-fait jaunâtre. Cette espèce de ramollissement jaunâtre se rencontre surtout dans des cœurs d'une bonne proportion, et dans ceux où la dilatation du cœur est jointe à un médiocre degré d'hypertrophie. On l'observe aussi dans la dilatation simple, quoique, le plus ordinairement, le ramollissement qui accompagne la dilatation des ventricules coïncide, comme celui qui a lieu dans les fièvres, avec une coloration plus intense de la substance musculaire.

Il est une troisième espèce de ramollissement dont nous aurons occasion de parler ailleurs, qui est accompagné d'une pâleur blanchâtre de la substance du cœur. Ce ramollissement n'est jamais porté à un point tel que cette substance en devienne friable ; et souvent même le degré de consistance de la substance du cœur ne paraît pas sensiblement diminué, quoique cet organe soit devenu flasque, et que ses parois s'affaissent totalement après l'incision. Cette sorte de ramollissement accompagne ordinairement la péricardite, et ne s'observe dans aucun autre cas.

Le ramollissement du cœur n'ayant pas jusqu'ici fixé l'attention des praticiens, et coïncidant presque toujours avec d'autres maladies de cet organe, il est fort difficile de déterminer quel peut être le degré de danger que présente cette affection, et à quels signes on peut la reconnaître.

Sous ce dernier rapport, j'ai déjà dit (p. 403) que le ramollissement du cœur est une des causes qui me paraissent rendre le son des oreillettes et même celui des ventricules plus obtus que dans l'état naturel. Je dois ajouter que ce caractère du son n'est jamais assez marqué pour le rendre analogue à celui d'une lime ou même d'un soufflet.

On peut encore s'attendre à trouver le cœur en cet état quand, chez un malade attaqué de dilatation avec ou sans hypertrophie, il y a eu de longues et fréquentes attaques d'étouffement, quand il y a eu une agonie très-lente, de plusieurs semaines, par exemple, et quand la teinte violette de la face, des extrémités et des autres points de la surface du corps, a annoncé, long-temps avant la mort, la stase du sang dans le système capillaire.

Il paraît que le ramollissement du cœur que l'on rencontre chez les sujets dont l'agonie a été très-lente est une affection aiguë : c'est surtout celui-là qui est rarement complet, et qui n'existe que par endroits dans la substance du cœur.

Les sujets, au contraire, qui présentent un cœur ramolli et jaunâtre dans toute son étendue paraissent être dans cet état depuis plus long-temps. Ce ramollissement total du cœur est ordinairement, et peut-être toujours, accompagné d'un certain degré de cachexie, lors même qu'il existe chez des sujets d'ailleurs bien portans, robustes et en état de vaquer à des travaux pénibles, ce qui se voit quelquefois. Leur teint est pâle et jaunâtre, leur peau flétrie ; et lors même qu'ils sont attaqués de dilatation ou d'hypertrophie, comme il arrive presque toujours, ils ne présentent point le gonflement et la lividité de la face, que l'on regarde comme un des signes généraux les plus constans des maladies du cœur. Leurs lèvres sont rarement violettes, et plus rarement encore gonflées ; presque toujours elles sont, au contraire, presque complètement décolorées.

Quand le cœur donne, sans impulsion notable, un son également médiocre, sourd et obtus dans ses deux contractions, on doit penser qu'il est ramolli, mais de bonne proportion.

Quand ce ramollissement existe avec dilatation des ventricules, le bruit produit par les contractions du cœur, quoique fort, a quelque chose de sourd, et perd le caractère éclatant qui annonce ordinairement la dilatation.

Quand le ramollissement coïncide avec l'hypertrophie, le bruit de la contraction des ventricules est tellement obtus qu'on ne l'entend presque plus : c'est dans les cas extrêmes de ce genre que le cœur donne une impulsion tout-à-fait sans bruit. Il m'a paru aussi que le ramollissement des fibres charnues du cœur contribuait beaucoup à rendre la contraction des ventricules plus lente et comme graduée. Quelquefois cependant, dans les attaques de palpitations, un cœur ramolli, et qui habituellement ne donnait qu'une impulsion lente et qu'un bruit très-sourd, reprend tout-à-coup une énergie très-grande, et donne des contractions vives, courtes et analogues à des coups de marteau; mais après cette espèce d'effort qui peut durer plusieurs jours, il retombe dans son état habituel de mollesse et de langueur.

Quant au danger qui peut résulter du ramollissement du cœur, je pense qu'il doit varier suivant la nature et l'intensité de l'affection qu'il accompagne.

Le ramollissement du cœur coïncidant avec les fièvres essentielles n'est ordinairement accompagné d'aucun changement de couleur, ou même existe avec une coloration plus intense et presque violette de la substance du cœur : quelquefois cependant il est jaunâtre. Je crois qu'on peut le comparer au ramollissement gluant des muscles que l'on observe souvent dans les mêmes maladies, et qui est aussi accompagné d'une rougeur plus intense que dans l'état naturel. Le ramollissement du cœur, de même que l'état gluant ou poisseux des muscles, s'observe surtout dans les fièvres putrides, et particulièrement quand ces fièvres ont présenté d'une manière très-prononcée les symptômes que les anciens pathologistes regardaient comme les indices de la putridité, c'est-à-dire l'intumescence livide de la face, le ramollissement des lèvres, des gencives, et en général de la membrane interne de la bouche, l'enduit fuligineux de la langue et des gencives, l'aspect terreux de la peau, le météorisme du ventre et des déjections très-fétides.

Je n'oserais assurer que ce ramollissement du cœur ait lieu dans toutes les fièvres essentielles : cependant je l'ai rencontré dans ces cas toutes les fois que j'y ai fait attention, et il m'a paru toujours d'autant plus marqué que les signes d'une altération des liquides étaient plus prononcés. Serait-il la cause de la fréquence extraordinaire du pouls, qui survient souvent dans la convalescence des fièvres, et qui dure quelquefois plusieurs semaines, quoique le malade reprenne des forces et de l'embonpoint ?

M. Bouillaud, dans l'ouvrage qu'il a rédigé sous les yeux de M. le professeur Bertin (1), regarde le ramollissement du cœur comme un effet de l'inflammation, et il pense qu'il en est de même de *l'endurcissement plus ou moins prononcé et de la di-*

----

(1) J'attribue l'opinion dont il s'agit à M. Bouillaud, d'après le témoignage de M. Bertin, qui m'a dit que tout ce qui, dans cet ouvrage, a rapport à l'influence de l'inflammation sur le développement de la plupart des affections organiques du

minution ou de l'augmentation de coloration. La seule preuve qu'il apporte à l'appui de cette manière de voir, c'est que les muscles atteints d'une phlegmasie aiguë, le cerveau, le foie, les poumons, les reins et la rate dans l'état d'inflammation se ramollissent. Je remarquerai d'abord que le choix de ces exemples renferme un cercle vicieux; car il faudrait d'abord prouver que le ramollissement de ces divers organes, lorsqu'il existe seul et sans présence de pus, est l'effet d'une inflammation. D'un autre côté, si le ramollissement du cœur est le résultat d'une inflammation, cette inflammation est un degré quelconque de celle qui produit du pus, ou bien elle constitue une sorte d'inflammation toute différente dans sa nature et qui ne tend nullement à cette production. Dans la première hypothèse, le ramollissement du cœur est une affection si commune qu'on devrait quelquefois au moins la trouver portée au point d'infiltration purulente : or, c'est ce que je n'ai jamais vu dans des cœurs tellement ramollis qu'ils s'écrasent en pulpe sous les doigts, les faisceaux musculaires conservent leurs formes et ne présentent aucune trace de pus dans leurs interstices, et je ne sache pas non plus que d'autres observateurs aient vu du pus dans ces cas.

Si le ramollissement du cœur est une affection de telle nature qu'elle ne tend pas à la formation

---

cœur et des gros vaisseaux appartient exclusivement à M. Bouillaud : ces opinions sont d'ailleurs celles que le même auteur a professées depuis dans un ouvrage plus récent (*Traité de l'Encéphalite.* Paris, 1825).

du pus, qu'elle n'est accompagnée ni de douleurs locales, ni d'aucun des accidens locaux et généraux qui constituent l'orgasme inflammatoire; si les moyens thérapeutiques utiles contre l'inflammation sont directement opposés à ceux que semblent réclamer l'état des malades chez lesquels on trouve le plus souvent le ramollissement du cœur, pourquoi donner le même nom à des affections aussi différentes ?

Le ramollissement du cœur me paraît être une affection *sui generis*, produit d'un trouble de la nutrition par lequel les élémens solides du tissu diminuent en proportion de ce que ses élémens liquides ou demi-liquides augmentent. Tous les muscles se ramollissent à un médiocre degré dans une foule de maladies aiguës et chroniques : quelques jours suffisent pour produire cet effet, comme on peut s'en assurer non-seulement par l'autopsie, mais même en palpant les membres des malades; et ce changement a lieu sans aucun signe d'inflammation. Dans la convalescence, la fermeté des chairs revient souvent très-promptement et avant l'embonpoint. Dans l'inflammation musculaire, au contraire, affection très-rare, si ce n'est dans les cas chirurgicaux, le ramollissement ne s'observe que là où le muscle est détruit par la suppuration; à une ou deux lignes du foyer, la substance musculaire, diversement colorée suivant qu'elle est plus ou moins imprégnée de sang ou de pus concret ou liquide, est plus ou moins ferme et souvent plus ferme que dans l'état naturel; si elle paraît plus molle, c'est seulement dans les points où le pus concret commence à se ramollir, et c'est par conséquent au ramollissement du pus lui-même qui, dans les muscles, le tissu cellulaire, celui du poumon et de tous les organes parenchymateux, aussi-bien qu'à la surface des membranes, est souvent exhalé sous la forme concrète, qu'il faut attribuer alors la fonte des tissus avec lesquels il est combiné. Je crois qu'on peut regarder comme une loi générale dans l'économie que tous les tissus mous durcissent par l'effet d'une inflammation vraie, c'est-à-dire tendant à la formation du pus, et je ne crois pas qu'on puisse définir autrement l'inflammation, à moins de rendre ce mot synonyme d'*affection*.

Les tissus durs seuls, tels que les os, les cartilages et même les tissus fibreux, perdent de leur dureté dans l'inflammation, à raison de l'abord d'une plus grande quantité de lymphe plastique et moins consistante que la substance osseuse elle-même.

Le ramollissement du cœur et des muscles est une affection qui a d'ailleurs des analogues dans tous les tissus de l'économie, et que l'on peut trouver particulièrement dans le rachitis, dans le ramollissement blanc du cerveau, dans le ramollissement souvent transparent, incolore, gélatiniforme de la membrane muqueuse de l'estomac, des intestins, que Hunter regardait comme un effet dû à l'action du suc gastrique sur cette membrane, et dont MM. Jaeger (1) et Cruveilhier (2) ont publié récemment des exem-

---

(1) *Journal de Hufeland*. Mai 1811.
(2) *Méd. éclairée par l'Anat. path*. Limoges, 1821.

ples. Ces divers ramollissemens peuvent, il est vrai, être quelquefois bornés comme la gangrène par un cercle inflammatoire; mais le plus souvent, le ramollissement existe seul, et lors même qu'il paraît combiné avec l'inflammation, ce n'est pas une raison pour ne pas distinguer ces deux affections puisqu'elles peuvent exister isolément.

Le ramollissement du cœur à la suite des fièvres continues graves me paraît être une affection de peu d'importance, et qui, comme les autres effets de l'altération de la nutrition dans ces maladies, doit se dissiper facilement à l'aide d'un régime analeptique.

Quant au ramollissement qui accompagne les maladies chroniques, et celles du cœur en particulier, il indique particulièrement l'usage des amers, des ferrugineux et des anti-scorbutiques, si d'ailleurs ces moyens ne sont pas contre-indiqués par la maladie principale. J'ai souvent pensé que le ramollissement du cœur était une disposition prochaine à l'atrophie ou à l'hypertrophie; il est au moins, comme ces deux affections, le produit d'une simple altération dans la nutrition de cet organe. Il n'y a point ici *perversion* évidente de la nutrition, puisqu'il n'y a point de production accidentelle. Il semble donc probable que quand le cœur est dans l'état de ramollissement, s'il est en même temps hypertrophié, on peut espérer plus de succès de la méthode débilitante, vu le trouble qui existe déjà dans la nutrition de cet organe; et que, si au contraire, il est dans de bonnes proportions, on peut craindre plus que dans toute autre circonstance par la même raison, le développement de l'hypertrophie et celui de la dilatation, à raison de la résistance moindre des parois du cœur.

CHAPITRE X.

DE L'ATROPHIE DU CŒUR.

Le cœur est évidemment susceptible, comme les muscles du mouvement volontaire, de diminuer de volume et de perdre de sa force par l'influence de toutes les causes qui occasionent l'amaigrissement; mais cet effet y est moins marqué et n'est sensible qu'au bout d'un temps plus ou moins long. On peut remarquer, en général, que le cœur des sujets morts par suite de maladies qui produisent un amaigrissement considérable, comme les cancers et la phthisie à marche lente, est, en général, petit. J'ai cru souvent même reconnaître à une sorte de flétrissure de cet organe qu'il avait perdu notablement de son volume. Le ramollissement du cœur qui, comme nous l'avons dit, est aussi accompagné d'une sorte de flétrissure extérieure, me paraît par cela même être un acheminement à l'atrophie, si d'ailleurs l'activité augmentée de la nutrition ne s'y oppose pas, ou si l'affluence d'une trop grande quantité de sang vers le cœur ne détermine pas la dilatation. Les faits dont je viens de parler sont ceux sur lesquels se fonde l'indication la plus rationnelle du traitement de l'hypertrophie du cœur, puisqu'ils font concevoir la possibilité de la guérison, et indiquent les moyens qu'on peut employer à cet effet.

Dans quelques cas de péricardite chronique ou

devenue telle, le cœur, long-temps comprimé par un épanchement abondant, semblait en être devenu plus petit. M. Bertin rapporte une observation de ce genre (1).

La diminution du volume du cœur ne me paraît dans aucun cas pouvoir être regardée comme une maladie. Je n'ai jamais vu aucun symptôme qui pût être attribué à cette cause; ou plutôt tous les sujets chez lesquels j'ai trouvé le cœur plus petit qu'il ne l'est habituellement chez l'adulte m'ont paru être moins sujets aux affections inflammatoires et à toutes celles qui dénotent un trouble quelconque de la circulation. Cependant plusieurs hypochondriaques sujets à des lipothymies pour des causes très-légères, m'ont présenté sous le stéthoscope un cœur très-petit, et l'on sait que les femmes, beaucoup plus sujettes que les hommes à cette affection, ont aussi en général le cœur plus petit.

CHAPITRE XI.

DES DÉPLACEMENS DU COEUR.

Le cœur, quoique maintenu dans sa position par le diaphragme, les gros vaisseaux, la construction du médiastin, et surtout par l'état de plénitude habituelle de la poitrine, peut cependant, dans certains cas, être rejeté à droite ou à gauche par un épanchement solide, liquide ou même aériforme dans l'une ou l'autre plèvre, par des tumeurs volumineuses

(1) *Op. cit.*, obs. 66.

développées dans les poumons, et, comme nous l'avons vu (tom. 1ᵉʳ, pag. 296), par l'emphysème de cet organe. Une tumeur développée dans le médiastin supérieur ou un anévrysme volumineux de la crosse de l'aorte peuvent aussi le pousser en bas; et dans ce cas, la portion du diaphragme sur laquelle il repose se trouve déprimée, et fait saillie dans l'abdomen. Quelquefois même on a observé cette espèce de descente du cœur, quoiqu'il n'existât aucune cause visible de compression : cette disposition a été indiquée par quelques auteurs sous le nom de *prolapsus* du cœur.

Lorsque le cœur a un volume plus considérable que dans l'état naturel, sa pointe se porte à gauche, et les oreillettes à droite, de sorte qu'il finit par être posé presque transversalement dans la poitrine. Cette remarque faite par M. Bertin (1) est très-exacte, et je l'ai souvent faite moi-même.

Ces diverses sortes de déplacemens n'ont aucun inconvénient notable lorsqu'ils n'existent qu'à un léger degré. S'ils sont très-marqués, ils peuvent donner lieu à des accidens; mais alors ils sont la suite de lésions beaucoup plus graves par elles-mêmes. Corvisart pense que le *prolapsus* du cœur est toujours la suite d'une dilatation considérable de cet organe, et que son effet est de produire des douleurs vives et continues dans l'œsophage et surtout vers le cardia, avec difficulté dans la déglutition, des douleurs d'estomac, trouble constant dans les fonctions digestives, des nausées et des vomisse-

----

(1) *Op. cit.*, pag. 44.

mens. Il pense, en outre, que le cœur ainsi descendu fait sentir ses battemens bien au-dessous du lieu où il les imprime ordinairement, et que c'est un des signes principaux auxquels on peut reconnaître ce déplacement.

Je crois que ce signe serait au moins fort équivoque. On sent les battemens du cœur à l'épigastre, même à la main, chez un grand nombre d'hommes, et surtout chez ceux qui ont le sternum court, quoique le cœur soit dans sa place ordinaire : on ne pourrait par conséquent rien conclure de ce signe, que chez les sujets dont le sternum est long.

Quant aux déplacemens latéraux, pour peu qu'ils fussent considérables, il serait fort aisé de les reconnaître à l'aide du cylindre. Il en serait de même du renversement de position des viscères que l'on trouve chez quelques sujets, et par suite duquel le cœur se trouve placé à droite et le foie à gauche.

On trouve dans les Ephémérides des Curieux de la nature (1), l'histoire d'un malade dont le cœur était situé perpendiculairement à la colonne vertébrale, comme chez les quadrupèdes, et chez lequel on ne trouvait aucune trace du poumon gauche. Cette dernière circonstance doit porter à croire que l'auteur était peu capable de faire une observation anatomique exacte, et qu'il a vu une position anomale du cœur due au rétrécissement de la poitrine après une pleurésie chronique.

______

(1) Vol. x, obs. xxxix.

CHAPITRE XII.

DES VICES DE CONFORMATION DU CŒUR.

Les vices de conformation du cœur, autres que ceux qui naissent de l'hypertrophie ou de la dilatation de ses diverses parties, rentrent presque tous dans la catégorie des monstruosités, et présentent le résultat d'un développement incomplet, anomal ou surabondant.

L'observation a fait connaître, surtout depuis quelques années, de nombreuses variétés de ces vices de conformation : nous allons indiquer sommairement celles qui ont été constatées jusqu'ici. 1°. La persistance du trou de Botal après la naissance : ce cas est assez commun pour avoir été vu par presque tous les hommes qui se sont livrés avec un peu de suite à l'étude de l'anatomie pathologique. 2°. La perforation de la cloison des ventricules (1) : il n'en existe qu'un petit nombre d'observations ; dans toutes celles qui ont été publiées, au moins à ma connaissance, l'ouverture de communication était bien évidemment très-ancienne et elle paraissait être congénitale. On conçoit cependant la possibilité de la formation d'une semblable communication par un ulcère placé sur les parois de la cloison des ventricules. Un élève de la Faculté (M. Fouilhoux) m'a présenté dernièrement un cœur qui offrait dans la cloison des ventricules une ouverture capable d'admettre une plume d'oie ; elle était placée dans le ventricule droit au-dessous de l'une des lames de la valvule tricuspide, et aboutissait dans le ventricule gauche un peu au-dessous de la naissance des valvules sigmoïdes de l'aorte. De ce côté elle était assez lisse ; du côté du ventricule droit, au contraire, et dans l'épaisseur de la cloison, sa surface était inégale, altérée, évidemment ulcéreuse et recouverte de concrétions fibrineuses. L'ulcération avait au moins un diamètre double de celui de l'ouverture du côté du ventricule droit, et s'étendait en outre à environ trois lignes dans l'épaisseur de la cloison, où elle avait formé un petit cul-de-sac rempli de concrétions fibrineuses. Ce cœur donnait le bruit de soufflet dans les derniers temps de la vie. M. le docteur Thibert a recueilli, il y a quelques années, un exemple d'une semblable perforation placée au point de réunion de la cloison des oreillettes et de celle des ventricules, de sorte que les quatre cavités du cœur communiquaient ensemble. 3°. Le trou de Botal et le canal artériel à la fois ont été trouvés persistans par MM. Deschamps, Fouquier et Thibert, en France ; Monro et Burns, en Angleterre. 4°. Hunter a vu l'artère pulmonaire, oblitérée à son origine, recevoir uniquement le sang par le canal artériel. 5°. On a vu, chez un enfant qui a vécu sept jours, le cœur n'offrir comme celui des poissons, qu'une oreillette, et d'un ventricule duquel naissaient par un tronc commun l'aorte et l'artère pulmonaire(1). 6°. On a vu également l'aorte naître du ven-

____

(1) Burns, *on Diseases of the heart.* Édimbourg, 1809, pag. 27, les *Éphém. nat. Cur.* contiennent deux obs. semblables. Dec. i, ann. iv et v, obs. 40 et Dec. ii, ann. x, obs. 44.

tricule droit et l'artère pulmonaire du gauche.
7°. MM. Wolf (1) et Breschet ont vu chacun un
exemple de cœurs qui n'avaient qu'un ventricule,
quoiqu'ils eussent deux oreillettes, le sujet de l'observation de Wolf a vécu vingt-deux ans. 9°. Bertin
père a trouvé la crosse de l'aorte double chez un enfant de douze à treize ans : « l'aorte sortait simple
» du ventricule gauche, se divisait ensuite en deux
» branches qui se réunissaient pour former l'aorte
» inférieure, à-peu-près comme les deux bras d'un
» fleuve confluent après avoir formé une île. » 9°. On
a vu naître l'aorte des deux ventricules à la fois. Ce
vice de conformation a été observé par Sandifort en
Hollande, Scander et Tielmann en Allemagne, et
le docteur Nevins en Angleterre. M. Holmes, médecin au Canada, a vu chez un jeune homme de
vingt-un ans l'oreillette droite grosse comme la tête
d'un fœtus à terme, communiquer avec le ventricule gauche et non avec le droit. Les ventricules
communiquaient entre eux par une ouverture à
bords *tendineux* (2).

10°. Les valvules peuvent aussi présenter des vices
de conformation, moins importans, il est vrai, mais
qui ne laissent pas que d'être graves. Nous avons rapporté plus haut un exemple d'une sorte de dilatation
anévrysmatique de la valvule mitrale déjà observée
par Morand. (*V*. pag. 529.) On rencontre quelquefois de petites ouvertures à bords lisses et oblon-

____

(1) Kreysig, *die Krankheitendes Herzens.* Berlin, de 1814
à 1817, vol. III, pag. 200.
(2) *Transact. of the med. chir. soc. of Edinburgh.* 1824.

gues sur les diverses valvules du cœur. J'en ai vu sur la valvule tricuspide, qui, par leur rapprochement, présentaient un réseau très-étendu.

Le cas suivant me paraît encore être le résultat d'un développement anomal : des élèves m'apportèrent, dans l'hiver de 1823, le cœur d'un adulte légèrement hypertrophié dans toutes ses parties, et dont tous les orifices valvulaires étaient rétrécis. La valvule triglochine présentait une adhérence intime des bords de ses trois lames vers leurs extrémités ; les pointes seules, restées libres, laissaient entre elles une ouverture qui permettait à peine l'introduction du bout du petit doigt. La valvule mitrale était exactement dans le même état. Il existait, en outre, dans son épaisseur de légères incrustations cartilagineuses. Les sigmoïdes de l'aorte et de l'artère pulmonaire adhéraient également les unes avec les autres dans l'étendue d'une ligne ou deux, au point où elles se touchent. La texture des valvules n'était d'ailleurs nullement altérée ; on ne pouvait distinguer les bords réunis, tant les lames valvulaires dans ces points étaient exactement confondues en une seule. Ce sujet avait présenté d'une manière très - marquée le bruit de soufflet des deux côtés du cœur. On peut supposer qu'un pareil vice de conformation soit la suite d'une inflammation des valvules qui aurait eu lieu chez le fœtus ; mais cependant il est difficile de croire que la lymphe plastique qui réunit les organes après l'inflammation, ait été si exclusivement exhalée sur les bords des valvules que de sa conversion en un tissu organisé il ne soit résulté aucune autre adhérence, aucun épaississement au point de réunion des valvules, ni aucune production exubérante dans le voisinage.

Sous le point de vue pratique, ces divers vices de conformation se réduisent à un seul, la communication contre nature des cavités du cœur; et de toutes les causes qui peuvent la produire, la persistance du trou de Botal est de beaucoup la plus commune. Quelquefois elle a lieu seulement par le défaut de recollement complet des deux lames de la valvule qui existe chez le fœtus, et l'on peut faire pénétrer obliquement un stylet ou même une plume d'oie d'une oreillette dans l'autre. Cette disposition n'est nullement rare, et ne paraît donner lieu à aucun accident. Dans d'autres cas, on trouve le trou de Botal dilaté de manière à rester continuellement béant. On l'a trouvé plusieurs fois assez grand pour pouvoir admettre le doigt. Je l'ai vu, chez un homme de quarante ans, capable de recevoir le pouce : c'est ce cas qui constitue, à proprement parler, une conformation contre nature.

On pense communément que cette conformation est toujours congénitale; mais quelques observations qui se sont présentées à moi me feraient pencher à croire qu'il est possible qu'une semblable perforation se forme quelquefois accidentellement, ou au moins que, lorsque le trou de Botal persiste dans l'état décrit ci-dessus, il peut se faire qu'un coup, une chute, un exercice violent, déterminent le décollement des lames valvulaires qui s'étaient incomplètement soudées lors de la naissance, et par suite la dilatation de cette ouverture et son accroissement progressif. L'historique de quelques-uns des cas consignés dans divers auteurs, et particulièrement dans l'ouvrage de Corvisart, serait assez propre à confirmer cette opinion; car on voit dans plusieurs que les sujets des observations dont il s'agit n'avaient éprouvé, jusqu'à un certain âge, aucun signe des maladies du cœur, et qu'ils rapportaient l'origine de leur maladie à quelqu'accident de la nature de ceux que nous venons d'indiquer.

Je ne sache pas qu'on ait jamais observé l'ouverture du trou de Botal, et en général la communication des cavités du cœur, sans qu'il en fût résulté une hypertrophie avec dilatation de la totalité ou de quelqu'une des parties du cœur, et particulièrement de ses cavités droites, soit qu'on veuille attribuer cet effet aux qualités trop stimulantes du sang artériel, soit qu'il dépende en partie, comme je serais porté à le croire, de la nécessité où se trouvent les cavités droites, naturellement plus faibles, d'une action plus énergique pour résister à l'impulsion du sang venant des cavités gauches. Les accidens de ces affections se joignent donc toujours nécessairement à ceux que la communication contre nature des cavités du cœur peut produire par elle-même. Ceux qu'on lui attribue communément se réduisent à quatre principaux : une grande sensibilité à l'impression du froid, des syncopes très-fréquentes, une gêne de la respiration plus continuelle que dans la plupart des autres maladies du cœur, et une coloration violette ou bleuâtre de la peau beaucoup plus étendue que dans aucune autre maladie, et quelquefois même générale. Ce dernier symptôme a été désigné par divers auteurs sous les noms d'*ictère bleu,* de *maladie bleue* ou de *cyanose.* Au reste, dans quelques maladies du poumon, et particulièrement dans l'emphysème, la coloration bleue de la peau est quelquefois tout aussi marquée et tout aussi étendue que dans le cas dont il s'agit. D'un autre côté, on a trouvé quelquefois le trou de Botal dilaté à un degré notable chez des sujets qui ne présentaient de lividité qu'à la face et aux extrémités. Le sujet chez lequel j'ai trouvé le trou de Botal assez dilaté pour admettre le pouce était dans ce cas.

Je n'ai point eu occasion d'étudier, à l'aide du stéthoscope, les particularités que la circulation peut présenter dans les cas de communication contre nature des cavités du cœur. Je pense, au reste, que cette exploration ne fournirait aucun signe utile pour le diagnostic; car les deux côtés du cœur se contractant à la fois et étant pleins l'un et l'autre, les deux masses de sang qui se heurtent ne doivent pas produire de bruit bien distinct. Corvisart dit cependant que, dans ce cas, on sent, en appliquant la main à la région du cœur, une espèce de *bruissement* et un *trouble indéfinissable* (1). Je n'ai point observé ce symptôme chez le sujet dont j'ai déjà parlé.

_____

(1) *Op. cit.*, pag. 237 et 300.

CHAPITRE XIII.

DE LA CARDITE OU INFLAMMATION DU COEUR.

L'inflammation est une affection aussi rare dans le cœur qu'elle est commune dans plusieurs autres organes : aussi est-elle fort peu connue, soit sous le rapport anatomique, soit sous celui de ses symptômes. Je n'entends au reste parler, dans ce chapitre, que de celle qui affecte la substance musculaire du cœur.

On peut distinguer deux espèces de cardite : la cardite générale, ou occupant la totalité du cœur ; et la cardite partielle, ou bornée à un point peu étendu de cet organe.

Il n'existe peut-être pas un seul exemple incontestable et bien décrit de l'inflammation générale du cœur, soit aiguë, soit chronique. La plupart des observations données sous ce nom par divers auteurs, et particulièrement celles que Corvisart a consignées dans son ouvrage, sont évidemment des péricardites dans lesquelles le cœur présentait l'espèce de décoloration qui accompagne souvent cette maladie, et que nous décrirons en son lieu. Rien ne prouve que cette pâleur soit l'effet d'une inflammation, à moins que l'on ne veuille prendre le mot *inflammation* comme synonyme d'*altération* ou de *maladie*. L'inflammation augmente, en général, la rougeur et la densité de tous les tissus ; et la décoloration dont il s'agit est ordinairement accompagnée d'un ramollissement notable du cœur. D'ailleurs, dans ces exemples, le péricarde était plein de pus ; mais il n'y en avait pas un atome dans la substance propre du cœur, et la présence du pus est le seul signe incontestable de l'inflammation. La rougeur et l'injection même des capillaires sont des signes équivoques, puisqu'on peut les déterminer sur le cadavre en mettant une partie dans une position déclive, et que tout annonce que ces apparences, d'une nature très-fugace, dépendent beaucoup plus souvent de la longueur ou des accidens particuliers de l'agonie que d'un état de maladie antérieur.

D'après ces principes même, il paraît constant que l'inflammation générale du cœur a été observée. *Meckel* (1) a vu chez un homme de cinquante ans, mort d'une péricardite compliquée d'inflammation de la substance propre du cœur, du pus infiltré entre les fibres musculaires du cœur. Mais cette observation, la seule à ma connaissance d'où l'on puisse conclure quelque chose pour le fait dont il s'agit, est décrite d'une manière si peu précise, qu'elle prouve à peine la possibilité du fait, et qu'elle ne pourrait être d'aucune utilité pour la description générale de la maladie. Je ne connais aucun exemple incontestable de gangrène du cœur.

Les exemples d'inflammations partielles et caractérisées par l'existence d'un abcès ou d'une ulcération dans l'épaisseur des parois du cœur sont beaucoup plus communs et plus exactement décrits.

Benivenius paraît être le premier qui ait rencontré un abcès dans l'épaisseur des parois du cœur. *Bo-*

______

(1) *Mémoires de l'Académie de Berlin*, t. XII, ann. 1756, pag. 31.

net a réuni dans son *Sepulchretum* un assez grand nombre de cas semblables. Je n'ai observé cette affection qu'une seule fois. L'abcès, situé dans l'épaisseur des parois du ventricule gauche près de sa base, aurait pu contenir tout au plus une aveline; il y avait en même temps péricardite chez ce sujet, qui était un enfant d'environ douze ans. J'ai trouvé aussi à l'ouverture du corps d'un homme de soixante ans, qui, né dans l'opulence et dans un rang élevé, mourut à l'hôpital de la Charité par suite des malheurs de la révolution, du *pus concret*, c'est-à-dire, une exsudation albumineuse de la consistance du blanc d'œuf cuit et de couleur de pus, interposé entre les faisceaux charnus du ventricule gauche. La maladie avait présenté les symptômes d'une inflammation aiguë de quelqu'un des viscères thoraciques, sans qu'on eût pu en assigner précisément le siége. L'orthopnée et un sentiment d'angoisse inexprimable en avaient été les symptômes principaux.

Il est impossible, dans l'état actuel de la science, d'indiquer les signes auxquels on pourrait reconnaître un abcès du cœur. Il paraît seulement que, dans quelques cas, cette affection peut exister sans trouble notable dans la santé. Le sujet de l'observation de *Benivenius* était un pendu qui ne paraissait pas malade au moment où il subit son supplice.

Les ulcères du cœur ont été encore plus fréquemment observés que les abcès : on en a rencontré à sa face externe et à sa face interne (1). Toutes les observations données sous ce nom ne sont cependant pas

____

(1) MORGAGNI, *Epist.* XXV, n°s 17 *et seq.*

également exactes ; et, en lisant le *Sepulchretum*, il est facile de voir qu'assez souvent une péricardite avec exsudation pseudo-membraneuse inégale et rugueuse a été prise, ainsi que le remarque avec raison *Morgagni* (1), pour une ulcération de la face externe du cœur. Il est néanmoins hors de doute que l'on a vu des ulcérations de la face extérieure du cœur. *Olaüs-Borrichius* a décrit un cas de ce genre de manière à ne laisser rien à désirer : « *Cordis ex-* » *terior cáro, profundè exesa, in lacinias et villos* » *carneos putrescentes abierat* (2). » Peyer (3) et *Graetz* (4) ont décrit des cas tout-à-fait semblables.

Les ulcères à la surface intérieure des ventricules du cœur sont plus communs que ceux de sa surface externe, ou au moins il en existe un plus grand nombre d'exemples incontestables, parce que rien ne peut en imposer à cet égard. *Bonet, Morgagni* et *Senac* en ont réuni un grand nombre dans leurs ouvrages.

Les signes des ulcères du cœur sont aussi obscurs que ceux de ses abcès. Morgagni, en comparant les histoires de ce genre publiées jusqu'à l'époque à laquelle il écrivait, remarque que les symptômes variaient chez chaque malade, et en conclut qu'aucun ne peut servir de signes. Je ne sais si l'auscultation en donnera de plus sûrs, et j'avoue que je ne le pense pas. Je n'ai eu qu'une seule occasion d'ob-

____

(1) *Epist.* xxi, n° 2 ; *Epist.* xxv, n° 24.
(2) *Sepulchr.* lib. ii, obs. lxxxvi.
(3) *Ibidem*, sect. ii, obs. xxi.
(4) *Disp. de Hydr. pericard.*, § 2.

server un ulcère du cœur : il était situé à la face interne du ventricule gauche, et avait un pouce de longueur sur un demi-pouce de large, et une profondeur de plus de quatre lignes au centre. Le malade était attaqué d'une hypertrophie du ventricule gauche qui avait été reconnue ; mais le stéthoscope ne nous fit entendre aucun bruit particulier d'après lequel on pût soupçonner, non-seulement l'ulcère, mais même la rupture du ventricule gauche qui s'ensuivit deux jours avant la mort, à en juger d'après l'exacerbation subite des symptômes qui survint vers cette époque.

Cet accident terrible et heureusement fort rare est presque toujours la suite d'une ulcération des parois des ventricules. *Morand* a réuni quelques observations de ce genre dans les Mémoires dé l'Académie des Sciences pour l'année 1732. Morgagni a décrit un cas semblable (1).

Les ruptures du cœur par suite d'un violent effort et sans ulcération préalable sont beaucoup plus rares, et le nombre de celles qu'on peut regarder comme exactes et incontestables est même très-petit. Plusieurs sont assez incomplètement décrites pour qu'il soit permis de soupçonner, ainsi que l'insinue *Morgagni* (2), que ce qu'on a pris pour une rupture du cœur n'était peut-être que le résultat d'un coup de scalpel donné par un prosecteur maladroit ou peu attentif. La méprise est cependant facile à éviter, car une semblable maladresse ne remplira

---

(1) *Epist.* XXVII, n° 8.
(2) *Epist.* LXIV, n° 14.

jamais le péricarde de sang caillé ; ce qui a toujours lieu dans les véritables ruptures du cœur. Plus souvent encore, même dans des observations très-récentes, la lésion est trop incomplètement décrite pour qu'on puisse affirmer qu'elle n'ait pas été consécutive à une ulcération.

Les exemples les mieux constatés de ruptures du cœur sans ulcération préalable sont ceux que rapportent Haller (1) et Morgagni (2).

Il y a lieu de s'étonner que l'amincissement des parois du cœur, particulièrement vers sa pointe et à la paroi postérieure du ventricule droit, chez les sujets dont le cœur est surchargé d'une grande quantité de graisse, ne donne pas lieu à la rupture de cet organe ; il est même à remarquer que les exemples de rupture du ventricule droit sont beaucoup plus rares que ceux de la même lésion du gauche, et que les ruptures de ce dernier se font très-rarement vers la pointe, qui est cependant le point où ses parois ont le moins de force et de consistance.

La rupture des oreillettes sans ulcération préalable et par suite de violens efforts, a été observée plus rarement encore que celle du cœur. On en trouve deux exemples dans l'ouvrage de M. Bertin (3). Dans celle de ces observations qui est propre à l'auteur, la rupture fut déterminée par une chute ; dans le second cas, observé par M. Grateloup, médecin à Bordeaux, la rupture eut lieu sans cause

----

(1) *Elem. physiol.*, tom. i, lib. iv, sect. iv, § 13.
(2) *Epist.* xxvii, n° 2.
(3) *Op. cit.*, pag. 50.

appréciable : le cœur était prodigieusement chargé de graisse. M. Portal a vu une rupture de la veine cave supérieure à sa jonction avec l'oreillette, chez une jeune femme qui mourut subitement dans un bain froid (1). On trouve dans les *Éphém. des Cur. de la nat.* un exemple de rupture de l'oreillette droite et de la veine cave par suite de violence extérieure (2).

Corvisart a le premier donné des exemples d'une autre espèce de rupture du cœur, dont le danger ne paraît pas devoir être aussi imminent : c'est celle des tendons et des piliers des valvules (3). Dans les trois cas qu'il rapporte, la rupture paraît avoir été due à des efforts violens. Un étouffement subit et très-intense a été le premier effet de cet accident, et par la suite les symptômes généraux des maladies du cœur se sont toujours développés. On trouvera plus bas (au chapitre des *Végétations des valvules*) un exemple de la rupture des tendons des piliers , dans lequel il paraîtrait que l'accident aurait eu lieu par suite de l'ulcération de ces tendons. M. Bertin a vu aussi une rupture d'un des piliers de la valvule mitrale, qui paraît avoir été déterminée par de violentes quintes de toux : une *végétation globuleuse* de l'espèce de celles que nous décrirons plus bas adhérait aux tendons de ce pilier (4).

La rupture des oreillettes, des ventricules et des

---

(1) *Anat. méd.*, tom. III, pag. 355.
(2) Dec. III , ann. III , obs. 82.
(3) *Op. cit.*, obs. 33, 40 et 41.
(4) *Op. cit.*, obs. 31.

gros vaisseaux dans l'intérieur du péricarde, n'est pas toujours suivie d'une mort subite. On a vu plusieurs fois le sang accumulé dans le péricarde former un coagulum solide qui s'oppose pendant quelque temps à une nouvelle hémorrhagie. Cela doit surtout arriver quand le volume du cœur, la fermeté et l'étroitesse du péricarde (organe très-variable sous ces rapports) ne permettent pas une abondante effusion de sang. M. Cullerier a vu une concrétion fibrineuse renflée à ses extrémités, obturer une rupture du ventricule gauche (1).

Ces diverses espèces de ruptures peuvent tout au plus être soupçonnées dans quelques cas; mais il est impossible de les reconnaître à des signes certains. Il serait cependant possible que le flottement de la valvule mitrale, après la rupture d'un de ses piliers, donnât sous le cylindre quelques signes : mais la gravité des accidens doit varier beaucoup suivant l'étendue et le lieu de la lésion. On conçoit en effet que la rupture de tous les tendons d'un pilier, doit occasioner un grand trouble dans la circulation. La rupture totale d'un pilier ou son décollement à la base doit produire des effets plus graves encore, à raison du flottement de ce corps devenu presque étranger, dans le ventricule ; mais la rupture d'un ou deux tendons seulement ne paraît pas devoir produire d'accidens bien graves et permanens.

----

(1) *Journal de Médecine*, par MM. Corvisart, Leroux et Boyer, Septembre 1806, t. XII, p. 168.

CHAPITRE XIV.

DE LA SURCHARGE ET DE LA DÉGÉNÉRATION GRAISSEUSE DU COEUR.

On trouve, dans divers recueils d'observations, des exemples nombreux de cœurs surchargés de graisse d'une manière extraordinaire, circonstance à laquelle on a cru pouvoir attribuer la cause d'accidens plus ou moins graves, et même de la mort subite. Corvisart pense qu'une accumulation énorme de graisse autour du cœur peut quelquefois produire ces effets, quoique, chez les sujets chez lesquels il a rencontré des cœurs très-gras, il n'ait rien vu qui ait pu lui prouver « que cet état fût patho-
» logique, c'est-à-dire, porté au point de déran-
» ger constamment, et à un point qui fait maladie,
» la fonction de l'organe (1). »

J'ai rencontré aussi un grand nombre de fois, chez des sujets morts de diverses maladies, des cœurs surchargés de graisse, qui, déposée entre la substance musculaire du cœur et la lame du péricarde, qui lui est ordinairement adhérente d'une manière intime, était principalement accumulée à l'endroit de la réunion des oreillettes et des ventricules, le long des troncs des vaisseaux coronaires et des deux bords du cœur, à sa pointe et à l'origine de l'aorte et de l'artère pulmonaire. Quelquefois la

____

(1) *Op. cit.*, pag. 181.

face postérieure ou correspondant au ventricule droit en est également recouverte dans presque toute son étendue ; rarement, au contraire, la surface du ventricule gauche en présente une certaine quantité vers son milieu.

Plus un cœur est surchargé de graisse, et moins, en général, ses parois ont d'épaisseur ; quelquefois même cette épaisseur est réduite à presque rien en quelques points, et surtout à la pointe des ventricules et à la paroi postérieure du ventricule droit. Si l'on examine ces parties en dedans des ventricules, elles présentent l'aspect naturel ; mais si on les incise de dehors en dedans, on arrive à cette cavité sans avoir, pour ainsi dire, rencontré de substance musculaire ; et les colonnes charnues des ventricules, ainsi que leurs piliers, paraissent n'être liés ensemble que par la membrane interne des ventricules.

La graisse, au reste, dans ces cas, ne paraît pas être le produit d'une dégénération de la substance musculaire du cœur, car on peut l'en séparer par la dissection : quelquefois, cependant, des lames de graisse s'insinuent assez profondément entre les faisceaux charnus ; mais, alors même, les deux substances tranchent brusquement l'une sur l'autre, et aucune nuance de couleur ni de consistance ne les confond. Il est donc plus que probable qu'à raison de la pression, ou par une aberration inconnue de la nutrition, la substance musculaire du cœur a perdu en proportion de ce que la graisse qui l'enveloppe a gagné.

Il semblerait assez naturel de penser qu'une semblable disposition dût occasioner fréquemment la rupture du cœur ; on ne conçoit pas que des parois aussi minces puissent résister à la pression du sang : cependant je n'ai jamais vu l'accident dont il s'agit arriver par cette cause.

Assez ordinairement on trouve, chez les mêmes sujets, une grande quantité de graisse accumulée dans la partie inférieure du médiastin, et particulièrement au-devant du péricarde et entre lui et les plèvres. Dans ces derniers points, cette graisse, ferme et parcourue par un grand nombre de petits vaisseaux sanguins qui lui donnent une couleur rougeâtre, pousse quelquefois devant elle la plèvre, et, enveloppée par cette membrane, vient faire saillie dans sa cavité sous la forme d'appendices ou de franges irrégulières qui ont une ressemblance grossière, mais assez exacte, avec la crête d'un coq. La graisse qui enveloppe le cœur, au contraire, est presque toujours d'un jaune pâle et d'une consistance médiocre.

Je n'ai jamais observé, non plus que Corvisart, aucun symptôme qui m'ait paru dépendre directement de cette accumulation de la graisse. Je crois qu'il faudrait qu'elle fût extrême pour pouvoir produire quelque accident grave ; et ce n'est pas là l'altération dont j'entends parler sous le nom de *dégénération graisseuse du cœur*.

La dégénération graisseuse du cœur est l'infiltration de la substance musculaire par une matière qui présente toutes les propriétés physiques et chimiques de la graisse : c'est une altération tout-à-fait semblable à la dégénération graisseuse que *Hal-*

er (1) et *Vicq-d'Azyr* (2) ont observée dans les muscles. Je n'ai jamais rencontré cette altération que dans une très-petite partie du cœur, et seulement vers la pointe. La substance du cœur, dans le point ainsi altéré, est plus pâle que dans le reste de son étendue ; et, au lieu de la couleur rouge qui lui est naturelle, elle prend une couleur jaunâtre analogue à celle des feuilles mortes, et à-peu-près semblable, par conséquent, à celle de certains cœurs ramollis. Cette dégénération paraît procéder de dehors en dedans. Près de la cavité des ventricules, la texture musculaire du cœur est encore très-reconnaissable ; un peu plus loin elle l'est moins, et vers la surface elle se confond, par des dégradations insensibles de consistance et de couleur, avec la graisse de la pointe du cœur. Cependant les parties dont la texture naturelle est encore le plus reconnaissable, bien séparées des graisses ambiantes et pressées entre deux feuilles de papier, les graissent fortement, et c'est en quoi l'on peut distinguer cette altération du simple ramollissement.

Je n'ai jamais vu une rupture du cœur déterminée par cette altération, non plus que par la disposition indiquée plus haut, et je ne connais aucun symptôme qu'on puisse lui attribuer.

____

(1) *Opuscul. pathol.*
(2) Tom. v, édit. de M. Moreau.

CHAPITRE XV.

DES PRODUCTIONS CARTILAGINEUSES OU OSSEUSES DE LA SUBSTANCE MUSCULAIRE DU COEUR.

Je n'ai jamais rencontré l'ossification de la substance musculaire du cœur, et il n'existe dans les observateurs qu'un petit nombre d'exemples de cette affection. Corvisart a vu, chez un homme mort d'hypertrophie du ventricule gauche du cœur, la pointe de cet organe, « jusqu'à une certaine hauteur » et dans toute l'épaisseur de sa substance, convertie » en cartilage. » Les colonnes charnues du ventricule gauche participaient à la même affection (1). Haller (2) a trouvé, chez un enfant dont le cœur offrait un volume naturel, la partie inférieure du ventricule droit ossifiée ; les parties les plus charnues de l'oreillette gauche, les valvules sigmoïdes de l'artère pulmonaire et de l'aorte étaient dans le même état. Filling a vu chez un asthmatique une colonne charnue du ventricule gauche ossifiée (3). M. Renauldin a publié, dans le *Journal de Médecine* par MM. Corvisart, Leroux et Boyer (4), une observation non moins intéressante et plus détaillée.

Un étudiant en droit, âgé de trente-trois ans, très-adonné à l'étude, éprouvait, au moindre mou-

---

(1) *Op. cit.*, pag. 171.
(2) *Opuscul. pathol.*
(3) HUFELAND, *Journal, etc.*, xv. B. 1 st., pag. 155.
(4) Janvier, 1816.

vement, de vives et fréquentes palpitations de cœur. La région de cet organe résonnait mal ; le pouls avait de l'élévation. « La main appliquée sur la ré- » gion de cet organe ressentait une sorte d'écarte- » ment des côtes ; et lorsqu'on pressait, même légè- » rement, cette région, on occasionait une dou- » leur très-aiguë et qui durait long-temps après la » compression. »

A l'ouverture du corps, on trouva « la masse du » cœur extrêmement dure et pesante. Quand on vou- » lut inciser le ventricule gauche, on éprouva une » grande résistance causée par le changement total » de cette partie charnue en une véritable pétrifica- » tion qui avait une apparence sablonneuse en cer- » tains endroits, et ressemblait dans d'autres à une » cristallisation saline. Les grains de cette espèce de » sable, très-rapprochés les uns des autres, deve- » naient plus gros à mesure qu'ils s'éloignaient de » la superficie du ventricule ; en sorte qu'ils se con- » tinuaient intérieurement avec les colonnes char- » nues ; ces dernières, aussi pétrifiées sans avoir » changé de forme, avaient acquis un volume consi- » dérable. Plusieurs égalaient la grosseur de l'ex- » trémité du petit doigt, et avaient l'air de véritables » stalactites placées dans différentes directions. L'é- » paisseur totale du même ventricule était augmen- » tée. Le ventricule droit, ainsi que les gros troncs » artériels qui partent du cœur, ne présentaient au- » cune trace de désorganisation. Les artères tempo » rales, les maxillaires, et une partie de la radiale, » étaient ossifiées de chaque côté. »

M. Burns a vu, chez un sujet qui présentait une ossification du péricarde, quelques *colonnes charnues du cœur transformées en une substance osseuse.*

Je suis persuadé qu'une induration osseuse ou cartilagineuse aussi étendue que celle qui avait lieu dans les trois cas que je viens de citer pourrait être reconnue, par le cylindre, à une augmentation très-notable et à quelques modifications particulières dans le bruit du cœur. Je pense que les cas de cette nature sont du nombre de ceux où le bruit du cœur peut être entendu à une certaine distance du malade.

On rencontre assez fréquemment sur les parois intérieures des ventricules, et particulièrement du ventricule gauche, des plaques cartilagineuses qui font corps avec la membrane interne des ventricules, et paraissent interposées entre elles et la substance musculaire du cœur. Ces plaques, qui sont tout-à-fait de la nature des incrustations cartilagineuses que j'ai décrites ailleurs (1), ont rarement une certaine étendue, au moins quand elles ont une certaine épaisseur et une consistance vraiment cartilagineuse. On doit regarder comme une variété de ces incrustations la couleur blanche laiteuse et l'épaississement évident que présente la membrane interne du ventricule gauche dans une grande étendue, ce qui se voit assez souvent dans les cas d'hypertrophie : je ne les ai jamais trouvées à l'état osseux; mais on en trouve un exemple dans l'ouvrage de M. Kreysig (2).

L'ossification des oreillettes, dont on trouve quel-

---

(1) *Dictionnaire des Sciences médicales*, art. *Cartilages accidentels.*

(2) Vol. III, pag. 43.

ques exemples dans les ouvrages de MM. Burns, Kreysig et Bertin, me paraît également devoir être rapportée, au moins pour le plus grand nombre des cas, aux incrustations. J'en ai rencontré plusieurs fois de peu étendues, et je n'ai jamais vu d'ossification de la substance musculaire des oreillettes.

CHAPITRE XVII.

DES DIVERSES AUTRES PRODUCTIONS ACCIDENTELLES QUI PEUVENT SE DÉVELOPPER DANS LE COEUR.

Le cœur est peut-être de tous les organes celui qui devient le plus rarement le siége des productions accidentelles de toutes les espèces, si l'on en excepte l'ossification.

J'ai rencontré trois ou quatre fois seulement des tubercules dans la substance musculaire du cœur. On ne trouve dans le *Sepulchretum* qu'un petit nombre d'exemples de tumeurs développées dans le cœur, qui paraissent se rapporter aux cancers ou aux tubercules (1). Columbus rencontra, à l'ouverture du corps du cardinal Gambara, deux tumeurs dures de la grosseur d'un œuf dans l'épaisseur du ventricule gauche (2). Laurent Marianus trouva, chez un jeune homme dont il communiqua l'histoire à Morgani, des tubercules petits et nombreux implan-

----

(1) Lib. II, sect. VII, obs. CXII; lib. II, sect. I, obs. II; lib. III, sect. XXI, obs. XXXIII.

(2) *De Re anatomic.*, lib. XV.

tés à la surface externe de l'oreillette droite (1). Ce sujet portait des tumeurs semblables et beaucoup plus volumineuses dans le médiastin, à la racine des poumons, dans les glandes lymphatiques et dans le tissu cellulaire des parois abdominales et thoraciques.

M. Récamier m'a dit avoir trouvé le cœur converti en partie en matière squirrheuse, semblable à la couenne du lard chez un sujet qui avait, en outre, des tumeurs cancéreuses dans le poumon. J'ai rencontré depuis quatre ans deux cas de cancer encéphaloïde du cœur. Dans l'un la matière cancéreuse formait de petites masses de la grosseur d'une aveline ou moindres dans la substance musculaire des ventricules. Dans l'autre, elle était déposée, en forme de couches épaisses d'une à quatre lignes, le long des vaisseaux coronaires, entre le feuillet séreux du péricarde et le cœur lui-même. MM. Andral et Bayle neveu ont publié depuis peu trois observations analogues (2); quelques autres l'ont été plus récemment encore. De ces faits réunis ont peut conclure que les productions cancéreuses peuvent se développer dans le cœur, de même que dans les autres organes, sous deux formes principales, celle de tumeurs isolées ou celle d'*infiltration interstitielle,* qui produisent ce que l'on appelle ordinairement une *transformation* de l'organe en substance cancéreuse. Cette affection existe, au reste, rarement sans qu'il y ait des productions semblables dans les autres organes, et surtout dans les poumons.

______

(1) *Epist.* LXXVIII, art. XIII.
(2) *Revue médicale,* mai, 1824.

Les kystes séreux se développent aussi très-rarement dans le cœur. Le plus souvent ils sont placés entre sa substance musculaire et le feuillet de la membrane interne du péricarde qui l'enveloppe. Baillou (1), Houlier (2), Cordæus (3), Rolfinckius (4), Thébésius (5), Fanton (6), Valsalva (7) et Morgagni (8), en ont donné des exemples.

M. Dupuytren (9) a trouvé des kystes séreux développés dans l'épaisseur de l'oreillette droite et faisant saillie dans sa cavité, qu'ils distendaient de manière à lui donner un volume égal à celui du reste du cœur.

Morgagni rapporte une observation d'après laquelle il est évident que des vers vésiculaires peuvent se développer dans le cœur. Il trouva, chez un vieillard mort d'une maladie aiguë, et qui n'avait jamais éprouvé ni palpitations, ni lipothymies, ni inégalités du pouls, un kyste de la grosseur d'une petite cerise, implanté à moitié dans les parois du ventricule gauche, et faisant saillie à sa surface. Ce kyste, incisé, laissa échapper « une petite membrane » contenant de la mucosité blanche, et dans laquelle » on distinguait une *particule* dure comme un ten-

(1) *Sepulchret.*, lib. III, sect. XXXVII, obs. III, § 12.
(2) *De Morbis intern.*, lib. II, cap. XXIX.
(3) *Ibid.*, sect. XXI, obs. XXI, § 14.
(4) *Ibid.*, lib. II, sect. VIII, obs. VI.
(5) *Ephem. nat. Cur.*, cent. IV, obs. CXV.
(6) *Obs. anat. med.* XI et XV.
(7) MORGAGNI, *de Sed. et Caus. morb.*, epist. XXV, art. 15.
(8) *Epist.* III, art. 26.
(9) *Journal de Médecine*, par M. Corvisart, etc., tom. V, pag. 139.

» don (1). » Il est impossible de méconnaître dans cette description les caractères du genre *cysticerque*. La petite *membrane* pleine de mucosité était la vessie caudale, et le *point* dur le corps replié sur lui-même. D'après le volume du ver, on peut présumer que c'était le *cysticercus finnus* (Rudolphi); d'autant plus que c'est presque le seul que l'on ait trouvé jusqu'ici chez l'homme.

CHAPITRE XVIII.

DE L'ENDURCISSEMENT CARTILAGINEUX ET OSSEUX DES VALVULES DU COEUR.

ARTICLE PREMIER.

Caractères anatomiques de l'endurcissement des valvules.

La valvule mitrale et les valvules sigmoïdes de l'aorte sont sujettes à devenir le siége de productions cartilagineuses ou osseuses qui augmentent irrégulièrement leur épaisseur, altèrent leur forme, et obstruent quelquefois presque complètement les ouvertures auxquelles elles sont placées. La valvule tricuspide et les sigmoïdes de l'artère pulmonaire présentent beaucoup plus rarement ces indurations, quoiqu'elles n'en soient pas tout-à-fait exemptes, comme le pensait Bichat. Morgagni (2) a trouvé, chez une vieille femme, la valvule tricuspide endurcie,

---

(1) *Epist.* XXI , n° 4.
(2) *Epist.* XXXVII , n° 16.

et les valvules sigmoïdes de l'artère pulmonaire participant un peu à la même affection. Il a rencontré également, chez une jeune fille de seize ans, les sigmoïdes de l'artère pulmonaire agglutinées par suite d'une induration cartilagineuse, de manière à rétrécir considérablement le diamètre de cette artère. Cette induration commençait, dans un point, à passer à l'état osseux. Le trou de Botal existait encore chez ce sujet, qui présentait les symptômes de ce qu'on a appelé depuis la *maladie bleue* (1).

Vieussens, Hunauld, Bertin père et Horn, ont vu des exemples d'indurations osseuses ou cartilagineuses des valvules des cavités droites (2). De tous les faits de ce genre, il n'y en a pas de plus extraordinaire que celui qui a été observé par Cruwel (3). Les valvules tricuspide et mitrale étaient cartilagineuses en plusieurs points; de petites concrétions osseuses étaient développées dans les parois des veines caves; des lamelles osseuses s'étendaient de la base de l'oreillette droite au-dessous de la membrane interne du ventricule, dont quelques colonnes étaient ossifiées; des lames plus minces et plus étroites, osseuses ou cartilagineuses, pénétraient en outre dans la substance musculaire des deux ventricules. Un petit corps globuleux, creux, percé de deux ouvertures à parois cartilagineuses et en partie osseuses, était *enclavé* entre les valvules de l'artère pulmonaire. Il paraissait détaché depuis peu de la

---

(1) *Epist.* XVII, n° 12.

(2) KREYSIG et BERTIN, *Op. cit.*

(3) *De Cordis et Vasor. osteogenesi in quadragenario observata.* Halæ, 1765.

cloison inter‑ventriculaire, et présentait encore à une de ses extrémités des filamens à franges, restes de cette adhérence. Quelques ossifications existaient, en outre, dans le péricarde, qui adhérait au cœur.

Corvisart a rencontré deux fois l'endurcissement cartilagineux de la base de la valvulve tricuspide, et on en trouve un autre exemple dans le journal qui porte son nom (1), observé chez un général anglais.

M. Burns rapporte aussi un exemple (2) d'ossification de quelques points de la valvule tricuspide. M. Bertin dit avoir rencontré cette altération quatre fois en vingt ans, et toujours à l'état cartilagineux. Il a publié un de ces cas, dans lequel « les lames de la valvule tricuspide, dures, épaisses et » réunies par leurs bords, formaient une espèce » de cloison cartilagineuse percée dans son milieu » d'un trou » où l'on pouvait à peine introduire le bout du petit doigt (3). J'ai trouvé moi-même quelquefois de légères incrustations cartilagineuses, soit à la base, soit aux pointes de la valvule tricuspide et des sigmoïdes de l'artère pulmonaire. Une seule fois j'ai trouvé ces incrustations à l'état osseux ou plutôt *pétré;* et on peut remarquer que, dans presque tous les cas que je viens de citer, l'induration des valvules du côté droit était seulement cartilagineuse.

C'est surtout chez les sujets qui présentaient une communication contre nature entre les cavités du

---

(1) *Journal de Médecine*, par MM. Corvisart, etc., tom. XIX, p. 468.

(2) *Op. cit.*, chap. I, pag. 31.

(3) *Op. cit.*, obs. LIV.

cœur, que l'on a trouvé les valvules du côté droit cartilagineuses ou osseuses. M. Bertin rapporte un cas de ce genre qui lui a été communiqué par M. le docteur Louis, et dans lequel il existait une petite ouverture de deux lignes entre le ventricule droit et l'origine de l'aorte. Une partie de la valvule tricuspide était ossifiée, et les sigmoïdes de l'artère pulmonaire formaient une sorte de bourrelet fibreux dont l'ouverture avait à peine deux lignes et demie (1). Dans un autre cas observé par M. Bertin lui-même, le trou de Botal existait, et l'orifice de l'artère pulmonaire était « fermé par une » cloison horizontale percée d'un trou de deux li- » gnes et demie de diamètre (2). »

Il est très-probable, d'après le rapprochement de ces faits, que l'action du sang artériel a une grande influence sur la production des ossifications du cœur, et on n'en peut guère douter si l'on considère leur extrême fréquence dans les valvules du côté gauche. J'ai trouvé quelquefois de légères incrustations cartilagineuses, soit à la base, soit sur les pointes de cette valvule.

L'endurcissement cartilagineux de la valvule mitrale affecte quelquefois seulement les bandes ou zones fibreuses qui se trouvent dans la duplicature de sa base. Il présente alors l'aspect d'un bourrelet assez lisse, quoiqu'inégal, qui rétrécit l'ouverture auriculo-ventriculaire. La consistance de ce bourrelet est quelquefois tout-à-fait semblable à celle d'un

---

(1) *Op. cit.*, obs. LVII.
(2) *Ibid.*, obs. LVI.

cartilage diarthrodial ou des cartilages des côtes ; d'autres fois elle est moindre, et constitue alors une incrustation cartilagineuse imparfaite, de l'espèce de celles que j'ai décrites ailleurs (1). Dans d'autres cas, des incrustations cartilagineuses semblables épaississent inégalement le bord libre, le milieu, ou même la presque-totalité de la valvule. Mais, en général, elles offrent plus d'épaisseur vers les pointes ou à la base que partout ailleurs.

L'endurcissement osseux se présente avec les mêmes circonstances quant au siége, et il offre encore plus d'inégalité quant à l'épaisseur. Formé primitivement, comme les incrustations cartilagineuses, dans la duplicature de la membrane qui forme la valvule, il la perce assez souvent par ses points les plus saillans, et l'ossification baigne à nu dans le sang, et présente une surface rugueuse qui a fait croire à quelques observateurs à l'existence d'une carie. Je ne crois pas que ces ossifications en soient susceptibles, car elles ne sont jamais parfaites ; elles offrent une couleur plus blanche et une plus grande opacité que le tissu osseux naturel ; elles se broient plus facilement, et le phosphate calcaire y prédomine évidemment davantage : aussi ces ossifications ont-elles été souvent désignées par plusieurs auteurs sous le nom de *pierres* ou de *calculs*. Elles ressemblent effectivement beaucoup à de petites pierres récemment brisées et extrêmement inégales, surtout lorsque, présentant un grand nombre d'aspérités, elles

____

(1) *Dictionnaire des Sciences méd.*, art. *Cartilages accidentels.*

ont percé et détruit dans une assez grande surface la membrane qui les recouvrait originairement.

Lorsque l'ossification affecte le bord de la valvule mitrale, les languettes qui la composent sont souvent réunies et comme soudées ensemble, et le rétrécissement qui en résulte, en forme de canal ou de fente, est quelquefois assez considérable pour laisser à peine passer une lame de couteau ou une plume d'oie. Dans un cas de cette espèce, Corvisart a trouvé l'orifice auriculo-ventriculaire réduit à un canal de trois lignes de diamètre et coudé comme le conduit carotidien du temporal, à raison de l'épaississement considérable qu'avait pris la valvule mitrale ossifiée (1).

Quelquefois, quoique rarement, les cordes tendineuses qui unissent la valvule mitrale au ventricule gauche participent à l'induration cartilagineuse ou osseuse de cette valvule. M. Corvisart a même vu une fois l'ossification s'étendre à la totalité de l'un de ses piliers (2).

L'ossification des valvules sigmoïdes aortiques peut, comme celle de la mitrale, commencer par leur base ou par leur bord libre : au moins, la fréquence et l'épaisseur plus grande dans ces deux parties et la rareté comparative de l'ossification de la partie moyenne semblent-elles indiquer que l'ossification commence par l'un ou l'autre de ces points. L'ossification du bord libre des sigmoïdes paraît prendre plus particulièrement son origine dans les

(1) *Op. cit.*, pag. 214.
(2) *Ibid.*, pag. 212.

petites tubérosités qu'on remarque à leur partie moyenne, et qui sont connues sous le nom de *tubercules d'Arantius.*

Lorsque l'ossification n'occupe que le bord libre des valvules sigmoïdes, ou lorsque leur base, quoique également ossifiée, ne présente pas un épaississement considérable, et que la partie moyenne de la valvule est encore libre dans une certaine étendue, cette valvule peut encore s'élever et s'abaisser un peu et ne gêner la circulation que jusqu'à un certain point. Mais lorsque l'ossification est très-étendue, les valvules se soudent et se confondent : elles se courbent et se roulent sur elles-mêmes, soit dans le sens de leur concavité, soit même dans celui de leur convexité, de manière à imiter grossièrement la forme de certaines coquilles. Dans cet état, elles deviennent immobiles, et, suivant le sens dans lequel elles se trouvent recourbées, où elles restent appliquées le long des parois de l'aorte et n'opposent alors aucun autre obstacle au cours du sang que l'épaisseur de l'ossification, ou elles demeurent fixées dans l'état d'abaissement et rétrécissent considérablement l'orifice aortique. Assez ordinairement, sur les trois valvules il s'en trouve une recourbée en sens différent des deux autres. M. Corvisart a vu un cas dans lequel les trois valvules étaient ossifiées dans le sens de l'abaissement, et n'auraient laissé au sang, pour passer du ventricule dans l'aorte, qu'une fente extrêmement étroite, si l'une des valvules, quoiqu'ossifiée et très-épaissie, n'avait encore conservé vers sa base assez de mobilité pour exécuter un mouvement de bascule qui augmentait d'une ou deux lignes la largeur de cette fente (1). M. Bertin a vu une ossification des trois sigmoïdes aortiques dont une avait acquis la grosseur d'un œuf de pigeon (2).

ARTICLE II.

Signes de l'induration cartilagineuse ou osseuse des valvules.

Les signes de l'ossification de la valvule mitrale diffèrent peu de ceux qui annoncent celle des valvules sigmoïdes. Le principal signe de l'ossification de la valvule mitrale est, suivant M. Corvisart, « un « bruissement particulier difficile à décrire, sen-» sible à la main appliquée sur la région précor-» diale (3). »

Ce *bruissement* n'est autre chose que le frémissement cataire dont nous avons déjà parlé (pag. 448). Ce signe se rencontre effectivement très-souvent lorsque l'ossification de la valvule mitrale ou des sigmoïdes de l'aorte est portée à un haut degré : mais, comme nous l'avons déjà dit, il peut exister quoique les valvules soient tout-à-fait saines, et il manque presque toujours lorsque l'induration osseuse ou cartilagineuse n'est pas portée assez loin pour obstruer notablement les passages.

Le bruit de soufflet accompagne beaucoup plus constamment l'ossification des valvules; il est inhérent à la contraction de l'oreillette gauche lorsque

(1) *Op. cit.*, pag. 220.
(2) *Op. cit.*, obs. LIII.
(3) *Ibid.*, pag. 240.

la valvule mitrale est affectée, et à celle du ventricule quand l'induration affecte les sigmoïdes de
l'aorte. Mais ce phénomène manque aussi lorsque l'affection est légère, et comme il est d'ailleurs très-commun dans des cœurs tout-à-fait sains,
on n'en peut rien conclure comme signe du cas
dont il s'agit, que quand il se trouve joint à d'autres
circonstances propres à confirmer le diagnostic :
ainsi quand le bruit de soufflet, de lime, ou de râpe
persévère d'une manière continue ou même intermittente, pendant plusieurs mois, dans l'oreillette
gauche ; quand il n'existe que là, quand il a lieu
même dans les momens de calme et après un long
repos, quand il diminue à peine après la saignée,
ou quand en disparaissant dans cette circonstance,
il laisse encore quelque chose d'âpre dans le bruit
de la contraction de l'oreillette ; quand surtout le
frémissement cataire s'y joint, on peut affirmer
qu'il y a rétrécissement de l'orifice auriculo-ventriculaire gauche, rétrécissement qui est plus souvent dû à l'ossification de la valvule mitrale qu'à
toute autre cause. Si les mêmes phénomènes ont
lieu avec les mêmes circonstances dans le ventricule
gauche, on pourra de même affirmer qu'il y a rétrécissement de l'orifice de l'aorte. J'ai reconnu
trois ou quatre fois à ces signes, depuis quatre ans,
les lésions dont il s'agit. On trouve trois exemples
du même diagnostic, également vérifié par l'autopsie, dans l'ouvrage de M. Bertin (1), et un autre
dans le recueil d'observations publié par M. le doc-

____

(1) *Op. cit.*, obs. 49, 50, 51.

teur John Forbes (1). Mais si ces phénomènes n'ont lieu que pendant un temps, même assez long, deux ou trois mois, par exemple ; s'ils accompagnent le redoublement d'une autre maladie nerveuse ou organique du cœur, on ne doit plus y avoir confiance, puisque tous les faits que nous avons exposés ci-dessus prouvent que les phénomènes dont il s'agit ne sont pas dus, comme on pourrait soupçonner au premier abord, au passage du sang sur une surface plus ou moins raboteuse, mais bien à l'énergie spasmodique que doit acquérir la contraction musculaire pour vaincre l'obstacle opposé par le rétrécissement. Or, toutes les causes autres qu'un rétrécissement, qui peuvent déterminer la contraction spasmodique du cœur, peuvent également produire le bruit de soufflet et le frémissement cataire. Sous ce rapport j'ai attaché, dans la première édition de cet ouvrage, trop d'importance comme signes, à l'existence du frémissement cataire et du bruit de soufflet que je ne connaissais encore que très-imparfaitement.

Au reste, un léger degré d'induration cartilagineuse, pétrée ou calcaire des valvules peut exister long-temps sans altération sensible dans la santé et même dans l'action du cœur, et, avec des moyens hygiéniques et des saignées faites à propos, on peut souvent prolonger long-temps l'existence des malades qui présentent tous les signes d'un rétrécissement considérable des orifices du cœur. L'observation suivante en offrira la preuve.

____

(1) *Original cases with dissections and Observations illustrating the use of the stethoscope, etc.*, obs. 7. London 1824.

Obs. **XLVI.** Louis Ponsard, âgé de seize ans, jardinier, d'une taille un peu au-dessous de la moyenne, d'une forte constitution, d'un embonpoint musculaire et graisseux remarquable, et ayant toutes les apparences de la santé la plus florissante, entra à l'hôpital Necker le 11 février 1819, se plaignant d'oppression et de palpitations de cœur. Ces accidens duraient depuis deux ans; ils avaient commencé tout-à-coup un jour que le malade était occupé à voiturer de la terre dans une brouette. Des battemens violens du cœur, accompagnés d'oppression, de crachement de sang et d'hémorrhagie nasale, et survenus sans aucune incommodité préalable, le forcèrent de s'arrêter au milieu de son travail. Ces accidens se calmèrent par le repos; mais ils reparurent depuis toutes les fois que le malade essaya de se livrer de nouveau à des exercices un peu pénibles. Il changea alors de métier, et entra dans une manufacture de papier. L'occupation qu'on lui donna étant encore trop fatigante, les accidens devinrent plus fréquens. Le lendemain de son entrée à l'hôpital, il présenta les symptômes suivans :

La respiration s'entendait très-bien dans toutes les parties de la poitrine, qui d'ailleurs résonnait bien partout; la main, appliquée sur la région du cœur, en sentait les battemens avec assez de force, et percevait en outre la sensation que nous avons exprimée sous le nom de *frémissement cataire*. Ce frémissement n'était pas tout-à-fait continu, mais avait lieu par saccades régulières, également longues, sans intermittences. Elles n'étaient pas isochrones au pouls, et paraissaient plutôt alterner avec lui.

Cette sensation ne consistait pas seulement dans la perception du tact; il semblait aussi que l'ouïe y fût pour quelque chose, quoiqu'on n'entendît rien en retirant la main. Le cylindre, appliqué entre les cartilages des cinquième et septième côtes gauches, faisait entendre les contractions du cœur de la manière suivante : la contraction de l'oreillette, extrêmement prolongée, se faisait avec un bruit sourd, mais fort et tout-à-fait semblable à celui d'un coup de lime donné sur du bois. Ce bruit était accompagné d'un frémissement sensible à l'oreille, et qui était évidemment le même que celui que l'on sentait à la main. A la fin de la contraction on distinguait, à un bruit plus éclatant, accompagné d'impulsion, et tout-à-fait isochrone au pouls, la contraction du ventricule, qui était des trois quarts plus courte. Ce bruit avait aussi quelque chose de dur et d'âpre.

Sous la partie inférieure du sternum, les contractions du cœur se présentaient d'une manière tout-à-fait différente. L'impulsion du ventricule droit était très-forte ; sa contraction, accompagnée en outre d'un son assez marqué, était d'une durée ordinaire, c'est-à-dire deux fois plus longue que celle de l'oreillette. Le bruit de cette dernière était un peu obtus, mais sans rien d'analogue au frémissement observé à gauche.

Le cœur s'entendait au-dessous des deux clavicules et dans les deux côtés de la poitrine, mais faiblement, surtout à droite. Dans toute l'étendue du sternum, et dans le côté droit, ainsi que sous la clavicule gauche, les contractions du cœur présentaient le même rhythme que sous la partie inférieure du sternum. Dans le côté gauche, au contraire, on entendait le bruissement de l'oreillette gauche décrit ci-dessus, beaucoup, mais plus faiblement qu'à la région précordiale gauche (1).

D'après ces signes, je portai le diagnostic suivant : *Ossification de la valvule mitrale ; légère hypertrophie du ventricule gauche ; peut-être légère ossification des valvules sigmoïdes de l'aorte? hypertrophie forte du ventricule droit.*

Le pouls était assez fort et très-régulier ; la face n'avait d'autre coloration que celle que donne la jeunesse et la santé ; la langue était belle, l'appétit assez bon, les selles ét les urines dans l'état naturel. Il n'y avait jamais eu d'infiltration des extrémités ; mais le sommeil était habituellement troublé par des rêves effrayans, et le malade ne pouvait se livrer à aucun exercice pénible, ni même marcher un peu vite, sans éprouver des palpitations fortes et se sentir menacé de suffocation.

Quatre saignées pratiquées à quelques jours d'intervalle soulagèrent considérablement le malade.

---

(1) D'après cet exemple, ainsi que d'après quelques autres observations analogues, je pense que, lorsqu'on entend les battemens du cœur dans les deux côtés, on n'entend dans chacun d'eux que ceux de l'oreillette et du ventricule correspondant ; que sous le haut du sternum et les deux parties antérieures-supérieures de la poitrine, au contraire, on entend les battemens des deux côtés du cœur à la fois. Ici on ne pouvait, par cette raison, distinguer dans ces derniers points le bruissement de l'oreillette couvert par le son plus éclatant des cavités droites.

Dès la première, le pouls devint plutôt faible que fort, et ce caractère n'a pas changé depuis. Immédiatement après chaque saignée, le frémissement cataire cessait d'être sensible à la main, et le bruissement de l'oreillette, au lieu d'être analogue à un coup de lime, devenait semblable au bruit d'un soufflet dont on maintient la soupape ouverte avec le doigt. Même après la saignée, l'impulsion du ventricule droit était toujours très-forte.

Après un mois de séjour à l'hôpital, le malade étant fort bien, à son avis, demanda sa sortie. Il revint plusieurs fois me consulter, et je le fis saigner de temps en temps.

En 1822, il est venu me consulter de nouveau. Il a abandonné le métier de jardinier et est devenu domestique d'un prêtre qui ne lui fait faire que des travaux peu pénibles. Depuis ce temps, il souffre peu : les mêmes symptômes existent; mais ils sont moins fortement prononcés.

L'ossification et surtout l'induration cartilagineuse des valvules du côté gauche du cœur n'est pas rare à un léger degré, mais elle l'est beaucoup à un degré tel qu'elle gêne notablement la circulation, et puisse donner des signes de son existence. Cette assertion peut paraître contradictoire à celle de Corvisart, qui regarde l'endurcissement cartilagineux ou osseux des valvules sigmoïdes aortiques surtout comme la plus fréquente des altérations organiques du cœur. Cette contradiction n'est cependant qu'apparente. Je ne regarde point l'ossification des valvules comme une chose rare. Je puis même rendre témoignage à l'exactitude de l'assertion de Corvisart pour le temps dans lequel il observait. La plupart des observations consignées dans son ouvrage ont été recueillies à l'époque où je suivais ses leçons; et dans l'espace d'environ trois ans, j'ai vu à sa clinique plus d'ossifications graves des valvules que je n'en ai rencontré dans les vingt années qui se sont écoulées depuis.

Cette lésion organique n'est pas la seule des maladies chroniques qui présentent des inégalités de fréquence en différens temps. Beaucoup d'autres affections que l'on ne regarde pas communément comme soumises à l'influence de la constitution médicale sont réellement beaucoup plus fréquentes dans certains temps que dans d'autres. Parmi les maladies organiques chroniques, le cancer de l'estomac me paraît aussi beaucoup plus rare depuis quelques années. J'en dirai autant de plusieurs espèces de productions accidentelles du nombre de celles que l'on confond communément sous le nom de *cancer*, et que je n'ai pas revues une seule fois depuis neuf ans, quoique j'eusse vu chacune d'elles plusieurs fois dans le cours de chaque année antérieure. Je n'ai rencontré que chez un seul sujet, dans le même espace de temps, la variété des tubercules commençans que Bayle a décrite sous le nom de *granulation miliaire,* et dont il a parlé comme d'une chose assez commune.

On peut faire la même remarque relativement à plusieurs espèces de maladies nerveuses, et entre autres la manie, l'épilepsie, les rachialgies et même la rachialgie saturnine. Bayle avait remarqué que cette dernière maladie était plus commune de temps

en temps, sans qu'on pût attribuer cette fréquence
à des travaux plus considérables que de coutume
dans les arts où l'on emploie le plomb. Je sais que
les différences dont je viens de parler peuvent quelquefois tenir à des circonstances indépendantes de
la fréquence relative réelle des maladies; que le
hasard ou la confiance du public peuvent quelque
fois présenter à un médecin un plus grand nombre de maladies semblables que celui qui sera observé dans le même temps par ses confrères; mais cependant cette inégalité de fréquence me paraît trop
constante et trop marquée dans les hôpitaux pour
qu'elle ne tienne pas à des causes plus générales.

*Épaississement osseux et cartilagineux de la
membrane interne du cœur.* — La membrane interne qui tapisse les ventricules du cœur est d'une
telle ténuité que quelques anatomistes ont cru devoir nier son existence; mais dans le cas pathologique dont nous allons parler, elle devient tout-à-
fait évidente et facile à démontrer par la dissection.
Il est assez commun de trouver cette membrane légèrement, mais inégalement épaissie dans une partie des parois du ventricule gauche et particulièrement aux environs de ses orifices. Dans ces points
la membrane acquiert une couleur blanche laiteuse
ou légèrement jaunâtre et une opacité qui la font
facilement distinguer. La texture de ces points épaissis est semblable à celle des cartilages, mais avec
un moindre degré de consistance. Je ne pense pas
que ces indurations soient dues à un épaississement
réel de la membrane, mais bien plutôt à la formation d'un cartilage imparfait accidentel, de forme

aplatie, développé entre la surface adhérente de la membrane et les fibres musculaires du cœur. Cette position de semblables productions accidentelles cartilagineuses ou osseuses, que j'ai déjà désignée plusieurs fois dans le cours de cet ouvrage et ailleurs (1), sous le nom d'*incrustation*, me paraît être le résultat d'une loi de l'économie applicable à toutes les plaques cartilagineuses et osseuses que l'on trouve fréquemment à la surface des membranes et des organes qu'elles revêtent, tels que la plèvre, le péritoine, le poumon, la rate, les artères, etc. Les incrustations des valvules du cœur elles-mêmes paraissent naître toujours dans leurs duplicatures, et quand elles ne sont pas encore très-volumineuses, on peut détacher la membrane interne de leur surface, dans quelques parties. J'ai réussi quelquefois à en faire autant pour les épaississemens de la membrane interne du ventricule gauche. Je n'ai jamais observé ces derniers à l'état osseux. Mais l'observation de Crüwell que j'ai citée plus haut paraît en offrir un exemple; on en trouve quelques autres dont la description laisse également quelque chose à désirer, dans des observateurs plus modernes. M. Kreysig en rapporte un exemple tout-à-fait incontestable (2). Nous examinerons, à l'article des incrustations semblables de l'aorte, ce que l'on sait relativement à l'origine de ces productions.

---

(1) *Dictionnaire des Sciences Médicales*, art. *Productions accidentelles.*

(2) *Op. cit.*, vol. III, pag. 43.

CHAPITRE XVIII.

DES CONCRÉTIONS DU SANG, DITES VULGAIREMENT POLYPES DU COEUR ET DES VAISSEAUX.

Une opinion répandue parmi les médecins du dernier siècle et actuellement encore dans le public, attribue aux concrétions dites *polypeuses* du cœur et des gros vaisseaux les maladies qui dépendent réellement de l'hypertrophie ou de la dilatation de cet organe. Cette opinion est erronée, car les concrétions dont il s'agit se rencontrent très-communément chez des sujets qui n'ont jamais éprouvé aucun symptôme des maladies du cœur. Les trois quarts des cadavres en présentent, quelle que soit la maladie qui ait causé la mort. Peut-être même l'influence de la constitution régnante contribue-t-elle à leur formation autant que l'état particulier du sujet. J'ai remarqué au moins que, dans certains temps, on en rencontre beaucoup plus fréquemment de très-volumineuses. Cependant on tomberait dans une autre erreur si l'on pensait, comme quelques médecins et physiologistes de nos jours, que ces concrétions ne commencent à se former qu'au moment de la mort, ou même, comme Pasta et Morgagni, qu'elles peuvent quelquefois commencer seulement dans l'agonie (1). Beaucoup d'autres faits prouvent que le sang peut se concréter quoiqu'encore renfermé dans ses vaisseaux et soumis à la circulation. Sans parler

_____

(1) *Epist.* XXIV, n° 30.

des anévrysmes, dans lesquels on trouve des couches nombreuses de fibrine coagulée, stratifiées en quelque sorte l'une sur l'autre, et dont le degré de consistance ou même de décomposition prouve évidemment l'ancienneté, on rencontre quelquefois des veines et même des artères d'un assez gros volume totalement obstruées par de la fibrine concrétée, très-dure et adhérente aux parois des vaisseaux, dont le calibre paraît ordinairement rétréci dans ces endroits.

Haller a vu l'artère carotide gauche et la veine jugulaire interne du même côté ainsi obstruées. On pouvait, il est vrai, attribuer l'obstruction de l'artère à un anévrysme considérable de l'aorte qui existait chez le même sujet ; mais celle de la veine reste toujours inexplicable (1). Le même observateur a rencontré, chez une femme d'environ quarante ans, la veine cave inférieure obstruée de la même manière dans l'espace compris entre les veines rénales et iliaques. La circulation se faisait chez cette femme par la veine spermatique droite, qui était extrêmement dilatée (2). Vinckler, prosecteur à l'université de Gottingue, a décrit un cas analogue (3). Stancari et Bonaroli ont trouvé une obstruction semblable des veines caves, émulgente, épigastrique, iliaque primitive et iliaque antérieure (4). Morgagni, à qui ce fait avait été communiqué par Stancari, pense

____

(1) *Opuscul. pathol.*, obs. XXIII.
(2) *Ibid.*, obs. XXIV.
(3) *Dissert. de Vasorum lithiasi*, sect. 1, § 6.
(4) *Epist.* LXIV, n° 9.

que, dans ce cas comme dans ceux observés par Haller, il y avait eu obstruction préalable de la veine, puis concrétion du sang après la mort (1). Cette opinion me paraît inadmissible, d'après l'examen attentif de ces faits et d'après les cas semblables que j'ai observés.

J'ai rencontré, il y a plus de vingt ans chez une phthisique, la veine cave inférieure oblitérée dans une longueur de plus de quatre travers de doigt, et rétrécie dans le même endroit de près de moitié. L'obstruction avait lieu au moyen d'une concrétion fibrineuse blanchâtre qui remplissait la totalité de la veine. Ses couches extérieures, fortement adhérentes à la membrane interne de la veine, étaient tout-à-fait semblables à la couenne inflammatoire qui se forme sur le sang tiré par la saignée; mais elles avaient une consistance beaucoup plus forte. Les couches intérieures, au contraire, avaient une couleur jaunâtre, une opacité plus complète, et une consistance friable, analogue à celle de certains fromages, et par conséquent elles ressemblaient entièrement à la fibrine décomposée que l'on trouve fréquemment dans les sacs anévrysmatiques. J'ai eu occasion de voir depuis deux cas tout-à-fait semblables; mais les concrétions étaient plus ou moins colorées, surtout à l'intérieur, par du sang récemment concrété, et il paraissait que la circulation avait eu lieu, quoiqu'imparfaitement, autour du coagulum qui n'adhérait que dans quelques points aux parois de la veine. J'ai trouvé, chez un autre sujet, l'artère carotide

______

(1) *Epist.* XXIV, n° 30.

droite obstruée de la même manière. Chez un troisième, tous les vaisseaux de la première, dans un espace exactement circonscrit et de la grandeur de la paume de la main, étaient farcis, en quelque sorte, d'une concrétion semblable. Aucun de ces sujets n'avait présenté de signes d'après lesquels on pût soupçonner ces oblitérations; et chez aucun il n'existait d'obstacles au cours du sang qui pût servir à les expliquer : on ne peut donc les attribuer qu'à une concrétion spontanée du sang, et par conséquent rien n'est plus probable, même *à priori,* que la possibilité de la coagulation du sang dens le cœur lui-même, surtout dans les derniers momens de la vie, et lorsque, dans une longue agonie, la circulation ne se fait plus que d'une manière irrégulière et imparfaite.

Des faits semblables aux précédents ont été recueillis en grand nombre dans ces dernières années. On en trouve plusieurs dans les ouvrages de M. Hodgson (1), Burns, Kreysig et Bertin. M. Bouillaud a publié en particulier un mémoire dans lequel il prouve que beaucoup d'hydropisies partielles sont dues à de semblables concrétions des veines (2). M. Velpeau a présenté dernièrement à l'Académie de Médecine deux belles observations de ce genre. Dans un de ces cas, la veine cave et plusieurs des veines afférentes étaient remplies par une concrétion sanguine peu adhérente à ses parois, si ce

----

(1) *Traité des Maladies des Artères et des Veines,* trad. de l'anglais par M. Breschet. *Paris,* 1819.
(2) *Archiv. gén. de Méd.,* t. II et V.

n'est en quelques points, et dans l'intérieur de cette concrétion, ferme et déjà en partie organisée, s'étaient développées de petites tumeurs encéphaloïdes. Le sujet présentait, dans d'autres organes, des tumeurs cancéreuses de la même espèce. J'ai vu moi-même cette pièce, comme commissaire de l'Académie. La plupart des auteurs que nous venons de citer attribuent la formation de ces concrétions veineuses à l'inflammation ; MM. Burns et Kreysig paraissent même pencher à croire que les concrétions polypiformes du cœur elles-mêmes sont un produit de l'inflammation, et ce dernier a été jusqu'à admettre une inflammation polypeuse (1), nous examinerons dans les chapitres suivans sur quels fondemens cette opinion repose ; nous nous contenterons pour le moment de constater ce fait, que *le sang peut se coaguler dans ses vaisseaux et pendant la vie.*

Corvisart a donc eu raison de distinguer les « *polypes* dont la formation est récente et posté-» rieure à la mort, d'avec ceux dont la naissance » date d'un temps plus ou moins éloigné où l'indi-» vidu jouissait encore de la vie. » Cette distinction est facile à faire. Les concrétions les plus récentes forment seulement autour des caillots que renferment le cœur et les gros vaisseaux une légère couche blanche, opaque ou demi-transparente, et analogue à la couenne inflammatoire du sang. Elle n'est jamais complète, et elle n'enveloppe qu'une partie des caillots ; elle n'adhère point aux parois du cœur ou du vaisseau qui la renferme. Quelquefois la con-

____

(1) *Op. cit.*, vol. II, pag. 106.

crétion est plus épaisse et forme des masses isolées du sang et souvent sans adhérence avec les parois du cœur, et alors, surtout si le sujet est hydropique ou si le sang est très-séreux, la concrétion est tremblotante et demi-transparente comme de la gelée; elle est beaucoup moins ferme, sa texture fibrineuse est moins apparente, et elle paraît toute pénétrée et comme infiltrée de sérosité.

Les concrétions polypiformes plus anciennes se reconnaissent à une consistance beaucoup plus ferme et à-peu-près égale à celle de la substance musculaire avec moins de force de cohésion, et à une adhérence plus ou moins forte avec les parois du cœur. Dans les ventricules et dans les sinus des oreillettes, cette adhérence paraît d'abord tenir à ce que la concrétion pénétrant dans les intervalles des colonnes charnues se trouve, en quelque sorte, intriquée avec elles; mais cependant cette disposition est pour peu de chose dans l'adhésion dont il s'agit, car, lorsqu'une concrétion ainsi entrelacée est encore molle et assez récente, on la détache sans peine et d'un seul morceau; quand, au contraire, elle est ferme, ancienne, et réellement agglutinée, on ne peut l'arracher que par parties, et les extrémités cachées sous les colonnes, y restent.

Les concrétions anciennes ont encore d'autres caractères auxquels il est assez facile de les reconnaître. Elles sont plus opaques et moins pénétrées de sérosité. Leur texture fibrineuse est plus marquée que celle des concrétions récentes et de la couenne inflammatoire. Au lieu de la couleur uniformément blanche ou jaunâtre de ces dernières, elles présen-

tent par endroits une couleur de chair pâle ou légèrement violette. Ces nuances existent souvent à la
fois dans diverses portions de la même concrétion.
Quelquefois, au milieu d'une masse de fibrine épaisse,
on trouve un petit caillot de sang tout-à-fait isolé.
La surface des concrétions présente des taches de
sang qu'on ne peut enlever par le lavage ; tantôt
elles pénètrent seulement un quart de ligne de la
surface du polype et paraissent destinées à former
les vaisseaux qui doivent s'y développer plus tard ;
tantôt elles s'enfoncent plus profondément, et quoique formées par du sang plus ou moins combiné
avec la fibrine concrétée, elles affectent déjà la
forme d'un vaisseau. J'ai même trouvé dans des
concrétions polypiformes des grumeaux de sang arrondis et déjà entourés d'une couche membraniforme distincte, rudiment évident des parois d'un
vaisseau, de sorte que dans ce cas encore, comme
dans celui de la formation des vaisseaux du tissu
séreux accidentel (*voyez* page 112), l'organisation
vasculaire se développe à-peu-près comme chez le
fœtus.

Je ne n'ai pas trouvé de grosses concrétions polypiformes dans un état d'organisation plus avancé
et qui approchât de celui de la concrétion trouvée
dans les bronches que j'ai décrites dans l'un des chapitres précédens (*voy*. t. 1, p. 261). Cela est dû sans
doute à ce que leur volume occasione promptement
des accidens mortels : mais on verra au chapitre *des
Végétations du cœur*, que des concrétions plus petites peuvent acquérir une organisation parfaite.

Le sinus de l'oreillette droite et le ventricule

droit sont les parties du cœur où l'on rencontre le plus ordinairement ces concrétions adhérentes et déjà anciennes; elles obstruent complètement le sinus; mais, dans le ventricule, elles doublent seulement l'épaisseur de ses parois, rétrécissent sa cavité et s'insinuent sous la valvule tricuspide dont elles gênent l'abaissement. On peut dans ces cas, après avoir ouvert le ventricule, le vider du sang liquide et caillé qu'il contient, sans altérer aucunement la concrétion, peut-être même un observateur peu attentif pourrait-il quelquefois ne pas l'apercevoir, et trouver seulement le ventricule fort étroit.

Les colonnes charnues auxquelles adhèrent ces concrétions sont ordinairement notablement aplaties, ce qui suffirait pour prouver que leur existence est antérieure à la mort; car il a fallu nécessairement un temps assez long pour produire un pareil effet. M. Corvisart a, je crois, remarqué le premier cet aplatissement des colonnes charnues (1). Il était porté à un point tel chez le sujet de son observation, que les colonnes étaient *effacées*. Je n'ai jamais rencontré cet aplatissement à un pareil degré; mais les occasions de l'observer à un degré très-notable, quoique moindre, ne sont pas rares.

Les deux espèces de concrétions que je viens de décrire sont évidemment antérieures à la mort : le fait me paraît suffisamment démontré par ce qui précède pour la seconde espèce. On peut en dire autant de la première, car les concrétions les plus molles et les plus récentes ne sont jamais tout-à-fait semblables

---

(1) *Op. cit.*, obs. LVI, pag. 476.

à la couenne du sang tiré de ses vaisseaux, et par conséquent il est probable qu'elles se sont formées sous l'influence de la vie.

Il est encore une troisième espèce de concrétions, plus anciennes évidemment que celles que je viens de décrire, et dont la formation est peut-être antérieure de plusieurs mois à la mort des sujets chez lesquels on la rencontre. Ces concrétions sont adhérentes aux parois du cœur, et ne peuvent même en être détachées quelquefois qu'en raclant avec le scalpel. Leur consistance est moindre que celle des concrétions de la seconde espèce; elle n'est plus du tout fibrineuse; elle ressemble plutôt à celle d'une pâte sèche et friable ou d'un fromage gras et un peu mou. Elles ont perdu la légère demi-transparence de la fibrine récemment concrétée, et ressemblent, en un mot, parfaitement aux couches de fibrine décomposée que l'on trouve dans les anévrysmes faux. Je n'ai trouvé de ces concrétions que sur les parois des oreillettes ou dans leurs sinus.

Je pense que le cylindre fera reconnaître les concrétions polypiformes du cœur antérieures à la mort quand elles auront un certain volume. J'ai annoncé plusieurs fois leur existence, d'après les signes suivans, que je n'ose cependant donner comme certains, parce que je n'ai pu encore recueillir beaucoup de faits à cet égard.

Lorsque, chez un malade qui jusque là avait présenté des battemens du cœur réguliers, ces battemens deviennent tout-à-coup tellement anomaux, obscurs et confus, qu'on ne peut plus les analyser, on peut soupçonner la formation d'une concrétion polypiforme. Si ce trouble n'a lieu que d'un seul côté du cœur, la chose est à-peu-près certaine. Ainsi, lorsqu'en explorant le cœur sous la partie inférieure du sternum, on trouve ces battemens confus et tumultueux, tandis qu'ils étaient réguliers la veille, on peut regarder comme très-probable qu'il s'est formé une concrétion polypiforme dans les cavités droites, surtout si en même temps les contractions du ventricule gauche, explorées entre les cartilages des cinquième et sixième côtes, se font entendre plus distinctement.

CHAPITRE XIX.

DE L'INFLAMMATION DE LA MEMBRANE INTERNE DU CŒUR ET DES GROS VAISSEAUX.

L'inflammation de la membrane interne du cœur et des gros vaisseaux me paraît être, malgré l'opinion de quelques observateurs de nos jours, une affection fort rare. Il suffit, à mon avis, pour s'en convaincre, d'examiner ce que sont en elles-mêmes les diverses altérations cadavériques dans lesquelles on a cru trouver les preuves de l'inflammation dont il s'agit.

Ces altérations sont : la rougeur de ladite membrane, les concrétions polypiformes du sang qui lui adhèrent plus ou moins fortement, l'exsudation d'une lymphe plastique et pseudo-membraneuse à sa surface et l'ulcération. Je ne range point parmi ces altérations les éruptions pustuleuses à la face interne de l'aorte, parce qu'elles annoncent une inflamma-

tion des couches profondes de cette artère et non
de sa membrane interne. Nous allons examiner sé-
parément chacune de ces altérations.

*Rougeur de la membrane interne du cœur et des
gros vaisseaux.* — On trouve assez souvent sur les
cadavres l'intérieur de l'aorte ou de l'artère pulmonaire rougi uniformément, et comme si les parois de
ces vaisseaux eussent été teintes par le sang qu'elles
contiennent. Cette rougeur peut être de deux
sortes : tantôt elle tire sur la couleur écarlate, et
tantôt elle est brune ou violette.

La couleur écarlate de l'intérieur des artères a
souvent son siége exclusivement dans leur membrane interne; et, lorsqu'on enlève cette membrane
en raclant avec le scalpel, on trouve au-dessous la
membrane fibrineuse aussi pâle qu'elle l'est naturellement. Mais dans d'autres cas la rougeur pénètre
plus ou moins profondément la tunique fibrineuse
et quelquefois même elle atteint par endroits la
tunique celluleuse.

Cette rougeur de la tunique interne est une teinte
tout-à-fait uniforme et semblable à celle que présenterait un morceau de parchemin peint en rouge.
On n'y distingue aucune trace de capillaires injectés :
seulement la teinte est quelquefois plus foncée
en certains endroits que dans d'autres. Quelquefois
elle diminue insensiblement depuis l'origine de
l'aorte jusqu'à l'endroit où cesse la rougeur; mais
assez souvent elle se termine brusquement et en
formant des bords découpés d'une manière irrégulière. Quelquefois, au milieu d'une portion très-
fortement rougie, on trouve un espace exacte-

ment circonscrit qui est resté blanc, et qui produit absolument l'effet que détermine l'impression du doigt sur un phlegmon ou sur un érysipèle. Lorsque l'aorte contient très-peu de sang, la rougeur n'existe que dans la ligne en contact avec lui et forme une sorte de ruban. L'origine de l'aorte et sa crosse sont les parties de cette artère que l'on trouve le plus souvent ainsi rougies. Quelquefois la presque-totalité des artères participe à la même teinture. Les valvules sigmoïdes et la mitrale présentent ordinairement alors le même aspect, et semblent avoir été plongées dans une teinture rouge. J'ai comparé cette couleur à celle de l'écarlate, et cette comparaison est assez exacte pour l'intérieur de l'aorte et de l'artère pulmonaire ; mais la rougeur des valvules est plus vermeille et plus foncée, et tire un peu sur le pourpre ou le violet.

Lorsque l'artère pulmonaire est affectée, ses valvules et la valvule tricuspide sont aussi assez ordinairement dans le même état.

La membrane interne des ventricules et celle des oreillettes ne présentent quelquefois aucun changement sensible de couleur, lors même que les valvules sont le plus fortement rougies. Il n'est pas rare cependant que la membrane interne des oreillettes participe à la rougeur, qui se rapproche alors de celle des valvules ; plus rarement la surface interne des ventricules présente aussi une rougeur analogue, mais ordinairement plus brune ou violette. Quelquefois la surface interne du cœur et les oreillettes sont seules rougies, et nous remarquerons en passant que dans ces cas, le cœur est plein de sang et que les artères n'en contiennent presque pas.

La rougeur que nous venons de décrire, n'est accompagnée d'aucun épaississement sensible des membranes teintes. Quelques heures de macération dans l'eau suffisent pour la faire disparaître totalement. M. Corvisart a dit quelques mots de cette rougeur, et avoue que jamais il n'a pu se rendre un compte satisfaisant de sa nature et de sa cause (1). P. Franck l'a regardée comme une inflammation des artères qui, selon lui, occasione une fièvre particulière et presque toujours mortelle (2). Kreysig et MM. Bertin et Bouillaud ont aussi adopté cette opinion.

L'idée la plus naturelle que présente d'abord la rougeur d'un tissu blanc, est qu'elle dépend d'une inflammation ; mais plusieurs des faits et des observations consignés dans cet ouvrage établissent, ce me semble, que la rougeur ne suffit pas pour caractériser l'inflammation, surtout lorsqu'elle n'est pas accompagnée d'épaississement de la partie rougie. La circonscription tout-à-fait exacte de ces rougeurs dans certains cas, et sa terminaison brusque par des lignes géométriques, quoiqu'irrégulières, éloignent d'ailleurs cette idée, et donneraient plutôt celle d'une teinture par un liquide coloré qui aurait coulé irrégulièrement sur la membrane rougie, ou qui, à raison de son peu d'abondance, n'aurait pu toucher tous les points.

____

(1) *Op. cit.*, pag. 36.
(2) *De Curand. homin. morb.*, t. II, pág. 173, § 205.

Je doute fort que la rougeur dont il s'agit produise des symptômes généraux assez graves ou assez constans pour la faire reconnaître. Je l'ai trouvée chez des sujets qui avaient succombé à des affections fort différentes les unes des autres, et je n'ai jamais pu la prédire d'après aucun signe constant. Une agonie un peu longue, chez des sujets encore vigoureux, mais cependant cachectiques par suite de maladie du cœur ou autrement, m'a paru coïncider assez souvent avec cette rougeur : le sang dans ces cas n'est jamais bien fortement coagulé, et les cadavres présentent le plus souvent des signes de décomposition.

La seconde espèce de rougeur intérieure des gros vaisseaux présente un aspect assez différent pour qu'on puisse être tenté de lui attribuer une toute autre nature : elle est violette ou brunâtre et non pas d'un rouge vif, et elle se remarque également dans l'aorte, l'artère pulmonaire, les valvules, les oreillettes et les ventricules. Le plus souvent même on la trouve dans tous ces organes à la fois. Elle est souvent très-inégale pour l'intensité, toujours beaucoup plus marquée sur les parties des vaisseaux qui ont été le plus en contact avec le sang, d'après les lois de la pesanteur, et n'est pas aussi communément bornée à la membrane interne du système circulatoire que la rougeur écarlate. La substance musculaire des oreillettes et des ventricules et même les tuniques fibrineuses de l'aorte et de l'artère pulmonaire participent à cette teinte, au moins dans quelques points et jusqu'à une certaine profondeur. J'ai trouvé surtout cette couleur violette chez des sujets qui avaient succombé à des fièvres continues graves, à des emphysèmes du poumon ou à des maladies du cœur. Presque tous avaient éprouvé une agonie longue et accompagnée de suffocation; chez tous, le sang était très-liquide, évidemment altéré, et des signes d'une décomposition anticipée existaient dans le cadavre. Aussi est-ce surtout en été qu'on rencontre fréquemment cette coloration, et chez les sujets que l'on ouvre plus de vingt-quatre heures après la mort. L'une et l'autre rougeur et surtout la dernière est accompagnée d'un ramollissement plus ou moins marqué du cœur et d'une humidité plus grande des parois artérielles, qui le plus souvent sont évidemment les effets d'un commencement de putréfaction.

MM. Bouillaud et Bertin ont adopté l'opinion de Franck relativement à la nature inflammatoire de la rougeur artérielle, et cependant, en examinant les observations assez nombreuses qu'ils apportent à l'appui de cette opinion, on peut être frappé de leur conformité avec celles que j'ai exposées ci-dessus. En effet, sur vingt-quatre observations, onze sont des fièvres continues graves ou d'autres cas dans lesquels il y avait altération putride manifeste des liquides et où la putréfaction était anticipée (1). Les treize autres observations ont presque toutes été faites sur des phthisiques. L'état du sang n'est le plus souvent pas indiqué dans ces dernières; mais les auteurs observent en général que la rougeur de la membrane interne du cœur leur a paru coïncider avec

______

(1) *Op. cit.*, obs. 3, 4, 5, 6, 7, 8, 9, 10, 11, 13, 26.

un état de fluidité remarquable du sang. On peut encore noter que la plupart de ces ouvertures ont été faites en été et plus de trente heures après la mort.

Frappé de la coïncidence des deux sortes de rougeur du cœur avec une altération manifeste du sang et un commencement de décomposition du cadavre, je commençai, il y a environ quatre ans, à douter que dans aucun cas les rougeurs que je viens de décrire, lorsqu'elles existent seules, fussent autre chose qu'une imbibition cadavérique du sang. Pour m'en assurer je fis l'expérience suivante, que j'ai répétée, depuis, un grand nombre de fois.

Chez un sujet qui ne présentait encore aucun signe de décomposition et dont l'aorte, enlevée en entier, était blanche et saine intérieurement, je remplis cette artère du sang du cadavre et je fis deux ligatures aux extrémités. Je renfermai ensuite la pièce dans l'estomac du sujet, afin de la préserver du desséchement et de la mettre dans les mêmes conditions de décomposition que le reste du cadavre. Au bout de vingt-quatre heures, j'incisai l'aorte, dont la membrane interne offrait parfaitement la teinte écarlate décrite ci - dessus. Cette teinte ne fut pas affaiblie par des lavages réitérés.

Cette expérience ne réussit pas toujours aussi parfaitement. Si l'on emploie du sang trop fortement coagulé, on obtient très-difficilement, faiblement et lentement l'imbibition. Si l'on emploie du sang demi-coagulé et surtout le sang encore un peu rutilant que l'on exprime des poumons, on obtient la rougeur écarlate. Si l'on emploie du sang très-liquide et surtout mêlé de sérosité, on obtient la couleur violette plus ou moins foncée ou pâle. Si l'on ne remplit l'artère qu'à moitié ou au quart, la teinture n'occupe que la partie en contact avec le sang et forme un ruban.

Si les parois de l'artère sont fermes et élastiques, l'opération ne réussit que difficilement et à l'aide de beaucoup de temps (soixante - douze, quatre - vingts heures), et la teinture n'est jamais bien foncée. Si, au contraire, les parois de l'artère sont molles, souples et pénétrées d'humidité, la teinture en pénètre promptement toute l'épaisseur.

L'expérience réussit beaucoup plus facilement en été qu'en hiver, et d'autant plus facilement que la putréfaction marche plus vite ; mais la teinture est parfaite long-temps avant que l'aorte ne donne aucune odeur désagréable.

Boerhaave et Morgagni (1) ont connu ces rougeurs de la membrane interne du cœur, et les ont attribuées à la stase du sang qui a lieu dans l'agonie des maladies accompagnées d'une forte oppression.

M. Hodgson (2) a remarqué que les rougeurs artérielles paraissent être, dans beaucoup de cas, le résultat d'une simple teinture, et que l'on observe souvent des *taches d'un rouge foncé dans les endroits correspondans à un caillot de sang*, et dans les artères qui ont été exposées long-temps à l'air

---

(1) *Ep.* XXVI, art. XXXVI.

(2) *Traité des Maladies des Veines et des Artères*, par Jos. Hodgson, trad. de l'anglais par M. Breschet. *Paris,* 1819, t. 1, pag. 8.

dans les salles de dissection. Ce dernier fait est parfaitement exact; mais il est, à mon avis, d'une nature toute différente. Il est certain, que les artères et tous les autres tissus blancs, exposés à l'air dans un lieu humide et où leur dessiccation ne peut se faire que très-lentement, prennent une teinte rouge plus ou moins intense, mais qui n'est jamais aussi foncée que celle que nous avons décrite ci-dessus, au moins dans les artères; on peut de cette manière faire rougir en vingt-quatre heures la membrane interne des intestins et de l'estomac, le péritoine, la plèvre, etc. Mais ici le phénomène dépend évidemment de la *transsudation* du sang contenu dans les petits vaisseaux des membranes, et on peut même la favoriser encore en grattant légèrement leur surface avec la lame d'un scalpel. Dans le premier cas, au contraire, c'est l'imbibition du sang dans les tissus qui l'avoisinent.

Il me semble qu'il est impossible de se refuser à conclure de tous les faits que nous venons de rapporter, que la rougeur des membranes internes du cœur et des gros vaisseaux ne peut, dans aucun cas et quelle qu'en soit la nuance, prouver seule l'inflammation, et qu'on peut affirmer que cette rougeur est un phénomène cadavérique ou d'agonie toutes les fois qu'elle se trouve jointe aux circonstances suivantes : agonie longue et accompagnée de suffocation, altération manifeste du sang, décomposition déjà un peu marquée du cadavre.

C'est donc encore ici une de ces altérations cadavériques ou semi-cadavériques sur lesquelles nous avons eu plusieurs fois occasion, dans le cours de cet ouvrage, d'appeler l'attention des médecins observateurs, afin qu'on ne les confonde pas avec celles qui sont *causes* et non *effets* des maladies. Je ne crains pas de revenir trop souvent sur ce sujet. La distinction de l'engorgement des capillaires et de l'inflammation est souvent difficile à faire, et peut donner lieu à des erreurs graves en anatomie pathologique, et par conséquent en médecine pratique, d'autant que ces deux affections peuvent quelquefois exister simultanément dans le même organe.

On pourrait tout au plus soupçonner l'inflammation, dans les cas où la rougeur de la membrane interne des artères est accompagnée de gonflement, d'épaississement, de boursouflement et d'un développement extraordinaire de petits vaisseaux dans la tunique fibrineuse ou moyenne, et je ne sais même si ces conditions réunies prouveraient bien l'inflammation chez un sujet qui serait considérablement infiltré et dont les tissus seraient fort humides.

Exsudation pseudo-membraneuse à la surface interne du cœur et des artères. — La formation d'une couche pseudo-membraneuse de lymphe plastique, plus ou moins adhérente à la surface interne du cœur et des vaisseaux, est le signe le plus incontestable de l'inflammation de cette membrane, et, avec l'ulcération, le seul certain. Plusieurs faits de ce genre ont été observés depuis quelques années.

Baillie a vu la valvule tricuspide enflammée et couverte de lymphe plastique (1).

____

(1) *Anat. pathol.*

M. Farre (1) a trouvé chez un homme mort de pleurésie avec péricardite, l'aorte tapissée intérieurement par une lymphe plastique qui lui adhérait intérieurement. M. Burns a vu, sur la surface interne de l'oreillette droite, une couche de *lymphe floconneuse* (2); chez un autre sujet, l'oreillette gauche, en partie ossifiée, était tapissée intérieurement par une couche membraniforme de lymphe plastique (3). Dans un troisième cas, le même observateur a trouvé un peu au-dessus de la valvule mitrale une *cloison tendineuse, ossifiée en quelques points et percée au centre d'une ouverture à bords ridés où l'on eût pu passer le petit doigt.* Cette cloison, parallèle à la valvule mitrale et qui partageait l'oreillette en deux portions, ne peut guère être regardée que comme le produit de l'organisation d'une fausse membrane inflammatoire.

MM. Bouillaud et Bertin ont vu aussi, chez un homme mort attaqué d'hypertrophie du cœur et de péricardite, la membrane interne de l'aorte rougie et couverte d'une pellicule albumineuse demi-concrète et rougeâtre (4).

J'ai trouvé moi-même quelquefois des fausses membranes peu étendues, ordinairement teintes de sang par imbibition, fortement adhérentes aux parois des oreillettes ou du cœur, chez des sujets attaqués d'autres maladies de ces organes, et particu-

---

(1) Hodgson, *oper. cit.*, obs. 1.
(2) *Op. cit.*, chap. IX.
(3) *Ibid.*
(4) *Oper. cit.*, obs. II.

llèrement des végétations dont nous parlerons dans le chapitre suivant, et qui, comme nous le verrons, paraissent être dues elles-mêmes dans quelques cas à l'inflammation.

La présence du pus liquide dans le cœur et les artères, n'a guère été constatée que dans des cas d'ulcération, et on ne l'a jamais trouvé qu'en très-petite quantité. On conçoit même difficilement que cela pût être autrement à raison de la rapidité de la circulation dans ces organes, qui doit nécessairement entraîner le pus à mesure qu'il se forme.

Ulcération de la membrane interne du cœur et des gros vaisseaux. — La ténuité de cette membrane est telle, surtout dans le cœur, qu'on ne conçoit guère son ulcération sans celle des tissus subjacents; quoi qu'il en soit, il existe plusieurs observations incontestables d'ulcération à la surface interne des artères et des veines; on en peut voir des exemples dans les ouvrages de MM. Hodgson et Kreysig. Le nombre même en serait très-considérable si on voulait admettre tous les cas qui ont été donnés pour tels, par divers auteurs anciens et surtout modernes; mais le plus souvent les lésions indiquées sous ce nom n'étaient évidemment autre chose que le décollement des incrustations osseuses de l'aorte, dont nous parlerons plus bas.

On a rencontré aussi quelquefois de petites pustules pleines de pus, développées au-dessous de la membrane interne de l'aorte et qui se font jour dans l'intérieur de sa cavité. Il est probable que c'est ainsi que se forment les véritables ulcères de l'aorte et qu'ils sont dus par conséquent à une inflammation de la tunique moyenne des artères ou du tissu cellulaire très-fin, qui l'unit à la tunique interne, plutôt qu'à celle de cette dernière membrane, puisque dans l'inflammation de toutes les membranes, le pus se forme à leur surface libre et non à leur surface adhérente, comme on en peut juger par l'examen des lésions qui constituent la péritonite, la pleurésie, le croup, etc.

On a encore confondu quelquefois avec les éruptions pustuleuses dont je viens de parler, et qui sont fort rares, le décollement des ossifications de l'aorte, dans lequel l'espèce de sinus formé par la portion décollée de l'incrustation se remplit de fibrine qui se décompose à consistance de pâte friable et souvent mêlée de phosphate calcaire terreux. Assez souvent les bords de ces décollemens sont rougis à une petite distance, ce que je crois devoir attribuer à l'imbibition du sang, rendue plus facile dans une partie altérée, plutôt qu'à une inflammation chronique, qui n'est justifiée ni par la présence du pus, ni par aucuns symptômes locaux et généraux qu'on puisse lui attribuer.

Les concrétions polypiformes du sang sont-elles des produits, et par conséquent, des preuves de l'inflammation? — M. Kreysig, comme nous l'avons déjà dit, a résolu cette question par l'affirmative. M. Burns paraît quelquefois incliner vers la même opinion. Si cette opinion est fondée, il faut admettre, que la membrane enflammée agit sur le sang et le coagule, hypothèse tout-à-fait gratuite, d'autant qu'on ne pourrait pas même imaginer le mode d'action que pourrait avoir la membrane sur

le sang ; ou bien on peut admettre que le sang lui-
même, à raison de sa composition et de l'influence
de l'innervation sur lui, joue un rôle actif dans l'inflammation, qu'il est, comme le voulaient les anciens pathologistes, susceptible d'inflammation. Je
suis loin de rejeter cette manière de voir, quelqu'ancienne et abandonnée qu'elle soit aujourd'hui ; il ne
serait pas difficile de prouver qu'elle se lie beaucoup
mieux que les théories les plus récentes à beaucoup de faits incontestables : mais ce n'est évidemment pas celle de MM. Kreysig, Burns et des
médecins qui ont répété la même assertion. Leur
opinion paraît se fonder principalement sur les cas
où il y a adhérence intime ou continuité de substance entre les concrétions polypiformes et la membrane interne des parois du cœur et des vaisseaux.
A ce fait ainsi expliqué on peut objecter que l'adhérence intime, dont il s'agit, ne s'observe que rarement et sur les concrétions polypiformes les plus
parfaitement organisées, que le très-grand nombre
des concrétions qu'on trouve à l'ouverture des cadavres sont libres dans l'intérieur des vaisseaux et du
cœur, ou simplement appliquées et intriquées dans
les colonnes charnues de ce dernier organe ; que le
rapprochement des faits prouve évidemment que
toutes sont d'abord libres et sans adhérence ; que
l'on a vu, en voulant rouvrir une saignée et retirant
à cet effet un petit caillot de l'ouverture de la veine,
suivre une concrétion polypiforme, et cela sans
aucun signe local d'inflammation ; que ce n'est pas
chez les sujets jeunes, pléthoriques, pleins de vie et
éminemment disposés à l'orgasme inflammatoire, que

se forment tout-à-coup des concrétions polypeuses dans le cœur ou des concrétions obstruantes dans les veines et les artères; que ces accidents arrivent au contraire dans l'agonie de presque toutes les maladies, et surtout des maladies chroniques qui ont déterminé la cachexie, le marasme, une débilité profonde et qui ont été accompagnées d'obstacles locaux ou généraux à la circulation, enfin que le sang n'a pas besoin de l'action des organes sur lui pour se concréter, et qu'il suffit de sa stase pour séparer la fibrine des autres parties, comme le prouve la formation de la couenne inflammatoire sur le sang tiré par la lancette, couenne qui peut offrir toutes les variétés de consistance et d'aspect des concrétions polypiformes, et enfin ces concrétions elles-mêmes qui se forment souvent après la mort dans le cœur et les vaisseaux d'hommes et d'animaux qui ont succombé, au milieu d'une parfaite santé, à une mort violente.

D'un autre côté, l'adhérence d'une concrétion polypiforme organisée peut être conçue de deux manières, et d'abord par l'action irritante du caillot lui-même sur les parois du cœur, qui peut déterminer l'exsudation d'une lymphe plastique. On pourrait remarquer, à l'appui de cette hypothèse, que, dans l'obstruction des veines, les concrétions les plus récemment formées ne sont point adhérentes et que l'on ne rencontre une fausse membrane ferme, distincte du caillot et fortement unie aux parois de la veine, que dans les points où la fermeté et la demi-dessiccation du coagulum, sa composition par une fibrine altérée à divers degrés et quelquefois le rétrécissement de la veine montrent que la concrétion est ancienne.

D'un autre côté, les concrétions polypeuses formées avant la mort, ont évidemment la vie en elles aussi bien que le sang lui-même, et la conservent même quelque temps après l'extravasation, comme nous en avons cité un exemple remarquable dans l'organisation d'une concrétion fibrineuse, dans les bronches, chez un hémoptysique. Je pourrais prendre d'autres exemples dans l'organisation de la fibrine après l'épanchement du sang dans les membranes séreuses et ailleurs, et, dans le chapitre suivant, on trouvera d'autres faits analogues. Il me paraît donc tout-à-fait démontré par l'observation que la fibrine séparée du sang et concrétée dans un organe vivant est susceptible d'organisation aussi bien que la lymphe plastique inflammatoire, dite communément *albumine concrète ou demi-concrète*, quoiqu'elle ne soit pas uniquement composée d'albumine.

On peut remarquer encore qu'il n'est peut-être pas suffisamment démontré que la production d'une lymphe plastique, susceptible de s'organiser et de se transformer en un tissu semblable à celui dans lequel elle se forme, suppose toujours nécessairement une inflammation. La réunion des plaies faites par un instrument très-tranchant, lorsqu'on rapproche sur-le-champ les lèvres de la division, a lieu quelquefois sans signes appréciables d'inflammation. Aussitôt que le sang a cessé de couler, on voit suinter une lymphe visqueuse et transparente, qui est évidemment le moyen d'union employé par la nature, et dans les cas même où il y a inflammation, le suintement de cette lymphe la précède de plusieurs heures. La plupart des tumeurs un peu volumineuses qui se développent lentement dans les poumons, les ovaires ou dans divers points de l'abdomen, adhèrent ordinairement aux parties voisines, intimement ou par des lames séreuses ou celluleuses plus ou moins abondantes. Quelquefois, il est vrai, ces adhérences proviennent de pleurésies ou de péritonites locales; mais, dans beaucoup de cas, l'observation journalière de malades très-soigneux de leur santé et entourés de tous les soins de la médecine ne peut faire découvrir aucun signe de douleur ou d'inflammation, et cependant les adhérences se forment.

Les filamens et les flocons d'albumine plus ou moins concrétés, qu'on voit quelquefois nager dans les hydropisies les plus atoniques, et la membrane caduque qui se forme dans les premiers instans de la grossesse, sont encore, à mon avis, des faits qui rentrent dans la même catégorie. Ce serait, ce me semble, abuser des mots et se jeter dans un vague indéterminable, que de voir l'inflammation dans tous ces cas, uniquement parce qu'on y trouve un de ses caractères anatomiques, la lymphe plastique et susceptible d'organisation. Je pense que l'observation pourra arriver à faire reconnaître, à des caractères physiques et peut-être chimiques, quelles sont les concrétions lymphatiques qui sont le produit de l'inflammation, et que sont celles qui se forment sans le concours de cette perversion de l'action vitale. Déjà l'on peut remarquer que les concrétions lymphatiques, formées sous l'influence d'une inflammation évidente, ont une assez grande fermeté et une opacité presque complète dès les premiers instans de leur formation, et une couleur jaune analogue à celle du pus; c'est par cette raison autant que par la propriété qu'elles ont de se ramollir à consistance puriforme, lorsqu'elles ne se transforment pas en tissu organisé, que j'ai cru pouvoir les désigner, dans plusieurs endroits de cet ouvrage, sous le nom de *pus concret*. J'ai trouvé au contraire plusieurs fois, sur les tumeurs qui viennent à adhérer intimement aux organes voisins, l'exsudation semblable à de la colle de farine, que j'ai décrite en parlant de la pleurésie (*voy.* p. 107), et cela sans qu'on aperçût aucune rougeur et aucun autre signe d'inflammation sur les membranes ainsi recouvertes.

De tout ce que nous venons de dire, il me semble qu'on peut conclure, 1°. que la stase du sang, par suite d'un obstacle opposé à son cours, suffit à elle seule pour en produire la concrétion et déterminer la formation d'un coagulum de fibrine organisable. Toutes les causes propres à produire la stase générale ou partielle du sang, et particulièrement les obstacles à la circulation et les syncopes prolongées et réitérées, me paraissent pouvoir produire cet effet.

2°. La concrétion du sang dans ses vaisseaux paraît déterminer, dans quelques cas, une inflammation réelle et accompagnée de formation d'une fausse membrane, particulièrement dans les veines.

3°. Il paraît certain que quelquefois, et surtout dans les veines où la circulation est peu rapide, une inflammation pseudo-membraneuse de leur membrane interne peut être la cause première de la concrétion du sang, qui s'imbibe dans la fausse membrane, la gonfle, et tend à se coaguler autour d'elle par une sorte d'attraction.

4°. Enfin, le pus absorbé en grande quantité, par une veine, peut devenir de plusieurs manières la cause d'un infarctus sanguin, en se mêlant au sang, le rendant moins liquide, le concrétant même par une action chimico-vitale et en enflammant les parois des veines. On sait que rien n'est plus commun que de trouver, aux environs d'un sein cancéreux ou de l'utérus dans son inflammation chez les femmes nouvellement accouchées, les veines remplies de pus pur, ou mêlé de sang, tantôt liquide encore, tantôt plus ou moins épaissi, et quelquefois au degré de consistance humide et friable des matières dites athéromateuses (1).

____

(1) MM. Hodgson et Travers ont publié quelques cas de ce genre ; ils ne sont d'ailleurs nullement rares. Le mélange d'une trop grande quantité de pus dans le sang par suite de l'absorption veineuse, a en outre, pour effet, de déterminer des inflammations qui arrivent rapidement à la suppuration dans divers organes, et surtout dans le poumon. C'est par cette raison que les opérés et les sujets qui ont de vastes suppurations périssent souvent de péripneumonies, qui sont ordinairement *lobulaires*, comme l'a remarqué M. Cruveilhier, c'est-à-dire, qui commencent par plusieurs points à la fois. C'est, ce me semble, de cette manière qu'il faut entendre les métastases purulentes, au moins dans la plupart des cas.

Je pense que l'on pourra, dans beaucoup de cas, distinguer sur le vivant, la concrétion simple du sang dans ses vaisseaux de celle qui est due à l'inflammation. J'ai vu, à la même époque, deux cas propres à le faire espérer. L'un était celui d'une femme, attaquée d'une inflammation de la veine médiane, avec gonflement érysipélateux de l'avant-bras, douleur locale excessive, fièvre aiguë, angoisses et autres symptômes propres à faire craindre une mort imminente. Le sujet du second était un magistrat qui vint me consulter pour une espèce de gêne qu'il sentait dans la cuisse et la jambe gauches depuis trois ou quatre jours. Je trouvai la saphène interne, dans toute son étendue, dure comme un cordeau, elle était grosse comme le petit doigt dans sa moitié supérieure. La pression n'occasionait point de douleur notable et le malade s'était rendu chez moi à pied, voulant essayer de l'effet qu'un peu d'exercice pourrait produire sur ce qu'il appelait une gêne singulière dans la cuisse. Considérant ce cas comme une coagulation du sang sans inflammation, je lui conseillai une saignée, le repos et quelques frictions légèrement aromatiques, et au bout de huit jours la veine avait repris sa souplesse naturelle; la femme dont je viens de parler guérit également, dans l'espace de très-peu de jours, à l'aide du tartre stibié à haute dose. C'est celle dont j'ai parlé à l'article du traitement de la pneumonie. Ces deux faits sont propres en outre à faire penser que le sang concrété, par quelque cause que ce soit, peut être reporté, par l'absorption veineuse, dans le torrent de la circulation et ensuite être éliminé au dehors, car on ne peut guère, ce me semble, concevoir autrement le rétablissement de la circulation dans le vaisseau affecté.

CHAPITRE XX.

DES VÉGÉTATIONS QUI SE DÉVELOPPENT SUR LES VALVULES ET LES PAROIS DES CAVITÉS DU COEUR.

Deux espèces très-distinctes de végétations peuvent se développer dans les cavités du cœur. La première, observée d'abord par Rivière (1), a été décrite par Corvisart sous le nom de *végétations des valvules* : il en existe quelques exemples remarquables, outre ceux qu'il a consignés dans son ouvrage (2). La seconde ne paraît pas avoir été décrite : je la désignerai sous le nom de *végétations globuleuses.*

La dénomination de *végétations verruqueuses* conviendrait assez à la première espèce, car ces sortes de végétations présentent un aspect fort analogue à celui des verrues, et surtout à celui des poireaux vénériens qui se développent sur le gland, la vulve ou les nymphes. Comme ces derniers, tantôt elles ressemblent, par leur forme et les tubérosités qui recouvrent leur surface, à une petite fraise; tantôt, plus allongées qu'étendues en largeur, elles présentent la forme d'un petit cylindre irrégulier, ou celle d'un fuseau; quelquefois, très-peu élevées

____

(1) *Sepulchret.*, lib. ii , sect. viii , obs. 24.
(2) *Op. cit.*, pag. 226 et suiv. — SANDIFORT, *Exercit. anat.*

et très-rapprochées les unes des autres, elles couvrent un espace plus ou moins étendu à la surface des valvules, des tendons des piliers, ou des oreillettes qu'elles rendent raboteuse et granulée; plus souvent elles sont isolées ou rapprochées sur une seule ligne le long du bord libre ou du bord adhérent des valvules. Les plus longues que j'aie vues n'avaient pas plus de trois lignes à quatre de longueur. Mais on en rencontre d'assez volumineuses et assez multipliées pour imiter grossièrement la crête d'un coq.

La couleur de ces végétations, quelquefois blanchâtre comme celles des valvules, avec un peu moins d'opacité, est plus souvent relevée, en totalité ou par endroits, d'une teinte rosée, rose, ou légèrement violette; leur texture est charnue, assez analogue à celle des végétations vénériennes, mais elles m'ont toujours paru un peu moins consistantes. Leur consistance d'ailleurs est variable, comme je le dirai tout-à-l'heure; leur adhérence aux parties subjacentes paraît intime et sans intermédiaire. Elle est quelquefois si forte qu'on ne peut la détruire qu'en coupant; mais, dans la plupart des cas, on les enlève en raclant avec le scalpel, et quelquefois même avec le manche de cet instrument. Dans ce dernier cas, les végétations sont molles, d'un blanc jaunâtre, analogue à celui de la graisse, et d'une texture très-humide. La ressemblance qui existe entre les plus fermes de ces végétations et les excroissances vénériennes des parties génitales a fait penser à Corvisart qu'elles pouvaient avoir la même origine. Je ne sais jusqu'à quel point cette opinion est fondée:

elle me semble peu probable, si l'on compare la fréquence des affections syphilitiques avec la rareté des végétations dont il s'agit. J'ai d'ailleurs rencontré de ces excroissances chez des sujets qui, selon toute probabilité, n'avaient jamais eu aucune affection vénérienne.

Au reste, si la cause première du développement de ces végétations est inconnue, la manière dont elles se forment me paraît plus claire et plus facile à saisir. En disséquant celles d'entre elles qui présentent le plus de volume, leur texture m'a toujours paru se rapprocher entièrement, à un peu plus de fermeté près, de celle des concrétions polypiformes les plus compactes. Assez souvent on remarque vers leur centre une teinte violette et comme souillée de sang; et quelquefois même j'y ai trouvé un petit grumeau de sang caillé et très-reconnaissable. Enfin celles de ces concrétions qui ont le plus de mollesse, de transparence et qui adhèrent le moins aux valvules, ressemblent tout-à-fait aux concrétions polypiformes libres les plus humides. Il me paraît en conséquence indubitable que ces végétations ne sont autre chose que de petites concrétions polypiformes ou fibrineuses qui, formées sur les parois des valvules et des oreillettes, à l'occasion de quelque trouble dans la circulation, s'organisent par un travail d'absorption et de nutrition analogue à celui qui convertit les fausses membranes albumineuses en membranes accidentelles ou en tissu cellulaire. Je n'ai, non plus que Corvisart, jamais rencontré ces végétations que sur la valvule mitrale, sur les tricuspides, sur les sigmoïdes de l'aorte et de l'artère pulmonaire, et quelquefois, mais beaucoup plus rarement, à la face interne des oreillettes, et particulièrement de l'oreillette gauche; elles sont en général plus communes dans les cavités gauches que dans les droites.

M. Kreysig attribue la formation de ces végétations à l'inflammation. MM. Bertin et Bouillaud ont adopté la même opinion. Outre les raisons que nous y avons déjà opposées dans le chapitre précédent, on peut remarquer encore que si l'inflammation de la membrane interne du cœur était la cause efficiente des végétations dont il s'agit, elles auraient pour matrice et pour point de réunion commun une fausse membrane étendue comme une couche sur les valvules, ce qui n'est pas, puisque dans tous les cas où les végétations sont distinctes et séparées l'une de l'autre, on reconnaît évidemment que la membrane interne du cœur est à nu dans leurs intervalles. Je ne nie pas cependant qu'une fausse membrane inflammatoire puisse devenir dans quelques cas le noyau de concrétions sanguines. Ce fait me paraît même incontestable d'après les phénomènes de l'obstruction des veines et des artères par suite de l'inflammation de leur membrane interne (*voyez* page 616), et j'ai même vu un cas semblable dans l'oreillette gauche d'un sujet attaqué de rétrécissement de la valvule mitrale. Environ un pouce quarré de la surface de cette oreillette était couvert par une fausse membrane aussi consistante que les polypes les plus fermes, très-adhérente à l'oreillette, épaisse d'une ligne, lisse et continue à sa surface adhérente, présentant au contraire à sa face libre une multitude de petites lames aplaties ou cuboïdes longues au plus d'une demi-ligne. Toute l'épaisseur de cette concrétion était fortement et également teinte de sang d'un rouge foncé. Mais par cela même que l'on peut distinguer cette fausse membrane lorsqu'elle existe, il n'y a, ce me semble, aucune raison de l'admettre, quand on ne peut la voir.

Il me semble que d'après la position même des végétations verruqueuses sur les bords des valvules et le long des tendons des piliers, il y a une sorte d'analogie entre elles et les cristallisations qui se forment le long de fils ou de rameaux tendus dans une liqueur chargée d'une solution saline. Quoi qu'il en soit de cette comparaison, nous croyons avoir suffisamment prouvé dans le chapitre précédent que le sang peut se concréter partiellement, indépendamment de toute inflammation, et que le coagulum peut s'organiser et devenir adhérent aux parties voisines pour qu'il soit inutile de nous arrêter plus long-temps à ce sujet.

Corvisart n'a observé aucun signe particulier auquel on puisse reconnaître les végétations des valvules, ou du moins il n'en a pas indiqué d'autres que ceux auxquels on peut reconnaître le rétrécissement des orifices par une induration osseuse ou cartilagineuse. Cependant, dans aucune des observations qu'il rapporte il n'est fait mention du bruissement qui a été décrit plus haut sous le nom de *frémissement cataire*, et qui est cependant selon lui le seul signe pathognomonique de ces affections. On peut en outre remarquer que, chez aucun des sujets dont Corvisart rapporte l'ouverture, il ne paraît y avoir eu de rétrécissement notable des orifices du cœur.

Je pense qu'à moins que les végétations ne soient extrêmement nombreuses, elles doivent gêner fort peu le mouvement des valvules, et par conséquent, elles ne doivent donner aucun signe de leur présence. On a vu cependant dans l'une des observations précédentes que trois végétations d'une ligne de longueur seulement ont pu être soupçonnées. Ces végétations, d'ailleurs, d'après le mode de leur formation exposé ci-dessus, ne peuvent guère se développer que chez des sujets déjà atteints d'une maladie plus grave du cœur ou des poumons, qui doit nécessairement masquer quelquefois leurs signes ou détourner l'attention de l'observateur. Mais, lorsqu'elles sont assez nombreuses pour rétrécir notablement les orifices du cœur ou entraver beaucoup le jeu des valvules, elles donnent des indices évidens de leur existence, et leurs signes sont tout-à-fait analogues à ceux des ossifications des mêmes organes : seulement le frémissement cataire est beaucoup moins sensible à la main, et, sous le cylindre, le bruit des contractions du cœur est plus analogue à celui d'un soufflet qu'à celui d'une lime. L'observation suivante offre un exemple propre à confirmer la plupart de ces assertions.

Obs. XLVII. *Végétations verruqueuses sur la valvule mitrale et l'oreillette gauche ; rupture d'un des tendons de cette valvule, et hypertrophie avec dilatation des deux ventricules du cœur.* — Un ouvrier âgé d'environ trente-cinq ans, d'une taille élevée, ayant les cheveux et la barbe noirs, la peau légèrement jaunâtre, les muscles très-développés, entra à l'hôpital Necker le 10 avril 1819. Depuis environ cinq mois il était sujet à éprouver des étourdissemens, des étouffemens et de violentes palpitations dès qu'il se livrait à un travail un peu fort. Il se réveillait souvent en sursaut, et crachait quelquefois le sang. Depuis quelques jours, il lui était survenu une diarrhée très-forte, et qui le fatiguait beaucoup. Examiné le jour même de son entrée, il présenta les symptômes suivans :

La face était assez calme, les pommettes légèrement colorées, le pouls petit, dur et assez régulier; la respiration gênée. Les battemens du cœur donnaient un son fort obtus et une impulsion forte des deux côtés. On les entendait un peu dans le dos. La contraction de l'oreillette presque aussi longue que celle du ventricule donnait le bruit de soufflet. En appliquant la main sur la région correspondante aux cartilages des cinquième, sixième et septième côtes gauches, on sentait, d'une manière très-distincte, le *frémissement cataire*. Le bruit de soufflet s'entendait aussi un peu pendant la contraction de l'oreillette droite; mais il était beaucoup moins sensible qu'à gauche, et il paraissait même évident que ce bruit entendu sous le sternum provenait de l'oreillette gauche, dont la contraction, plus longue et plus sonore, masquait même en ce lieu le bruit de l'oreillette droite (1). Les battemens du cœur

____

(1) L'ouverture du corps prouve, comme on le verra,

étaient d'ailleurs un peu irréguliers, les veines jugulaires n'étaient pas gonflées ; la respiration s'entendait par-tout, mais avec un léger râle muqueux par endroits. D'après ces signes, je caractérisai ainsi la maladie : *Hypertrophie des deux ventricules, végétations ou rétrécissement cartilagineux de la valvule mitrale. Saignée de 16 onces.*

Le 11 avril, le malade était dans une agitation extrême et ne pouvait rester un instant dans la même position. La respiration était extrêmement gênée, la face peignait l'anxiété et la douleur, les joues étaient colorées, le pouls très-fréquent, petit et irrégulier. La voix, naturellement très-grave, était devenue rauque et étouffée.

Le 12, agitation plus grande encore, pouls petit, dur et irrégulier ; extrémités froides, râle fort dans la trachée ; respiration avec râle muqueux, orthopnée. Les facultés intellectuelles étaient intactes, et le malade parlait de sa mort prochaine avec autant de sang-froid que pouvaient le lui permettre l'agitation continuelle, la gêne de la respiration et la violence des palpitations. Saignée de 12 onces.

Il mourut vers quatre heures après midi.

---

que cette conjecture était bien fondée : néanmoins cet effet est rare, et dans des cas où le bruit d'une oreillette était beaucoup plus fort que dans celui-ci, j'ai entendu très-distinctement l'oreillette saine en son lieu, sans aucun mélange du bruit de l'oreillette affectée. On en a vu un exemple remarquable ci-dessus. Je crois que, dans le cas présent, le bruit de l'oreillette gauche n'était entendu sous le sternum que parce que la droite était proportionnellement plus petite et plus faible que les autres parties du cœur.

Ouverture du cadavre faite trente-deux heures après la mort. — Le cadavre ne présentait d'infiltration qu'aux avant-bras et aux jambes. La face était un peu violette.

Le péricarde contenait une livre d'une sérosité assez limpide, de couleur fauve foncée, et dans laquelle nageaient un grand nombre de petits flocons blancs, opaques, minces et aplatis, et dont les plus grands égalaient à peine la moitié de l'ongle du petit doigt.

Le cœur avait un volume presque double de celui du poing du sujet. Le ventricule droit était fort vaste; ses parois offraient au moins quatre lignes d'épaisseur, et ses colonnes charnues étaient très-volumineuses. Les valvules tricuspides et les sigmoïdes de l'artère pulmonaire offraient une couleur rouge violette assez intense (1), et qui tranchait sur celle de la membrane interne du ventricule, qui était d'un jaune rougeâtre. L'oreillette droite n'offrait aucune trace de lésion, et paraissait proportionnellement plus petite que son ventricule.

Le ventricule gauche était d'un tiers plus vaste qu'il n'aurait dû l'être. Ses parois avaient cependant une bonne épaisseur (environ six lignes), et ses colonnes charnues étaient très-grosses. Un des tendons qui, de l'extrémité des piliers, se portent au bord libre de la valvule mitrale, était rompu à-peu-près vers son milieu. Cette rupture était fort

---

(1) Phénomène d'imbibition, d'après les circonstances suivantes, ouverture faite trente-deux heures après la mort, au printemps ; sang très-liquide.

inégale; il semblait que la partie divisée eût été amincie dans l'étendue d'un demi-pouce avant de se rompre; la surface de cette portion amincie était cependant lisse, quoiqu'inégale; à l'endroit où elle commençait, c'est - à - dire, à environ trois lignes du pilier, le tendon était entouré de petites concrétions fibrineuses très – fermes, jaunâtres, opaques, souillées de sang, qui adhéraient fortement au tendon et rendaient sa surface rugueuse. La partie supérieure du tendon rompu était lisse et repliée sous la valvule mitrale, mais sans adhérence. Un autre tendon du même pilier était aminci inégalement dans une étendue de trois à quatre lignes vers l'extrémité qui tenait à la valvule, mais d'ailleurs parfaitement lisse (1).

Tout le bord libre de la valvule mitrale était couvert de petits corps, les uns opaques et d'un blanc jaunâtre, les autres demi-transparens par endroits, quelques-uns roses ou légèrement violets et injectés de petits vaisseaux. Leur forme était irrégulière et très-variable. Plusieurs cependant présentaient une surface irrégulièrement mamelonée, comme celle d'un choufleur ou d'un poireau vénérien, avec lequel ils avaient beaucoup de ressemblance. Leur consistance était très-inégale, et présentait tous les degrés intermédiaires entre celle de la chair et celle des concrétions polypiformes. Quelques-uns avaient la grosseur et l'aspect d'une petite fraise; mais le plus grand nombre étaient allongés, fusiformes,

____

(1) Cet amincissement serait–il le résultat d'un ulcère cicatrisé à la surface des tendons?

longs d'environ deux lignes, et un peu plus gros que les tendons de la valvule mitrale. Ils adhéraient par une de leurs extrémités à l'une des faces de la valvule, et présentaient presque tous sur l'autre de très-petits caillots d'un sang noir et fortement coagulé, qui faisaient corps avec les végétations mêmes et semblaient se confondre avec elles. On ne les détachait de la valvule qu'avec peine et par une véritable déchirure. Une de ces excroissances, trois ou quatre fois plus grosse que les autres et à-peu-près fusiforme, représentait un tube à parois minces formées par une matière jaunâtre, de consistance d'albumine cuite, un peu rougie à l'intérieur. Cette sorte de tube était rempli d'une matière pultacée à demi friable, d'un rose pâle, et assez semblable, à la couleur près, au lait cuit (1). La réunion de ces petits corps donnait au bord libre de la valvule mitrale une épaisseur plus grande et un aspect frangé.

Les valvules sigmoïdes de l'aorte et la membrane interne de cette artère offraient une couleur rouge extrêmement prononcée, et qui contrastait avec celle de la membrane interne du ventricule, qui était d'un rouge pâle et presque jaune. Cette couleur rouge ne s'étendait pas au-delà de la tunique interne de l'artère; elle occupait toute l'étendue de l'aorte, et était surtout marquée dans sa portion thoracique (2).

---

(1) Fibrine décomposée comme on en trouve souvent dans les anévrysmes et les concrétions du sang dans les veines.

(2) Imbibition du sang (*voy*. pag. 626).

L'oreillette gauche offrait, dans toute l'étendue de sa face interne, cette même couleur rouge foncée, qui s'étendait ici à toute l'épaisseur des parois de l'oreillette. Au-dessous de l'ouverture des veines pulmonaires gauches, et à deux lignes à-peu-près de l'ouverture auriculo-ventriculaire, la face interne de l'oreillette gauche présentait, dans une surface d'environ un pouce carré, une partie extrêmement inégale et recouverte de petites végétations jaunâtres ou vermeilles, exactement semblables à celles qui existaient sur la valvule mitrale, excepté qu'elles étaient de forme lenticulaire; mais, comme celles de la valvule mitrale, elles adhéraient par une de leurs extrémités à la membrane interne de l'oreillette, et plusieurs présentaient à l'autre extrémité de petits caillots de sang coagulé et noir fortement adhérens à leur bord libre. On ne pouvait enlever ces végétations que par une véritable déchirure.

La chair du cœur était, en général, jaunâtre (excepté l'oreillette gauche) et médiocrement ferme. Le sang qui s'échappa des deux veines caves et des veines pulmonaires quand on détacha le cœur était très-liquide et moins noir qu'il ne l'est ordinairement.

Les plèvres contenaient chacune près d'une pinte d'une sérosité limpide et d'une couleur fauve foncée.

Les poumons, volumineux et très-crépitans, étaient libres presque par-tout; le gauche adhérait cependant par la partie antérieure de sa base à la plèvre diaphragmatique, au moyen d'une lame membraneuse transparente et très-ferme, longue d'un pouce et large de deux travers de doigt. Le droit adhérait également dans quelques points de sa face interne.

Toutes ces adhérences étaient celluleuses et évidemment d'ancienne date. Incisé en différens sens, le tissu pulmonaire parut parfaitement sain; il était seulement assez fortement infiltré, surtout vers les racines, d'une sérosité spumeuse et d'une couleur grisâtre brune : on n'y apercevait aucun tubercule.

La cavité abdominale contenait au moins une pinte d'une sérosité limpide, de couleur jaune orangée, accumulée dans l'excavation du petit bassin.

L'estomac et les intestins étaient distendus par des gaz. Leur face externe était, en général, pâle; celle de l'intestin grêle présentait en quelques points une légère couleur rose due à l'injection des petits vaisseaux sous-séreux, qui formaient un réseau de stries rougeâtres entrelacées en tous sens. La membrane muqueuse de l'estomac offrait une rougeur assez prononcée autour de l'orifice pylorique et le long de la grande courbure; ailleurs elle était pâle. Celle de l'intestin grêle, examinée en plusieurs endroits, était d'un rose pâle, et offrait des traînées de petits points blancs et opaques qui ne soulevaient pas sensiblement la muqueuse, hors dans quelques endroits où ils étaient plus clair-semés.

Le foie était parfaitement sain; le sang qui s'en écoulait quand on l'incisait était, comme celui des veines caves, moins noir et plus liquide qu'il ne l'est ordinairement.

Les autres organes étaient sains.

Végétations globuleuses. — Les végétations que j'appelle globuleuses ont un aspect totalement différent de celui des productions que nous venons de décrire. Elles se présentent sous la forme de petites boules ou kystes sphéroïdes ou ovoïdes, dont la grosseur varie depuis celle d'un pois jusqu'à celle d'un œuf de pigeon. La surface extérieure de ces kystes est égale, assez lisse, d'un blanc jaunâtre; l'épaisseur de leurs parois est assez uniforme, et ne passe guère une demi-ligne, même dans les plus grands. La substance qui forme ces parois est opaque et évidemment semblable à celle des concrétions polypiformes les plus anciennes; sa consistance est un peu plus ferme que celle du blanc d'œuf cuit; la surface interne du kyste est moins lisse que son extérieur; elle paraît aussi formée par une substance plus molle, et qui semble même quelquefois dégénérer graduellement, de dehors en dedans, en une matière semblable à celle qui contient le kyste: cette dernière matière peut exister en trois états différens, qui quelquefois se rencontrent tous les trois dans le même cœur, mais dans des kystes séparés. Tantôt cette matière est semblable à du sang à demi liquide, mais de couleur trouble, et dans lequel il semblerait que l'on eût délayé une poudre insoluble: on y trouve quelquefois alors, en outre, quelques caillots de sang pur et bien caillé; tantôt elle est plus opaque, d'une couleur violette pâle, d'une consistance pultacée, et tout-à-fait semblable à de la lie de vin; enfin elle est quelquefois jaunâtre, opaque, et semblable à un pus épais, à une bouillie claire ou évidemment formée par une fibrine décomposée semblable à celle que l'on trouve dans les sacs anévrysmatiques.

Je n'ai jamais rencontré de ces kystes que dans les ventricules et dans les sinus des oreillettes; ils sont toujours adhérens à leurs parois ; on les trouve aussi communément dans les droites que dans les gauches ; ils sont ordinairement placés à la partie inférieure des ventricules et tout près de leur pointe.

Leur adhérence a lieu au moyen d'un pédicule de forme très-irrégulière, qui s'entrelace avec les colonnes charnues des parois des ventricules, et qui leur est assez peu lié pour que l'on puisse souvent le détacher sans le rompre. Ce pédicule, quoique continu aux parois du kyste, présente d'une manière beaucoup plus parfaite la texture des concrétions polypiformes ; il a leur légère demi-transparence, et souvent même il contient dans sa substance de petits caillots d'un sang qui ne paraît nullement altéré ; il semble, en un mot, moins ancien et d'une organisation moins avancée que le kyste dont il fait partie.

Je n'ai jamais trouvé ces kystes dans un état d'organisation plus parfait que celui que je viens de décrire ; il m'a toujours paru que ceux qui contiennent du sang caillé ou encore reconnaissable étaient les moins anciens ; que ceux qui contiennent de la matière semblable à de la lie de vin l'étaient davantage ; et qu'enfin ceux qui contiennent une matière puriforme étaient ceux dont la formation remontait à l'époque la plus éloignée.

On peut soupçonner que l'observation de Crüwel que j'ai citée plus haut (*voy*. pag. 573) présente un exemple d'une végétation globuleuse complètement organisée et passée à l'état cartilagineux et osseux. Il trouva en effet une sorte de kyste ovoïde enclavé entre les valvules sigmoïdes de l'aorte, et présentant à ses extrémités deux ouvertures. Cette tumeur, à l'une des extrémités de laquelle pendaient encore trois filamens minces, lui parut s'être détachée depuis peu de la cloison du cœur.

J'ai trouvé de ces kystes chez des sujets morts de maladies diverses, mais qui tous avaient eu une agonie de plusieurs jours et quelquefois de plusieurs semaines. L'exploration du cœur par le stéthoscope ne m'a présenté chez eux aucun trouble constant et remarquable de la circulation : chez quelques-uns même les contractions du cœur ont eu lieu avec une régularité parfaite jusqu'à la mort.

On trouve dans les *Miscel. natur. Curios.* une observation de tumeur au cœur qui me paraît être un exemple des végétations que je viens de décrire : c'est le seul, avec l'observation de Crüwell, que je connaisse dans les auteurs anciens : l'ouvrage de M. Burns contient trois exemples de cette affection. Dans deux cas, dont l'un lui a été communiqué par le docteur Belmanno, il a trouvé « des concrétions » polypeuses composées de couches concentriques » solides, contenues dans des capsules membra- » neuses, dont la racine était entortillée dans les » colonnes charnues du cœur (1). » Dans un troisième cas, il a vu une semblable vésicule qui contenait une cuillerée à thé de *pus parfait*. Il cite une observation analogue de Baillie (2); peut-être même doit-on joindre à ces faits une quatrième observation de M. Burns. C'est celle d'une masse po-

---

(1) *Op. cit.* , ch. IX.
(2) *Ibid.*

lypiforme de la *grosseur d'un œuf de poule, organisée, adhérente à l'oreillette gauche et qui avait plusieurs points ossifiés.* M. Burns fit pénétrer de l'air dans les petits vaisseaux développés dans cette tumeur en insufflant la veine coronaire (1).

Il est fort difficile de se rendre raison de la formation des végétations globuleuses. Leur forme me rappela, la première fois que je les rencontrai, un fait remarquable que j'ai vu à l'époque de mes études et qui a été consigné par un de mes condisciples, M. Tonnelier, dans le *Journal de Médecine* de MM. Corvisart, Le Roux et Boyer (2). Une jeune fille, dans un moment de chagrin violent, avala une once d'arsenic. Elle échappa, d'une manière inespérée, aux accidens déterminés par cet empoisonnement. L'année suivante, un nouveau chagrin la précipite encore dans le désespoir et elle s'empoisonne de nouveau par l'arsenic. Cette fois elle succomba. A l'ouverture du corps, on trouva, outre les lésions dépendantes de l'empoisonnement récent, un kyste de la grosseur d'un œuf d'oie qui paraissait récemment décollé du voisinage du pylore où l'on voyait encore les traces de son adhérence. Ce kyste contenait une once d'arsenic cristallisé; ses parois, épaisses d'environ une ligne, présentaient une consistance et une texture tout-à-fait semblables à celles des fausses membranes pleurétiques déjà anciennes et qui ont de la tendance à se transformer en membranes fibreuses. Dans ce cas, il est évident

---

(1) *Ibid.*
(2) T. IV, pag. 15 et suiv.

que l'arsenic avalé en poudre grossière, dans une petite quantité de liquide, produisit sur les parois de l'estomac une première impression assez vive pour déterminer une inflammation soudaine et la sécré- tion instantanée d'une lymphe plastique qui enveloppa sur-le-champ le poison.

Les végétations globuleuses présentent la même forme et la même consistance que le kyste dont je viens de parler : mais elles ne contiennent aucune substance qui paraisse assez irritante pour avoir pu déterminer l'inflammation des parois du cœur. Nous avons vu que l'on ne trouve dans celles qui pa- raissent les plus récentes que du sang ou de la fi- brine concrétés à divers degrés, et dans les plus anciennes une matière qui paraît être du pus, car il en a la couleur jaune-citron, et non la couleur jaune fauve de la fibrine décomposée. Les observa- tions de M. Burns rapportées ci-dessus donnent, comme on a pu le voir, le même résultat. Pour ad- mettre que le kyste fût un produit de l'inflammation, il faudrait pouvoir prouver que les particules sé- parées de la masse du sang et enveloppées par le kyste ont des qualités délétères et irritantes, ce qui n'a aucune probabilité. Tout au plus, cela serait-il supposable, si l'on trouvait toujours du pus ren- fermé dans les vésicules. On pourrait rechercher alors si ces vésicules ne se rencontrent pas unique- ment chez des sujets qui ont quelque part une sup- puration dont le produit est absorbé par les veines : mais nous avons vu que le plus souvent elles ne contiennent que du sang diversement altéré, et le pus n'existant que dans les plus anciennes est probablement une sécrétion de leurs parois. D'un autre côté le pédicule par lequel ces vésicules adhèrent aux colonnes charnues du cœur présentent presque toujours une organisation moins avancée, et souvent son extrémité, à laquelle sont encore unis des grumeaux de sang caillé, paraît tout récemment concrétée. Il semblerait en conséquence que la formation de la vésicule serait antérieure, et même d'un temps assez long, à son adhérence aux parois. Quoi qu'il en soit, je pense qu'il est plus sage et plus utile à la science de rester dans le doute, que d'attribuer la formation des végétations dont il s'agit, à une inflammation des parois du ventricule, dont il n'existe d'autres indices que l'adhérence et une texture analogue à celle de la lymphe plastique inflammatoire, caractères qui, comme nous l'avons montré dans le chapitre précédent, ne sont peut-être pas toujours certains.

Les végétations globuleuses n'étant pas encore bien connues, j'en rapporterai ici deux exemples ; on en a vu un troisième dans un des chapitres précédents.

Obs. **XLVIII.** *Végétation globuleuse dans le ventricule droit du cœur chez une phthisique.* — Marie Potel, lingère, âgée de quarante ans, d'une constitution faible et nerveuse, s'était toujours bien portée pendant sa jeunesse. Réglée pour la première fois à quinze ans, elle l'avait toujours été exactement jusqu'à sa trentième année, époque à laquelle étaient survenues beaucoup d'irrégularités dans la périodicité et la quantité des menstrues. A trente-sept ans elles avaient cessé de paraître ; la malade attribuait cette suppression à la terreur dont elle avait été frappée lors de la bataille de Brienne (ville qu'elle habitait alors). Elle avait eu deux enfans ; sa première grossesse avait été heureuse ; à la suite de la seconde s'était manifestée une enflure générale qui avait été combattue avec succès par des bains tièdes.

A trente-neuf ans, Marie Potel devint sujette à une toux habituelle ; bientôt elle sentit ses forces diminuer de jour en jour ; elle éprouva des coliques et des lipothymies assez fréquentes, déterminées souvent par des causes très-légères.

Le 30 octobre 1817, jour de son entrée à l'hôpital, la maigreur était assez marquée, la face colorée vers les pommettes, la toux fréquente et suivie de l'expectoration de crachats jaunâtres, opaques, assez abondans.

La malade resta à-peu-près dans le même état jusqu'au 18 novembre, époque à laquelle elle présenta les symptômes suivans : face assez colorée, exprimant l'abattement et la douleur ; teinte violette de la lèvre inférieure ; respiration courte, accélérée, souvent interrompue par la toux ; douleur dans le côté gauche de la poitrine. Cette cavité, percutée, donnait un son assez clair dans tous ses points, excepté vers la région du cœur, où le son était un peu obscur. Le stéthoscope, appliqué sur cette région, faisait entendre des battemens inégaux, parfois très-fréquens, et toujours beaucoup plus que dans l'état naturel. On distinguait deux ou trois pulsations régulières suivies de plusieurs autres très-fréquentes produisant une sorte de soubresaut.

La contraction des ventricules donnait un son obscur et semblait profonde ; elle ne donnait pas d'impulsion notable, ou du moins celle-ci se confondait tellement avec les mouvemens de la poitrine qu'il était très-difficile de la distinguer. On entendait, en outre, au moyen du cylindre, un bruit semblable à celui que produit une bulle d'air qui se dégage d'un liquide, ou au *cliquetis* de l'eau agitée dans une carafe de verre à parois minces (1).

La respiration s'entendait faiblement partout et moins distinctement à gauche qu'à droite ; la pectoriloquie n'existait nulle part ; les extrémités supérieures étaient froides ; le pouls était très-petit, fréquent et irrégulier ; le ventre était souple, douloureux à l'épigastre. La malade éprouvait un sentiment de constriction vers la région précordiale, et une légère douleur qui se faisait sentir dans un point du dos diamétralement opposé. On porta sur la feuille du diagnostic : *Tubercules du poumon, maladie du cœur qu'on ne peut encore déterminer.*

(Quatre sangsues et un vésicatoire à l'épigastre.)

Le 29 novembre, la respiration était moins gênée, mais toujours courte et accélérée. On ne distinguait plus au moyen du cylindre le bruit particulier que nous avons indiqué plus haut. Les battemens du cœur, toujours très-fréquens, étaient plus réguliers

---

(1) On peut attribuer ce phénomène à l'existence des végétations globuleuses dans le cœur ; mais je ne ferais pas beaucoup de fond sur ce signe. Je l'ai entendu dans d'autres cas, et particulièrement dans un hydro-péricarde avec pneumo-péricarde.

et moins profonds ; les contractions des oreillettes et des ventricules étaient assez égales et donnaient un son plus obtus que dans l'état naturel. Le cœur se faisait entendre sous les clavicules ; le pouls était toujours dans le même état. On ajouta à la feuille du diagnostic : *Hypertrophie avec dilatation du cœur.*

Le 30, la face était plus altérée ; la malade ne pouvait garder une position horizontale : du reste, son état était le même.

Le 3 décembre, lèvre inférieure violette, face pâle et abattue, respiration très-courte, assoupissement passager, parole lente et difficile, pouls insensible, extrémités froides, pulsations du cœur fréquentes, donnant quelqu'impulsion et produisant de temps en temps une sorte de soubresaut.

Le 4, délire continuel, parole difficile ; même état d'ailleurs. — Le 5, mort.

Ouverture du corps faite vingt-quatre heures après la mort. Cadavre bien conformé, œdème de la face et des mains, couleur un peu violette de la face.

Les poumons adhéraient aux plèvres par un tissu cellulaire court, très-ferme et bien organisé. Leur tissu était rempli de tubercules de grosseur et de forme variables ; les uns étaient durs ; les autres ramollis à consistance de fromage mou. L'intervalle de ces tubercules était crépitant, surtout vers le bord antérieur du poumon ; il y en avait plus dans le poumon gauche que dans le droit ; aucun n'était excavé.

Le cœur surpassait en volume le poing du sujet ;

l'oreillette droite, d'une ampleur naturelle, contenait du sang noir en partie coagulé; la cavité du ventricule droit présentait, dans différens points de son étendue, de petites vésicules un peu plus grosses qu'un pois; leur surface extérieure était unie et blanchâtre avec une teinte rosée ou rouge par endroits; elles étaient toutes pédiculées, et tenaient aux parois des ventricules par des prolongemens en forme de racine intriqués dans les colonnes charnues, et dont les extrémités, entortillées avec des caillots de sang très-fermes et filamenteux, présentaient tous les caractères des concrétions polypiformes. L'une de ces vésicules, de la grosseur d'une petite cerise, occupait la pointe de ce ventricule, qui se prolongeait plus loin que celle du ventricule gauche, sur laquelle elle se contournait un peu.

Les parois des vésicules, opaques, jaunâtres, d'une consistance un peu supérieure à celle du blanc d'œuf cuit, et cependant un peu friable, étaient d'une épaisseur assez égale et à-peu-près double de celle de l'ongle. Leur surface interne n'était pas tout-à-fait aussi lisse que l'externe, et elle était fortement teinte par la matière contenue dans la vésicule. Les caractères de cette matière variaient: dans quelques vésicules, elle était demi-liquide et présentait l'aspect et la couleur de la lie de vin (1); dans d'autres, cette matière était d'un blanc jau-

---

(1) Cette couleur lie de vin est évidemment due au mélange d'une matière puriforme et du sang. Quelquefois même on trouve dans le même kyste un peu de pus pur.

nâtre puriforme et de consistance de bouillie ; dans quelques autres, au contraire, on ne trouvait qu'un caillot de sang mêlé d'une petite quantité de fibrine.

La cavité du ventricule droit était un peu plus ample que dans l'état naturel : ses parois étaient d'une bonne épaisseur. La cavité du ventricule gauche était proportionnée à l'épaisseur de ses parois, qui avaient au moins huit lignes dans leurs points les plus épais. Le tissu du cœur était pâle, flasque et facile à déchirer, d'une couleur jaunâtre-fauve, analogue à celle des feuilles mortes.

Le foie était volumineux et graissait légèrement le scalpel.

La surface interne de l'estomac était, par endroits, d'un rouge vif vers le cardia ; mais cette rougeur n'existait que sur les replis de la membrane muqueuse.

Les intestins grêles offraient dans quelques endroits une rougeur assez marquée, et quelques ulcérations qui n'intéressaient que la membrane muqueuse.

Les autres organes étaient sains (1).

Dans l'exemple que l'on vient de lire, tout annonce que l'existence des végétations datait de l'é-

---

(1) Il est évident que, chez cette femme, la mort a été due aux végétations globuleuses développées dans le ventricule droit ; car la phthisie était encore trop peu avancée pour qu'on pût lui attribuer non-seulement les accidens qui ont précédé la mort, mais même le degré de dyspnée qui existait depuis long-temps.

poque à laquelle se sont manifestées les palpitations et les lipothymies, c'est-à-dire d'environ
un an.

Obs. XLIX. *Apoplexie pulmonaire chez un sujet
attaqué d'hypertrophie et de dilatation avec végétations globuleuses du cœur.* — Jean-Baptiste Dirichard, artisan, âgé de quarante-cinq ans, ayant la
peau blanche et les cheveux roux, était, depuis
plusieurs années, sujet à un état de suffocation
quand il se livrait à quelque exercice un peu violent. Lorsqu'il entra à l'hôpital Necker, vers la fin
d'août 1818, il éprouvait, depuis environ quinze
jours, une gêne permanente et assez grande de la
respiration.

Le jour de son entrée, il présentait les symptômes
suivans : décubitus en supination, embonpoint assez
considérable, face pâle, un peu terne ; pouls à
peine sensible aux deux bras, pieds et jambes œdématiés ; appétit nul, soif modérée, sommeil court
et souvent interrompu par des réveils en sursaut. La
respiration, quoique courte et gênée, s'entendait
bien à l'aide du cylindre. La poitrine résonnait bien
partout, excepté à la région du cœur. L'examen des
battemens du cœur donna le résultat suivant : impulsion du ventricule gauche très-forte et assez sonore, son et impulsion du ventricule droit médiocres, son des oreillettes nul.

Je fis, en conséquence, écrire le diagnostic suivant : *Hypertrophie du cœur.*

(Saignée du bras, tisane apéritive.)

Au bout d'un mois, le malade se trouvant assez bien pour reprendre ses travaux, demanda sa sortie.

Un mois et demi après, il rentra à l'hôpital, offrant absolument, quant à l'état de la circulation, les mêmes symptômes que la première fois. L'infiltration s'étendait aux tégumens du ventre. La respiration était toujours très-gênée, quoique le passage de l'air à travers les poumons s'entendît bien au moyen du cylindre. Une saignée du bras fut pratiquée sans soulagement marqué. Cependant, au bout de six semaines, l'usage de la tisane apéritive et de la teinture éthérée de digitale, et quelques applications de sangsues, firent disparaître l'infiltration; la respiration devint moins gênée, l'appétit reparut, et le malade sortit de l'hôpital. Le pouls était, comme la première fois, presque insensible à l'un et l'autre bras; la face conservait sa pâleur et une teinte un peu plombée.

Le 16 janvier 1819, Dirichard se fit transporter de nouveau à l'hôpital Necker. Il ne pouvait plus respirer qu'assis, quelquefois il tentait de se coucher sur le ventre; mais alors il sentait un *battement à la gorge*, vis-à-vis le haut du sternum. L'infiltration avait encore augmenté; il y avait, en outre, quelques quintes de toux et de la diarrhée; le pouls était insensible. Le malade se plaignait aussi d'une douleur assez vive à l'épigastre. Le cœur donnait toujours une impulsion très-forte.

Les saignées locales, les sinapismes aux extrémités inférieures, l'usage des boissons apéritives et de la digitale pourprée n'apportèrent aucun soulagement. L'orthopnée augmentait de jour en jour.

Le malade resta à-peu-près dans le même état jusqu'au 3 février. A cette époque, la respiration devint plus difficile encore ; de temps en temps survenaient des attaques d'une suffocation presque imminente que le malade diminuait en s'inclinant en avant. La toux plus fréquente, était suivie de l'expectoration d'un mucus un peu filant et mêlé de quelques stries d'un sang vermeil.

Le 4 février, le malade rejeta presque sans efforts et sans toux une assez grande quantité de sang rouge, spumeux et peu mêlé aux crachats. Pendant la toux, il jetait une espèce de cri aigu. La poitrine résonnait bien dans toute son étendue. La respiration ne s'entendait presque pas dans les parties inférieures du poumon droit. Dans presque toute l'étendue de la poitrine, on entendait un râle muqueux dont les bulles paraissaient très-grosses et semblaient se dilater en parcourant les bronches; on reconnaissait même évidemment que quelques-unes se rompaient par excès de distension. Ce râle était plus fort à droite.

On ajouta à la feuille du diagnostic, *engorgement hémoptoïque*, et on prescrivit une saignée de deux palettes.

Le 5, plaintes continuelles, orthopnée considérable, face un peu affaissée. Le sang expectoré était moins abondant, et avait perdu de sa couleur vermeille : mêmes observations par le cylindre.

(Tisane de grande consoude, looch astringent.)

Le 6 février, douleurs vagues dans l'abdomen et principalement vers l'épigastre, insomnie, infiltration s'étendant à tout le corps et surtout aux membres supérieurs, plus considérable à la main droite que par-tout ailleurs ; pouls à peine sensible, expectoration d'une matière sanguinolente et comme sanieuse, poitrine résonnant bien antérieurement et sur les côtés, râle beaucoup plus fort dans le côté droit, sur lequel le malade se couche habituellement.

Le 7 février, traits de la face affaissés, voix presque éteinte, faiblesse plus grande, un peu de râle crépitant à gauche.

Le 8, le malade succomba après une longue et douloureuse agonie.

Ouverture du corps faite soixante heures après la mort. — Le cerveau et les méninges ne présentèrent rien de remarquable.

Le péricarde contenait à-peu-près une once de sérosité. Le cœur avait au moins trois fois le volume du poing du sujet. Il présentait à sa surface plusieurs plaques d'un blanc mat, peu épaisses, irrégulières à leur circonférence, et grandes à-peu-près comme la moitié de la paume de la main. Le ventricule droit était en partie rempli par une masse polypiforme qui se prolongeait dans l'oreillette droite qu'elle remplissait en entier. Cette concrétion volumineuse offrait, dans une partie de son étendue, une couleur rougeâtre, une grande fermeté et une texture fibrineuse ; dans d'autres points, elle était moins ferme, n'offrait aucune apparence fibreuse et avait une couleur jaune et opaque ; dans quelques endroits enfin, elle était d'un jaune clair, presque demi-transparente et très-molle. Dans la partie rougeâtre et ferme, on distinguait plusieurs stries d'un rouge foncé qui paraissaient former des rudimens à de petits vaisseaux sanguins.

La cavité du ventricule droit était un peu dilatée ; ses parois, d'une bonne épaisseur (d'environ trois lignes), s'affaissaient quand on les incisait. Les colonnes charnues paraissaient moins nombreuses et étaient aplaties ; elles étaient réunies ou intimement appliquées les unes aux autres par suite de cet aplatissement ; vers la pointe du cœur, elles reprenaient plus de saillie et étaient plus distinctes. Dans cet endroit, on remarquait dans l'écartement des colonnes charnues deux ou trois petits kystes d'un jaune rougeâtre, gros comme des fèves, et en ayant à-peu-près la forme. Ces kystes, dont les parois étaient minces et très-fermes, contenaient une matière demi-liquide, semblable à de la lie de vin ; ils étaient fixés à la pointe du ventricule par des espèces de pédicules entrelacés dans les colonnes charnues, et dont la texture et l'aspect étaient tout-à-fait semblables à ceux de la partie la plus ferme de la concrétion polypiforme. L'oreillette droite n'offrait, hors la concrétion polypiforme qui la distendait, rien de particulier. Elle formait à peine avec l'oreillette gauche, comme elle exempte de lésion, le quart du volume du cœur.

Le ventricule gauche offrait des parois de neuf à onze lignes d'épaisseur et d'une fermeté remarquable ; elles ne s'affaissèrent point quand on les eut incisées, quoique la cavité de ce ventricule fût au moins double de ce qu'elle eût dû être et qu'elle eût pu loger le poing ; il contenait du sang noir à demi caillé ; les colonnes charnues y étaient très-volumineuses et très-fortes. La valvule mitrale offrait plusieurs plaques cartilagineuses extrêmement dures, développées dans son épaisseur et qui n'avaient pas changé sa forme. Les valvules sigmoïdes aortiques étaient parfaitement saines.

On remarquait, à la surface interne de ce ventricule, et à-peu-près vers son milieu, une ou deux plaques blanches, de la grandeur de l'ongle, très-fermes et peu épaisses; elles paraissaient développées sous la membrane interne, à laquelle elles adhéraient intimement; on put les enlever assez facilement avec la pointe d'un scalpel. La cloison inter-ventriculaire n'offrait rien de remarquable.

L'aorte, un peu dilatée à sa naissance, l'était beaucoup plus encore à sa crosse. Elle présentait, dans ce dernier endroit, un petit enfoncement ou cul-de-sac conique de grandeur à loger une noisette, autour duquel les parois de l'artère offraient une teinte rouge foncée qui pénétrait toute leur épaisseur (1). Depuis sa naissance jusqu'à sa seconde courbure, l'aorte présentait à sa surface interne un très-grand nombre d'incrustations cartilagineuses ou même osseuses, tellement épaisses qu'elles semblaient occuper la totalité des parois de l'artère. Entre ces plaques de couleur blanchâtre, la surface interne de l'aorte était d'un jaune foncé. La partie de la trachée-artère sur laquelle appuyait la crosse de

---

(1) Ceci est un exemple d'anévrysme commençant par dilatation de toutes les tuniques artérielles. Il ne faut rien conclure de cette rougeur par *imbibition* surtout soixante heures après la mort.

l'aorte était évidemment aplatie et un peu déviée à droite.

La plèvre droite contenait environ six onces de sérosité roussâtre. Le poumon de ce côté n'adhérait que légèrement aux côtes vers sa partie supérieure. Dans ses trois quarts supérieurs, il était rougi plutôt qu'infiltré par un sang d'une couleur très-vermeille; son tissu était d'ailleurs très-crépitant et plutôt sec qu'humide.

Il présentait vers sa base une zone de deux à trois travers de doigt de largeur, traversant toute l'épaisseur du poumon, exactement circonscrite, et tranchant sans aucune gradation sur le tissu pulmonaire-crépitant, dont elle se distinguait par sa densité égale à celle du foie, par sa couleur d'un noir tirant un peu sur le rouge, et par l'aspect grenu de la surface des incisions que l'on y faisait. Ces caractères lui donnaient une certaine ressemblance avec le tissu des corps caverneux de la verge.

Trois ou quatre endurcissemens de même nature et également circonscrits se remarquaient plus haut dans le même poumon; mais ils offraient à peine le volume d'une amande ou d'une noix (1).

Le plus grand de ces engorgemens était séparé, dans une étendue assez grande de sa surface inférieure, du tissu pulmonaire crépitant, par une membrane mince, qui était évidemment une des intersections naturelles du tissu pulmonaire.

---

(1) Ceci est un exemple de l'*infarctus* hémoptoïque ou de l'apoplexie pulmonaire.

La plèvre gauche contenait, comme la droite, quelques onces de sérosité roussâtre ; le poumon gauche présentait à sa surface et tout près de sa base, postérieurement, une petite fausse membrane jaune et opaque, très-molle. Le tissu de cet organe était, en général, assez crépitant ; il laissait suinter, quand on le pressait, une fort petite quantité de sérosité sanguinolente. Vers la partie postérieure de son lobe inférieur, il contenait dans son parenchyme deux ou trois engorgemens semblables à ceux du poumon droit et également circonscrits.

Dans l'un et l'autre poumon, les rameaux bronchiques étaient un peu dilatés et remplis par des mucosités grises et opaques. L'intérieur de la trachée offrait un rougeur assez marquée, et contenait aussi des mucosités grisâtres et filantes. La membrane muqueuse des bronches était, dans beaucoup d'endroits, et surtout dans ses petites ramifications, notablement épaissie et teinte d'un rouge violet.

La cavité abdominale contenait environ une pinte d'une sérosité limpide et légèrement jaunâtre.

Le foie était comme ratatiné, et offrait à sa surface convexe un grand nombre de très-petites bosselures. Son parenchyme contenait une très-grande quantité de petits corps d'un jaune pâle, gros comme des pepins de pomme, bien séparés les uns des autres, et entre lesquels le parenchyme de l'organe offrait sa couleur et sa densité ordinaires. Les plus grosses de ces productions semblaient formées par des squames qui s'enveloppaient à-peu-près comme des feuilles de chou-pomme ou de laitue. Le volume du foie, malgré ce grand nombre de petits corps étrangers développés dans le tissu de ce viscère, était évidemment moindre que dans l'état naturel (1). La muqueuse de l'estomac et celle du tube intestinal offraient, dans toute leur étendue, une rougeur ponctuée assez prononcée. Le premier de ces viscères était distendu par des gaz.

Quoique la concrétion du sang, dans les artères, les obstrue ordinairement en totalité, plusieurs faits que j'ai rencontrés dans la pratique de la médecine, sans pouvoir les vérifier sur le cadavre, me font penser qu'il peut se former dans ces vaisseaux de petites concrétions sanguines, qui venant à s'organiser s'attachent à leurs parois et constituent des végétations verruqueuses.

Le 19 novembre 1817, j'examinais, avec mon confrère M. Récamier, une malade attaquée d'une fièvre rémittente compliquée de péripneumonie. L'oppression était plus grande qu'elle n'eût dû l'être à raison du peu d'étendue de cette dernière affection, qui n'occupait que la partie inférieure du poumon gauche. Nous trouvâmes que le pouls, régulier et assez développé au bras droit, présentait fréquemment au bras gauche des pulsations plus faibles et des intermittences équivalentes à une, à deux, et quelquefois même à trois ou quatre pulsations. Le lendemain, je revis la malade seul, et je trouvai la même différence dans les deux bras. J'examinai en même temps les battemens du cœur à l'aide

____

(1) Ceci est encore un exemple des *cirrhoses.*

du cylindre, et je les trouvai parfaitement réguliers. Cette différence persista jusqu'à la mort : elle n'existait pas avant la maladie. Il me semble qu'on ne peut l'expliquer qu'en admettant l'existence d'un obstacle mobile à l'entrée de l'artère sous-clavière ou de l'artère brachiale. M. Récamier me dit, à cette occasion, qu'il avait trouvé, dans un cas tout-à-fait semblable quant à l'état du pouls, une petite concrétion polypiforme allongée, adhérente par une de ses extrémités à l'origine de l'artère sous-clavière.

CHAPITRE XXI.

DE LA PÉRICARDITE.

ARTICLE PREMIER.

Caractères anatomiques de la Péricardite.

La péricardite est l'inflammation de la membrane séreuse qui, après avoir tapissé la face interne du sac fibreux du péricarde, se réfléchit sur les gros vaisseaux et le cœur, qu'elle revêt en entier. Cette inflammation peut être aiguë, ou chronique.

Les caractères anatomiques de la péricardite aiguë, comme ceux de l'inflammation de toutes les membranes de même nature, sont une rougeur plus ou moins marquée, une exhalation albumineuse concrète et un épanchement séro-purulent.

La rougeur est presque toujours peu marquée dans la péricardite aiguë. Lorsqu'elle existe, ce n'est ordinairement que par endroits ; elle est le plus souvent ponctuée, et il semble que la surface interne de la membrane séreuse du péricarde soit couverte çà et là de petites taches de sang très-rapprochées les unes des autres. Je ne me suis jamais aperçu que cette rougeur fût accompagnée d'aucun épaississement de la membrane affectée. Dans quelques cas où cependant l'inflammation paraît avoir été très-forte, à en juger par l'épaisseur des fausses membranes, après les avoir enlevées, on n'observe presque aucune rougeur à la surface interne de la membrane séreuse.

L'exsudation albumineuse demi-concrète qui accompagne l'inflammation du péricarde revêt ordinairement toute la surface de cette membrane, tant sur le cœur et les gros vaisseaux que sur la face opposée à ces organes. Elle forme rarement une couche égale et membraniforme, comme les fausses membranes pleurétiques ; et même le plus souvent sa surface interne est remarquable par le grand nombre de parties saillantes, rugueuses et informes qu'elle présente. Quelquefois ces proéminences, nombreuses et assez égales entr'elles, donnent à la surface de l'exsudation un aspect mamelonné et tout-à-fait semblable à celui que présenteraient deux plaques de marbre unies par une couche un peu épaisse de beurre, et séparées brusquement par le procédé que l'on suit dans l'expérience des hémisphères de Magdebourg. D'autres fois ces inégalités représentent assez bien la surface interne du *bonnet* ou second estomac du veau , comme l'a re-marqué Corvisart dans un cas particulier (1).

Cette fausse membrane mamelonnée a donné lieu à une assez singulière méprise : quelques praticiens, ayant trouvé une péricardite semblable, à l'ouverture de sujets morts de la petite-vérole , ont pris la fausse membrane bosselée qui revêtait le cœur pour une éruption varioleuse de cet organe.

La consistance de l'exsudation est ordinairement plus forte que celle des fausses membranes pleuré-tiques ; son épaisseur est plus grande , et elle adhère plus fortement à la membrane à laquelle elle est ap-pliquée ; sa couleur est d'ailleurs la même : elle est d'un jaune pâle et analogue à celui du pus.

La sérosité épanchée par suite de l'inflammation du péricarde est limpide, citrine ou légèrement fauve. Elle contient peu de fragmens d'albumine demi-concrète , et surtout elle en contient très-rare-ment assez pour devenir lactescente et trouble. Sa quantité est ordinairement considérable au début de la maladie ; et il n'est pas rare qu'elle s'élève à plus d'une livre : Corvisart en a trouvé dans un cas près de quatre. Mais il paraît que cette quantité di-minue promptement dès que la violence de l'in-flammation commence à tomber ; car le plus sou-vent la quantité de la sérosité dans la péricardite aiguë, comparée au volume de l'exsudation albu-mineuse , est moindre ou à peine égale ; tandis que, dans la pleurésie et la péritonite , cette quantité est ordinairement de vingt à cinquante fois plus con-

____

(1) *Op. cit.*, obs. iv, pag. 17.

sidérable que celle des fausses membranes. Assez souvent même, dans des péricardites très-intenses, on ne trouve point de sérosité, mais seulement une exsudation albumineuse, épaisse et fortement concrète, qui remplit toute la cavité du péricarde et unit le cœur et les gros vaisseaux au feuillet extérieur de cette membrane. On doit penser que, dans ce cas, la sérosité exhalée a été promptement absorbée, et que les deux feuillets de la fausse membrane se sont collés l'un à l'autre, quoiqu'à la rigueur il ne soit peut-être pas impossible que l'inflammation du péricarde ne produise quelquefois qu'un pus concret et sans aucun mélange d'exhalation séreuse. Nous avons déjà vu que pareille chose paraît avoir lieu quelquefois par l'effet d'une inflammation subaiguë et partielle de la plèvre; et plusieurs observations me portent à croire que les calottes cartilagineuses qui se forment quelquefois sur le sommet du poumon (t. I, p. 628, et II, p. 124) se développent de cette manière.

Quelquefois la péricardite, comme la pleurésie, est *hémorrhagique*, et alors la sérosité est sanguinolente, et la surface des fausses membranes teinte d'un rouge plus ou moins vif.

Lorsque la guérison a lieu, l'exsudation pseudo-membraneuse finit, au bout d'un temps plus ou moins long, par se transformer en tissu cellulaire ou plutôt en lames de la nature des membranes séreuses; car en les examinant avec attention, on voit que le plus souvent il y en a deux adossées l'une à l'autre, ou, si l'on veut, que chacune d'elles forme une espèce de tuyau aplati, dans le milieu

duquel se trouvent de petits vaisseaux sanguins.
Elles ont, par conséquent, comme les membranes
séreuses naturelles, une surface adhérente et une
surface exhalante. Quelquefois ces lames sont assez
longues; d'autres fois, au contraire, elles sont tellement courtes, que le feuillet fibreux du péricarde
semble adhérer intimement au cœur.

Quelquefois, quoique rarement, la péricardite
se borne à une partie, souvent même très-peu étendue, de la membrane séreuse du péricarde. La proportion de ces péricardites partielles aux péricardites
générales est à peine comme un à dix. Elle serait
beaucoup plus forte si les taches blanches du péricarde, dont nous parlerons tout-à-l'heure, doivent
lui être attribuées. Les caractères anatomiques des
péricardites partielles aiguës sont, d'ailleurs, les
mêmes que ceux de la péricardite générale : seulement l'exsudatiou albumineuse concrète ne recouvre
que le point affecté. L'épanchement séreux est
quelquefois aussi considérable que dans la péricardite générale ; mais le plus souvent il est moins abondant. L'inflammation se termine presque toujours
par la guérison et par la transformation de l'exsudation pseudo-membraneuse en longues lames séreuses. Presque jamais ces sortes d'adhérences partielles ne sont intimes.

On rencontre fréquemment, à la surface du cœur,
des plaques blanches, opaques, quelquefois de la
largeur de la paume de la main, plus communément
moins grandes de moitié ou des deux tiers, et souvent très-petites. Leur épaisseur est à peu près égale
à celle de l'ongle ; leur consistance semblable à celle

des membranes formées de tissu cellulaire condensé, comme la membrane extérieure des glandes lymphatiques. Appliquées à la surface du feuillet du péricarde qui recouvre le cœur et les gros vaisseaux, elles y adhèrent si intimement, qu'à raison de la ténuité de cette membrane, il est difficile de s'assurer, par la dissection, si elles sont situées sur elle ou derrière elle. Corvisart a adopté cette dernière opinion. J'ai cependant réussi plusieurs fois à enlever ces plaques en laissant intacte la membrane séreuse du péricarde : elles sont, par conséquent, réellement placées à sa surface.

Ces plaques sont-elles l'effet d'une péricardite partielle et de la conversion d'une fausse membrane albumineuse en tissu cellulaire condensé et membraniforme ? L'analogie doit porter à le croire, et suffit presque seule pour le démontrer, car aucune production de ce genre ne se forme dans l'économie animale sans le développement préalable d'un exsudation albumineuse. Corvisart pense que ces taches sont le produit d'une exsudation déposée au-dessous de la membrane séreuse du péricarde, au lieu de l'être à la surface exhalante (1), et que cette production ne doit pas son origine à l'inflammation. La première de ces expériences me paraît, comme je viens de le dire, contraire au résultat de la dissection; la seconde est peu probable, car quoique quelques faits que j'ai indiqués dans le chapitre précédent, semblent prouver que l'orgasme inflammatoire n'est pas toujours nécessaire à la formation

____

(1) *Op. cit.*, pag. 54.

d'une lymphe plastique et organisable, cependant ces cas sont rares en comparaison de ceux où les fausses membranes sont évidemment un produit de l'inflammation.

J'ai eu occasion d'observer un cas qui me paraît propre à éclaircir la question de l'origine de ces taches blanches. J'ai trouvé, à l'ouverture du corps d'un homme mort de péripneumonie, une fausse membrane mince, assez ferme, d'un jaune citrin, recouvrant l'oreillette droite et une partie du ventricule du même côté. Aucune autre fausse membrane n'existait sur le reste de la surface du péricarde. Sa cavité contenait deux ou trois onces d'une sérosité transparente et légèrement fauve. Quelques points de la fausse membrane, particulièrement sur l'oreillette, offraient une couleur plus blanche et une fermeté plus grande que le reste, et présentaient déjà un aspect presque semblable à celui des plaques blanches du cœur.

La péricardite chronique est toujours générale, et l'inflammation occupe toute la surface interne de la membrane séreuse du péricarde. Cette membrane est ordinairement beaucoup plus fortement rougie que dans la péricardite aiguë. La rougeur est formée de petites taches très-rapprochées et qui sembleraient avoir été appliquées avec un pinceau. Rarement la péricardite chronique est accompagnée d'une exsudation pseudo-membraneuse ; et lorsqu'elle existe, la fausse membrane est mince, molle, friable, et ressemble tout-à-fait à une couche de pus très-épais. Dans tous les cas il existe un épanchement liquide plus ou moins abondant, trouble, lactescent, et quelquefois tout-à-fait puriforme. Il me paraît que l'adhérence intime du péricarde au cœur est ordinairement la suite de l'absorption de ce liquide, et que l'adhérence par de longues lames, au contraire, est le produit d'une inflammation aiguë. J'ai trouvé une seule fois une adhérence intime et générale du péricarde au cœur et aux gros vaisseaux : elle avait lieu au moyen d'une membrane fibro-cartilagineuse accidentelle tout-à-fait semblable à celles de la plèvre, et était probablement aussi le produit d'une inflammation hémorrhagique.

Une éruption tuberculeuse peut quelquefois se développer dans la fausse membrane et faire passer la péricardite aiguë à l'état chronique, comme cela arrive fréquemment dans les fausses membranes pleurétiques et péritonéales. J'en ai vu deux exemples, et il en existe un troisième, autant qu'on en peut juger malgré la brièveté de la description, dans l'ouvrage de Corvisart (1).

Dans beaucoup de péricardites, et particulièrement dans les péricardites chroniques, on trouve la substance musculaire du cœur décolorée et blanchâtre comme si on l'eût fait macérer pendant plusieurs jours dans l'eau. Cette décoloration est quelquefois accompagnée d'un ramollissement notable; d'autres fois, au contraire, la substance du cœur conserve sa fermeté naturelle. Cet état doit-il faire croire que le cœur participait à l'inflammation ? Je ne le pense pas, ou au moins cela n'est pas démontré. L'inflammation n'est évidente dans un organe musculaire que lors-

______

(1) *Op. cit.*, obs. VII, pag. 28.

qu'on trouve du pus épanché entre ses faisceaux. La plupart des auteurs ont cependant regardé cette décoloration du cœur comme un signe de son inflammation ; et presque toutes les observations données comme des exemples de cardite ne sont que des péricardites accompagnées de la décoloration dont il s'agit. Un grand nombre de celles que Corvisart a réunies dans son ouvrage rentrent dans cette catégorie (1).

ARTICLE II.

Des Signes de la Péricardite aiguë.

Il est peu de maladies plus difficiles à reconnaître que la péricardite, et dont les symptômes soient plus variables. Quelquefois elle s'annonce avec tous les caractères d'une maladie de poitrine très-aiguë, et évidemment capable d'emporter le malade en quelques jours ; d'autres fois, au contraire, elle est tellement latente qu'après avoir vu succomber le malade, dont les organes circulatoires paraissaient dans le meilleur état, on est surpris de trouver à l'ouverture du corps, une péricardite grave dont rien n'avait pu faire soupçonner l'existence. Dans d'autres cas, on observe tous les signes attribués par les nosographes à la péricardite, et l'on ne trouve à l'ouverture aucune trace de cette maladie, et quelquefois même rien qui justifie le trouble de la circulation. Je suis tombé souvent dans l'une et l'autre erreur ; je les ai vu commettre par les plus

---

(1) *Op. cit.*, pag. 244 et suiv.

habiles praticiens; j'ai vu quelquefois aussi deviner des péricardites, et j'en ai deviné moi-même; car je ne crois pas qu'on puisse employer le mot *reconnaître* quand on n'a pas de signes certains, et qu'il arrive aussi souvent de se tromper que de rencontrer juste. Ce dernier résultat est, en somme, celui que me donnent toutes les péricardites que j'ai observées jusqu'à ce jour. Plusieurs de mes confrères, et entre autres M. Récamier, m'ont dit qu'il ne différait pas de celui qu'ils avaient obtenu eux-mêmes.

Corvisart (1) attribue la difficulté de reconnaître la péricardite à ce qu'elle est presque toujours jointe à la pleurésie, à la péripneumonie ou à d'autres maladies de poitrine qui masquent ses symptômes. Ces complications, qui sont extrêmement fréquentes, paraissent effectivement très-propres à obscurcir les symptômes de la péricardite, si l'on consulte seulement le raisonnement et le calcul des probabilités; mais je puis assurer que les péricardites les plus complètement latentes que j'aie vues, ont eu lieu chez des sujets dont les organes thoraciques étaient d'ailleurs tout-à-fait sains, et qui ont succombé à des maladies aiguës ou chroniques de l'abdomen.

Ces faits et plusieurs autres me paraissent prouver que, dans quelques cas, la péricardite même aiguë est une affection locale très-peu grave, et dont l'influence, non-seulement sur le système général, mais même sur celui de la circulation, est presque nulle; tandis que, dans d'autres cas, la même affec-

---

(1) *Op. cit.*, pag. 6.

tion, au même degré ou à un degré inférieur, est accompagnée de fièvre aiguë, et d'un trouble de presque toutes les fonctions, assez grave pour compromettre la vie du malade.

M. Corvisart pense aussi que c'est surtout lorsque la péricardite est très-aiguë que les symptômes sont très-obscurs (1). « Son invasion, dit-il, est alors » brusque, sa marche rapide, sa terminaison presque » subite. » Quand la maladie, sans cesser d'être aiguë, est moins violente, il pense qu'on peut la reconnaître aux symptômes suivans : le malade éprouve dans le côté gauche une chaleur qui se concentre à la région du cœur ; il a une grande gêne de la respiration ; la pommette gauche est plus colorée que la droite ; le pouls, dans les premiers jours, est fréquent, dur, rarement irrégulier ; mais vers le troisième ou quatrième jour, il devient petit, dur, serré, concentré et souvent irrégulier ; en même temps le malade éprouve une grande anxiété, de légères palpitations, des syncopes incomplètes ; les traits s'altèrent *d'une manière particulière ;* aux approches de la terminaison fâcheuse de la maladie, le pouls devient intermittent, très-irrégulier, presqu'insensible, et la face hippocratique ; la douleur locale cesse en tout ou en partie ; il survient des suffocations, une anxiété insupportable et une infiltration générale (2).

Ces symptômes s'observent effectivement quelquefois dans la péricardite ; mais chacun d'eux peut

---

(1) *Op. cit.,* pag. 6.
(2) *Op. cit.,* pag. 15.

manquer, tous peuvent manquer à la fois, et quelques-uns d'entre eux sont très-rares. Je n'ai jamais observé, dans la péricardite, la coloration plus intense de la pommette gauche ; j'ai vu rarement les malades se plaindre de chaleur ou de douleur à la région du cœur ; et, quant à l'état du pouls, loin d'observer les irrégularités graduellement croissantes décrites par Corvisart, je l'ai souvent trouvé, dès le commencement de la maladie, irrégulièrement intermittent, filiforme et presqu'insensible.

Je dois avouer que l'auscultation médiate ne donne pas de signes beaucoup plus sûrs de la péricardite que l'étude des symptômes généraux et locaux. En comparant à mes précédentes observations les résultats que j'ai obtenus depuis que je me sers du cylindre, je crois pouvoir donner les symptômes suivans comme ceux que présente ordinairement la péricardite lorsqu'elle n'est pas latente :

Les contractions des ventricules du cœur donnent une impulsion forte et quelquefois un bruit plus marqué que dans l'état naturel ; à des intervalles plus ou moins longs surviennent des pulsations plus faibles et plus courtes, qui correspondent à des intermittences du pouls, dont la petitesse contraste extraordinairement avec la force des battemens du cœur ; quelquefois il peut à peine être senti.

Lorsque ces signes surviennent tout-à-coup chez un homme qui n'avait jamais éprouvé de symptômes de maladie du cœur, il y a une grande probabilité qu'il est attaqué de péricardite. Assez ordinairement le malade éprouve une dyspnée plus ou moins grande, des angoisses, une anxiété inexprimable ; il ne peut faire quelques pas ou se remuer un peu brusquement dans son lit sans éprouver des syncopes. Le sentiment de douleur, de chaleur ou de poids à la région du cœur est un symptôme beaucoup plus rare, mais qui se rencontre cependant quelquefois. Dans quelques cas, la région du cœur rend un son mat ; mais le plus souvent ce signe n'est pas bien évident.

Il ne faut, je le répète encore, accorder qu'un certain degré de confiance à ces signes, lors même qu'ils sont tous réunis ; car non-seulement la péricardite peut exister sans eux, comme nous l'avons dit, mais ils peuvent aussi exister dans tout leur ensemble sans qu'il y ait de péricardite. Les congestions du sang dans le cœur et les concrétions polypiformes qui en sont la suite, donnent lieu exactement aux mêmes symptômes.

Avant que la conversion des fausses membranes en tissu cellulaire fût bien connue, l'adhérence du péricarde au cœur a été regardée par divers auteurs comme la cause de plusieurs accidens graves. Lancisi et Vieussens pensent qu'elle produit constamment des palpitations ; Meckel, qu'elle rend le pouls habituellement petit ; Senac, qu'elle détermine des syncopes fréquentes. Corvisart lui-même est tombé à cet égard dans plusieurs erreurs. Il admet trois espèces d'adhérences : dans la première, l'adhésion du péricarde au cœur a lieu au moyen d'une matière albumineuse demi-concrète : c'est celle que nous avons décrite ci-dessus (p. 654), et c'est la seule qu'il reconnaisse comme une suite de la péricardite (1). La seconde est l'adhérence intime ou par un tissu cellulaire très-court (p. 655): il pense qu'elle est l'effet d'une affection rhumatisante ou goutteuse (2). La troisième est celle qui a lieu au moyen d'un tissu cellulaire plus ou moins long (p. 654): la cause de celle-ci lui est inconnue (3). Il ne pense pas, au reste, qu'on puisse *vivre* et *vivre sain* avec une *adhérence complète et immédiate* du cœur au péricarde ou des poumons à la plèvre (4).

Je puis assurer que j'ai ouvert un grand nombre de sujets qui ne s'étaient jamais plaint d'aucun trouble dans la respiration ou la circulation, et qui n'en avaient présenté aucun signe dans leur maladie mortelle, quoiqu'il y eût adhérence intime et totale des poumons ou du cœur; et, pour ce qui regarde ce dernier organe en particulier, je suis très-porté à croire, d'après le nombre de cas de ce genre que j'ai rencontrés, que l'adhérence du cœur au péricarde ne trouble souvent en rien l'exercice de ses fonctions. Il m'a paru seulement que la contraction des oreillettes devenait beaucoup plus obscure quand elles sont adhérentes au feuillet fibreux du péricarde.

Corvisart rapporte, comme un exemple des accidens que peut produire l'adhérence intime du cœur au péricarde, une observation qui ne me paraît rien

---

(1) *Op. cit.*, pag. 33.
(2) *Ibid.*
(3) *Ibid.*, 54.
(4) *Ibid.*, pag. 34.

moins que concluante. Le malade présentait les symptômes suivans : fréquens accès de fièvre, pouls très-petit et irrégulier, palpitations faibles et fréquentes, battemens du cœur irréguliers, dyspnée, absence du son du côté gauche de la poitrine, douleur à l'épigastre, ascite, douleur continuelle dans divers points de l'abdomen. Il succomba au bout de huit mois. A l'ouverture du corps, on trouva le péricarde adhérent intimement au cœur ; *le poumon gauche était refoulé vers la partie supérieure de la poitrine* (sans doute par un épanchement) *et endurci* ; il existait en outre une péritonite tuberculeuse générale très-intense, avec épanchement séro-sanguinolent abondant (1). N'est-il pas beaucoup plus probable que les symptômes de la maladie appartenaient, pour ce qui regarde la gêne de la respiration et de la circulation, à l'épanchement pleurétique, et pour les autres symptômes à la péritonite chronique ? J'ai trouvé plusieurs fois des adhérences complètes du péricarde au cœur chez des sujets qui m'avaient raconté avec beaucoup de détails l'histoire de leur santé depuis l'enfance, sans que j'y eusse trouvé, non plus que dans les symptômes actuels de leur maladie du cœur, aucun indice d'une affection des organes de la circulation.

Quelques médecins anglais avec lesquels je suis lié, m'ont appris qu'un de leurs compatriotes, M. le docteur Sanders, a cru trouver un signe certain de l'adhérence du péricarde au cœur, qui consiste dans un creux qui se forme à l'épigastre , im-

---

(1) *Op. cit.*, pag. 34.

médiatement au-dessous des fausses côtes gauches, pendant la durée de chaque systole du cœur. M. Kreysig attribue la même remarque à un médecin allemand, le docteur Heim, de Berlin (1). J'ai cherché inutilement, depuis deux ans, à vérifier cette observation chez tous les malades qui présentaient quelque signe de trouble de la circulation; je n'ai jamais pu apercevoir le creux dont il s'agit, et dans le nombre de ces sujets il s'en est trouvé plusieurs dont le cœur adhérait au péricarde. Chez un homme entre autres, qui était attaqué d'hypertrophie avec dilatation, et chez lequel l'adhérence du péricarde était très-serrée et universelle, l'épigastre examiné à nu un grand nombre de fois, n'avait pas présenté la rétraction dont il s'agit. Il me semble d'ailleurs, pour qu'une semblable rétraction ait lieu, qu'il faudrait une réunion de circonstances qui doit se rencontrer bien rarement; c'est-à-dire, que l'estomac adhérât d'une part au diaphragme, et de l'autre aux parois abdominales antérieures dans un point peu étendu : car l'adhérence du cœur au diaphragme ne change pas essentiellement ses rapports avec ce plancher musculo-tendineux. Il ne se fait point de vide dans le péricarde pendant la systole des ventricules, vu que le sang aborde dans les oreillettes en même temps qu'il sort par l'aorte, et le cœur ne cesse jamais de reposer sur le plancher diaphragmatique, et n'a aucune tendance à le tirer en haut.

Les signes de la péricardite chronique sont en-

____

(1) *Op. cit.*, vol. 2, pag. 623.

core plus incertains que ceux de la péricardite aiguë. Cette incertitude tient non-seulement à la variabilité de ces signes, mais encore à la rareté plus grande de la péricardite chronique, si l'on met de côté les cas très-nombreux dans lesquels la péricardite d'abord aiguë devient chronique par la difficulté de l'absorption du liquide épanché. J'ai suivi plusieurs maladies que j'ai regardées dès leur début et pendant tout leur cours comme des péricardites chroniques, et qui se sont presque toutes terminées par la guérison. Deux ou trois cas, tout au plus, dans lesquels les malades ont succombé, m'ont permis de vérifier que le diagnostic était exact; mais assez souvent j'ai trouvé le péricarde plein de pus et dans un véritable état d'inflammation chronique, sans que rien eût pu me faire soupçonner cette affection. Dans les cas que j'ai observés depuis quelques années, j'ai trouvé les symptômes locaux et généraux de la maladie tout-à-fait semblables à ceux de la péricardite aiguë, à un peu moins de violence près. La percussion seule peut, dans les cas où l'épanchement est considérable, donner quelques lumières. La guérison s'est fait attendre chez plusieurs malades un an, dix-huit mois, et même deux ans. Ses progrès ont été presqu'insensibles, et du moment où elle a été parfaite, les mouvemens du cœur et les battemens du pouls sont redevenus naturels et réguliers.

CHAPITRE XXII.

DE L'HYDRO-PÉRICARDE.

L'hydro-péricarde ou l'accumulation d'une quantité plus ou moins grande de sérosité dans le péricarde est un cas extrêmement commun, mais il est très-rare que l'épanchement soit idiopathique : le plus souvent il se réduit à quelques onces; et, d'après les circonstances qu'a présentées la maladie, on ne peut le regarder que comme un effet de l'agonie. Quelquefois même il paraît évident que l'épanchement ne s'est fait qu'au moment de la mort, ou dans les premiers instans qui l'ont suivie. Lorsqu'il existe une diathèse hydropique générale, on trouve aussi quelquefois une certaine quantité de sérosité dans le péricarde; et, dans ce cas, cette membrane est une de celles qui en contiennent le moins. Dans l'hydro-péricarde essentiel, au contraire, le péricarde est ordinairement la seule membrane qui contienne de la sérosité.

Cette sérosité est quelquefois incolore; mais le plus souvent, quoique parfaitement limpide et sans aucun mélange de flocons albumineux, elle présente une teinte citrine, fauve ou même rousse; rarement elle est sanguinolente. Sa quantité est très-variable : le plus souvent elle ne s'élève pas au-dessus d'une à deux livres; mais elle peut être beaucoup plus considérable. Corvisart rapporte un cas dans lequel il en a trouvé huit livres (1).

___

(1) *Op. cit.*, obs. x, pag. 53.

Aucune altération du cœur ni de ses enveloppes n'accompagne cet épanchement. Quelques auteurs cependant rapportent avoir trouvé dans ce cas le cœur comme macéré ; mais ces observations, énoncées plutôt que décrites, peuvent être rangées au nombre des faits mal vus et plus mal exprimés encore.

Si on consulte les auteurs qui ont traité de l'hydropisie du péricarde, on les trouve de sentimens différens sur les signes pathognomoniques de cette affection. Suivant Lancisi, le principal est la sensation d'un poids énorme dans la région précordiale. Reimann et Saxonia assurent que les malades sentent leur cœur nager dans une grande quantité d'eau. Senac a *vu*, dans les intervalles des troisième, quatrième et cinquième côtes, *les flots du liquide épanché.* Corvisart ne les a pas *vus ;* mais il a quelquefois, dit-il, distingué la fluctuation par le toucher. A ces signes il ajoute les suivans : le malade éprouve un sentiment de poids à la région du cœur, qui résonne moins par la percussion que dans l'état naturel. On sent les battemens du cœur dans un cercle très-étendu ; dans certains momens, on les sent mieux dans un point de ce cercle que dans d'autres, et ce point varie à chaque instant : tantôt il est à droite, tantôt à gauche. Ces battemens sont tumultueux et obscurs, et semblent arriver à la main à travers un corps mou. Le pouls est petit, fréquent et irrégulier ; les extrémités, le tronc même, et les tégumens de la région précordiale sont œdématiés ; le malade ne peut se tenir un instant dans la position horizontale sans se sentir menacé de suffocation; il éprouve assez fréquemment des syncopes, rarement des palpitations (1).

Je crois pouvoir appliquer à ces signes tout ce que j'ai dit de ceux de la péricardite. On peut les rencontrer réunis en plus ou moins grand nombre avec ou sans hydro-péricarde. Le stéthoscope aidera sans doute, dans ces cas, à établir le diagnostic; mais je ne puis dire quels signes il fournira, parce que je n'ai pas eu assez d'occasions d'observer l'hydro-péricarde idiopathique. Je crois pouvoir assurer que les épanchemens peu abondans dans le péricarde (au-dessous d'une livre, par exemple) ne donneront jamais aucun signe, et que probablement on ne pourra jamais reconnaître que ceux qui sont beaucoup plus considérables; mais je pense que ceux qui passent deux ou trois livres pourront être quelquefois reconnus à l'aide des signes donnés par la percussion, l'auscultation et l'inspection.

Ces cas, au reste, et en général les hydro-péricardes essentiels, sont tellement rares, que l'on doit peu regretter de n'avoir pas de signes plus sûrs de cette affection. On pourrait ajouter que ce regret doit être moindre encore d'après le peu de ressources que la médecine offre contre cette maladie. Cependant il ne serait peut-être pas impossible d'y remédier efficacement au moyen de l'opération chirurgicale; mais je ne pense pas qu'il fallût employer la ponction entre les cartilages des côtes, comme l'a conseillé Senac, ni l'incision pratiquée deux fois par Desault entre les cartilages des

____

(1) *Op. cit.*, pag. 15.

sixième et septième côtes, dans des cas que l'on avait pris pour des hydro-péricardes, et qui n'étaient réellement que des hydropisies partielles de la plèvre dues à l'adhérence de la plus grande partie du poumon à cette membrane, et par là même en quelque sorte enkystées vers la partie inférieure et interne de la poitrine, seule partie où l'adhérence n'existait pas (1). Je pense que l'opération la plus utile et la moins dangereuse que l'on pût faire serait la trépanation du sternum au-dessus de l'appendice xiphoïde. Cette opération, par elle-même, ne présente presqu'aucun danger; elle est d'une exécution facile; et, permettant de voir et de toucher à nu le péricarde, elle offrirait l'avantage de vérifier le diagnostic avant d'ouvrir ce sac membraneux, seule partie de l'opération qui pourrait être accompagnée de quelques dangers, à raison de l'inflammation du péricarde qui pourrait s'ensuivre par l'introduction de l'air, et que peut-être même il faudrait exciter par des injections légèrement stimulantes pour obtenir la guérison de l'hydro-péricarde.

CHAPITRE XXIII.

DU PNEUMO-PÉRICARDE.

Je désignerai, sous ce nom, les épanchemens aériformes qui se développent dans la cavité du péricarde. On en rencontre très-fréquemment à l'ouverture des cadavres, et surtout de ceux qui ont

(1) Corvisart, *op. cit.*, pag. 59 et suiv.

été gardés pendant un certain temps. Dans ce dernier cas ils sont évidemment l'effet de la décomposition; mais dans beaucoup d'autres ils sont évidemment antérieurs à la mort, d'après l'absence totale des signes de putréfaction. Tantôt, alors, on les trouve joints à un épanchement liquide, c'est ce qui a lieu le plus fréquemment; tantôt le péricarde est distendu seulement par de l'air. Quelquefois ce gaz semble dégagé du liquide séreux contenu dans le péricarde, ou mêlé avec lui par suite des derniers mouvemens du cœur, car il forme des bulles à la surface du liquide.

L'épanchement liquide et aériforme à la fois du péricarde peut avoir lieu dans l'agonie de toutes les maladies. Il m'est arrivé quelquefois de l'annoncer, à une résonnance plus claire du bas du sternum, survenue depuis peu de jours, ou à un bruit de fluctuation déterminé par les battemens du cœur et par les inspirations fortes. Ces observations étant toutes antérieures à celles que j'ai faites depuis, sur les battemens du cœur, entendus à distance de la poitrine, je n'ai pas recherché si ce dernier phénomène existait en même temps que les signes dont je viens de parler; mais je suis convaincu, d'après les faits que j'ai exposés plus haut (*v.* p. 455), que dans presque tous les cas, où les battemens du cœur peuvent être entendus à une certaine distance de la poitrine, ce phénomène est dû au développement momentané d'un gaz qui est le plus souvent promptement résorbé et dont la présence dans le péricarde ne donne lieu à aucun accident grave. Un phénomène physique tel que celui-ci doit toujours rentrer, sous le rapport de ses causes, dans l'analogie des faits du même ordre; or celui-ci ne peut, ce me semble, se concevoir que de quatre manières : 1°. de celle que je viens d'exposer; 2°. par le développement d'un gaz dans les cavités même du cœur; supposition inadmissible, puisque la mort s'ensuivrait en quelques instans; 3°. par l'ossification de quelque partie de la surface du cœur, correspondante au sternum ou aux cartilages des côtes; cas incomparablement plus rare que le phénomène dont il s'agit; 4°. enfin par la supposition d'un endurcissement de la substance du cœur et de battemens assez énergiques pour qu'un organe mou et humide, venant frapper sur la surface humide aussi et peu dure des parois thoraciques internes, pût faire résonner un corps aussi peu sonore que l'est la poitrine chez l'homme vivant. Or cette hypothèse est d'autant moins probable que les cœurs *durs* sont hypertrophiés et que les sujets chez lesquels on entend battre le cœur à distance, sont presque toujours des personnes nerveuses, chez lesquelles la fibre musculaire est molle et dont le cœur simplement agité a fort peu de puissance contractile réelle.

CHAPITRE XXIV.

DES PRODUCTIONS ACCIDENTELLES DÉVELOPPÉES DANS L'ÉPAISSEUR DES PAROIS DU PÉRICARDE.

Des productions accidentelles de diverse nature, se développent quelquefois entre le feuillet fibreux du péricarde et la plèvre, entre le même feuillet et la membrane séreuse du péricarde, ou entre cette dernière et le cœur. On trouve, dans le *Sepulchretum* de Bonet et dans les autres recueils d'observations anatomiques, des cas qui paraissent être des exemples de tubercules, de tumeurs cancéreuses ou de kystes développés dans les lieux dont je viens de parler. Mais le peu d'attention que l'on avait donnée avant Bichat aux caractères distinctifs des diverses espèces de membranes, et la confusion que l'on faisait de presque toutes les productions accidentelles sous les noms vagues et mal définis de *squirrhes*, de *carcinômes*, d'*athérômes*, etc., font qu'il est impossible, dans la plupart de ces observations, de reconnaître exactement et la nature des tumeurs et le lieu même qu'elles occupaient.

J'ai parlé précédemment des productions graisseuses en forme de crêtes de coq qui se développent quelquefois entre la plèvre et le feuillet fibreux du péricarde.

J'ai trouvé deux ou trois fois des tubercules dans le même lieu chez des sujets qui en avaient d'ailleurs une grande quantité dans les poumons et dans divers autres organes. J'ai vu aussi un tubercule développé entre l'origine de l'artère pulmonaire et le feuillet de la membrane séreuse du péricarde qui la recouvre.

J'ai rencontré une ossification accidentelle développée entre les feuillets du péricarde et très-remarquable sous le rapport de son étendue et des effets qui en étaient résultés. Je l'avais communiquée à M. Corvisart peu de temps après la publication de la première édition de son *Essai sur les maladies du cœur.* Comme il n'en a point fait usage dans les suivantes, je crois pouvoir la rapporter ici.

O_{BS}. L. *Incrustation osseuse développée entre les feuillets fibreux et séreux du péricarde.* — Philibert Lefebvre, âgé de soixante-cinq ans, autrefois domestique dans une maison opulente, était depuis la révolution réduit à travailler à la terre comme journalier. Cet homme, doué d'une assez forte constitution, d'un tempérament sanguin lymphatique, avait eu beaucoup d'embonpoint; il en avait peu lors de son entrée à l'hôpital.

Il avait fait dans sa jeunesse beaucoup d'excès vénériens, et avait eu deux gonorrhées. Il avait été également adonné aux liqueurs spiritueuses, et très-souvent il buvait chaque jour deux bouteilles de vin : quelquefois même il prenait en outre de l'eau-de-vie. Il avait éprouvé à diverses reprises de vifs chagrins et la privation des choses de première nécessité.

Cependant il avait toujours joui d'une bonne santé jusqu'à l'âge de cinquante ans. A cette époque, il éprouva *une fluxion de poitrine avec point de côté.* Ces accidens ne durèrent guère que dix ou douze jours; mais ils laissèrent après eux du malaise et de la faiblesse. Les jambes et surtout les cuisses enflèrent beaucoup. Au bout de deux mois l'œdème disparut totalement; mais depuis cette époque, le malade eut à peine quelques intervalles de santé. Il ne pouvait plus faire le moindre exercice sans être essoufflé. Il éprouvait une grande oppression toutes les fois qu'il montait un escalier. Souvent ses jambes se gonflaient pendant le jour et désenflaient la nuit. Son ventre était de temps à autre tendu et volumineux. La nuit il éprouvait des réveils en sursaut et des étouffemens, surtout lorsque la tête était très-basse. Ces derniers accidens étaient moins marqués depuis deux mois lors de l'entrée du malade à l'hôpital. Du reste, il dormait bien et avait bon appétit. Vers la fin du printemps de l'année 1803, le ventre devint très-tendu et ne désenfla plus.

Le malade se détermina alors à entrer à l'hôpital de la Charité. Observé le 20 juillet, il présenta les symptômes suivans : face bouffie, colorée, vergetée, un peu livide ; lèvres gonflées, violettes ; langue un peu blanche, respiration oppressée, peau un peu chaude et même d'une chaleur un peu mordicante ; ventre tendu, fluctuation manifeste, cuisses et jambes enflées, conservant l'empreinte du doigt ; il y avait quelques varices aux jambes et aux cuisses, mais en petit nombre. La peau des jambes était rude, raboteuse, couverte d'écailles formées par l'épiderme et aussi larges que les éminences raboteuses qu'elles recouvraient. Cet état était moins marqué postérieurement qu'antérieurement : il n'existait que depuis l'invasion de l'œdème. Les extrémités supérieures et le thorax ne participaient point à l'infiltration.

Les battemens du cœur étaient inégaux, irréguliers, très-marqués, quoiqu'ils ne se fissent sentir que dans une assez petite étendue. Le pouls était faible, petit, mou, inégal, intermittent et irrégugulier. Le malade ne toussait pas, mais il crachait abondamment. Le thorax résonnait assez bien en haut et très-mal en bas.

Le malade pouvait se coucher de toutes les manières. Il dormait bien, même en ayant la tête peu élevée. Il n'avait point de réveils en sursaut. La dyspnée était moins intense depuis que l'ascite et l'anasarque étaient devenues très-marquées; l'appétit était bon; il n'y avait ni soif ni céphalalgie; les selles étaient naturelles; les urines, peu abondantes, rougeâtres, déposaient un sédiment blanchâtre et floconneux.

Pendant le séjour du malade à l'hôpital, l'hydropisie et les étouffemens prirent de l'intensité. En explorant par l'application de la main les mouvemens du cœur, on remarquait qu'après deux ou trois battemens très-rapprochés, il y avait une intermittence de quelques secondes. Le pouls offrait le même caractère; le sommeil disparut; les selles devinrent rares et furent alternativement très-dures ou liquides.

La respiration était par intervalles sifflante ou plaintive. Dans ce dernier cas, l'inspiration était partagée en deux temps, comme dans les soupirs, et accompagnée d'une légère secousse dans tout le tronc. Le bas-ventre était douloureux vers les flancs et les hypochondres, et quelquefois dans l'hypogastre.

Le malade conservait toujours l'espoir de guérir. Il mourut le 27 août.

Ouverture du corps faite vingt - quatre heures après la mort. — Le cadavre offrait encore des muscles volumineux ; le thorax était large ; les veines des membres supérieurs étaient gorgées de sang ; la main droite offrait dans presque toute son étendue une teinte d'un violet noirâtre ; il y avait au bras quelques taches d'un violet moins foncé. La peau, incisée sur la main, laissa couler une grande quantité de sang ; tout son tissu en paraissait imbibé.

Le cerveau était sain, un peu mou et humide ; il y avait une demi-once de sérosité dans chacun des ventricules latéraux ; les autres ventricules et l'arachnoïde extérieure en contenaient également. La glande pinéale offrait à sa partie inférieure, un peu au-dessus de la commissure postérieure, une rangée de petites granulations jaunâtres, dont les unes avaient la dureté d'un os, tandis que les autres étaient plus molles qu'un cartilage : toutes étaient transparentes et jaunâtres. Les sinus de la dure-mère et les veines de la pie-mère étaient gorgés de sang.

La membrane interne des voies aériennes offrait dans le larynx et dans les bronches une teinte rouge marquée, mais peu intense ; les poumons, assez gorgés de sang vers leurs parties postérieures, étaient d'ailleurs amples, crépitans et sains ; le poumon droit adhérait, dans presque toute son étendue, aux parties voisines par de larges et fortes lames cellulaires ; le gauche présentait seulement quelques adhérences cellulaires assez lâches ; les artères et les veines pulmonaires étaient gorgées d'un sang noir et liquide.

Le cœur, d'un volume plus considérable que dans l'état naturel, adhérait de toutes parts au péricarde par un tissu cellulaire très-serré. En portant la main sur cet organe, il semblait au premier abord qu'il était enfermé dans une boîte osseuse située au-dessous du feuillet fibreux du péricarde ; mais, en disséquant avec soin, je trouvai que cette sorte de boîte n'était pas complète ; il y avait seulement tout autour de la base des ventricules une bande en partie osseuse et en partie cartilagineuse, inégalement épaisse, aplatie et un peu raboteuse à sa surface. Cette bande, large d'un à deux travers de doigt, pénétrait par une espèce de saillie dans la scissure qui sépare les ventricules des oreillettes, et jetait le long de chacun des deux bords de la cloison des ventricules un prolongement triangulaire presqu'entièrement cartilagineux, large de deux travers de doigt à la partie supérieure, et finissant en angle à quelque distance de la pointe du cœur. Cette plaque osséo-cartilagineuse était développée entre le feuillet fibreux du péricarde et la membrane séreuse qui le tapisse intérieurement ; car on pouvait assez facilement séparer par la dissection cette incrustation du cœur, qui restait recouvert par le feuillet séreux du péricarde qui le revêt, et d'un autre côté le cœur et la surface interne de l'incrustation restaient également recouverts par les débris du tissu cellulaire accidentel qui formait l'adhérence dont nous avons parlé plus haut.

Les oreillettes étaient plus volumineuses que les ventricules ; chacune d'elles eût pu contenir un gros œuf. Les cavités droites étaient remplies d'un sang très-liquide et d'un rouge brunâtre foncé. Les cavités gauches me parurent avoir été dans le même état, quoiqu'elles fussent vides lorsque je les examinai, le sang s'étant probablement écoulé au moment de l'enlèvement des poumons.

Les orifices de communication des oreillettes avec les ventricules étaient un peu grands ; mais ils ne l'étaient cependant pas autant qu'on eût pu s'y attendre d'après l'ampleur des oreillettes. Les valvules étaient saines et pouvaient fermer exactement ces orifices. Un des feuillets de la valvule mitrale présentait dans son épaisseur une ossification du volume et à-peu-près de la forme d'une fève de haricot. Les ventricules, à-peu-près d'égale capacité entre eux, ne s'écartaient pas d'une proportion médiocre, sous le rapport de leur ampleur et sous celui de l'épaisseur de leurs parois.

Les organes abdominaux étaient sains.

J'ai rencontré, en 1823, un cas semblable : mais l'incrustation était un peu moins étendue. Crüvell (1), Pasta (2) et M. Burns me paraissent avoir vu des cas analogues.

CHAPITRE XXV.

DES AFFECTIONS ORGANIQUES DE L'AORTE.

Nous avons déjà parlé de l'inflammation de la membrane interne de l'aorte et des petites pustules suppurantes que l'on a quelquefois vu se former dans l'épaisseur de ses parois et s'ouvrir à sa surface

(1) *Diss. de cord. et vasor. Osteogenesi. Halæ*, 1765.
(2) *De polypos. Concret.*, pag. 55.

interne. Nous avons également dit quelques mots des incrustations osseuses artérielles; mais ce sujet mérite d'être traité avec plus d'étendue. Nous parlerons ensuite des autres productions accidentelles qui ont été observées dans les parois de l'aorte, et de ses vices de conformation. Les anévrysmes de l'aorte feront le sujet du chapitre suivant.

Incrustations osseuses, cartilagineuses et calcaires de l'aorte. — Les incrustations de l'aorte appartiennent à l'ossification imparfaite ou pétrée. Leur forme est irrégulièrement aplatie; mais en général, lorsque leur épaisseur est inégale, la saillie se trouve plutôt à l'extérieur qu'à l'intérieur de l'artère. Placées entre la tunique interne et la tunique moyenne ou fibrineuse, dans laquelle elles sont comme enchatonnées, pour peu qu'elles aient d'épaisseur, leur surface externe présente quelquefois l'empreinte des fibres circulaires de cette tunique. Leur surface interne, quelquefois lisse et évidemment recouverte par la membrane interne, est, dans d'autres cas, rugueuse, et il semble que ces aspérités ont détruit en partie la tunique interne. Elles croissent par intussusception ou nutrition, et en examinant un certain nombre d'aortes dans cet état, il est facile de voir que plusieurs petites incrustations séparées et formant des points d'ossification différens, qui ont de la tendance à s'étendre dans le sens de leur surface plus que dans celui de leur épaisseur, se réunissent et forment ainsi des incrustations plus grandes, qui finissent quelquefois par envahir la presque totalité du tube artériel et ajouter à ses membranes une quatrième tunique osséo-pétrée.

Les incrustations cartilagineuses sont les rudimens des premières ; leur situation et leur manière de s'accroître sont les mêmes. Leur consistance est beaucoup plus molle que celle des cartilages naturels, et elles passent à l'état osseux sans acquérir la fermeté de ces derniers. L'ossification s'y développe par la déposition de petits points de phosphate calcaire, qui d'abord isolés, se réunissent peu à peu et envahissent insensiblement la totalité de l'incrustation.

Quelquefois même les incrustations semblent se développer sans formation préalable d'un cartilage accidentel, et par la simple déposition d'un phosphate calcaire en poudre impalpable et très-humide, que l'on trouve déposée entre la membrane interne et la tunique fibrineuse des artères. Il n'est pas rare en incisant les incrustations cartilagineuses, de trouver au-dessous d'elles du phosphate calcaire dans cet état.

Assez souvent les incrustations osseuses se détachent dans leur circonférence, par suite de la rupture de la tunique interne artérielle. Ce décollement qui paraît être une des causes les plus communes des anévrysmes faux consécutifs, produit, au-dessous de l'incrustation, une petite cavité qui se remplit de fibrine, décomposée à consistance de pâte friable, et quelquefois mêlée de phosphate calcaire. Cette matière a été désignée sous le nom de matière *athéromateuse* et les décollemens eux-mêmes sous celui d'*ulcères* par beaucoup d'observateurs, et je ne veux pas nier que dans les décollemens les plus anciens et les plus étendus, la lésion ne prenne quelquefois ce caractère, car la membrane interne sur les bords du décollement est légèrement gonflée et rouge, et la surface de la tunique fibrineuse est manifestement altérée dans la cavité formée par le décollement. Je remarque seulement que très-souvent ces caractères n'existent point, et que, dans tous les cas, cette lésion n'est primitivement qu'une solution de continuité, due à une cause tout-à-fait mécanique, et que l'orgasme inflammatoire est l'effet et non la cause de la solution de continuité. On peut produire à volonté des décollemens semblables, en pressant légèrement entre les doigts une aorte qui présente un certain nombre d'incrustations osseuses. Les lésions dont il s'agit sont cependant les seuls motifs sur lesquels peuvent s'appuyer les auteurs, qui ont voulu que l'ossification des artères fût une suite de leur inflammation. Cette opinion, chez la plupart d'entre eux, n'est autre chose que celle de l'antiquité adoptée sans examen, car avant que des observations exactes, et qui datent à peine du commencement de ce siècle, eussent fait naître le doute philosophique à cet égard, tous les médecins admettaient, comme un axiôme, que toutes les productions accidentelles étaient des effets de l'inflammation. M. Kreysig pense que l'inflammation goutteuse seule produit les incrustations artérielles. M. Bouillaud adopte plus franchement l'opinion des anciens, il cherche à la fonder sur les altérations dont je viens de parler. Dans un ouvrage postérieur il va plus loin encore, et prenant le mot *inflammation* dans un sens aussi vague et aussi indéfinissable que **M.** Broussais lui-même, il range, parmi ses effets, non-seulement toutes les productions accidentelles, mais même toutes les congestions sanguines et séreuses. Mais il admet cependant la nécessité d'une *prédisposition particulière* pour chacun des effets d'une même cause. Aucun des hommes qui partagent l'opinion des auteurs que je viens de citer ne nierait sans doute que l'on ne connaît pas anatomiquement la transition entre l'inflammation supposée cause des incrustations osseuses et ces incrustations elles-mêmes. Ils accorderaient également sans peine que les incrustations des artères se forment presque toujours sans qu'aucun signe général ou local puisse avertir de leur formation, et très souvent chez des hommes qui ont toujours joui de la meilleure santé. Or, qu'est-ce qu'une inflammation qui ne présente ni les caractères anatomiques, ni l'orgasme pathologique de celle que personne ne conteste, d'un phlegmon par exemple, et qui de plus suppose une *prédisposition* particulière toute différente? N'est-il pas bien plus simple et plus philosophique de reconnaître qu'on ne connaît point le mode de trouble de l'économie qui produit une ossification ou un cancer, mais que bien certainement ce n'est pas le même que celui qui produit du pus?

Les productions tuberculeuses et cancéreuses sont très-rares dans l'épaisseur de l'aorte; j'en ai cependant trouvé quelquefois de petites dans la tunique celluleuse.

Vices de conformation de l'aorte. — Nous avons déjà parlé de l'étroitesse congénitale du calibre de l'aorte, que Corvisart regarde comme une des causes les plus fréquentes des anévrysmes du cœur. J'ai vu cette étroitesse portée au point que chez des sujets grands et robustes l'aorte avait à peine huit lignes de diamètre. Elle est ordinairement égale dans toutes les parties de l'artère, ou au moins le diamètre ne décroît que dans la progression naturelle, qui est, comme l'on sait, presque insensible. Cependant j'ai rencontré, chez trois ou quatre sujets, une diminution progressive de l'aorte descendante, telle que cette artère dilatée plus ou moins fortement dans sa crosse, se rétrécissait tout-à-coup immédiatement au-dessous de sa courbure, de manière à égaler à peine le volume du doigt, et le calibre de l'artère allait en diminuant dans une telle proportion, qu'au-dessous de l'origine du tronc cœliaque il n'avait plus que la grosseur d'une plume de cygne ou même d'une grosse plume d'oie. Outre la dilatation de l'aorte ascendante, ces sujets avaient tous une hypertrophie simple ou avec dilatation du cœur.

Il existe quelques exemples d'un vice de conformation plus grave encore, je veux parler de l'oblitération complète de l'aorte. Chez un jeune homme de quatorze ans, attaqué d'hypertrophie du cœur, l'aorte était oblitérée un demi-pouce au-dessous de la sous-clavière, dans l'étendue de quelques lignes; la circulation se faisait à l'aide du canal artériel qui pouvait admettre un cathéter, et des anastomoses des artères intercostales et mammaires, qui étaient très-dilatées (1). M. Graham, médecin anglais, a

______

(1) *Journ. de Méd.* par Corvisart, etc., t. 33, *Bull.* n° 4.

observé un cas semblable chez un jeune homme du même âge ; mais ici le canal artériel ne paraissait pas avoir servi au passage du sang, au moins depuis plusieurs années ; car, quoiqu'on pût y faire passer une sonde, il aboutissait à la partie obstruée, et la circulation paraissait s'être faite en entier par les anastomoses des intercostales, mammaires, épigastriques, etc., qui étaient fortement dilatées (1). Un troisième fait de ce genre se trouve consigné dans les observations chirurgicales de John Bell. Le sujet était une femme de cinquante ans, et le rétrécissement était aussi situé immédiatement au-dessous de la courbure de l'aorte. MM. Winstone et A. Cooper ont vu, chez un homme de cinquante ans, une disposition qui paraît être un diminutif du vice de conformation dont il s'agit. L'aorte, au point où se termine le canal artériel, pouvait à peine admettre le petit doigt ; ce rétrécissement était dû à un *épaississement des fibres circulaires du vaisseau* et à une légère ossification de ses membranes (2).

J'ai rencontré moi-même dernièrement une variété anatomique qui est évidemment un léger degré du vice de conformation observé par les auteurs que je viens de citer. Une femme plus que sexagénaire, morte des suites d'une hypertrophie avec dilatation des deux ventricules du cœur, accompagnée de végétations verruqueuses sur les valvules mitrales et aortiques, présentait immé-

----

(1) *Trans. méd. chir.*, 45.
(2) *Op. cit.*

diatement au-dessous de la courbure de l'aorte, un enfoncement capable de contenir une amande, et dont le fond correspondait exactement au point d'insertion du canal artériel. Cette dépression était limitée en haut par une sorte de bride, formée par le repli à angle presque droit des trois tuniques artérielles, et dans ce point il y avait manifestement un léger étranglement du calibre de l'artère. Le reste de la circonférence de la dépression remontait au contraire insensiblement au niveau des parois de l'artère. Les trois membranes artérielles étaient saines dans ce point ; il y avait seulement quelques petites incrustations osseuses et un petit dépôt de phosphate terreux, situés entre les tuniques interne et moyenne. Les mêmes altérations se remarquaient dans le reste de l'aorte. Le canal artériel transformé en un ligament fibreux très-dense, d'une ligne au plus de longueur, et de plus de deux lignes de diamètre, semblait, en se raccourcissant, avoir tiré à lui les parois de l'artère et formé cet enfoncement. Au point correspondant de l'artère pulmonaire existait aussi une petite dépression en forme de godet, mais capable seulement de loger un grain de chenevis.

CHAPITRE XXVI.

DES ANÉVRYSMES DE L'AORTE.

ARTICLE PREMIER.

Caractères anatomiques des Anévrysmes de l'aorte.

On entend par *anévrysme* la dilatation d'une artère, ou sa communication, au moyen d'une ouverture plus ou moins large, avec une sorte de sac formé ordinairement aux dépens de sa tunique externe et quelquefois en partie aux dépens des organes environnans. Le premier cas constitue ce que les chirurgiens appellent *anévrysme vrai;* le second est désigné par eux sous le nom d'*anévrysme faux consécutif.* Cette ancienne distinction me paraît bonne parce qu'elle est fondée sur des circonstances anatomiques réellement différentes; et je crois, en conséquence, devoir la conserver malgré les objections qu'ont faites à cet égard quelques auteurs de notre temps.

L'anévrysme vrai de l'aorte est assez commun, surtout dans la portion ascendante et la crosse de cette artère : il est rare que la dilatation soit portée au point d'occasioner des accidens d'une nature grave. Le plus souvent elle s'étend depuis l'origine de l'aorte jusqu'au commencement de l'aorte descendante; et le point le plus dilaté, qui est ordinairement le milieu de cet espace, présente seulement un diamètre de deux à trois travers de doigt. La convexité de la courbure et la partie antérieure de l'artère paraissent, dans ces cas, avoir prêté à la dilatation beaucoup plus que ses parois postérieure et interne. Lorsque la dilatation a lieu dans un point quelconque de l'aorte descendante, elle se présente sous l'aspect d'une tumeur ovoïde ou fusiforme, ses parties supérieure et inférieure offrant une dilatation progressivement moindre à mesure qu'elles se rapprochent des portions saines de l'artère. Il n'est pas rare de trouver plusieurs dilatations semblables sur la même aorte. Dans ce cas encore, la paroi postérieure interne correspondant à la colonne vertébrale paraît avoir moins prêté que les autres. Quand la dilatation a lieu à la hauteur du tronc cœliaque ou à celle du tronc brachio-céphalique, l'origine ou la totalité de ces vaisseaux participe évidemment à la dilatation. L'artère sous-clavière gauche, au contraire, conserve presque toujours son calibre naturel, même dans les anévrysmes les plus considérables de la crosse aortique, sans doute à raison de l'angle aigu sous lequel elle s'y unit.

Quelquefois la dilatation paraît s'étendre à toute la longueur de l'aorte : il n'est pas rare de trouver, surtout parmi les vieillards, des sujets d'une taille ordinaire chez lesquels l'aorte présente, depuis la crosse jusqu'à la division des artères iliaques primitives, un diamètre de deux travers de doigt, ce qui est à-peu-près le double de l'état naturel. L'aorte ascendante et la crosse sont encore un peu plus dilatées dans ces cas.

L'aorte n'est pas la seule artère qui puisse pré-

II.

44

senter cette espèce de dilatation générale du tube artériel. On la remarque assez souvent dans l'artère carotide, à l'endroit où elle sort de l'os temporal pour se porter sur la selle turcique du sphénoïde. M. Dourlen a inséré dans le Journal de Médecine (1) l'observation d'une dilatation énorme de l'artère émulgente et de ses principales divisions. MM. Pelletan et Dupuytren ont trouvé l'artère temporale prodigieusement dilatée jusque dans ses plus petites ramifications, et offrant d'espace en espace des renflemens plus considérables (2). Les artériolles qui nourrissent une tumeur quelconque se développent en même temps qu'elle, et acquièrent quelquefois un diamètre considérable. Cela est surtout remarquable dans celles qui font partie intégrante des tumeurs érectiles, que l'on désigne communément sous les noms *tumeurs variqueuses, fungus hæmatodes, nævus hæmorrhagicus*, et que John Bell a appelées *anévrysmes par anastomose*.

La dilatation de l'aorte, telle que je viens de la décrire, est un état pathologique assez commun, et il est même remarquable qu'elle ne prenne pas plus souvent un accroissement tel qu'il vienne à occasioner des accidens graves et à constituer ce que l'on appelle communément un *anévrysme vrai de l'aorte;* car on ne donne guère ce nom qu'aux dilatations un peu volumineuses, à celles qui approchent du vo-

----

(1) *Journal de Médecine*, par MM. Corvisart, Leroux et Boyer ; tom. VII, pag. 255.

(2) Cruveilhier, *Essai sur l'Anat. patholog.* Paris, 1816, t. II, pag. 60.

lume du poing, par exemple. Les dilatations moindres, et surtout la dilatation générale de l'aorte, n'ont guère fixé jusqu'ici l'attention des anatomistes. Les anévrysmes vrais les plus volumineux de l'aorte sont ceux de sa crosse et de sa portion ascendante. M. Corvisart en a vu un qui offrait le double du volume du cœur (1); j'en ai vu d'aussi gros que la tête d'un fœtus à terme. Quand l'anévrysme vrai acquiert un certain volume, il arrive souvent que quelque point de la surface interne de la partie dilatée se rompt, et qu'il se forme en ce point un anévrysme faux consécutif, qui surmonte en quelque sorte l'anévrysme vrai et augmente son volume.

L'anévrysme vrai de l'aorte borné à sa partie ascendante ou existant dans toute l'étendue de cette artère, est ordinairement accompagné d'une altération particulière de sa membrane interne : on y remarque de petits points d'un rouge vif, de légères gerçures et un grand nombre de petites incrustations osseuses placées entre elles et la tunique fibrineuse de l'artère. Quelquefois la membrane interne se rompt le long d'un des bords de ces incrustations, qui alors se détachent un peu des parois de l'artère et y forment des rugosités notables. Dans quelques cas, des concrétions fibrineuses de l'espèce de celles que nous décrirons plus bas tapissent les parois de l'anévrysme et peuvent même devenir assez épaisses pour ne laisser qu'un étroit passage au sang.

______

(1) *Op. cit.*, pag. 355.

L'anévrysme faux consécutif est une tumeur appliquée le long d'une artère et communiquant avec elle par une ouverture plus ou moins étroite. L'anévrysme faux consécutif de l'aorte est plus rare que la simple dilatation de cette artère; mais il est beaucoup plus commun que cette dilatation portée au point de constituer ce qu'on appelle communément un *anévrysme*.

Le sac anévrysmal, dans l'anévrysme faux, présente une épaisseur beaucoup plus inégale que dans l'anévrysme vrai : formé principalement par la tunique celluleuse de l'artère, il est renforcé dans divers points par un tissu cellulaire abondant, par divers organes plus ou moins solides, par la plèvre ou le péritoine, tandis que dans d'autres il est tellement mince qu'il présente à peine l'épaisseur d'une feuille de papier. On n'y distingue aucune trace de la tunique fibrineuse de l'artère : sa surface interne est extrêmement rugueuse et inégale.

L'anévrysme faux consécutif se développe le plus souvent dans la portion descendante de l'aorte, comme l'anévrysme vrai dans sa portion ascendante. Je n'ai même guère vu d'autres anévrysmes faux de l'aorte ascendante ou de la crosse que ceux dont j'ai parlé plus haut, et qui sont, pour ainsi dire, surajoutés à un anévrysme vrai. Dans l'aorte descendante, au contraire, le calibre de l'artère n'est souvent nullement augmenté dans le point où existe la tumeur anévrysmale, quelquefois même il est un peu rétréci.

On conçoit assez facilement le développement de l'anévrysme vrai ou la dilatation simple d'une artère.

L'impulsion trop forte du sang sur un tube qu'on peut supposer avoir été affaibli antérieurement dans le point affecté en fournit une explication assez plausible et qui est généralement adoptée. On explique de la même manière cette sorte de disposition anévrysmatique générale que présentent quelques sujets chez lesquels on a trouvé jusqu'à huit ou dix anévrysmes de différentes artères : mais la formation des anévrysmes faux consécutifs est moins facile à comprendre et a donné lieu à beaucoup de controverse.

Quelques chirurgiens, frappés sans doute par l'aspect lisse de l'ouverture par laquelle la tumeur anévrysmale communique avec l'artère, ont pensé que, dans ces cas, la membrane interne faisait hernie à travers une rupture de la tunique fibrineuse, et tapissait, en prenant une extension graduelle, toute la surface interne du sac anévrysmal, dont la partie externe est formée par la tunique celluleuse de l'artère. MM. les professeurs Dubois et Dupuytren paraissent avoir adopté cette opinion, et ont présenté à la Société de la Faculté de Médecine des pièces anatomiques qui prouvent au moins que, dans certains cas, la membrane interne se réfléchit sur l'ouverture de communication, pénètre dans l'intérieur du sac anévrysmal et en tapisse la surface interne jusqu'à une certaine distance de l'ouverture de communication.

On ne peut nier que, dans un très-petit anévrysme, les choses ne puissent arriver ainsi. Haller avait déjà remarqué que quelquefois la membrane moyenne de l'artère se rompt et laisse passer en s'écartant la membrane interne, qui forme alors une sorte de hernie; ce cas, désigné d'abord sous les noms d'*anevrysma herniosum*, *anevrysma herniam arteriæ sistens*, l'a été depuis sous le nom d'*anévrysme mixte*. J'ai vu moi-même sur l'aorte descendante deux tumeurs du volume d'une cerise formées par la membrane interne qui faisait hernie à travers une rupture de la tunique moyenne; les tumeurs doublées par la tunique celluleuse contenaient des concrétions fibrineuses, stratifiées et fortement colorées par le sang. Mais il faut que la tumeur soit bien petite pour que la membrane interne la tapisse complètement; et dans les anévrysmes qui se forment de cette manière, la membrane interne se rompt promptement par les progrès du développement de la tumeur. Chez un sujet dont l'aorte présentait deux anévrysmes, l'un du volume d'une noix, l'autre gros seulement comme une aveline, je n'ai pu suivre la membrane interne que jusqu'à une distance d'un pouce à trois lignes pour le plus grand, et de deux à trois lignes pour le plus petit. Dans l'un et dans l'autre, il était évident que la plus grande partie du sac anévrysmal était formée par la membrane celluleuse seulement.

M. Scarpa, au contraire, dans l'excellent ouvrage qu'il a publié sur les anévrysmes (1), avance qu'il n'y a point d'anévrysmes sans rupture des tuniques

---

(1) *Réflexions et Observations anatomico-chirurgicales sur l'Anévrysme*, par Scarpa, etc., trad. par Delpech. *Paris*, 1809.

interne et moyenne, et que le sac anévrysmal est formé uniquement par la tunique celluleuse (1). Il porte sans doute trop loin cette assertion, puisqu'il va jusqu'à dire que l'anévrysme vrai des auteurs n'existe pas, que la dilatation de l'aorte près du cœur ne constitue pas un anévrysme, et que cette dilatation n'est jamais commune au reste de l'artère (2).

Nous avons exposé ci-dessus des faits contraires à cette dernière opinion, et l'on en trouve plusieurs autres dans l'ouvrage de Corvisart. Une semblable opinion n'a pu même être soutenue par un homme de ce mérite que parce que, plus habituellement occupé de l'étude des maladies chirurgicales que de celles des lésions internes, il n'a pas eu sans doute beaucoup d'occasions d'observer les anévrysmes de l'aorte; mais en bornant la proposition de l'illustre chirurgien de Pavie aux anévrysmes faux consécutifs, elle devient incomparablement plus facile à soutenir que l'opinion également exclusive qui dominait il y a quelques années dans l'école de Paris, et qui est celle que nous avons exposée ci-dessus (p. 693). L'observation suivante prouvera d'une manière incontestable la possibilité de la formation d'un anévrysme par la rupture des membranes interne et fibrineuse de l'artère. Elle présentera d'ailleurs un exemple unique jusqu'ici de la dissection presque complète de la tunique celluleuse de l'aorte, et dans la plus grande partie de l'étendue de cette

---

(1) *Ibid.*, pag. 72, § 3.
(2) *Ibid.*, pag. 142, § 37.

artère, par le sang infiltré entre elle et la tunique fibrineuse (1).

Obs. LI. *Anévrysme disséquant de l'aorte chez un sujet attaqué d'hypertrophie simple du ventricule droit.* — Jean Millet, mercier, âgé de soixante-sept ans, d'une assez haute taille, d'un teint pâle et un peu blafard, entra à l'hôpital Necker le 22 avril 1817. Il avait, disait-il, beaucoup maigri depuis peu de temps ; il éprouvait une céphalalgie frontale assez intense ; il avait la langue chargée, et présentait, en général, les symptômes d'une affection bilieuse sans fièvre. Il parlait très-peu, et l'expression de ses traits annonçait une sorte de stupidité et d'insouciance qui paraissaient tenir à sa maladie.

D'après ces symptômes, on porta le diagnostic suivant : *Embarras gastrique chez un homme menacé d'apoplexie.* Le pouls était dans l'état naturel, la respiration parfaitement libre, et rien ne faisait soupçonner que cet homme eût une maladie du cœur.

Au bout de quelques jours et après l'emploi des évacuans, les symptômes d'embarras gastrique disparurent entièrement, l'appétit revint, et Millet ne présentait plus d'autres signes d'altération dans sa santé que l'expression de stupidité des traits de la face et une sorte de lenteur et de paresse assez mar-

(1) Je donne cette observation telle qu'elle a été présentée à la Société de la Faculté de Médecine par mon cousin M. Ambroise Laennec, actuellement médecin de l'Hôtel-Dieu et professeur à l'école secondaire de médecine de Nantes, qui l'avait recueillie.

quée dans les mouvemens. Il ne se plaignait jamais, et pendant son séjour à l'hôpital, rien n'a pu faire soupçonner qu'il éprouvât des palpitations, de la dyspnée, des rétentions d'urine ou des douleurs de la vessie, symptômes qui ont cependant dû exister, au moins par momens, d'après ce que l'on verra dans l'autopsie. Cet homme, enfin, était plutôt considéré comme infirme que comme malade, et il était sur le point de sortir de l'hôpital, lorsque, le 20 mai, à la visite, on le trouva dans un état assez difficile à décrire, et plutôt spasmodique que comateux.

Il était immobile dans son lit; mais il pouvait cependant remuer à volonté tous les membres : l'action musculaire avait seulement moins d'énergie que les jours précédens. Lorsqu'on levait un bras, le malade semblait l'oublier quelques instans dans cette position, et le retirait ensuite, ou même le laissait retomber. Il se plaignait de vertiges plus intenses que les jours précédens. La face, auparavant pâle, était devenue assez rouge; les lèvres, jusqu'alors décolorées, étaient bleuâtres; le pouls était naturel, la respiration grande et un peu lente; les fonctions intellectuelles n'étaient pas plus altérées que les jours précédens : seulement le malade mettait plus de temps à répondre aux questions qui lui étaient adressées. (*Saignée d'une palette et demie ; vésicatoire à la nuque ; le lendemain, un vomitif.*)

Les jours suivans, même état. (*Applications réitérées des sinapismes ; infusion d'arnica émétisée.*)

Le 22 mai, les symptômes étaient toujours les

mêmes, sans augmentation ni diminution. La face était toujours rouge, la peau moite, le pouls tout-à-fait naturel, soit sous le rapport de la fréquence, soit sous ceux du développement et du rhythme; l'inspiration profonde et accompagnée d'un grand développement des parois thoraciques; le malade restait toujours couché sur le côté droit et revenait à cette position lorsqu'on le retournait dans son lit. (*Potion anti - spasmodique avec quinze gouttes d'huile de gérofle saturée de phosphore.*)

Le 23 mai, il y avait un léger trismus. M. Laennec pensa que l'on ne trouverait à l'ouverture du cadavre ni épanchement sanguin ni ramollissement de la substance cérébrale, mais plutôt une exhalation séreuse générale à la surface du cerveau et dans les cavités tapissées par l'arachnoïde.

Le 24 mai, même état. Les pupilles n'étaient pas notablement dilatées. Les deux bras étaient devenus insensibles depuis la veille, mais pouvaient se mouvoir encore.

Le malade expira dans la nuit (1).

Ouverture faite trente-six heures après la mort.— Pâleur et amaigrissement général. Le tissu cellulaire de la pie-mère était infiltré d'une sérosité gélatiniforme, mais très-liquide, parfaitement transparente, qui remplissait partout les intervalles des cir-

---

(1) Ce malade n'ayant présenté aucun signe de lésion des organes de la respiration et de la circulation, sa poitrine n'avait point été explorée. Ce fait, et quelques autres analogues, m'ont fait prendre l'habitude d'examiner la respiration et les battemens du cœur chez tous les malades.

convolutions cérébrales. Les ventricules latéraux contenaient chacun une demi-once d'une sérosité très-légèrement trouble, ou qui au moins n'était pas d'une limpidité parfaite. Les troisième et quatrième ventricules en étaient également pleins. La substance cérébrale, extraordinairement ferme, laissait suinter à l'incision un assez grand nombre de gouttelettes de sang. Les circonvolutions cérébrales, à la face inférieure des lobes postérieurs du cerveau, offraient beaucoup plus d'aplatissement que dans l'état naturel ; partout ailleurs elles étaient médiocrement déprimées plutôt qu'aplaties. La substance du cervelet était beaucoup moins ferme que celle du cerveau, qui faisait plier la lame d'une lancette quand on cherchait à en soulever des couches d'une ligne d'épaisseur. Il y avait en tout environ une demi-once de sérosité dans la cavité de l'arachnoïde extérieure et à la base du crâne ; l'arachnoïde rachidienne paraissait en contenir proportionnellement davantage, car il en coula au moins autant du canal rachidien, quoique, d'après la position du sujet, elle ne pût venir que de la portion cervicale du canal.

Le cœur surpassait en volume les deux poings du sujet. Le ventricule droit était petit, avait des parois assez minces, et avait l'air d'être pratiqué dans l'épaisseur des parois du gauche : sa cavité était remplie de concrétions polypiformes d'une consistance très-ferme, et intriquées dans ses colonnes charnues. Le ventricule gauche présentait une cavité capable tout au plus de loger une amande revêtue de son péricarpe ; ses parois avaient un pouce et demi dans leur plus grande épaisseur et un pouce dans les endroits plus minces, excepté vers la pointe du cœur, où elles avaient tout au plus une épaisseur de deux lignes. L'une des sigmoïdes aortiques présentait trois ou quatre petites excroissances analogues aux poireaux vénériens, de consistance charnue et très-adhérentes à la valvule.

La crosse de l'aorte, dilatée de manière à pouvoir contenir une pomme de moyen volume, était incrustée de quelques plaques osseuses. L'aorte descendante, à environ deux pouces de son origine, présentait intérieurement une fente transversale, occupant les deux tiers de son contour cylindrique, et intéressant seulement ses membranes interne et fibrineuse. Les bords de cette division étaient amincis, inégaux et comme déchirés par endroits. La membrane celluleuse était saine et décollée de la fibrineuse depuis cette fente jusqu'à l'origine des iliaques primitives, de manière qu'au premier coup-d'œil on aurait pu croire que la cavité de l'aorte était divisée par une cloison médiane. Le décollement n'était pas complet, et n'occupait que les deux tiers ou la moitié de la surface du cylindre artériel, et tournait par endroits autour de ce cylindre; il occupait cependant principalement sa partie postérieure; il s'étendait de quelques lignes sur le tronc cœliaque et les iliaques primitives, et y était complet; en haut il remontait jusqu'à la courbure de la crosse de l'aorte. Ce décollement formait une sorte de sac oblong, dont les parois offraient une teinte d'un rouge violet et très-intense, qui ne s'enlevait pas avec le scalpel. Par endroits, cette teinte n'existait pas ou était moins foncée; et dans quelques points, des plaques d'un tissu analogue à celui des fibro-cartilages (rudimens d'incrustations osseuses), enfoncées dans la tunique fibrineuse, contrastaient par leur blancheur avec la rougeur foncée des parois du sac auquel elles adhéraient.

Ce sac était traversé dans plusieurs endroits par les artères intercostales et médiastines ; il était rempli de caillots de sang et de concrétions fibrineuses polypiformes, qui presque toutes avaient une couleur grise violacée, peu de demi-transparence, et une consistance très-ferme. A l'une des extrémités de la fente résultant de la déchirure des membranes interne et fibrineuse, on remarquait que l'une des lèvres de la division, plus déprimée que la lèvre opposée, avait contracté une nouvelle adhérence, dans l'étendue de quelques lignes, avec la tunique celluleuse, par des lames et des filamens rougeâtres, courts, et d'une consistance très-ferme ; ils étaient évidemment formés par des concrétions fibrineuses. Cette disposition présentait tout-à-fait l'aspect d'un commencement de cicatrisation.

La tunique celluleuse était parfaitement saine, au décollement près, dans toute l'étendue de l'aorte, et particulièrement vis-à-vis de la fente transversale décrite ci-dessus. Ses petits vaisseaux (*vasa vasorum*), injectés jusque dans leurs dernières ramifications, lui donnaient une couleur d'un gris violacé.

Les poumons étaient amples, crépitans, et contenaient un grand nombre de taches formées par la matière noire pulmonaire. Le droit était plus gorgé de sang que le gauche.

Les intestins étaient légèrement distendus par des gaz ; la membrane muqueuse de l'estomac présentait une couleur rosée. Vers le pylore, on voyait quelques taches semblables à des ecchymoses, situées au milieu d'une partie de la muqueuse dont la teinte était grise.

L'intestin grêle était par endroits d'une couleur grise violette, tant extérieurement qu'intérieurement. Cette couleur était surtout marquée vers la terminaison de l'iléon, lieu où se trouvait un ascaride lombricoïde ; mais elle n'existait pas dans d'autres endroits où se trouvaient d'autres vers de même espèce. Elle était due à l'injection des petits vaisseaux sous-muqueux et sous-péritonéaux. Il n'existait ni gonflement ni aucune autre altération dans les membranes intestinales.

Le cœcum offrait quelques légères rougeurs vers la valvule iléo-cœcale ; ces rougeurs ne s'étendaient pas au-delà de la membrane muqueuse.

La rate, ayant trois pouces de long sur deux de large, laissait suinter un suc trouble lorsqu'on la raclait avec le scalpel.

Le rein gauche avait des calices très-dilatés et un bassinet très-vaste ; sa substance était pâle, et n'avait pas plus de trois à quatre lignes d'épaisseur. L'uretère avait le volume du doigt annulaire du sujet.

Le rein droit offrait une disposition analogue à celle du rein gauche ; ses calices étaient seulement un peu moins dilatés. L'uretère avait acquis la grosseur du pouce du sujet.

La vessie contenait environ une chopine d'urine ;

malgré sa distension, sa membrane musculaire avait au moins une épaisseur de deux lignes. On trouva dans la vessie un calcul de la grosseur d'une noix, lisse et blanchâtre à sa surface. Ce calcul était situé au-dessous d'une éminence formée par la prostate, qui était très-volumineuse et faisait une saillie assez marquée dans l'intérieur de la vessie. En incisant la prostate on distinguait dans son tissu de petites tumeurs d'un blanc jaunâtre, de grosseur variable, et divisées en lobules ; elles avaient l'aspect graisseux, sans néanmoins graisser nullement le scalpel : une de ces tumeurs offrait au centre un point d'un jaune verdâtre, qui laissait suinter, par la pression et sous forme de vermisseaux, une matière dense, de consistance de pus très-épais et d'un jaune vert. Le tissu de ces tumeurs fournissait d'ailleurs par la pression une assez grande quantité d'un fluide lactescent.

Le fait que l'on vient de lire suffirait pour prouver que l'anévrysme faux consécutif de l'aorte peut se former par la rupture des tuniques interne et moyenne de l'artère : je pense que ce cas est de beaucoup le plus fréquent. On pourrait encore tirer du même fait cette induction que l'aspect lisse des bords de l'ouverture ne suffit pas pour prouver que l'anévrysme a commencé par la hernie de la membrane interne ; car on voit évidemment ici un commencement de cicatrisation sans réunion, qui eut rendu plus tard les lèvres de la rupture lisses et polies.

D'après l'examen attentif de tous les anévrysmes que j'ai eu occasion de voir, il me paraît constant que les causes les plus communes de l'anévrysme faux consécutif sont, 1°. les incrustations osseuses des artères et l'espèce de soulèvement de ces incrustations décrit ci-dessus (p. 682); 2°. les gerçures et les petites ulcérations de la membrane interne (*ibid.*); 3°. enfin des tubercules ou de petits abcès développés dans l'épaisseur de la membrane fibrineuse et qui se font jour dans l'intérieur de l'aorte : cette dernière cause est la plus rare ; mais j'en ai vu des exemples. Cette opinion me paraît d'autant mieux fondée que mes observations à cet égard se rencontrent tout-à-fait avec celles de M. Scarpa. Les *dégénérations stéatomateuses, ulcéreuses, fongueuses et squameuses* de la tunique interne des artères sont, suivant lui, la cause la plus commune de la rupture de la tunique propre de l'aorte, et par conséquent de l'anévrysme (1); et il appuie son opinion d'un grand nombre de faits empruntés à plusieurs observateurs.

Peut-être n'est-il pas impossible que l'anévrysme dit *faux consécutif* se développe quelquefois par suite d'une dilatation locale et très-bornée de toutes les tuniques artérielles. Au mois de décembre 1806, j'ai trouvé, chez un homme mort presque subitement, à la suite de vives douleurs dans la poitrine, un anévrysme vrai de l'aorte ascendante, du volume de la tête d'un fœtus à terme, et un second du volume d'une grosse noix ou d'un petit œuf, situé à la partie antérieure de l'aorte descendante, immédiatement au-dessus de l'origine du tronc cœliaque. Ce dernier présentait tous les caractères de

---

(1) *Op. cit.*, § 20, 21, 22.

l'anévrysme faux consécutif; il formait une tumeur distincte de l'artère, et ne communiquait avec elle que par une ouverture de la grandeur d'une amande; le calibre de l'artère n'était d'ailleurs nullement dilaté dans ce point. En disséquant avec soin le sac anévrysmal, qui était plein de caillots fibrineux, je retrouvai partout dans ses parois les trois tuniques artérielles.

Corvisart a émis sur le mode de développement de l'anévrysme faux consécutif une opinion remarquable en ce qu'elle s'éloigne totalement des précédentes. Elle est fondée sur deux faits qui se sont présentés à lui. Dans celui de ces cas qu'il a examiné avec le plus de soin, il trouva une tumeur de la grosseur d'une noix à la partie antérieure de la courbure de l'aorte. Cette tumeur était formée par un kyste fibreux dont les parois avaient environ deux lignes d'épaisseur, et qui « renfermait une sub- » stance moins consistante que du suif, et d'une » couleur rouge foncée assez semblable aux caillots » de sang anciennement formés qui adhèrent à » l'intérieur des parois des poches anévrysmales.... » Les couches externes de l'aorte, à l'endroit cor- » respondant à la cavité du kyste, étaient détrui- » tes ; et l'épaisseur des parois des vaisseaux était, » dans ce lieu seulement, infiniment moins consi- » dérable que sur tout autre point. » La couleur de la matière contenue dans le kyste fit penser à Corvisart qu'il communiquait avec la cavité de l'aorte : mais il ne put apercevoir aucune ouverture de communication ; il vit seulement une « tache » grisâtre, livide, qui répondait à la base même

» du kyste. » Une tumeur tout-à-fait semblable, mais un peu moins volumineuse, adhérait à l'aorte au-dessus du tronc cœliaque (1). Dans le second cas, simplement indiqué par Corvisart, on voyait sur l'aorte ventrale *deux* ou *trois* tumeurs tout-à-fait semblables aux précédentes ; les artères iliaques primitives en présentaient aussi chacune *une* ou *deux* (2).

D'après ces faits, Corvisart pense que, si le malade eût vécu plus long-temps, les tumeurs auraient tout-à-fait usé les parois de l'artère, et qu'alors « le » sang aurait pu passer plus librement dans la cavité » de ce kyste subitement transformé en tumeur san- » guine, qui serait devenue plus volumineuse à me- » sure que le sang aurait opéré la dilatation de la » poche fibreuse (3). »

Corvisart paraît disposé à croire que les ané- vrysmes faux consécutifs se forment de cette ma- nière. Cette opinion est évidemment inadmissible pour le plus grand nombre de ces affections, d'a- près les faits qui ont été exposés ci - dessus (t. II, p. 691). Il ne serait peut-être pas impossible que, dans quelques cas particuliers, un anévrysme se formât de cette manière : mais, pour póuvoir tirer une pareille conclusion des faits sur lesquels s'appuie Corvisart, il faudrait quelques détails qui ne se trouvent ni dans l'une ni dans l'autre de ses obser- vations. En effet, si les enveloppes des tumeurs

---

(1) *Op. cit.*, pag. 329, obs. XLV.
(2) *Op. cit.*, pag. 327.
(3) *Op. cit.*, pag. 328.

étaient de véritables kystes, c'est-à-dire des sacs sans ouverture, il faudrait, pour que le sang pût y pénétrer, non-seulement que l'aorte fût usée par ces tumeurs, mais encore que le kyste lui-même s'usât aussi dans le point correspondant; car, sans cela, le sang s'épancherait autour du kyste et non pas dans son intérieur; et il semble bien difficile qu'un kyste *fibreux* puisse s'user, surtout contre l'aorte.

M. Hodgson a donné une explication de ces faits beaucoup plus naturelle et qui me paraît très-bien fondée, en rapprochant ces faits de plusieurs autres qui l'ont amené à penser que l'accumulation des caillots fibrineux dans les sacs anévrysmatiques est le moyen employé par la nature pour guérir l'anévrysme. Les observations qu'il a réunies ne permettent pas de douter que, lorsqu'un anévrysme des artères des membres vient à guérir spontanément, ce résultat est dû à ce que les concrétions fibrineuses après avoir rempli totalement le sac anévrysmatique de manière à empêcher le sang d'y aborder de nouveau, ont ensuite oblitéré le calibre de l'artère jusqu'à la hauteur des plus prochaines collatérales. Tous les degrés de la transformation des caillots fibrineux en un tissu fibreux dont le volume diminue à mesure qu'il s'organise, ont été exactement observés sur divers sujets. M. Hodgson regarde les cas observés par Corvisart comme des exemples de guérisons de ce genre déjà avancées; et je suis d'autant plus porté à adopter son opinion, que la lecture de son ouvrage m'a en quelque sorte ouvert les yeux sur plusieurs cas que j'ai rencontrés moi-même et dans lesquels des anévrysmes de l'aorte, exactement remplis de couches fibrineuses, avaient évidemment cessé de croître et tendaient à la guérison.

ARTICLE II.

Des Concrétions du sang dans les sacs anévrysmatiques.

Dans tous les anévrysmes faux consécutifs et dans les anévrysmes vrais un peu considérables, les parois internes du sac anévrysmal sont tapissées par des couches plus ou moins épaisses de fibrine et de sang à divers degrés de concrétion. Vésale, qui le premier a décrit un anévrysme de l'aorte, n'a point oublié cette circonstance. Il trouva sur ses parois « une sorte de concrétion carniforme sans fibres, et » une matière blanchâtre dure, assez semblable à du » lard bouilli (1). » Ces concrétions ont quelquefois des caractères d'organisation si marqués, que Valsalva les a prises pour une excroissance carniforme des parois artérielles (2), quoique Harvée eût déjà averti de la possibilité de cette erreur (3). Morgagni reconnaît que ces concrétions se forment avant la mort, et il se fonde à cet égard sur ce qu'elles tiennent aux parois du sac anévrysmal, quelque position qu'on lui donne ; sur ce que leur substance est comme desséchée (*exsucca*) et bien différente de celle des concrétions polypeuses du cœur ; enfin sur

---

(1) *Sepulchr.* lib. VI , sect. II, obs. XXI , § 17.
(2) MORGAGNI, *Epist.* XVII, n°s 29.
(3) *De Circ. sang.* Exercit. III.

ce que la stagnation seule du sang ne suffit pas pour
les produire; car, dit-il, on a lié inutilement
l'artère d'un chien sans déterminer rien de semblable (1). Cette dernière raison ne serait pas d'un grand
poids, car il est aujourd'hui hors de doute que, lors
de la ligature d'une artère, son extrémité se remplit
d'une concrétion fibrineuse qui peu à peu s'organise,
et finit par l'oblitérer complètement depuis la ligature jusqu'à la plus prochaine artère collatérale.
Quoi qu'il en soit, je ne pense pas que personne
voulût pour cela soutenir l'opinion contraire à celle
de Morgagni. Le seul examen de ces concrétions
suffit en effet pour prouver qu'elles n'ont pas pu se
former en un jour.

Ces concrétions présentent un aspect très-varié
suivant leur degré d'ancienneté, et probablement
aussi suivant d'autres circonstances qui ne sont pas
aussi faciles à apprécier. Les plus centrales, ou,
pour parler plus exactement, les plus voisines du
canal parcouru par le sang, sont formées par du sang
plus ou moins fortement caillé. Un peu plus loin
les caillots sont comme desséchés, d'un rouge moins
noir, et évidemment mêlés d'une forte proportion
de fibrine; plus profondément encore, on trouve des
couches de fibrine pure, blanches ou jaunâtres, plus
fermes, plus opaques et moins humides que les concrétions polypiformes du cœur. Sous ces dernières,
on rencontre des couches d'une matière assez semblable et de même couleur, mais tout-à-fait opaque,
friable et de consistance de pâte sèche. Ces der-

_____

(1) *Epist.* XVII, n.° 29.

nières adhèrent aux parois du kyste, et on les a souvent prises pour des *stéatomes*. Quelquefois elles
sont ramollies à consistance de bouillie, sans perdre
d'ailleurs leurs autres caractères. Il est évident
qu'elles sont formées par de la fibrine dans un état
de décomposition plus ou moins avancé. Cette matière est évidemment la même que celle qui se rencontre au centre des veines oblitérées (t. ii, p. 591),
et quelquefois dans l'intérieur des végétations globuleuses (pag. 630).

Les matières que je viens de décrire sont celles
qui se trouvent le plus communément dans les sacs
anévrysmatiques. Quelquefois, mais plus rarement,
on y rencontre encore des couches fortement demi-
transparentes et tout-à-fait diaphanes quand on les
coupe en lames minces ; en masse elles offrent une
couleur d'un gris brunâtre, avec des veines blanchâtres plus opaques. Cette matière, tout-à-fait semblable pour l'aspect et la consistance à de la corne
fortement ramollie par la chaleur, est très-com-
pacte, se coupe facilement et ne laisse aucune trace
d'humidité sur le scalpel. Elle ne se trouve guère
que dans les anévrysmes volumineux, et forme ordinairement des couches très-épaisses : j'en ai vu qui
avaient plus de cinq travers de doigt d'épaisseur.

Le sang s'insinue souvent entre ces diverses couches de concrétions, souille et pénètre celles qui
sont formées par de la fibrine décomposée à consistance de pâte sèche ou de bouillie. C'est en sé-
parant les plus extérieures des parois auxquelles
elles adhèrent, que le sang finit par percer le sac
anévrysmal et se faire jour à l'extérieur.

Les couches de ces diverses espèces de concrétions sont d'autant plus nombreuses que le sac anévrysmal est plus considérable. Dans les anévrysmes faux, le sac en est ordinairement rempli en entier; mais les couches les plus voisines de l'ouverture de communication sont presque toujours formées de sang simplement caillé, et par conséquent elles sont, suivant toutes les apparences, postérieures à la mort. Dans les dilatations légères de l'aorte, quoiqu'il n'existe aucun obstacle à la circulation, on trouve quelquefois une petite concrétion fibrineuse de consistance de pâte sèche, très-adhérente à un point des parois de l'artère dilatée. Ce fait semble rentrer dans la catégorie de ceux qui, comme nous l'avons déjà dit, peuvent donner à penser que les concrétions sanguines adhérentes aux parois des vaisseaux se forment sous l'influence d'une exsudation plastique à la surface de leur membrane interne.

ARTICLE III.

Des Effets des anévrysmes de l'aorte sur les organes voisins.

Les anévrysmes produisent des effets très-variés sur les organes qui les environnent, suivant leur volume et leur position. La simple dilatation de l'aorte, quand elle n'est pas portée loin, n'en produit presqu'aucun; mais les plus petits anévrysmes faux consécutifs, ou même les anévrysmes vrais occupant une petite partie de l'artère et formant tumeur, peuvent en produire de très-graves.

De ces effets, le premier et le plus commun est la compression, qui gêne surtout l'action des poumons et celle du cœur. Celle des organes abdominaux est rarement altérée d'une manière sensible par les anévrysmes les plus volumineux de l'aorte ventrale. Quand la tumeur est énorme, ou quand, à raison de sa position, elle devient une cause de compression très-énergique, elle déforme souvent plusieurs des parties environnantes, change leur position, se les applique en quelque sorte, et s'en fait une enveloppe extérieure. Ainsi, dans les anévrysmes placés vers l'origine de la cœliaque, ou vers la fin de l'aorte pectorale, les piliers du diaphragme distendus et aplatis tapissent ordinairement les parties latérales et même la partie antérieure de la tumeur. Les vaisseaux, les nerfs, et surtout le tissu cellulaire environnant, s'étendent également à la surface de la tumeur, et contribuent à augmenter l'épaisseur de ses parois, que renforcent encore les plèvres ou le péritoine.

Soit que la tumeur se développe à-peu-près également dans tous les sens, soit que la dilatation se fasse plus particulièrement d'un seul côté, elle finit ordinairement par attaquer la texture de quelqu'un des organes voisins. Cette altération varie suivant la nature de ces organes. Quand l'effort de pression de l'anévrysme se porte principalement sur l'un ou l'autre poumon, ses effets se bornent ordinairement à la compression; cependant il peut arriver quelquefois que le tissu pulmonaire en soit altéré ou usé, et que, l'anévrysme venant à se rompre, le sang s'infiltre dans les cellules aériennes. J'ai déjà cité un exemple remarquable de ce cas rare. J'ai vu une autre fois un anévrysme faux consécutif de l'aorte ascendante à peine aussi volumineux qu'une grosse aveline, qui faisait corps par une adhérence intime avec le poumon droit, dans lequel il s'était enfoncé. Ses parois très-minces montraient que le même accident ne pouvait pas tarder à avoir lieu pour peu que le malade eût vécu.

Souvent l'anévrysme de l'aorte ascendante ou de la crosse comprime la trachée-artère ou l'un des deux troncs bronchiques, les aplatit, use leurs cerceaux cartilagineux, et finit, en s'y ouvrant, par produire une hémoptysie subitement mortelle.

L'œsophage est aussi fréquemment percé de la même manière, et la mort arrive alors par un vomissement de sang. Ce cas est plus rare que le précédent : je ne l'ai observé que trois fois.

Les effets des anévrysmes de l'aorte sur le cœur se bornent ordinairement à le déjeter en bas, à droite ou à gauche, suivant la position et le volume de la tumeur. Quelquefois cependant elle perce les enveloppes, et la mort a lieu par l'effusion du sang dans le péricarde. Morgagni (1) et M. Scarpa (2) ont réuni plusieurs exemples de ce cas, qui doit cependant être assez rare, car je ne l'ai jamais rencontré. Il ne produit pas une mort aussi subite que les précédens, parce que la cavité du péricarde se prête d'autant moins à une grande effusion de sang qu'elle se trouve resserrée et comprimée, comme tous les or-

____

(1) *Epist.* xxvi, n°s 7, 17, 21; *Epist.* xxvii, n° 28.
(2) *Op. cit.*, § xix, p. 103 et suiv.

ganes thoraciques, par la présence de la tumeur anévrysmale. Il paraît même que quelquefois la rupture d'un anévrysme dans le péricarde peut n'être pas toujours suivi d'une prompte mort. Je me rappelle avoir vu, il y a quelques années, sur une pièce présentée à la Société de la Faculté de Médecine par M. Marjolin, un anévrysme ouvert dans le péricarde par une ouverture lisse qui paraissait déjà ancienne et comme fistuleuse.

On a vu aussi, mais beaucoup plus rarement, des anévrysmes de l'aorte ascendante s'ouvrir dans l'artère pulmonaire. MM. Payen et Zeink ont présenté à la Société de la Faculté de Médecine un exemple de ce cas pathologique (1).

La cavité de la plèvre gauche est le lieu où s'ouvrent la plus grande partie des anévrysmes et presque tous ceux de l'aorte descendante; il est extrêmement rare, au contraire, qu'un anévrysme s'ouvre dans la plèvre droite.

J'ai vu une seule fois un anévrysme faux consécutif de l'aorte descendante qui avait comprimé et détruit le canal thoracique et produit l'engorgement de tous les vaisseaux lactés. Ce cas, qui a été publié ailleurs (2), doit être rangé au nombre des effets les plus rares des anévrysmes : je n'en connais pas d'autre exemple. Corvisart a vu un anévrysme de l'aorte ascendante qui comprimait la veine cave supérieure de manière à gêner beaucoup le retour du

____

(1) *Bulletin de la Faculté de Médecine*, 1819, n° 3.

(2) *Journal de Médecine*, par MM. Corvisart, Leroux et Boyer, tom. XII, p. 159.

sang des parties supérieures. Le malade mourut dans un état *sub-apoplectique* (1).

Les effets locaux les plus remarquables des anévrysmes sont ceux qu'ils produisent sur les os. Les anévrysmes faux consécutifs de l'aorte descendante surtout, presque toujours situés à la partie postérieure interne de cette artère, détruisent le corps des vertèbres dorsales et souvent jusqu'à une grande profondeur. Il semblerait par conséquent que le sang dût facilement pénétrer dans le canal rachidien, d'autant que la substance spongieuse de l'os en est entièrement infiltrée, de sorte qu'une lame de substance compacte mince et perforée, comme l'on sait, d'un grand nombre de petits trous, est la seule barrière qui l'empêche de s'épancher à la face externe de la dure-mère ou de percer cette membrane. Cependant ce cas est extrêmement rare : je n'en connais qu'un seul exemple qui s'est présenté l'année dernière à ma clinique. La rupture de l'anévrysme dans le canal rachidien fut annoncée sur-le-champ par la paralysie des extrémités inférieures. Le malade succomba le lendemain (2).

La destruction de la substance osseuse, dans ce cas, se fait par une sorte d'usure et par une action tout-à-fait mécanique. On ne retrouve ici rien d'analogue à ce travail de cicatrisation ou de reproduction irrégulière de la substance osseuse que l'on remarque dans certaines parties des os cariés. Les cartilages intervertébraux restent presque toujours

---

(1) *Op. cit.*, pag. 350.
(2) *Revue médicale*, 1825.

parfaitement intacts, et figurent des cloisons incomplètes au fond du sac anévrysmal, même lorsque le
corps de l'os est rongé le plus profondément; lors
même qu'ils sont un peu attaqués, ils le sont incomparablement moins que le corps des vertèbres. Cette
circonstance tout-à-fait constante est encore propre
à prouver que la corrosion de la substance osseuse
se fait, dans ce cas, par une véritable usure : on sait
qu'en général le frottement des liquides use moins
vite le cuir que le bois et que d'autres corps plus
solides.

Il est à peine nécessaire de dire que, dans tous
les cas où l'on trouve le corps des vertèbres usé,
la portion du sac anévrysmal qui les recouvrait
primitivement est tout-à-fait détruite; ses bords adhèrent alors très-fortement aux points où cesse l'u-
sure des vertèbres. Il est très-rare qu'un anévrysme
s'ouvre par leur décollement. Les concrétions fibrineuses sont alors percées dans le point correspondant à l'usure des vertèbres, et rassemblées sur les
parois latérales du sac, de manière que la colonne
du sang liquide frappe continuellement et à nu le
corps des vertèbres.

Quoique les anévrysmes faux consécutifs de
l'aorte pectorale descendante soient ceux qui cau-
sent le plus souvent l'usure des vertèbres, ils ne
sont pas les seuls qui puissent la produire. J'ai vu
un anévrysme vrai de l'aorte ascendante, d'un volume quadruple de celui du poing du sujet, qui
avait rongé les parties antérieures des troisième,
quatrième et cinquième vertèbres dorsales, et même
un peu leurs cartilages.

Les anévrysmes de l'aorte ventrale produisent beaucoup plus rarement cet effet, sans doute à raison de la facilité plus grande qu'a la tumeur de se développer dans le tissu cellulaire lâche qui entoure les vertèbres lombaires.

Les anévrysmes vrais ou faux consécutifs de l'aorte ascendante corrodent aussi quelquefois le sternum, le percent entièrement, et viennent se prononcer au dehors de cet os et immédiatement sous la peau. J'ai vu deux ou trois tumeurs de ce genre qui faisaient au-devant de la poitrine une saillie telle qu'on ne pouvait les couvrir entièrement avec les deux mains. J'en ai vu une qui présentait le volume de la tête d'un enfant à terme.

Les anévrysmes de la crosse de l'aorte et ceux du tronc céphalo-brachial viennent aussi quelquefois faire saillie au haut du sternum, au-dessus de cet os, ou sous les cartilages des premières fausses côtes droites, plus rarement du côté gauche. Dans ces cas, on remarque encore que les os sont usés et que les cartilages sont à peine attaqués, ou sont simplement écartés et repoussés en avant. Corvisart a vu un cas dans lequel la clavicule n'avait pas été usée, mais luxée, par la pression de la tumeur, à son extrémité sternale.

Il est assez remarquable que ce ne sont pas toujours les tumeurs les plus volumineuses qui usent le sternum et se portent ainsi au dehors. On voit des anévrysmes du volume d'un œuf produire cet effet, et on en voit d'aussi gros que la tête d'un fœtus à terme rester cachés dans l'intérieur de la poitrine, quoique leur face antérieure soit fortement déprimée du côté du sternum.

ARTICLE IV.

Des Signes des anévrysmes de l'aorte.

Il est peu de maladies aussi insidieuses que l'anévrysme de l'aorte : on ne le reconnaît que lorsqu'il se prononce à l'extérieur ; on peut à peine le soupçonner lorsqu'il comprime quelque organe essentiel et en gêne les fonctions d'une manière grave ; et lorsqu'il ne produit ni l'un ni l'autre de ces effets, souvent le premier indice de son existence est une mort aussi subite que celle qui est donnée par un coup de feu. J'ai vu mourir de cette manière des hommes que l'on croyait dans l'état de santé le plus florissant, et qui ne s'étaient jamais plaints de la plus légère incommodité.

On peut donc dire que l'anévrysme de l'aorte par lui-même n'a point de signes qui lui soient propres. Tous ceux qui ont été indiqués par les auteurs, et particulièrement par Corvisart, annoncent seulement l'altération ou la compression des organes environnans. C'est ce que prouvera l'exposition succincte de ces signes.

Les seuls symptômes communs à tous les anévrysmes de l'aorte sont l'oppression, et quelquefois des différences sensibles dans le pouls examiné aux deux bras (1). Ce dernier symptôme a lieu quand la tumeur anévrysmale comprime l'artère sous-clavière

(1) *Op. cit.*, pag. 352.

gauche ou l'artère innominée, quand des caillots bouchent en partie l'ouverture de ces artères, ou quand le volume de la tumeur change beaucoup l'angle sous lequel elles naissent et le rend très-aigu. Les anévrysmes de l'aorte ascendante produisent quelquefois un *bruissement* sensible à la main vers le milieu et le haut du sternum (1). Le son rendu par la percussion est quelquefois obscur dans le même lieu (2). Lorsque la tumeur comprime la trachée, on entend du râle ou un sifflement *particulier et très - reconnaissable* quand le malade parle ou respire (3); il éprouve le sentiment d'un tiraillement du larynx et de la trachée en en bas ; la voix devient rauque ou même se perd tout-à-fait (4). Quand les anévrysmes font saillie au dehors, l'oppression devient moins *insupportable* que quand ils restent entièrement cachés dans la poitrine (5).

Ces symptômes s'observent effectivement quelquefois, et on pourrait en ajouter beaucoup d'autres du même genre, c'est-à-dire dépendans de la compression ou de la destruction de quelque organe voisin de la tumeur anévrysmale. Ainsi, j'ai entendu plusieurs des malades chez lesquels j'ai trouvé des anévrysmes de l'aorte descendante avec corrosion des vertèbres, se plaindre d'éprouver, dans le point

(1) *Op. cit.*, pag. 353.
(2) *Ibid.*
(3) *Ibid.*, pag. 352.
(4) *Ibid.*, pag. 350.
(5) *Ibid.*, pag. 346.

correspondant du dos ou des lombes, des douleurs vives et *térébrantes* ou analogues à l'action d'un vilebrequin. D'autres appellent leurs douleurs du nom de *rhumatismes*, et quelquefois, d'après la direction de ces douleurs, il m'a paru qu'elles étaient de véritables névralgies dues à la compression des nerfs intercostaux. Une malade dont j'ai parlé dans la première édition de cet ouvrage (tom. II, p. 63.), et chez laquelle l'anévrysme s'était ouvert dans le tissu pulmonaire, se plaignait d'éprouver une espèce de bouillonnement dans le sommet du poumon droit. J'ai vu aussi plusieurs sujets attaqués d'anévrysmes de l'aorte se plaindre de hoquets et de nausées.

Tous ces symptômes, au reste, sauf la tumeur extérieure, sont trop équivoques de leur nature pour pouvoir constituer des signes de l'anévrysme de l'aorte ; tout au plus pourraient-ils le faire soupçonner quand ils sont réunis en certain nombre. L'oppression est un symptôme commun à presque toutes les affections de la poitrine ; l'inégalité du pouls aux deux bras peut tenir à une disposition originelle, si elle n'existe que dans la force des pulsations : y eût-il différence de rhythme, on serait encore incertain sur sa cause, puisque, comme nous l'avons dit, une concrétion sanguine peut produire le même effet. Corvisart a vu lui-même un cas dans lequel il dépendait d'une ossification saillante placée à l'origine de l'artère sous-clavière (1). Je n'ai jamais senti à la main le *bruissement* sous le sternum donné par Corvisart comme un signe de l'anévrysme de l'aorte ascen-

---

(1) *Op. cit.*, pag. 221, obs. 32.

dante, que dans des cas où la tumeur était déjà visible à l'extérieur, et ce *bruissement*, qui n'est autre chose que le frémissement cataire, existe souvent dans d'autres cas que l'anévrysme. On peut presque dire la même chose de la percussion. J'ai trouvé des dilatations considérables de l'aorte ascendante chez des sujets dont la poitrine résonnait très-bien sous le sternum. Tous les symptômes de l'anévrysme comprimant la trachée ou les troncs bronchiques peuvent être produits par toute autre espèce de tumeur développée au voisinage des conduits aériens, ainsi que Corvisart l'a observé lui-même (1). Il est très-vrai qu'un anévrysme qui, après avoir percé le sternum et repoussé les cartilages des côtes, forme une tumeur considérable au-devant de la poitrine, occasione moins d'oppression qu'une tumeur de même volume qui, cachée en entier sous le sternum, presse les poumons de dedans en dehors et les refoule vers les côtes : mais la dyspnée la plus intense peut être due à tant de causes différentes, que ce symptôme seul ne pourra jamais devenir un signe de quelque maladie que ce soit.

Les douleurs *térébrantes* du dos ou des lombes étaient accompagnées, dans les cas dont j'ai parlé (t. II, p. 720), de symptômes si vagues et si peu graves, que si de semblables cas se représentaient à moi, je n'oserais en rien conclure. Une affection rhumatismale, goutteuse ou nerveuse, peut d'ailleurs produire des douleurs fort analogues. Celles de la goutte surtout ont assez souvent ce caractère *téré-*

---

(1) *Op. cit.*, pag. 352, obs. 51.

brant. Le bouillonnement senti par la femme dont j'ai parlé plus haut est un symptôme qu'éprouvent quelquefois les phthisiques lorsqu'il existe un râle très-fort dans les excavations tuberculeuses. Je l'ai même observé dans des catarrhes pulmonaires intenses, et particulièrement dans les exacerbations du catarrhe chronique muqueux.

On peut donc dire que, dans l'état actuel de la science, il n'existe aucun moyen sûr de reconnaître l'anévrysme de l'aorte par ses symptômes, si ce n'est dans les cas où la tumeur peut être sentie extérieurement, cas qui se réduisent aux anévrysmes de l'aorte ventrale et au très-petit nombre d'anévrysmes de l'aorte ascendante ou de la crosse qui usent le sternum ou déjettent les cartilages des côtes.

L'anévrysme perforant lui-même pourrait quelquefois être simulé par des tumeurs d'une autre nature. J'ai trouvé, à l'ouverture d'un sujet dont je n'avais pas suivi la maladie, une tumeur cérébriforme allongée et plus grosse qu'un œuf de cane, placée sous la partie supérieure du sternum, dont elle avait détruit presque entièrement la pièce supérieure. Cette tumeur faisait une saillie très-prononcée tant en ce point qu'à la partie inférieure du cou. La peau était violette dans presque toute l'étendue de la tumeur, dont la partie supérieure était totalement infiltrée de sang et mêlée de caillots, par suite de l'espèce d'hémorrhagie que nous avons dit avoir lieu fréquemment dans les encéphaloïdes (t. ii, p. 54). Je ne sais si, pendant la vie, cette tumeur offrait des pulsations; mais il me paraît difficile que cela ne fût pas, car elle reposait par sa partie gauche sur la crosse de l'aorte. Si ce symptôme existait, il eût été certainement de toute impossibilité de distinguer, par l'application de la main, une semblable tumeur, d'un anévrysme.

La percussion de la poitrine peut, dans quelques cas, faire reconnaître une tumeur volumineuse dans le médiastin et même dans le dos : mais elle n'en pourra faire connaître la nature et elle ne permettra pas même de la distinguer de plusieurs autres cas ; souvent même l'absence du son, jointe à beaucoup d'autres signes, pourra encore induire en erreur. J'en donnerai tout-à-l'heure une preuve remarquable.

Je ne sais trop encore après dix ans de recherches jusqu'à quel point l'auscultation médiate pourra servir à établir le diagnostic des anévrysmes de l'aorte. Quelques faits me donnent l'espérance et même la certitude que, dans plusieurs cas au moins, le cylindre fera reconnaître la maladie avant qu'elle ait produit aucun symptôme local ou général grave. D'autres, au contraire, m'ont prouvé qu'un anévrysme très-volumineux de l'aorte pectorale peut exister sans que l'auscultation le fasse reconnaître, surtout si l'on n'a d'ailleurs aucun motif d'en soupçonner l'existence ; et des raisons assez fortes me portent à croire que ce résultat négatif sera le plus fréquent. Je vais entrer dans quelques détails à cet égard.

J'ai observé, depuis que je me sers du cylindre, une trentaine de sujets chez lesquels j'ai cru reconnaître des anévrysmes de l'aorte pectorale. La plupart d'entre eux sont sortis de l'hôpital après avoir éprouvé un soulagement notable par la saignée et la diète. Chez quelques-uns, une dilatation médiocre de l'aorte ascendante ou de la crosse, soupçonnée d'après les signes donnés par le cylindre et la percussion, a été vérifiée par l'autopsie ; chez deux, la tumeur faisait déjà une légère saillie sous les cartilages des premières côtes, et sa nature pouvait être reconnue par l'inspection seule et l'application de la main. Ces derniers cas m'ont fourni l'occasion de faire plusieurs observations d'autant plus utiles que le diagnostic de la maladie était tout-à-fait sûr. Les battemens de la tumeur, parfaitement isochrones au pouls, donnaient une impulsion et un bruit beaucoup plus forts que la contraction des ventricules du cœur. On n'entendait nullement celle des oreillettes. Ces battemens, que j'appellerai *simples*, par opposition à ceux du cœur, qui sont *doubles* (à raison des contractions alternatives des ventricules et des oreillettes), s'entendaient très-distinctement dans le dos.

Chez un autre malade je soupçonnai un anévrysme faux consécutif de l'aorte descendante pectorale aux signes suivans : douleur *rhumatique* aiguë entre l'omoplate gauche et la colonne vertébrale, s'étendant par momens dans la direction des nerfs intercostaux ; résonance moindre par la percussion dans ce point, où d'ailleurs la respiration très-pure et assez forte s'entendait comme dans l'éloignement. Ce sujet est celui dont l'anévrysme s'ouvrit dans le canal vertébral.

Le frémissement cataire et le bruit de soufflet

existent souvent dans les tumeurs anévrysmales de
l'aorte et des autres artères. Le premier phénomène
est presque toujours plus marqué dans les parties
voisines et saines, et s'étend quelquefois même
dans les artères des environs : mais ces phénomènes
purement vitaux ne prouvent, comme nous l'avons
établi, qu'un état de spasme ou une action irrégulière quelconque dans les vaisseaux qui les donnent.

D'après les observations que j'ai faites sur ces
malades, et sur des sujets attaqués d'anévrysme de
l'aorte ventrale, il est certain que, dans plusieurs
cas, on reconnaîtra les anévrysmes de l'aorte à des
battemens *simples*, et ordinairement beaucoup plus
forts que ceux du cœur : mais je pense que ce signe
manquera dans beaucoup d'autres. En effet, pour
peu que les cavités du cœur soient amples, ses
contractions s'entendent dans toute la longueur du
sternum, et dans les parties de la poitrine situées
immédiatement au-dessous des clavicules. La contraction des ventricules étant isochrone au battement de la tumeur anévrysmale, elle se confondra
nécessairement avec lui; et la contraction des orcil-
lettes, que l'on entendra à travers la tumeur, fera
croire que l'on entend les battemens du cœur.

Cependant il resterait encore, dans ce cas, un
signe qui, quoique moins saillant que le battement
simple de la tumeur, n'en serait pas moins suffisant
pour faire connaître son existence. Si l'on sent sous
le sternum ou au-dessous de la clavicule droite une
impulsion isochrone au pouls, et notablement plus
forte que celle des ventricules du cœur explorée
dans les régions précordiales droite et gauche, on

a au moins une forte raison de soupçonner que l'aorte ascendante ou la crosse sont dilatées, d'autant qu'il est extrêmement rare que l'impulsion du cœur se fasse sentir, même dans l'hypertrophie la plus forte, au-delà des régions précordiales. Si le phénomène, examiné à plusieurs reprises, est trouvé constant, le diagnostic peut être regardé comme certain. C'est par ce signe que j'ai reconnu les cas de dilatation de l'aorte ascendante dont j'ai parlé plus haut.

Les anévrysmes de l'aorte pectorale descendante, et surtout ceux qui rongent la colonne vertébrale, pourront aussi être quelquefois reconnus comme celui dont j'ai parlé plus haut. On trouvera même probablement quelquefois dans ce cas des battemens *simples* dans le point du dos correspondant aux vertèbres corrodées et aux têtes des côtes voisines, ce qui n'existait cependant point chez le sujet dont il s'agit.

Les anévrysmes de l'aorte ventrale se reconnaissent avec la plus grande facilité à l'aide du cylindre. On sent des battemens énormes, qui font mal à l'oreille, et de l'intensité desquels la main ne peut donner une idée, lors même qu'elle les sent très-distinctement. Ces battemens sont *simples;* et, lors même que la tumeur se trouve à la hauteur du tronc de la cœliaque et qu'elle remonte un peu au-dessus, on n'entend nullement les contractions des oreillettes du cœur. Le bruit qui accompagne les battemens de la tumeur est ordinairement clair et sonore comme celui des oreillettes, mais beaucoup plus fort. J'ai reconnu, à l'aide de ces signes, deux anévrysmes de l'aorte ventrale dont le diagnostic aurait été fort incertain par la seule application de la main, et qui ont été trouvés effectivement à l'ouverture. Nous indiquerons plus bas les moyens à l'aide desquels on peut distinguer ces anévrysmes d'un cas qui les simule quelquefois.

Entre toutes les lésions graves des organes placés dans l'intérieur de la poitrine, trois seulement restent sans signes pathognomoniques constans pour un médecin exercé à la percussion et à l'auscultation, savoir l'anévrysme de l'aorte, la péricardite et les concrétions sanguines du cœur antérieures à la mort; et il est à remarquer en outre qu'on peut confondre aisément l'une de ces affections avec les autres. Je terminerai ce chapitre par un exemple remarquable d'une semblable erreur.

Dans l'été de 1819, je fus appelé en consultation pour une jeune femme qui présentait depuis huit mois les symptômes généraux d'une maladie du cœur. Je trouvai les battemens de cet organe réguliers et d'une force médiocre. Le bruit était également naturel. Les régions précordiales droite et gauche résonnaient assez bien. Mais immédiatement au-dessus, le sternum jusqu'au niveau de la deuxième côte, et toute la partie de la poitrine correspondante aux cartilages des deuxième, troisième, quatrième et cinquième côtes gauches, donnaient un son tout-à-fait mat. Dans toute cette étendue, les battemens du cœur s'entendaient avec beaucoup plus de force que dans les régions précordiales même, mais nulle part les battemens n'étaient *simples*. Je pensai néanmoins, d'après ce qui a été dit plus haut (*voyez* pag. 725) qu'il existait un énorme anévrysme de l'aorte ascendante. Je ne revis plus la malade jusqu'à sa mort, qui eut lieu quelques mois après. Son médecin ordinaire, M. Mazet, mort depuis victime de son zèle dans l'épidémie de Barcelone, eut la complaisance de m'envoyer, à la campagne, où j'étais alors par raison de santé, le procès-verbal de l'ouverture du corps :

On trouva l'aorte tout-à-fait saine. La tumeur qui avait détruit la résonance pectorale était le péricarde, dont la partie supérieure, énormément distendue par un liquide séro-purulent, remontait jusqu'au haut de la poitrine ; tandis que le cœur, recouvert de fausses membranes jaunâtres un peu friables et à peine plus consistantes que du pus épais, n'était séparé du péricarde que par une très-petite quantité de sérosité.

Cette péricardite n'avait jamais eu le caractère d'une maladie aiguë, et le traitement de Valsalva, continué pendant plusieurs mois, dans la vue de combattre l'anévrysme que l'on soupçonnait, n'avait eu aucune influence sur sa marche.

CHAPITRE XXVII.

AFFECTIONS DE L'ARTÈRE ET DES VEINES PULMONAIRES ET DES VAISSEAUX CARDIAQUES.

Affections de l'artère pulmonaire. — Les affections de l'artère pulmonaire sont peu nombreuses. Celles qui ont été observées jusqu'ici se réduisent aux vices de conformation, aux incrustations osseuses et à la dilatation de cette artère; encore chacun de ces cas n'a-t-il été observé qu'à un médiocre degré de développement. Il existe à peine trois à quatre exemples d'incrustations osseuses dans l'artère pulmonaire, si ce n'est dans les cas où il existait une communication contre nature entre les cavités droite et gauche du cœur.

Il n'est pas très-rare, au contraire, de trouver l'artère pulmonaire plus dilatée que dans l'état ordinaire. J'ai trouvé souvent son diamètre supérieur à celui de l'aorte, chez des sujets atteints pour la plupart de diverses affections chroniques des poumons. Quelquefois même je l'ai trouvée assez ample, à son origine, pour qu'on pût y introduire sans peine trois doigts : cette dilatation cessait au-delà de son entre-croisement avec l'aorte. Morgagni rapporte quelques exemples de dilatation médiocre semblable de l'artère pulmonaire (1), et il en rapporte trois ou quatre autres recueillis par divers auteurs antérieurs (2).

Je n'ai jamais observé aucun symptôme qui parût se rapporter aux dilatations médiocres de l'artère pulmonaire dont il s'agit. Elles coïncident d'ailleurs presque toujours avec d'autres lésions plus graves du poumon ou du cœur. On peut tirer la même conclusion des faits réunis par Morgagni.

Je ne connais qu'un seul exemple de dilatation considérable de l'artère pulmonaire ; c'est celui qui

----

(1) *Epist.* 23, art. 6. *Epist.* 25, art. 10. *Epist.* 27, art. 28.
(2) *Epist.* 24, art. 36.

est rapporté par Ambroise Paré, qui dit avoir trouvé l'*artère veineuse* (il me paraît probable, ainsi qu'à Morgagni, qu'il a voulu dire la veine artérielle ou l'artère pulmonaire) assez dilatée pour pouvoir contenir le poing et présentant des ossifications à sa surface interne.

On trouve, dans les Éphémérides des curieux de la nature (1), un fait qui semble prouver la possibilité de la formation d'anévrysmes faux consécutifs dans l'artère pulmonaire. « *Arteria pulmonalis tam* » *copioso sanguine turgescebat, ut, quasi anevrys-* » *mate affecta, præter propriam magnitudinem* » *præternaturalem, hinc indè sacculos cruore coa-* » *gulato turgidos habuerit appensos.* »

Affections des veines pulmonaires. — On trouve quelquefois les veines pulmonaires plus ou moins dilatées, mais toujours dans des cas où il existe des maladies plus graves du cœur, et particulièrement de ses cavités gauches. M. Chaussier trouva, chez une jeune fille qui mourut subitement après avoir présenté tous les symptômes généraux des maladies du cœur, le ventricule et l'oreillette gauches énormément dilatés et leur substance tellement amincie qu'on pouvait à peine les distinguer du péricarde; les veines pulmonaires étaient également dilatées, et celle d'entre elles qui venait *du lobe gauche*, présentait une rupture de neuf lignes d'étendue, à sa sortie du poumon. La cause première de ces altérations avait été évidemment l'ossification imparfaite des valvules sigmoïdes, qui « étaient dures,

---

(1) Dec. iii, ann. vi, obs. 207.

» épaissies, avaient la grosseur d'une petite aman-
» de, et renfermaient une substance blanche comme
» du plâtre (1). »

Affections des vaisseaux coronaires. — L'affection la plus commune des artères coronaires du
cœur est l'ossification. Elle présente absolument les
mêmes caractères que celles des autres artères.
M. Bertin l'a trouvée portée à un point tel que
l'une de ces artères était entièrement oblitérée (2).

Chez les sujets attaqués de dilatation simple ou
avec hypertrophie du cœur, on trouve assez communément les artères coronaires dilatées dans toute
leur étendue. Dans un cas d'hypertrophie du ventricule gauche, M. Bertin a trouvé l'artère coronaire
gauche double en diamètre de la droite.

La seule altération pathologique des veines du
cœur que j'aie rencontrée, ainsi que M. Bertin, est
leur dilatation générale. Rarement elles présentent,
comme les veines variqueuses des membres, des
points beaucoup plus fortement distendus. Ce que
cette dilatation présente de plus frappant au premier coup-d'œil est le prolongement des replis si-
nueux que forment naturellement ces veines; de
sorte que leur longueur est réellement augmentée,
ainsi que leur diamètre. Cette altération se rencontre surtout chez les sujets attaqués depuis long-
temps de dilatation ou d'hypertrophie du cœur.

L'ossification des artères coronaires a été regardée
par Heberden et Parry, dont presque tous les mé-

---

(1) *Mémoires de l'Académie des Sciences*, 1784, p. 64.
(2) *Op. cit.*, pag. 514.

decins anglais et allemands ont adopté l'opinion, comme la cause de *l'angine de poitrine* : nous examinerons cette question en traitant de la maladie dont il s'agit.

CHAPITRE XXVIII.

TRAITEMENT DES MALADIES ORGANIQUES DU CŒUR.

La réunion fréquente de plusieurs altérations organiques du cœur chez le même sujet et l'incurabilité absolue de la plupart d'entre elles m'ont porté à réunir en un seul chapitre tout ce qui est relatif à leur traitement.

De toutes les affections organiques du cœur l'hypertrophie simple ou avec dilatation me paraît la plus susceptible de guérison. La plupart des praticiens désespèrent trop habituellement de ces sortes de malades, et se contentent de combattre les accidens les plus urgens, à mesure de leur apparition ; et cependant, même en se bornant à cette médecine symptomatique, il n'est aucun d'eux qui n'ait réussi à faire vivre certains malades pendant quinze ou vingt ans avec des maladies du cœur plus ou moins graves. En appliquant avec courage et persévérance au traitement de l'hypertrophie la méthode conseillée par Valsalva et Albertini contre l'anévrysme des artères, on peut se promettre des succès beaucoup plus fréquens et plus complets, surtout lorsqu'on en commence l'emploi à une époque où la maladie n'a pas encore produit d'effets généraux graves. Mais pour obtenir ces succès, il faut que le médecin et le malade s'arment d'une patience et d'une fermeté presque égales, car il n'est pas beaucoup plus difficile à ce dernier de se résigner à un jeûne perpétuel et à de fréquentes saignées, qu'il ne l'est au premier de lutter chaque jour contre l'opposition des parens, des amis, et le découragement qui ne peut manquer de s'emparer du malade dans un traitement qui doit durer au moins plusieurs mois, et qui doit quelquefois être prolongé pendant plusieurs années consécutives.

Ce traitement doit être fait d'une manière énergique, surtout dans les commencemens; et en cherchant à affaiblir le malade il faut beaucoup plus craindre de rester en deçà du but que de le dépasser. On commencera donc par des saignées aussi copieuses que le malade les pourra supporter sans tomber en défaillance, et on les répétera tous les deux, quatre ou huit jours, au plus tard, jusqu'à ce que les palpitations aient cessé et que le cœur ne donne plus sous le stéthoscope qu'une impulsion médiocre. On réduira en même temps de moitié au moins la quantité des alimens que le malade prenait ordinairement; et l'on diminuera même cette quantité, s'il conserve plus de forces musculaires qu'il n'en faut pour faire pas à pas une promenade de quelques minutes dans un jardin. Chez un adulte vigoureux, je réduis ordinairement la quantité des alimens à quatorze onces par jour, dans lesquelles les viandes blanches entrent seulement pour deux onces. Si le malade veut prendre du bouillon ou du lait, je compte quatre onces de ces liquides pour une de viande. Le vin doit être interdit. Lorsque le malade a été pendant environ deux mois sans éprouver de palpitations et sans présenter d'impulsion forte du cœur, on peut éloigner les saignées et diminuer quelque chose de la sévérité du régime, si l'habitude n'a pu familiariser encore aucunement le malade avec elle. Mais il faut revenir aux mêmes moyens, et avec une égale rigueur, si par la suite l'impulsion du cœur augmente encore. On ne doit avoir confiance dans la guérison qu'au bout d'une année d'absence complète de tous les symptômes et surtout de tous les signes physiques de l'hypertrophie. Il faut craindre de se laisser tromper par le calme parfait qu'amènent quelquefois très-promptement la saignée et la diète, surtout lorsque l'on a commencé le traitement à une époque où l'hypertrophie était déjà accompagnée de dyspnée extrême, d'anasarque et d'autres symptômes qui faisaient craindre une mort prochaine.

Lorsqu'on commence le traitement de l'hypertrophie du cœur à une époque où elle a déjà produit des accidens graves et particulièrement l'anasarque, l'ascite, l'œdème du poumon et un état de cachexie très-marqué, on ne doit pas pour cela redouter la saignée et la diète; on peut même affirmer que les diurétiques n'agissent jamais si bien en pareil cas qu'après l'emploi de la saignée. On doit employer tour à tour tous les diurétiques énergiques à une dose plutôt un peu forte que trop faible. Les effets des médicamens de cette classe sont très-variables; et lorsqu'on n'obtient pas promptement un résultat utile de l'un deux, il faut passer à un autre. On emploiera donc successivement le nitre, l'acétate de potasse, les préparations scillitiques, les plantes diurétiques, et entre autres la digitale pourprée. Cette dernière est aujourd'hui fort employée dans le traitement des maladies du cœur, d'après l'opinion généralement répandue qu'outre son effet diurétique, elle exerce encore une action sédative sur le cœur. J'avoue que cette action ne m'a jamais paru bien évidente, et surtout constante, même lorsque la dose était portée au point de produire des vomissemens et des vertiges. J'ai remarqué seulement avec plusieurs des praticiens qui se sont occupés des propriétés de la digitale, que dans les premiers jours de son administration elle accélère souvent les battemens du cœur, et que par la suite elle semble quelquefois les ralentir; mais je ne puis, en somme, la considérer comme un moyen héroïque dans le traitement de l'hypertrophie du cœur. J'en dirai autant de l'acide hydro-cyanique et de l'eau de laurier-cerise. On ne peut contester à l'acide hydro-cyanique une action très-énergique sur le cerveau et la moëlle épinière, et par suite sur le cœur : l'énergie même de cette action s'oppose à ce qu'on puisse l'employer pur ou médiocrement étendu. L'extrême difficulté de le conserver au même degré de force, fait d'ailleurs que ce médicament est très-infidèle. Lorsqu'on l'emploie récemment préparé, étendu dans quatre ou six fois autant d'eau, dont on donne seulement quelques gouttes dans une potion, on voit quelquefois arriver des accidens comateux ou spasmodiques; si l'on emploie une dose moindre, on n'obtient aucun résultat appréciable. On doit être surtout très-prudent dans l'augmentation graduelle des doses de ce médicament. Pour peu qu'il soit conservé pendant quelques jours, le malade semble s'y habituer parcequ'il se décompose sous l'influence de la lumière. Le fait suivant arrivé récemment en Écosse peut donner une idée de la facilité avec laquelle s'opère cette décomposition. Une dame attaquée de palpitations, était parvenue à supporter l'acide hydro-cyanique coupé de trois quarts d'eau à la dose de soixante et douze gouttes par jour. L'acide avait été conservé avec précaution dans un lieu obscur. La provision étant épuisée, on la fit renouveler par le même pharmacien. La malade prit le lendemain au matin douze gouttes de ce nouvel acide dans un verre d'eau sucrée; quelques minutes après elle fut prise de convulsions et expira.

L'eau de laurier-cerise, assez difficile à préparer d'une manière égale, produit par cette raison des effets très-variables, mais en général bien peu sensibles. Je n'ai jamais recours à ce moyen que pour calmer l'imagination de certains malades qui ne se croiraient pas bien traités, s'ils ne prenaient des médicamens; et dans tous les cas j'emploie, comme un moyen préférable d'exercer une légère action sédative sur le cœur, l'infusion extemporanée des feuilles fraîches de laurier-cerise, en commençant par un gros dans un verre d'eau à prendre par cuillerées et augmentant graduellement. Il m'a paru que de cette manière on obtenait plus facilement un médicament constamment le même.

Lorsque les diurétiques ne produisent aucun effet sur l'hydropisie dépendant des maladies du cœur, les purgatifs sont souvent plus utiles que les diurétiques, et on doit d'autant moins craindre de les employer que leur répétition un peu fréquente diminue souvent l'énergie des contractions du cœur, tout aussi efficacement que la saignée elle-même ; et, lors même qu'il n'existe aucune trace d'hydropisie, si les premières saignées ne soulagent pas le malade, un ou deux purgatifs rendent souvent la suivante plus utile. Tous les purgatifs peuvent être utiles dans la diathèse séreuse qui dépend des maladies du cœur; mais les drastiques énergiques, qui purgent sous un petit volume, sont en général préférables. Sous ce rapport encore les médecins désespèrent trop souvent du salut de leurs malades, et abandonnent quelquefois à une mort certaine des hommes à qui on eût pu rendre une existence supportable et pour plusieurs années. Corvisart, qui n'était cependant point un praticien timide, a commis lui-même une fois cette faute. Un notaire de ses amis était attaqué depuis plusieurs années d'une maladie du cœur, et depuis quelque temps d'ascite et d'une leuco-phlegmatie universelle, contre laquelle les saignées, les diurétiques et quelques purgatifs furent tout-à-fait inutiles. Corvisart pensa que la mort était inévitable et en prévint les parens du malade. Quelques jours après on leur parla d'un charlatan qui avait fait de merveilleuses cures d'hydropisie. Cet homme, qu'on alla chercher dans un cabaret des faubourgs, fit prendre au malade une poudre fortement drastique, dans deux onces d'eau-de-vie. Ce médicament produisit plus de vingt évacuations alvines, et dès-lors les urines redevinrent un peu plus abondantes. Le même moyen, répété

tous les jours pendant plus d'une semaine, eut chaque jour des effets plus marqués, et la diathèse
séreuse disparut complétement. Le malade a encore
vécu dix ans dans un état de santé très-suppor-
table.

Lorsqu'on a obtenu, par l'effet des purgatifs,
d'augmenter notablement la quantité des urines, il
n'est pas toujours nécessaire de les continuer pendant long-temps; fort souvent la stimulation im-
primée à l'absorption par deux ou trois purgatifs se
fait sentir pendant quinze jours et au-delà.

Le traitement de la dilatation simple du cœur est
beaucoup plus difficile et plus rarement suivi de
succès ou même d'une simple amélioration dans
l'état du malade, que celui de l'hypertrophie simple
ou compliquée de dilatation. Quand la dilatation
existe seule ou avec une prédominance très-marquée sur l'hypertrophie, on doit être plus réservé
sur l'emploi des saignées et ne les employer que de
loin en loin, pour remédier à des accidens urgens.
Les amers et les ferrugineux doivent être regardés
comme les principaux moyens curatifs. Les substances aromatiques mêmes sont assez souvent utiles,
et particulièrement l'usage des infusions de cataire
(*nepetha cataria*), de valériane, de mélisse, et de
feuilles d'oranger. Il faut souvent varier les préparations ferrugineuses et amères, suivant le caprice
de l'estomac. La fréquence habituelle du pouls,
dans ces cas, doit être combattue par la digitale
pourprée et l'infusion de feuilles de laurier-cerise.

L'existence des signes d'une ossification des valvules ou de tout autre obstacle à la circulation ne

doit pas empêcher de combattre énergiquement l'hypertrophie et la dilatation. On ne réussit pas toujours, sans doute ; mais avec de la persévérance on réussit souvent, dans les cas même dont je viens de parler, à prolonger indéfiniment l'existence des malades, et, dans des circonstances plus heureuses, on obtient quelquefois une guérison parfaite. Je pourrais citer une douzaine d'exemples de guérisons d'hypertrophie simple ou avec dilatation du cœur, qui ne se sont point démenties depuis plusieurs années. Je me contenterai d'en rapporter un seul, d'autant plus concluant que, le sujet ayant succombé à une autre maladie, j'ai pu vérifier l'état du cœur par l'autopsie.

Une ancienne religieuse, âgée de cinquante ans, non réglée depuis trois ou quatre ans, éprouvait depuis une douzaine d'années, et à un très-haut degré, tous les signes d'une maladie du cœur : palpitations fortes et fréquentes, oppression habituelle, essoufflement au moindre exercice, réveil en sursaut, œdème presqu'habituel des extrémités inférieures ; les pommettes, le nez et les lèvres étaient livides. Ces symptômes augmentaient surtout depuis un an, et la malade ne pouvait presque plus bouger de son fauteuil sans se sentir menacée de suffocation. Dans cet état, je lui proposai le traitement de Valsalva. La malade, douée de beaucoup de force de caractère, consentit à s'y soumettre. Je réduisis sur-le-champ ses alimens au quart de la quantité qu'elle prenait auparavant ; je lui fis tirer du sang tous les quinze jours, tantôt par la lancette, tantôt par l'application des sangsues. Dès le commencement de ce

traitement, la malade se trouva notablement sou-
lagée. Vers le sixième mois, tous les symptômes
avaient disparu; et, à la faiblesse près, qui d'ailleurs
n'était pas plus grande qu'avant le traitement, la
malade se trouva dans un état de santé qu'elle ne
connaissait plus depuis un grand nombre d'années.
La respiration était parfaitement libre; il n'y avait
plus ni palpitations, ni enflure des extrémités, ni
réveils en sursaut, ni aucune trace de l'ancienne lividité de la face. J'éloignai alors les saignées; au
bout d'un an, je les fis cesser entièrement, et je
conseillai à la malade de revenir peu à peu à son
régime ordinaire; mais il lui fallait, pour satisfaire
son appétit, beaucoup moins d'alimens qu'avant le
traitement. Elle vécut deux ans dans un état de santé
parfaite. Au bout de ce temps, elle fut attaquée
d'un *cholera morbus*, maladie alors régnante : les
vomissemens et la diarrhée étaient extrêmement fréquens et accompagnés de beaucoup de douleurs et
d'angoisses. Les délayans ne purent apaiser ces
symptômes qu'au bout d'environ quarante-huit
heures. La malade parut alors entrer en convalescence; elle reprit sa gaîté, et se plaignait seulement
d'une extrême faiblesse. Quelques heures après,
elle parut s'endormir, et expira tout-à-coup, sans
agonie préalable, au moment où les personnes qui
l'entouraient se félicitaient sur son rétablissement.

Curieux de constater l'état du cœur, je demandai
et j'obtins la permission de faire faire l'ouverture
du corps. Le cœur avait un volume notablement inférieur à celui du poing du sujet. Il n'était pas plus
gros que ne l'est ordinairement celui d'un enfant de

douze ans bien constitué, quoique la malade fût d'une haute stature (environ cinq pieds trois pouces). Son aspect extérieur rappelait tout-à-fait celui d'une pomme ridée. Ces rides étaient dirigées surtout dans le sens de la longueur. Les parois des ventricules étaient flasques, mais sans ramollissement notable ; leur épaisseur était peu considérable et tout-à-fait proportionnée à l'ampleur des cavités.

Je sais qu'on ne peut rien conclure d'un seul fait : j'ai cru cependant devoir rapporter celui-ci, parce qu'il pourra peut-être engager quelques médecins à essayer avec suite une méthode de traitement qui, je le répète encore, ne demande pas moins de courage de la part du médecin qui la propose et la fait suivre avec persévérance malgré les oppositions de tout genre, que de la part du malade même qui s'y soumet.

Le ramollissement du cœur indique évidemment l'emploi des amers, des toniques et des ferrugineux. L'usage du vin me paraît également bien indiqué, dans cette affection, surtout lorsqu'elle se manifeste dans la convalescence d'une fièvre grave et quand d'ailleurs le malade le supporte bien.

L'inflammation du péricarde présente les mêmes indications que celles de la pleurésie, et nous ne reviendrons pas sur ce que nous avons dit à ce sujet. Il en serait de même de l'inflammation de la membrane interne du cœur et des gros vaisseaux.

L'inflammation aiguë de la substance du cœur, si on parvient à la constater et à la reconnaître, présenterait les mêmes indications que la péripneumonie ; quant aux inflammations partielles et ulcé-

reuses, il est évident que, si on parvenait à les reconnaître, le rôle du médecin devrait se borner à
diminuer l'action du cœur, par le repos, la saignée
et la diète, et à attaquer la cachexie qui pourrait
exister simultanément.

L'anévrysme de l'aorte ne peut être regardé dans
tous les cas comme incurable, d'après les observations de Corvisart et de M. Hodgson (pag. 707),
et les faits qui prouvent que la circulation peut
avoir lieu malgré l'oblitération de cette artère
(pag. 685). On ne doit donc pas craindre, quand
on a pu reconnaître ou même soupçonner fortement cette terrible affection, d'employer avec
énergie la méthode de Valsalva. Il faut seulement
avoir le soin de ne pas pousser la saignée jusqu'à
défaillance complète, surtout après les premières;
car chez un malade déjà affaibli une défaillance
peut être mortelle.

Lorsque la tumeur se prononce à l'extérieur,
l'application de la glace peut être utile, de même
que dans l'anévrysme des membres. Le froid resserre tous les tissus, et tend à concréter le sang.
On sait qu'on a trouvé le sang concrété dans presque tous les vaisseaux chez des sujets morts de
froid (1).

L'acétate de plomb a été employé à l'intérieur
depuis plusieurs années en Allemagne contre les
anévrysmes, et on a publié des succès obtenus à

____

(1) Quelmalz, *Progr. Quò frigoris acrioris in corpore hu-
mano effectus expedit*, Lipsiæ, 1755. *Recus. in Halleri
Disput. medic.*, t. vi, *Lausanæ*, 1758.

l'aide de ce moyen. Je ne sais sur quelle indication se fonde cette pratique; mais avant de la connaître, j'avais été moi-même amené à tenter le même médicament dans les maladies du cœur, et dans les hémorrhagies opiniâtres, d'après des observations faites sur les sujets qui succombent à la rachialgie saturnine ou plutôt à une maladie plus grave, pendant le cours de celle-ci, car il est très-rare que seule et par elle-même elle puisse conduire à la mort, si ce n'est dans les cas où elle a déterminé l'épilepsie. La seule altération constante que j'aie trouvée chez ces sujets étant une grande pâleur de tous les tissus et une quantité de sang moindre dans tous les vaisseaux que celle qu'on rencontre ordinairement à l'ouverture des autres cadavres, j'avais soupçonné qu'un des effets des préparations de plomb était de nuire à l'hématose et de diminuer par là la quantité de sang, et j'avais été ainsi conduit à employer ces préparations dans l'hypertrophie et la dilatation du cœur ainsi que dans les anévrysmes de l'aorte. Je commence ordinairement à la dose de trois à quatre grains par jour ; je n'ai guère été au-delà de seize grains. J'ai continué quelquefois ce médicament pendant des mois entiers sans déterminer de colique ni d'autres accidens de la nature de ceux qui ont lieu dans la rachialgie saturnine. L'acétate de plomb m'a paru souvent utile , mais je ne l'ai jamais trouvé héroïque.

CHAPITRE XXIX.

DES AFFECTIONS NERVEUSES DU COEUR ET DES VAISSEAUX.

L'étude de l'anatomie pathologique en révélant l'existence de lésions organiques graves dans une multitude de cas que les praticiens, trop exclusivement attachés à l'observation des symptômes, regardaient comme des cachexies ou altérations des liquides, ou comme des affections nerveuses, a fait tomber peu à peu dans un excès contraire ; et parmi les élèves des écoles médicales actuelles, beaucoup sont aussi peu disposés à reconnaître des maladies nerveuses autres que les affections organiques des nerfs et de l'appareil cérébro-spinal, qu'à admettre des altérations primitives des liquides. On ne peut cependant se refuser à croire que toute maladie dans laquelle on ne trouve ni lésion constante dans les solides, ni altération évidente dans les liquides, ne peut consister qu'en un trouble quelconque de l'innervation.

Dans cette catégorie se rangent plusieurs affections du cœur et des artères ; nous les décrirons dans l'ordre suivant :

Névralgies du cœur, palpitations nerveuses, spasmes du cœur avec bruit de soufflet et frémissement cataire, affections nerveuses des artères, spasme des artères avec bruit de soufflet et frémissement cataire.

ARTICLE PREMIER.

Névralgies du cœur.

Il est assez commun de rencontrer des personnes qui éprouvent constamment ou par intervalles des douleurs analogues à celles du rhumatisme et des névralgies, dont elles rapportent le siége au cœur et qui sont prises à tort par les malades et quelquefois même par les médecins pour des signes d'une affection organique. Quelquefois ces douleurs ne s'étendent pas au-delà, mais assez souvent elles occupent simultanément ou tour à tour les poumons, dans une étendue plus ou moins grande, et l'estomac. Quelquefois elles existent en même temps dans le plexus cervical superficiel et suivant tout le trajet des rameaux qu'il fournit aux parois thoraciques antérieures ; plus souvent encore au moment où elles acquièrent le plus d'intensité dans le cœur, elles se font sentir également dans les nerfs nés du plexus brachial et spécialement dans le nerf cubital dont elles suivent le trajet jusqu'au coude surtout, et quelquefois même jusqu'aux extrémités des doigts. Dans ce dernier cas, la maladie se confond avec une affection nerveuse qui, depuis une vingtaine d'années, a été l'objet de beaucoup de discussions et qui ne me paraît être qu'une variété des névralgies dont il s'agit. Je veux parler de l'angine de poitrine, (*angina pectoris*), affection fort remarquable et inquiétante quand elle existe à un haut degré de développement, mais qui est loin d'avoir la gravité que beaucoup d'auteurs lui ont attribuée.

Cette affection, distinguée pour la première fois au milieu du dernier siècle, a fixé depuis l'attention de plusieurs médecins, des anglais surtout, qui ont cru qu'elle était constamment liée à une lésion organique du cœur. Nous discuterons plus bas la valeur de cette opinion, mais nous exposerons d'abord les symptômes auxquels on reconnaît l'angine de poitrine.

L'angine de poitrine est une affection spasmodique qui revient par attaques plus ou moins éloignées. L'accès débute par un sentiment de douleur, de pression ou de constriction à la région du cœur ou au bas du sternum. Il y a en même temps engourdissement quelquefois douloureux dans le bras gauche, rarement dans les deux bras ou dans toute la moitié gauche du corps, plus rarement encore dans le bras droit seul, quelquefois dans les quatre membres. L'engourdissement douloureux se fait surtout sentir à la partie interne du bras, jusqu'au voisinage du coude; quelquefois il suit plus loin le trajet du nerf cubital. Il n'est pas rare qu'il existe en même temps des douleurs à la partie antérieure gauche des parois de la poitrine, douleurs qui paraissent suivre, comme nous l'avons dit, le trajet des nerfs thoraciques antérieurs, et qui chez la femme produisent souvent une exaltation de la sensibilité de la mamelle, telle que la plus légère pression devient douloureuse. Quelquefois, et surtout lorsque l'attaque est courte et vive, il semble au malade que des ongles de fer ou la griffe d'un animal lui déchirent la partie antérieure de la poitrine. En même temps il y a douleur obtuse ou aiguë dans une partie ou dans la totalité des parois antérieures de la poitrine correspondantes aux poumons, oppression, et dans les cas extrêmes, orthopnée suffocante, palpitations fortes, congestions du sang vers la tête, quelquefois syncopes ou convulsions. L'attaque finie, le malade conserve seulement un ressentiment de ces divers symptômes, et particulièrement de la torpeur dans les membres et surtout dans le bras gauche. Le docteur Heberden et Parry ont cru, d'après quelques observations particulières, que l'angine de poitrine dépendait de l'ossification des artères coronaires du cœur (1). MM. Burns et Kreysig ont adopté la même opinion.

Des observations faites depuis ne l'ayant pas confirmée, la plupart des médecins n'en sont pas moins resté persuadés, en Angleterre, en Allemagne et en Italie surtout, que l'angine de poitrine est toujours liée à quelque maladie organique du cœur, que cet accident est très-grave et que la plupart des malades qui en sont attaqués meurent subitement. Ces idées sont loin d'être exactes. L'angine de poitrine à un léger ou à un médiocre degré est une affection extrêmement commune et existe fort souvent chez des sujets qui n'ont aucune affection organique du cœur ni des gros vaisseaux. J'ai vu beaucoup de personnes qui en ont éprouvé seulement quelques attaques très-fortes mais de courte durée, et qui en ont

____

(1) V. *Medic. transact. of the Soc. of Physicians of London.* Vol. 2, pag. 45, et vol. 3, pag. 1.

Parry, *Inquiry into the sympt. and causes of the syncope anginosa*, etc. *Bath*, 1800.

été ensuite débarrassées. Je crois même que l'influence de la constitution médicale contribue à son développement, car je l'ai observée fréquemment dans le cours de certaines années, et je l'ai à peine rencontrée dans les autres; d'un autre côté, il est vrai que l'angine de poitrine coïncide assez souvent avec des affections organiques du cœur, mais rien ne prouve qu'elle en dépende, même dans ces cas, puisqu'elle peut exister sans cela, et que ces affections sont variables. J'ai ouvert plusieurs sujets attaqués à la fois d'hypertrophie ou de dilatation du cœur et d'*angina pectoris*; chez aucun je n'ai trouvé les artères coronaires ossifiées. Un seul d'entr'eux mourut subitement au milieu d'une violente attaque d'angine de poitrine, et l'on conçoit que la réunion d'une affection nerveuse aussi intense à une énorme hypertrophie du cœur (qui existait chez ce sujet) puisse quelquefois produire cet effet.

M. le docteur Desportes a émis, dans une dissertation publiée il y a quelques années (1), une opinion analogue à celle que je soutiens ici sur la nature et le siége de l'angine de poitrine : il en place le siége dans le nerf pneumo-gastrique. Je crois que ce siége peut varier, ou plutôt l'observation même montre qu'une névralgie dont le siége est dans des nerfs différens peut donner lieu aux mêmes symptômes. Ainsi, lorsqu'il y a à la fois douleur dans le cœur et dans le poumon, on doit penser que le nerf pneumo-gastrique est le siége principal de la maladie. Quand, au contraire, il y a simple-

____

(1) De l'*Angine de poitrine*. Paris, 1813, in-8°.

ment sentiment de pression dans le cœur, sans douleur dans le poumon et sans gêne extrême de la respiration, on pourrait plutôt croire que le siége de la maladie est dans les filets que le cœur reçoit du grand symphatique. D'autres nerfs d'ailleurs sont affectés en même temps, soit symphatiquement, soit à raison de leurs anastomoses avec ceux qui sont le siége principal de la maladie. Les nerfs nés du plexus brachial, et surtout le nerf cubital, le sont presque toujours; souvent aussi les thoraciques antérieurs nés du plexus cervical superficiel; quelquefois même ceux qui naissent des plexus lombaire et sacré, puisque la cuisse et la jambe participent dans quelques cas à l'engourdissement douloureux.

J'ai même vu l'angine de poitrine exister seulement du côté droit de la cavité thoracique, auquel seul le malade rapportait l'oppression. Il y avait en même temps engourdissement souvent très-douloureux dans le bras, la jambe et le cordon spermatique du même côté, et dans les paroxysmes il y avait un gonflement notable du testicule. A peine quelque douleur se faisait sentir dans la région du cœur; mais les redoublemens étaient accompagnés de palpitations assez fortes, sans signes de lésion organique de ce viscère.

L'espèce et la variabilité des symptômes de l'*angina pectoris* confirment encore l'opinion que nous défendons, car on sait que les névralgies dont la nature est le moins équivoque, la goutte sciatique ou le tic douloureux, par exemple, produisent à des degrés divers des effets aussi variés et les mêmes que ceux de l'angine de poitrine, c'est-à-dire, douleur aiguë, torpeur douloureuse, simple engourdissement dans le trajet du nerf affecté, et quelquefois spasme ou gonflement sub-inflammatoire des parties auxquelles il se distribue.

Traitement des névralgies du cœur. — Les moyens à l'aide desquels j'ai le plus souvent réussi à procurer du soulagement aux personnes attaquées de l'*angina pectoris* et des névralgies du cœur plus légères et sans irradiations, sont principalement ceux que j'ai indiqués en parlant des névralgies du poumon (tom. II, pag. 69), et surtout l'aimant, que j'emploie de la manière suivante : je fais appliquer deux plaques d'acier fortement aimantées, d'une ligne d'épaisseur, de forme ovale et légèrement courbées sur le plat pour s'accommoder à la forme de la poitrine, l'une sur la région précordiale gauche, et l'autre dans la partie opposée du dos, de manière que les pôles soient exactement opposés et que le courant magnétique traverse la partie affectée. Ce moyen n'est pas plus infaillible que tous ceux par lesquels nous combattons ordinairement les affections nerveuses; mais il a réussi entre mes mains plus souvent qu'aucun autre à diminuer les angoisses de l'*angina pectoris* et les douleurs cardiaques, et à en éloigner le retour. Trop loué peut-être par quelques médecins du dernier siècle, il me paraît avoir été trop négligé de nos jours. Son action d'ailleurs sur l'économie animale ne peut être niée, car il produit souvent des effets locaux ou généraux tout-à-fait évidens. Dans le cas dont il s'agit, par exemple, il se fait le plus souvent au bout d'un certain temps une éruption de petits boutons, quelquefois assez douloureux pour qu'on soit obligé d'interrompre pendant quelques jours l'application de l'aimant.

Cet effet ne peut être attribué à l'oxydation des plaques et à l'action de l'oxyde de fer sur la peau, car l'éruption se fait presque toujours uniquement sous la plaque antérieure, et j'ai observé la même chose, à la suite d'applications de plaques aimantées sur divers points de l'abdomen et dans les points opposés de la région lombaire. J'ai suspendu tout-à-coup à l'aide de deux plaques aimantées appliquées l'une à l'épigastre et l'autre sur le point opposé de la colonne vertébrale, un hoquet qui durait depuis trois ans. Au bout de six mois, la malade ayant négligé un matin de mettre ces plaques, le hoquet reparut. Elle les remit et il cessa de nouveau. Dernièrement encore, chez un malade attaqué d'une paraplégie incomplète, sans signe d'affection organique du canal vertébral, et pour laquelle le moxa avait été employé plusieurs fois sans succès, j'ai fait enfoncer une aiguille d'acier à un demi-pouce de profondeur dans les lombes près de la colonne vertébrale, une seconde dans la cuisse au voisinage du nerf poplité externe, et j'ai fait mettre ces aiguilles en contact avec deux barreaux aimantés. Au moment même où le contact a eu lieu, le malade est allé involontairement à la garde - robe, chose qui ne lui était jamais arrivée.

Quand l'application de l'aimant produit peu de soulagement dans l'angine de poitrine, on en obtient quelquefois davantage en appliquant un petit vésicatoire sous la plaque antérieure.

Dans l'attaque même de l'angine de poitrine, si l'oppression est extrême, il faut tirer du sang, pour peu que le malade soit pléthorique. Les sang-sues, appliquées en certain nombre à l'épigastre ou à la région précordiale, soulagent quelquefois plus dans ce cas que la saignée du bras; mais quelquefois l'état d'anxiété dans lequel se trouve le malade et qui ne lui permet de garder aucune position, peut rendre cette application impraticable. Les dérivatifs sont également utiles, et particulièrement les sinapismes appliqués aux parties inférieures, et le vésicatoire sur les parois thoraciques antérieures. Il en est de même des potions anti-spasmodiques avec l'infusion de laurier-cerise ou de digitale, et quelquefois des gommes fétides. Un régime tempérant et l'usage des bains tièdes ou frais, selon la saison, sont au nombre des meilleurs moyens par lesquels on puisse prévenir le retour des accès.

ARTICLE II.

Des Palpitations du cœur.

Nous avons défini les palpitations en général (t. ii, p. 466). Les palpitations purement nerveuses, c'est-à-dire celles qui existent sans lésion organique, sont souvent plus incommodes que les autres. Loin de s'apaiser par le repos absolu, c'est ordinairement au commencement de la nuit que le malade en est le plus tourmenté, et souvent il est des heures entières avant de pouvoir s'endormir, tandis que lorsqu'il est levé, un exercice modéré et proportionné à ses forces lui permet de ne pas sentir battre son cœur, ou au moins lui procure quelque distraction à cet égard.

Les palpitations purement nerveuses consistent dans une augmentation d'impulsion, de bruit et surtout de fréquence des battemens du cœur. Un sentiment d'agitation intérieure, et surtout dans la tête ou dans l'abdomen, est inséparable de cet état, qui ne diffère de la fièvre qu'en ce qu'il n'est pas précédé de frissons, ni suivi de sueurs, et que la chaleur de la peau reste naturelle. Les urines sont habituellement claires et ténues pendant tout le temps que durent les palpitations. La durée de ces palpitations est très-variable : une émotion vive, une affection morale peuvent en produire de passagères, et l'on en voit d'autres survenir sans aucune cause appréciable et durer pendant des années, particulièrement chez les jeunes gens doués d'une constitution pléthorique et nerveuse à la fois.

On pense communément que les palpitations nerveuses, supposant un excès d'action habituel du cœur, doivent à la longue entraîner l'hypertrophie de cet organe. Je ne nie point que cela puisse être, mais je dois dire que je n'ai rien vu qui prouve que cette opinion soit fondée. Je connais des personnes qui éprouvent depuis plus de dix ans des palpitations habituelles sans qu'il existe chez elles aucun signe réel d'hypertrophie ou de dilatation.

Nous avons déjà dit quelque chose des signes auxquels on peut distinguer des palpitations purement nerveuses de celles qui indiquent hypertrophie ou dilatation du cœur : nous allons les reproduire ici d'une manière rapprochée et plus complète.

Dans les palpitations nerveuses, la première impression que produit à l'oreille l'application du stéthoscope sur la région du cœur montre déjà que cet organe n'a pas de grandes dimensions. Le bruit, quoique clair, ne s'entend pas fortement dans une grande étendue ; et le choc, lors même qu'il paraît fort au premier abord, a peu de force réelle d'impulsion, car il ne soulève pas sensiblement la tête de l'observateur. Ce dernier signe me paraît le plus important et le plus certain de tous, en y ajoutant la fréquence des battemens, toujours plus grande que dans l'état naturel. Le plus souvent elle est de quatre-vingt-quatre à quatre-vingt-seize pulsations par minute.

Rarement les palpitations nerveuses sont accompagnées de quelque signe de congestion sanguine pectorale ou cérébrale, si ce n'est chez les vieillards.

Le traitement des palpitations nerveuses doit consister principalement dans l'usage des bains tièdes ou frais, suivant la saison, l'infusion de laurier-cerise, celle de digitale pourprée. La saignée ne doit être employée qu'avec précaution et seulement d'après une indication évidente, comme celle que fourniraient la pléthore et la jeunesse. Elle est presque toujours nuisible dans les palpitations nerveuses qui surviennent chez les hypochondriaques et les femmes hystériques. Il en est de même de la diète trop sévère, qui a, comme la saignée, l'inconvénient d'exaspérer souvent l'agitation nerveuse.

ARTICLE III.

Du spasme du cœur avec bruit de soufflet et frémissement cataire.

Nous avons vu que le bruit de soufflet du cœur, quoique lié souvent à une lésion organique, peut exister sans cela et dépendre d'une simple modification de l'innervation. Dans ce cas même, il est toujours accompagné de symptômes qui constituent un véritable état de maladie. C'est en général chez les hypochondriaques, et particulièrement chez ceux qui sont d'une constitution sanguine et pléthorique, que l'on remarque le plus souvent le bruit de soufflet du cœur; et presque toujours il existe en même temps chez eux dans quelque artère. Souvent il saute de l'un à l'autre de ces organes. Il est tantôt continu et tantôt intermittent; dans ce dernier cas, il revient à la moindre émotion physique ou morale qu'éprouve le malade. L'action de respirer fortement et de tousser suffisent pour le faire reparaître. Les symptômes qui l'accompagnent sont d'autant plus graves que le bruit est plus intense, plus continu et étendu à un plus grand nombre d'artères. Lorsqu'il existe d'une manière très-marquée et continue, mais dans le cœur seulement, il y a presque toujours une dyspnée plus ou moins marquée, un sentiment de faiblesse générale, et tel que le malade peut quelquefois à peine marcher. Ces symptômes sont encore plus marqués, si le frémissement cataire

accompagne le bruit de soufflet. Il y a ordinairement peu d'agitation nerveuse, surtout lorsque le
malade est dans l'état de repos; mais s'il veut marcher un peu vite et long-temps, il s'essouffle facilement, et, dans les cas les plus graves, sa tête
s'embarrasse par l'exercice aussi facilement que sa
respiration.

Lorsque le bruit de soufflet du cœur n'est pas lié
à une affection organique, le traitement doit être
le même que celui des affections nerveuses des artères, dont nous allons parler.

ARTICLE IV.

Affections nerveuses des artères.

Névralgies artérielles. — Des douleurs plus ou
moins vives, continues ou intermittentes, suivent
quelquefois le trajet des artères, et paraissent avoir
leur siége dans le lacis nerveux fourni à ces vaisseaux par le système ganglionnaire. Ces douleurs
sont, en général, moins aiguës que celles qui ont
leur siége dans les nerfs provenant du cerveau ou
de la moëlle épinière. Elles ont particulièrement
lieu chez les hypochondriaques et les femmes hystériques. Les moyens que nous avons déjà indiqués
contre les névralgies des poumons et du cœur sont
encore les seuls auxquels on puisse recourir dans
ces cas. Le meilleur, lorsqu'il est applicable, est
sans contredit un vésicatoire sur la partie de la surface du corps la plus voisine de l'artère affectée.

De l'impulsion artérielle augmentée. — Ce phénomène est un de ceux qui prouvent le mieux, contre l'opinion de quelques physiologistes, que les artères ont une action propre et indépendante de celle du cœur. Ainsi, il n'est point rare de trouver les battemens de l'une des carotides ou des temporales incomparablement plus forts que ceux de l'autre. La même différence est encore plus commune dans les artères radiales : il existe même dans l'état de santé, chez la plupart des hommes, une différence notable à cet égard ; le pouls droit est presque toujours plus fort que le gauche. Serait-ce parce que le bras droit est celui qu'on exerce le plus ? J'ai vu quelquefois dans la même maladie chacune des artères radiales devenir alternativement la plus forte ou la plus faible ; et souvent même l'artère radiale gauche devenir la plus forte, quoique le contraire eût lieu dans l'état de santé.

L'augmentation morbide de la force d'impulsion n'est nullement rare dans l'aorte, et le plus souvent elle n'occupe qu'une portion de cette artère, qui, sous ce point de vue, comme sous le rapport anatomique, peut être divisée en trois parties, savoir : la partie ascendante, la partie descendante pectorale, et l'aorte ventrale ; c'est surtout cette dernière partie qui est le plus souvent le siége du phénomène dont nous nous occupons. L'augmentation d'impulsion est toujours jointe à la sensation de plénitude. L'artère affectée paraît toujours aussi pleine qu'elle puisse l'être, et plus que les autres parties du système artériel.

Lorsque ce phénomène n'existe que dans une seule artère d'un petit ou d'un moyen volume, il n'est accompagné d'aucune altération appréciable dans la santé. Il faut en excepter le cas où il est dû à une inflammation développée dans la partie à laquelle se rend l'artère affectée : ainsi, l'on sait que dans une inflammation de la main les artères radiale et cubitale, quelquefois même la brachiale, battent plus fortement que celles du côté opposé ; et que dans un panaris, les battemens des rameaux artériels des doigts deviennent assez énergiques pour être sentis et pour se faire continuellement sentir au malade. Des battemens trop énergiques des carotides accompagnent ordinairement des affections nerveuses plus ou moins graves, mais n'ont pas toujours lieu chez les sujets attaqués ou menacés d'apoplexie.

Les palpitations nerveuses du cœur sont quelquefois accompagnées d'une agitation semblable dans tout le système artériel : le malade en sent les battemens dans toutes les parties de son corps, et quelquefois même ceux de très-petites artères deviennent visibles à l'œil.

Dans l'aorte ils sont toujours joints à un état général plus ou moins pénible, lors même qu'ils n'existent que dans une des parties de cette artère. Dans l'aorte ascendante, ils sont accompagnés d'un degré quelconque de gêne dans la respiration, mais surtout d'anxiété et de penchant aux lipothymies. On reconnaît cette affection à ce que les battemens entendus au-dessus de la partie moyenne du sternum sont plus forts et plus sonores que ceux que l'on entend à la région du cœur. La région du sternum résonne d'ailleurs comme dans l'état naturel. Dans l'aorte descendante, les symptômes sont à-peu-près les mêmes. On peut reconnaître le caractère de l'affection à ce que les battemens du cœur paraissent plus faciles à entendre dans le dos et surtout du côté gauche, auprès de la colonne vertébrale, que dans les régions précordiales. Dans ces dernières, ils sont le plus souvent tout-à-fait naturels sous le rapport de l'impulsion et du bruit ; tandis que dans le dos, le bruit de la diastole artérielle se confondant avec celui des ventricules le fait paraître beaucoup plus fort ; le bruit de l'oreillette, au contraire, est plus faible qu'antérieurement.

Dans l'aorte ventrale, le phénomène est beaucoup plus fréquent, et peut souvent faire croire, à tort, à l'existence d'un anévrysme. J'ai vu plusieurs fois commettre cette erreur, qui devient bien plus difficile à éviter dans certains cas où des gaz enfermés dans l'arc du colon ou le duodénum peuvent simuler la tumeur anévrysmale, en même temps que l'artère par son action énergique en simule les pulsations. J'ai vu, il y a environ dix-huit ans, en consultation avec Bayle, une jeune personne attaquée d'une fièvre pernicieuse double-tierce. En portant la main sur le ventre pour m'assurer si l'épigastre n'était pas douloureux, je trouvai au bas de cette région une tumeur du volume du poing, rénitente, donnant des pulsations fortes, isochrones à celles du pouls, et accompagnées d'un mouvement de dilatation générale bien marqué. Bayle répéta l'observation, et nous ne doutâmes ni l'un ni l'autre que la malade ne fût attaquée d'un anévrysme de l'aorte vers la hauteur de l'artère cœliaque. Nous donnâmes cependant le quinquina pour parer aux accidens

plus urgens de la fièvre, qui fut coupée très-facilement. Pendant plus d'un mois, la tumeur présenta
les mêmes battemens. La malade, quoique sans
fièvre, restait toujours très-faible et éprouvait beaucoup d'agitation nerveuse. Ce ne fut qu'environ six
semaines après la cessation des accès qu'elle commença à reprendre des forces et à se sentir en pleine
convalescence. Vers cette époque, j'examinai de
nouveau le ventre, et je fus surpris de ne plus
trouver ni la tumeur ni les battemens qui existaient
encore quelques jours auparavant. Je fis part de
cette singulière observation à Bayle, qui ne trouva
non plus que moi aucun vestige de l'anévrysme
que nous avions cru reconnaître. J'ai eu souvent
occasion de revoir et d'examiner le sujet de cette
observation, qui n'a plus présenté rien d'analogue.
J'ai rencontré depuis plusieurs cas tout-à-fait semblables, et je suis parvenu aisément à les distinguer
de l'anévrysme réel de l'aorte ventrale, en ce que
dans ce dernier on ne sent pas le calibre de l'artère, tandis que dans le premier on sent parfaitement qu'elle a partout son diamètre naturel. Je
rapporterai ici brièvement deux de ces observations.

Le sujet de la première était une femme de moyen
âge, qui éprouvait des battemens très-incommodes
vers la partie inférieure gauche de la région épigastrique. En portant la main sur ce lieu, on sentait
distinctement une tumeur qui donnait des battemens très-forts et isochrones à ceux du pouls. Les
élèves qui avaient examiné la malade avant la visite
ne doutaient point qu'elle n'eût une dilatation ané-

vrysmale de l'aorte vers la hauteur des artères cœliaque ou mésentérique supérieure. Je le crus moi-même au premier moment ; mais en appliquant le cylindre sur le point où les battemens se faisaient sentir, je trouvai que l'impulsion n'était pas beaucoup plus forte qu'elle ne l'est chez les sujets assez maigres pour qu'on puisse sentir les battemens de l'aorte à travers la masse intestinale. J'entendais le sang passer dans l'artère avec un bruit de soufflet assez marqué (1), et le stéthoscope me donnait la sensation de la forme et des dimensions de l'artère, dont le calibre semblait tout-à-fait égal et de grandeur naturelle. Je ne balançai pas en conséquence à prononcer qu'il n'y avait pas d'anévrysme ; et effectivement, après une saignée, deux applications de sangsues à l'anus, et l'usage d'un régime délayant, la tumeur et les battemens disparurent. Quelques jours après, je rencontrai un cas assez semblable dans la ville, chez une dame d'environ trente ans, excessivement sensible, susceptible, irritable, sujette à des affections nerveuses très-variées, cultivant avec passion les arts, et particulièrement la peinture. Ici l'on sentait seulement à la main des pulsations très-fortes vers la hauteur de l'artère mésentérique supérieure ; mais on ne pouvait assurer s'il y avait ou non une tumeur. Le cylindre donnait la sensation du calibre de l'artère et des batte-

---

(1) Il y avait par conséquent chez ce sujet autant de spasme avec bruit de soufflet que d'impulsion augmentée. Ces phénomènes, au reste, comme nous le verrons tout-à l'heure, se trouvent fréquemment réunis.

mens très-forts, mais non pas énormes, dans une étendue beaucoup plus grande que celle où l'on pouvait les sentir à la main. La flaccidité des parois abdominales permettait de suivre l'aorte, à l'aide de l'instrument, dans une étendue de plus de six pouces, quoique la malade eût assez d'embonpoint; et partout on trouvait les mêmes signes. Les mêmes moyens furent suivis d'un succès semblable, mais qui se fit attendre un peu plus long-temps. Il est à remarquer que cette dame avait éprouvé pendant plusieurs mois, l'année précédente, des symptômes de maladie du cœur assez apparens pour effrayer son médecin ordinaire, qui me fit appeler en consultation. Je trouvai les contractions du cœur dans l'état naturel : je conseillai de saigner la malade, à laquelle on n'avait osé tirer du sang à raison des accidens nerveux auxquels elle était sujette; et ce moyen, joint aux bains, fit disparaître tous les signes de maladie du cœur. Il y a actuellement six ans que cette dame n'a éprouvé aucun retour de ces accidens.

On ne peut guère expliquer la formation et la disparition de la tumeur qui accompagne dans quelques cas l'anévrysme simulé de l'aorte ventrale, qu'en admettant, comme je l'ai supposé, qu'elle est formée par des gaz emprisonnés en quelque sorte dans une des cellules du colon transverse. J'ai vu, au reste, des tumeurs abdominales dues à cette cause persister pendant des mois entiers et disparaître ensuite; et les cas dans lesquels les praticiens croient avoir réussi à *fondre* des *obstructions* palpables sont toujours ou celui-ci ou celui où des tumeurs contenant des vers vésiculaires qui sont venus à mourir, se sont, par cette cause, resserrées sur elles-mêmes, et réduites à un si petit volume qu'on ne peut plus les sentir.

ARTICLE V.

Spasme des artères avec bruit de soufflet et frémissement cataire.

Nous avons longuement exposé les phénomènes qui constituent le bruit de soufflet et le frémissement cataire des artères, et nous ne serions point entré dans autant de détails à cet égard, si ces phénomènes eussent été liés à quelques lésions organiques qui eussent permis de pénétrer plus facilement leurs causes. Nous avons vu que tout porte à croire que ces phénomènes sont dus à une anomalie de l'influx nerveux (1). Les circonstances dans lesquelles

---

(1) J'ai voulu dernièrement m'assurer, par quelques expériences, de ce qu'il peut y avoir de purement physique dans les phénomènes de bruit de soufflet et de frémissement cataire. On sait que, lorsqu'on applique la main sur les tuyaux de cuir des pompes à incendies ou à arrosement, on sent un frémissement manifeste. J'ai constaté que ce frémissement provient de l'air qui se trouve toujours mêlé en assez grande quantité à l'eau dans ces tuyaux ; que, lorsque la colonne d'eau contient très-peu d'air, ce frémissement est moindre, et qu'alors l'oreille appliquée médiatement ou immédiatement sur le tuyau ne perçoit presqu'aucun bruit ; que quand, au contraire, il y a beaucoup d'air on entend un gargouillement très-fort et semblable tantôt au râle des mourans, tantôt à un ruisseau qui coule rapidement à travers des cailloux nombreux. La tension en longueur des

ils se développent, et les symptômes qui les accompagnent, tendent encore à confirmer cette opinion.

Quand le bruit de soufflet n'existe que dans une artère d'un petit ou d'un moyen volume, qu'il n'y occupe qu'une petite étendue, et surtout lorsqu'il est intermittent, il se lie seulement à une agitation nerveuse souvent très-légère, et à une accélération du pouls tantôt habituelle, tantôt excitée par le plus léger exercice ou la moindre émotion. C'est surtout chez les hypochondriaques jeunes et d'une constitution sanguine ou lymphatico-sanguine qu'on le rencontre à ce degré. Il a alors ordinairement son siége dans les sous-clavières, plus rarement dans les carotides, et plus souvent à droite qu'à gauche. Très-rarement le bruit de soufflet se trouve chez les sujets attaqués de fièvres soit essentielles, soit symptomatiques ; il est assez commun chez les sujets attaqués de maladies du cœur, et surtout de palpitations purement nerveuses.

Quand le bruit de soufflet a son siége dans l'aorte,

---

tuyaux n'a apporté aucun changement au bruit, seulement elle faisait entendre dans le lointain le bruit musculaire des hommes qui tiraient sur les tuyaux. Le tuyau comprimé et lâché alternativement par dix mains vigoureuses, de manière à imiter la systole et la diastole artérielle, faisait entendre également un bruit musculaire et par conséquent assez analogue au bruit de soufflet ; mais ce bruit, écouté sur le point comprimé même ou tout auprès, était beaucoup moins fort que celui que donne quelquefois une seule artère, la carotide par exemple. Tout prouve donc que les phénomènes dont il s'agit sont entièrement dus à une altération des actions vitales.

et surtout dans sa portion abdominale, il y a toujours un état de trouble très-marqué dans les fonctions du système nerveux, une agitation accompagnée d'anxiété, des lipothymies plus ou moins complètes déterminées par les plus légères causes, ou survenant même sans causes appréciables : le pouls est dans ce cas habituellement accéléré.

Lorsque les deux carotides sont affectées à la fois, lorsqu'il existe en même temps un frémissement cataire, les mêmes symptômes ont lieu à un degré un peu moindre. Dans l'un et l'autre cas, on peut presque toujours développer artificiellement le bruit de soufflet dans les artères crurales et brachiales de la manière que nous avons indiquée. Quand le bruit de soufflet existe à la fois dans le cœur, dans l'aorte, les carotides, les sous-clavières, les brachiales et les crurales, il y a anxiété extrême, gêne de la respiration, fréquence du pouls, quelquefois sentiment d'une chaleur interne incommode, sans que l'état de la peau et l'ensemble des symptômes indiquent un état fébrile. Cet état est toujours extrêmement grave, et je pense que par lui-même il peut occasioner la mort. Cependant, les sujets que j'ai vu succomber avaient en même temps une hypertrophie ou une dilatation plus ou moins marquée du cœur. D'un autre côté, j'ai vu guérir un jeune homme qui, outre le bruit de soufflet général, avait une hypertrophie très-forte du cœur.

Lorsque le bruit de soufflet est très-intense, et qu'il existe dans un grand nombre d'artères à la fois, le frémissement cataire est ordinairement sensible dans quelques-unes. Ce phénomène n'est cependant lié constamment ni à l'intensité du bruit de soufflet, ni à son étendue, ni à la gravité de la maladie. Je l'ai trouvé quelquefois très-manifeste dans l'une des carotides, qui seule donnait le bruit de soufflet, et encore très-faiblement. Dans le cœur, au contraire, il ne se rencontre guères que le bruit de soufflet ne soit en même temps extrêmement intense.

Dans un grand nombre de cas où existe le bruit de soufflet à un degré un peu marqué dans quelques artères, le pouls des artères radiales présente un frémissement particulier, une sorte de vibration tout-à-fait analogue à celle qu'offre une corde métallique tendue, lorsqu'on la touche du bout du doigt après l'avoir pincée légèrement. Ce caractère du pouls est probablement celui que Corvisart a rencontré dans les cas d'ossification des valvules mitrales où le frémissement cataire existe à la région du cœur; et il semblerait n'être qu'un diminutif de ce dernier phénomène du frémissement cataire. Cependant, je l'ai rencontré le plus souvent chez des sujets qui présentaient le bruit de soufflet dans quelques artères, et nulle part le frémissement cataire. Je l'ai rencontré plus rarement chez des sujets qui présentaient, outre le bruit de soufflet, le frémissement cataire soit dans le cœur, soit dans quelque artère. Je l'ai quelquefois trouvé chez des sujets qui ne présentaient nulle part ni l'un ni l'autre phénomène; mais alors je suis presque toujours parvenu à développer le bruit de soufflet dans les artères brachiale ou crurale par *la pression intermittente* (t. II, p. 443), et dans les sous-clavières ou les carotides, en faisant marcher le malade un peu rapidement pendant quelques instans, en le faisant tousser ou inspirer fortement.

Il me semble, en conséquence, que ces trois phénomènes, le bruit de soufflet, le frémissement cataire, et le pouls frémissant, sont dus à des modifications diverses, quoique analogues, de l'action des artères et du cœur, et que l'un ne peut être regardé comme un degré plus ou moins intense de l'autre.

Quelquefois, le bruit de soufflet étant continu ou intermittent dans le cœur ou dans quelque artère, le pouls n'est *frémissant* qu'à de longs intervalles et pendant une ou deux diastoles seulement : mais dans ces cas, j'ai trouvé quelquefois le frémissement si distinct, si bien lié avec le flot sanguin, qu'il semblait se passer dans le sang lui-même, et justifier l'opinion de Tréviranus, qui, comme on sait, admet une action propre dans le sang.

Le bruit de soufflet peut exister au plus haut degré avec ou sans frémissement cataire, soit dans les artères, soit même dans le cœur, sans qu'il y ait en même temps augmentation de leur force d'impulsion. Mais quand ces deux circonstances se trouvent réunies, ce qui arrive fréquemment, l'état d'agitation que nous avons décrit ci-dessus est beaucoup plus marqué.

Traitement des affections nerveuses des artères. — Dans l'impulsion artérielle augmentée, la saignée est parfaitement indiquée, et souvent même on ne peut obtenir de soulagement qu'en y revenant plusieurs fois de suite, et tirant à chaque fois une assez grande quantité de sang. On doit être plus réservé sur l'emploi de ce moyen, quand il n'existe qu'un bruit de soufflet sans augmentation de la force d'impulsion ; les bains tièdes, et surtout les bains d'ondée, donnés à l'aide d'un arrosoir et à une température telle que le malade finisse par éprouver l'impression du frais et même d'un froid léger, sont également utiles dans l'un et dans l'autre cas, et c'est même le moyen qui m'a le plus habituellement réussi. J'ai obtenu quelquefois des succès de l'application de l'aimant, lorsque le bruit de soufflet était borné au cœur ou à l'aorte, mais moins souvent que dans l'*angina pectoris*. Les infusions de digitale et de laurier-cerise ne m'ont paru être que d'une utilité médiocre. Dans les cas de bruit de soufflet simple, sans impulsion augmentée, et principalement chez les sujets pâles et cachectiques, les ferrugineux, les gommes fétides et le castoréum m'ont quelquefois été plus utiles. Une diète modérée et l'abstinence de toute espèce de stimulant doit, dans tous les cas, seconder les effets du traitement.

P. S. Au moment où l'on m'apporte la dernière épreuve de mon ouvrage, indisposé depuis quelques jours, j'ai observé sur moi-même le phénomène du bruit du cœur, sensible pour les assistans, et j'ai pu lui reconnaître une cause tout-à-fait évidente, toute physique, et qui, de même nature que celle dont nous avons parlé (t. II, p. 453), doit certainement être beaucoup plus fréquente.

Je venais de me faire saigner du pied et de me remettre au lit où je restai quelques minutes assis, le dos à peine appuyé, la tête droite et sans appui, me trouvant très-bien dans cette position. Tout-à-coup je sentis les contractions de mon cœur (chose très-rare chez moi), et je les entendis en outre très-distinctement. Les contractions, régulières, sans force insolite, avaient seulement la fréquence que leur donnait un degré de fièvre médiocre. Il me semblait qu'à chaque contraction le cœur frappait et repoussait légèrement un voile médiocrement tendu. J'examinai la région de l'estomac que je trouvai très-distendu par des gaz et fortement résonant par la percussion la plus légère. Je fis approcher la tête d'une personne présente à environ six pouces des parois de ma poitrine, et elle entendit très-distinctement les battemens de mon cœur. Dès lors je commençai à penser qu'un certain degré de distension flatueuse de l'estomac et son adossement intime au diaphragme pouvaient produire le phénomène dont il s'agit. Un instant après, je n'en doutai plus: l'éructation de quelques gaz le fit disparaître.

FIN DU TOME SECOND ET DERNIER.

TABLE

ANALYTIQUE ET ALPHABÉTIQUE

DES MATIÈRES.

—

A

B.

un épanchement très-peu abondant dans une plèvre remplie d'air, 111.

BRONCHES (contractions actives des), II, 81, 85. — Leur dilatation, *Voy*. DILATATION. — État des bronches dans la pneumonie, I, 416.

BRONCHITE. *Voyez* CATARRHE.

BRONCHOPHONIE ACCIDENTELLE. Ce que c'est, I, 65. — Caractère différentiel d'avec la pectoriloquie, 66. — Aigre et simulant presque l'égophonie, 87. — Existe à peine dans la pleuro - pneumonie quand la pleurésie a existé la première, 88.

BRUIT RESPIRATOIRE PULMONAIRE, I, 45. — Accidens qui le simulent, 46. — Variétés dans son intensité, 48. — Faible dans de très-bonnes poitrines, 49. —Son absence ne tient pas à l'épaisseur des parois thoraciques, II, 51.

BRUIT MUSCULAIRE (Expériences sur le), II, 430. — BRUIT DE SOUFFLET, II, 421. — Ce qu'il indique, 441. — Chez les hypochondriaques, 442. —Musical ou sibilant, 423. — De scie ou de râpe, *ibid*.

C.

CALCULS VÉSICAUX. Sensation qu'ils donnent sous le stéthoscope, I, 122.

CARBONATE D'AMMONIAQUE, etc. *Voyez* SOUS-CARBONATE.

CARDITE. Générale, très-rare, II, 554. — Partielle, assez commune, *ibid*. — Ulcères, dans la cardite, 556.

CARNIFICATION DU POUMON, dans la pleurésie, II, 225.

CATAIRE (frémissement) du cœur et des artères, II, 448. — Ses causes, 764. — N'est pas une variété du bruit de soufflet, 766. — Ce qu'il indique, 575, 591.

CATARRHE PULMONAIRE. Dénomination de *catarrhe* préférable à celle de *bronchite*, I, 135. — 1°. CATARRHE MUQUEUX AIGU. Incertitude sur sa nature, ses causes prochaines, ses effets, I, 136. — Bien plus fréquemment effet que cause des maladies de poitrine, 193. — Caractères anatomiques, 136. — Est rarement compliqué de pneumonie, 480. — Ses caractères ne sont pas en rapport avec la violence de l'inflammation, 137. —Sont augmentés par la décomposition cadavérique, 138. — Catarrhe muqueux avec obturation des bronches, 140. — Trois périodes dans le catarrhe muqueux, 141. — Peut déterminer les fièvres continuës les plus graves, 144. — Causes occasionelles, 144. — Signes pathognomoniques, 145. — Suspension de la respiration, 148. — Traitement du catarrhe aigu , 149. — Ventouses préférables aux saignées , *ibid.* — Vésicatoires utiles dans ceux qui se prolongent, 150. — Vomitifs utiles surtout chez les enfans , *ibid.* — Spiritueux très-efficaces, 152. — 2°: CATARRHE MUQUEUX CHRONIQUE. Caractères anatomiques , ne diffèrent des précédens que par une rougeur plus foncée ou une pâleur extrême de la muqueuse, 154. — Quelquefois avec dilatation des bronches , *ibid.* — Crachats plus abondans que dans le catarrhe aigu, et presque puriformes , 155. — Causes , 156. — Symptômes et marche , *ibid.* — Peut simuler entièrement la phthisie pulmonaire , 158. — Souvent accompagné d'un besoin plus grand de respirer , 159. — Traitement. Le même que pour le precédent : kina, ferrugineux, balsamiques, parégoriques, etc. 160. — 3°. CATARRHE PITUITEUX. Se voit dans la récrudescence des catarrhes pulmonaires chroniques ; dans la période de résolution des péripneumonies, dans l'œdème du poumon, dans la phthisie miliaire, 162. — *Idiopathique.* Ses caractères anatomiques : gonflement médiocre, avec mollesse et rougeur éparse de la muqueuse, 163. — Signes : poitrine bien sonore ; bruit respiratoire faible , mais partout perceptible, râle sonore

grave , quelquefois muqueux, mais peu consistant ; quelquefois , dans l'intervalle des attaques , respiration subsibilante , 164. — Le Catarrhe pituiteux idiopathique aigu est confondu quelquefois avec le croup chez les enfans, 165. — Il est susceptible de se reproduire par intervalles , *ibid.* — Son traitement , 166. — Le chronique , n'attaque guère que les adultes sur le retour ou les vieillards , surtout les goutteux ; succède à toute espèce de catarrhe , peut se prolonger jusqu'à l'extrême vieillesse , 167. — Exemple de mort par épuisement , 169. — Traitement : celui du catarrhe muqueux chronique, 176. — 4°. CATARRHE SEC , ou avec expectoration presque nulle. — *Aigu.* Commun au début ou à la fin des rhumes ; dans les fièvres continues , 171. — *Chronique*, souvent idiopathique , endémique , *ibid.* — Caractères anatomiques : gonflement avec rougeur obscure ou violette de la muqueuse, dans les ramuscules surtout, 172. — Expectoration perlée , 172, 176. — Signes pathognomoniques , 173. — Ne fournit pas la respiration bronchique, pourquoi, 175. — Symptômes et marche *ibid.* — Traitement , 179. — Antimoniaux utiles seulement chez les dartreux, *ib.* — Méthode alcaline , 181. — 5°. CATARRHE CONVULSIF. *Voy.*

larynx ou les bronches, 247. — Symptômes, *ib.*—Asthénique, 249. — Bronchique, 250. — Causes occasionelles, 251. — Traitement, 252. — Confondu avec le catarrhe pituiteux, I, 165.

D.

E.

ment n'est pas au fond aussi hardi qu'il le paraît, 508.— N'a jamais causé un seul accident, 509. — Son emploi tenté dans d'autres maladies, 509. — Dans les inflammations des membranes séreuses, n'est pas héroïque, *ibid.* — Prompts succès dans un cas d'arachnitis, 510. — Dans des cas d'hydrocéphale aiguë, *ibid.* — Utile dans quelques catarrhes suffoc., 511.— Efficace dans le rhumatisme articulaire, 512.— Réussit complètement dans les hydropisies actives, 515. —Réussirait sans doute aussi dans la leucophlegmatie qui survient à la suite de la rougeole et de la scarlatine, *ib.*

EMPHYSÈME DU POUMON. Deux espèces : vésiculaire et interlobulaire, I, 288. — Beaucoup d'asthmes regardés comme nerveux dépendent du premier, 289. — Caractères anatomiques, *ib.* — Avec rupture du tissu pulmonaire, 290. — Ruysch, Valsalva, Baillie en ont vu des exemples, 298. — Causes occasionelles, 302. — Signes et symptômes, 305. — La plupart sont ceux du catarrhe sec, I, 307. — Râle crépitant à grosses bulles, quelquefois sensible au doigt, 309. — Marche, *ib.* — Traitement, 311. — Interlobulaire, 338. — Souvent traumatique, *ib.* — Dû à une infiltration d'air dans les cloisons celluleuses du poumon, *ib.* — Ne se lie ja-

mais à l'emphysème pulmonaire. Pourquoi, 342. — Signes : râle crépitant sec à grosses bulles, avec frottemens ascendant et descendant, 343. — Quelquefois sensible à la main, 344. — Symptômes généraux, 345. — Traitement, *ib.*

EMPYÈME PLEURÉTIQUE, n'est pas du à la rupture d'un abcès du poumon, I, 691.—De nécessité. *Voyez* GANGRÈNE. Opération de l'empyème, II, 214. — Térébration des côtes, ponction du thorax, II, 217.—Lieu d'élection, *ibid.* — Nouveau procédé, 220.

ENCÉPHALOÏDES du poumon, II, 52. — Forment la phthisie cancéreuse de Bayle, *ib.* — Caractères anatomiques, 53.

ENFANS. Ont besoin d'une plus grande quantité d'air que les adultes, I, 52. — Certains asthmatiques se rapprochent d'eux sous ce rapport, *ibid.*

ÉPANCHEMENT de sérosité dans les pleurésies, a lieu dès les premières heures de la maladie, II, 110. — État du poumon dans les épanchemens, II, 117. *Voy.* PLEURÉSIE, HYDROTHORAX. — De sang dans la plèvre, II, 237. — Rarement idiopathique, 238. —D'air. *Voy.* PNEUMOTHORAX.

EXCAVATIONS OU CAVERNES TUBERCULEUSES du poumon. Leur organisation, I, 545. — Ne paraissent pas fournir le pus des crachats, 549.— Très-rarement formées sans

G.

GANGRÈNE DU POUMON, plutôt cause qu'effet d'une inflammation, I, 443. —Deux espèces : 1°. gangrène non circonscripte, *ib.*—2°. Circonscripte ou essentielle, 445. — Rangée par Bayle dans les phthisies sous le nom d'*ulcéreuse*, ibid. — Caractères anatomiques, *ibid.* — Signes physiques, 448. — Caractères pathognomoniques des crachats, 449. — Symptômes et marche, 450. —Observations, 453.—Gangrène de la plèvre et des fausses membranes pleurétiques, II, 127. — Suite probable d'un abcès du poumon ou d'une pleurésie chronique, *ib.* —Détermine quelquefois un abcès extérieur (empyème de nécessité), 129 ; ou la perforation du poumon, 130. — Gangrène du cœur, fort rare, II, 555.

GARGOUILLEMENT ou râle muqueux, I, 97, 654. — *V.* EXCAVATIONS, TUBERCULES, PHTHISIE, RALE.

GOUDRON (eau et vapeur de) utiles dans le catarrhe pulmonaire chronique, I, 161.

GRANULATIONS tuberculeuses miliaires, I, 536. — Prises pour des cartilages, 537.

GROSSESSE, diagnostiquée par le stéthoscope, II, 457.

H.

HAMULARIA LYMPHATICA décrit par Treutler ne paraît être qu'une larve d'insecte, I, 275.

HÉMOPTYSIE. *Voyez* HÉMORRHAGIE BRONCHIQUE.

HÉMORRHAGIE BRONCHIQUE. Trois espèces, I, 255. — Signes et symptômes, 257. — Rare dans les catarrhes pulmonaires chroniques, 155.

HÉPATISATION. *Voyez* PNEUMONIE. — Grise, suppuration pulmonaire, I, 401.

HERNIES INTESTINALES diaphragmatiques, I, 378.

HYDATIDES. *Voyez* VÉSICULAIRES (vers).

HYDROCYANIQUE (acide). Son emploi dans la phthisie, I, 718. — Exerce une action sédative sur le cœur, II, 735. — Précautions dans son emploi, *ibid.*

HYDROPISIE par maladie du cœur, n'est pas incurable, II, 737.

HYDRO-PÉRICARDE, II, 668. — Trépanation du sternum dans cette maladie, 671.

HYDRO-THORAX proprement dit, II, 228. — Attribué par Hippocrate à la rupture d'un kyste pulmonaire, I, 350. — Signes et symptômes, II, 230.—Symptomatique, 235.

N.

O.

P.

vie, II, 116. — Prend toujours en s'organisant les caractères de l'organe qui l'a sécrété, *ib*.

PUTRIDE (fièvre), paraît due à une altération du sang, II, 538. — Fréquence du pouls dans la convalescence, à quoi due, *ib*.

R.

RÂLE, I, 93. — Acception de ce mot plus étendue, 95. — Râle trachéal, 93, 94. — Cinq espèces principales de râles, 96. — 1°. Crépitant humide, *ib*. — Est le signe pathognomonique de la pneumonie au premier degré, 97. — Sous-crépitant, *ib*. — 2°. Muqueux ou gargouillement, seul sensible à l'oreille nue, 97, 146. — C'est le râle des agonisans, *ib*. — Ses variétés, 98. — A lieu dans le catarrhe pulmonaire avec sécrétion muqueuse abondante, dans l'hémoptysie, et souvent aussi dans la phthisie et la pneumonie, 99. — Râle caverneux, 99, 660. — Isochrône aux pulsations de la sous-clavière, 101. — Dans quelle circonstance perceptible à la main, 102. — Muqueux obscur peut être pris pour crépitant, *ib*. — 3°. Sonore sec ou ronflement. Souvent semblable à un roucoulement de tourterelle, 103, 146. — Diffère du ronflement guttural, 104. — Sa cause, *ib*. — 4°. Sibilant sec ou sifflement, 105. — Crépitant sec à grosses bulles ou craquement, 106. — C'est un signe pathognomonique de l'emphysème pulmonaire et sous-cutané, 106.

REISSEISSEN (appareil musculeux de), à l'extrémité des bronches, I, 188.

RÉSINES et gommes résines, utiles dans l'asthme, II, 96.

RÉSONNANCE de la voix peut remplacer la pectoriloquie, I, 657. — De pot fêlé, variété du râle muqueux confondue avec le tintement métallique, 100, 656. — Amphorique, dans les cavernes avec fistule et épanchement dans la plèvre, 111.

RESPIRATION. Manière de l'explorer avec le cylindre, I, 44. — Quelquefois peu perceptible dans des poumons sains, *ib*. — Plus sensible après la toux, 45. — Bruyante à l'oreille nue, ne l'est pas au stéthoscope, 53. — Puérile, 49-50-51. — Bronchique, 55. — Caverneuse, 57. — Soufflante, 58. — Voilée, 59. — Abdominale, coïncide souvent avec une expansion pulmonaire parfaite, 23. — Suspendue; signe pathognomonique du catarrhe pulmonaire aigu, du pneumothorax et de l'emphysème pulmonaire, I, 148.

RÉTRÉCISSEMENT de la poitrine,

à la suite de certaines pleurésies, II, 156. — Chez les phthisiques, II, 165. — Dans le pneumo – thorax, 258.

RHINOPHONIE (résonnance vocale dans les fosses nasales), entendue sur toute la surface du crâne, I, 126.

RHONCHUS, RONFLEMENT, *voy.* RALE.

ROUCOULEMENT de tourterelle, variété du râle sonore, I, 103, 146.

ROUGEOLE. L'orthopnée suffocante qui la suit n'est probablement qu'un œdème du poumon, I, 351.

S.

SAFRAN DE MARS apéritif. Utile dans l'emphysème pulmonaire, I, 311. — Dans l'asthme, II, 97.

SAIGNÉE. L'indication de la saignée doit être tirée de l'état du pouls et du cœur, I, 487; II, 480. — Employée anciennement dans la phthisie, I, 706. — Rarement utile dans le catarrhe pulmonaire aigu, I, 149. — Quelquefois dans le catarrhe sec, 179; dans le catarrhe suffocant, 205. — Son emploi dans le croup, 272; dans l'emphysème, 311; dans l'asthme, II, 98. — Son utilité dans l'hémoptysie, I, 259; dans l'apoplexie pulmonaire, I, 390; dans la pleurésie, II, 305, 312; dans les maladies du cœur, II, 732; dans l'angine de poitrine, II, 752. — Dans la péripneumonie, I, 483. — Cas où elle est contre-indiquée, dans cette maladie, 484. — Doit être modérée dans les fièvres pernicieuses péripneumoniques, I, 385;

et dans les palpitations, II, 754. — Nuisible dans les palpitations des hypochondriaques et des hystériques, 764.

SANG. Son action propre dans les vaisseaux, II, 767. — Ses concrétions polypiformes ne sont pas un produit de l'inflammation, 610. — *Voyez* PÉRIPNEUMONIE.

SAVON AMYGDALIN. Son emploi dans le catarrhe sec, I, 181.

SEL COMMUN. Paraît le meilleur moyen de détruire les hydatides, II, 14.

SERPENT à sonnettes. Son poison détermine la pneumonie, I, 441.

SÉTON. Quelquefois utile dans la pleurésie, II, 210, 212.

SIFFLEMENT, *voy.* RALE.

SOMMEIL. Diminue l'asthme, I, 178.

SON, *voy.* PERCUSSION.

SONDE. Donne des sensations beaucoup plus équivoques que le stéthoscope, I, 123.

SOUFFLE VOILÉ, I, 58. — Dans les cavernes, indique une

T.

U.

V.

FIN DE LA TABLE ANALYTIQUE.

ERRATUM.

Tome Ier, page 494, ligne 11 ; *au lieu de :* composé de seize grains de tartre stibié et d'une once d'émétique ; *lisez :* composé de seize grains de tartre stibié et d'une once de quinquina.